正誤表

このたびは『改訂版 真に役立つ研究のデザインと統計処理—統計学の論理的なストーリーを理解する』をご購入いただきまして、誠にありがとうございます。本書改訂版第1刷（2024年9月1日発行）に、以下の誤りがございましたので、ここに訂正し、謹んでお詫び申し上げます。

2025年1月23日
株式会社三輪書店

訂正箇所	誤	正
p.56 5行目	$X'=\sin^{-1} X$	$X'=\sin^{-1} \sqrt{X}$
p.56 6行目	$X=\sin X'$	$\sqrt{X}=\sin X'$
p.111 4行目、5行目、7行目	④	⑤
p.111 6行目、13行目	⑤	⑥
p.111 （余白の「MEMO」欄）本文3行目の位置に追記	（記載漏れ）	MEMO 2群のサンプルサイズが等しい場合には、対応のない t 検定において、2群のサンプルサイズが等しい場合には、t 検定とウェルチの t 検定は同じ結果となる。また、t 検定とウェルチの t 検定の差がちいさいほど母分散の差による影響がちいさいことが知られている。F検定では、サンプルサイズがちいさいほど母分散の差がちいさくいことに注意する必要がある。詳細は付録18の3)を参照。
p.275 13行目	XとYが確率変数であるなら	XとYが互いに独立な確率変数であるなら
p.300 下から4行目	独立（行内の2か所）	背反（行内の2か所）

〈改訂版〉
真に役立つ
研究のデザインと統計処理

統計学の論理的なストーリーを理解する

関屋　昇

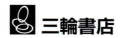

改訂版の序

　第1版の出版から十数年が経過し、この度、改訂版を出版させていただきました。新たにいくつかの解析法を加えて内容を充実させ、また各ページにコメント欄を設けて読みやすさを心がけました。本書のコンセプトは、第1に数学を十分に学習していない方でも統計学的なストーリーを読み解けること、第2に入門書であると同時に実際的な問題にもある程度対処できるような実用性をもつこと、第3に本書で十分にカバーされていない問題に対する道標となることです。

　統計学のテキストとしてさまざまな書籍が発刊されていますが、数学的に厳密なテキストでは数式による難解な記述が多いため理解が困難なことが多く、逆に、わかりやすい入門書として出版されたものは、初歩的な内容に限定されていて、研究雑誌にあるような統計解析結果を理解するまでには至らないことが多いのではないでしょうか。また、数学的内容をざっくりと切り捨ててソフトウェアの使い方の説明が中心のテキストでは、解析の意味を理解することが難しく、誤用も多くなることが懸念されます。本書では、本格的なデータ処理に必要な統計学的考え方を、多種の解析方法について、可能な限り図を多用してわかりやすく説明することを心がけました。

　実際の統計計算はコンピュータソフトで行われることが一般的です。コンピュータソフトは数値計算の負担を大幅に軽減してくれますが、途中のプロセスを考えることなくいきなり結果が出てしまいますので、統計学的なデータ解析を理解するための方法としては必ずしも適していないように思われます。本書では、少数データ（小サンプルサイズ）のシンプルな例題を用いて、数式に数値を当てはめて確認しながら学習できるようにしています。例題を読み解きながら、各解析方法の背後にある考え方の筋道を実感していただけると幸いです。

　本書は10章から構成され、最後に付録が付けられています。1章は実験研究を中心に基本的研究デザインについて概説しています。2章と3章は、本格的な統計処理（推測統計）のために必要な基礎的な内容です。2章の記述統計の詳細については多くの良書がありますので、推測統計のための最低限必要な内容にしました。3章は確率分布を中心にした内容ですが、後半はやや高度な内容が含まれていますので、読みにくいようでしたら後回しにしてもよいと思います。4～7章は「差の検定」で、章の順番どおりに読んでいただくのがよいと思います。7章は2つ以上の要因を同時に扱う実験計画法の基本的内容です。やや煩雑な内容ですが、要因と交互作用という考え方を理解することは重要だと思います。8章は出現頻度と比率で表されるデータの解析方法を、9章は2変数間の関連の強さの解析法です。8章は4～7章とは比較的独立していますので、先に読むこともできると思います。10章は改訂版で新たに追加した章で、解説の都合で後回しにした解析法と、本書の範囲を超える諸方法の概説です。最後の付録は、本書を読むために必要な数学的基礎事項と、煩雑さを避けるために本文では省いた数学的記述などが含まれています。必要に応じて参照してください。

本書が、1人でも多くの方のデータ解析、統計学、研究デザインの理解に少しでもお役に立てば幸いです。

　最後に、本書の出版をお引き受けくださった三輪書店の青山智社長にお礼申し上げます。また、編集を担当してくださった平野祥代さんは、筆者のさまざまな希望を聞き入れてくださり、全体から細部に至るまで適切で丁寧な編集をしてくださいました。心より感謝申し上げます。

2024 年 7 月

関屋　昴

目次

改訂版の序……………………………………………………………………………… iii

本書で用いる主な記号………………………………………………………………… xiii

1章 研究のデザインと妥当性

1. 研究のタイプ…………………………………………………………………… 1
　　1）記述研究………………………………………………………………………… 1
　　2）相関研究………………………………………………………………………… 1
　　3）実験研究………………………………………………………………………… 2

2. 因果関係の推論と実験………………………………………………………… 2
　　1）因果関係を確認するために必要な条件……………………………………… 2
　　2）実験の制約条件………………………………………………………………… 3
　　3）因果関係と統計処理…………………………………………………………… 3

3. 偽実験デザインと剰余変数…………………………………………………… 4
　　1）1群の事前テスト事後テストデザイン……………………………………… 4
　　2）固定群比較デザイン…………………………………………………………… 7

4. 真の実験デザイン……………………………………………………………… 8
　　1）事後テストのみの統制群デザイン…………………………………………… 8
　　2）事前テスト事後テスト統制群デザイン……………………………………… 9
　　3）ソロモンの4群デザイン……………………………………………………… 11
　　4）待機（遅延）コントロールデザイン………………………………………… 13
　　5）多要因実験デザイン…………………………………………………………… 13

5. 準実験デザイン………………………………………………………………… 15
　　1）非等価な統制群デザイン……………………………………………………… 15
　　2）分離標本の事前テスト事後テストデザイン………………………………… 16
　　3）クロスオーバーデザイン……………………………………………………… 16
　　4）時系列デザイン………………………………………………………………… 17

6. 実験における統制………………………………………………………………… 18
　　1）反復………………………………………………………………………………… 18
　　2）無作為化………………………………………………………………………… 18
　　3）除去法…………………………………………………………………………… 20
　　4）保存法…………………………………………………………………………… 20
　　5）ブロック化……………………………………………………………………… 21
　　6）統計的統制……………………………………………………………………… 24

7. 実験の妥当性と一般化可能性 ……………………………………… 25
    1）内的妥当性………………………………………………………… 25
    2）外的妥当性………………………………………………………… 25

8. 非実験研究 ……………………………………………………………… 29
    1）コホート研究……………………………………………………… 30
    2）症例対照研究……………………………………………………… 30
    3）歴史的対照研究…………………………………………………… 30
    4）横断研究と縦断研究……………………………………………… 31

2章　記述統計

1. 記述統計と推測統計─統計学の2つの機能 ………………………… 32
    1）記述統計とは……………………………………………………… 32
    2）推測統計とは……………………………………………………… 33

2. 推測統計のために必要な記述統計 …………………………………… 33
    1）変数と尺度の水準………………………………………………… 33
    2）度数分布…………………………………………………………… 35
    3）代表値……………………………………………………………… 36
    4）散布度……………………………………………………………… 40
    5）分布の形を示す指標……………………………………………… 43
    6）目標値からのずれの指標………………………………………… 45

3章　確率分布と標本抽出

1. 母集団と標本 …………………………………………………………… 48
    1）母集団分布………………………………………………………… 48
    2）標本分布…………………………………………………………… 49
    3）母平均と母分散の不偏推定量…………………………………… 49

2. 無作為抽出 ……………………………………………………………… 50
    1）単純無作為抽出法………………………………………………… 50
    2）系統抽出法………………………………………………………… 51
    3）多段抽出法………………………………………………………… 51
    4）層別抽出法（層化抽出法）……………………………………… 51
    5）無作為抽出における注意点……………………………………… 51

3. 変数の変換と標準得点 ………………………………………………… 52
    1）線形変換…………………………………………………………… 52

2）非線形変換 ………………………………………………………………… 54

4. 確率変数と確率分布 ………………………………………………………… 56
1）離散分布 …………………………………………………………………… 56
2）連続分布 …………………………………………………………………… 56
3）2項分布 …………………………………………………………………… 57
4）正規分布 …………………………………………………………………… 60
5）標本平均の標本分布 ……………………………………………………… 62
6）χ^2分布 ………………………………………………………………… 64
7）t分布 ……………………………………………………………………… 66
8）F分布 ……………………………………………………………………… 69
9）分布の正規性の確認 ……………………………………………………… 71

4章 ノンパラメトリック検定を用いた2つの条件間の代表値の比較

1. 対応のある2条件間の差の検定（1）：符号検定 ………………………… 75
1）符号検定の考え方 ………………………………………………………… 75
2）棄却域と採択域 …………………………………………………………… 79
3）第1種の誤りと第2種の誤りおよび検定力 …………………………… 80
4）帰無仮説を採択することの意味 ………………………………………… 81

2. 対応のある2条件間の差の検定（2）：符号付順位和検定 …………… 82
1）符号付順位和検定の考え方 ……………………………………………… 82
2）付表を用いて検定する方法 ……………………………………………… 85
3）サンプルサイズが大きい場合 …………………………………………… 86

3. 対応のない2条件間の差の検定 …………………………………………… 86
1）ウィルコクソン・マン・ホイットニー検定の考え方 ………………… 87
2）マン・ホイットニー検定の説明 ………………………………………… 90
3）サンプルサイズが大きい場合 …………………………………………… 91

5章 パラメトリック検定を用いた2つの条件間の代表値とばらつきの比較および区間推定

1. 母平均に関する検定（1）：母分散が既知の場合（1標本z検定）……… 92
1）1標本z検定の考え方 …………………………………………………… 92
2）検定処理 …………………………………………………………………… 93

vii

2. 母平均に関する検定（2）：母分散が未知の場合（1標本 t 検定）・・・・・・・・・95
1）1標本 t 検定の考え方・・・・・・・・・・・・・・・・・・・・・・・・・・・・・・・・・・・・・95
2）検定処理・・・97

3. ばらつきの差の検定・・・97
1）2つの母分散の差の検定：F 検定・・・・・・・・・・・・・・・・・・・・・・・・・・98
2）3つ以上の母分散の差の検定・・・・・・・・・・・・・・・・・・・・・・・・・・・・・101

4. 2つの母平均の差の検定（1）：対応のある t 検定・・・・・・・・・・・102
1）対応のある t 検定の考え方・・・・・・・・・・・・・・・・・・・・・・・・・・・・・102
2）検定処理・・103

5. 2つの母平均の差の検定（2）：対応のない t 検定・・・・・・・・・・・105
1）母分散に差がない場合・・・・・・・・・・・・・・・・・・・・・・・・・・・・・・・・・105
2）母分散に差がある場合：ウェルチの t 検定・・・・・・・・・・・・・・・108

6. 母平均の信頼区間の推定・・・・・・・・・・・・・・・・・・・・・・・・・・・・・・・・・・・111

7. パラメトリック検定の前提条件・・・・・・・・・・・・・・・・・・・・・・・・・・・・・114

6章　3つ以上の条件間の代表値の比較

1. 検定の多重性・・・115
1）検定の多重性とは・・・・・・・・・・・・・・・・・・・・・・・・・・・・・・・・・・・・・115
2）複数の変数（従属変数）に関して検定を行う場合・・・・・・・・・117
3）多水準間比較と検定の多重性・・・・・・・・・・・・・・・・・・・・・・・・・・・117

2. 分散分析・・118
1）1要因分散分析（完全無作為化法）・・・・・・・・・・・・・・・・・・・・・118
2）1要因反復測定分散分析・・・・・・・・・・・・・・・・・・・・・・・・・・・・・・・124

3. 3条件以上のノンパラメトリック検定・・・・・・・・・・・・・・・・・・・・・・127
1）クラスカル・ウォリス検定（対応のないデータの場合）・・・・・・・128
2）フリードマン検定（対応のあるデータの場合）・・・・・・・・・・・・・132

4. 多重比較法・・136
1）検定の多重性に対して有意水準を厳しく設定する方法
（有意水準調整型多重比較法）・・・・・・・・・・・・・・・・・・・・・・・・・136
2）テューキーの方法・・・・・・・・・・・・・・・・・・・・・・・・・・・・・・・・・・・・138
3）その他の多重比較法・・・・・・・・・・・・・・・・・・・・・・・・・・・・・・・・・・144

7章 多要因の実験デザインと分散分析

1. 2要因とも対応がない2要因分散分析 ··············· 147
1）各要因の水準数が2で、すべての群のサンプルサイズが等しい場合 ··············· 147
2）水準数が3以上の要因があり、各群のサンプルサイズが不揃いな場合 ··············· 156

2. 2要因の反復測定分散分析 ··············· 164
1）1要因が反復測定の2要因分散分析
（1要因に対応がなく、1要因に対応がある場合） ··············· 165
2）2要因とも反復測定の2要因分散分析（2要因とも対応がある場合） ··············· 169

3. 3要因のデザイン ··············· 174

8章 出現頻度と比率

1. 1変数の頻度（比率）の差 ··············· 175
1）水準（カテゴリー）数が2のとき：2項検定 ··············· 175
2）水準数が2のとき：正規分布による近似 ··············· 177
3）水準数が2のとき：適合度の χ^2 検定 ··············· 180
4）水準数が3以上のとき：適合度の χ^2 検定 ··············· 181

2. 対応がない場合の2×2クロス集計表の分析 ··············· 183
1）2変数とも周辺度数が固定されている場合 ··············· 184
2）2変数とも周辺度数が固定されていない場合 ··············· 190
3）一方の周辺度数が固定されている場合 ··············· 192
4）周辺度数と比率を求めるための条件 ··············· 193
5）検査の診断特性 ··············· 196
6）ROC曲線 ··············· 199
7）リスク比とオッズ比 ··············· 200

3. 対応がない場合の $r \times c$ クロス集計表の分析 ··············· 204

4. 対応がある場合の頻度（比率）の差の検定 ··············· 206
1）2条件の比較：マクニマー検定 ··············· 206
2）3条件の比較 ··············· 208

5. 正規分布への適合度の検定 ··············· 208

6. 母比率の信頼区間の推定 ··············· 212

7. 2要因デザインで従属変数が頻度（比率）である場合 ··············· 214

ix

9章 2変数間の関連の強さ

1. 相関と回帰 ··· 215
- 1）散布図 ·· 215
- 2）ピアソンの相関係数 ··· 216
- 3）回帰直線 ·· 218
- 4）寄与率 ··· 219
- 5）母相関係数の検定と推定 ······································ 221
- 6）回帰直線の傾きと切片の検定 ·································· 226
- 7）相関係数を用いるときの注意点 ······························ 230
- 8）偏相関係数 ·· 233
- 9）級内相関係数：比尺度と間隔尺度における測定の信頼性係数 ··· 235

2. 順位相関係数 ·· 240
- 1）スピアマンの順位相関係数 ···································· 240
- 2）順位相関係数の無相関検定 ···································· 242

3. 連関係数 ··· 244
- 1）ϕ 係数（四分点相関係数）·································· 244
- 2）ユールの連関係数 ·· 246
- 3）クラメールの連関係数 ··· 247
- 4）κ 統計量と κ_w 統計量：順序尺度と名義尺度における信頼性係数 ········· 248

10章 その他の有用な方法

1. 母分散の信頼区間の推定 ·· 252
2. 3つ以上の母分散の差（均一性）の検定 ·························· 254
- 1）ルビン検定 ·· 254
- 2）ブラウン・フォーサイス検定 ·································· 256
3. メディアン検定 ·· 256
- 1）2標本の場合（2群間比較）··································· 256
- 2）3標本以上の場合（多群間比較）······························ 257
4. 共分散分析 ·· 258
5. 生存分析（生存時間解析）·· 259
6. 相関研究（調査研究、観察研究）と多変量解析 ··················· 260
- 1）多変量解析とは ·· 260
- 2）多変量解析の目的と分類 ······································ 260

3）独立変数（説明変数）と従属変数（目的変数）がある多変量解析·················· 262

4）情報の要約を目的とする多変量解析：独立変数のない多変量解析·················· 264

5）共分散構造分析·················· 265

7. 研究の統合とメタ分析·················· 267

1）系統的レビューの手順·················· 267

2）メタ分析·················· 267

付録

1. 基本的な計算ルールと公式·················· 270

1）ルート計算·················· 270

2）指数·················· 270

3）対数·················· 270

4）順列と組合せ·················· 271

2. $\sum$（シグマ）の使い方と行列でデータを示す方法·················· 271

1）1次元の場合·················· 271

2）2次元の場合·················· 272

3）3次元の場合·················· 273

4）その他の重要な公式·················· 274

3. 期待値·················· 274

1）期待値とは·················· 274

2）期待値の計算のための重要な公式·················· 275

4. 2項分布の平均と分散·················· 275

5. 母平均の不偏推定量（$n=2$の場合）·················· 276

6. 母分散の不偏推定量（$n=2$の場合）·················· 277

7.「標本平均の標本分布」の分散·················· 279

8. 標本統計量の期待値と不偏推定量·················· 279

1）2つの確率変数の和の期待値と分散·················· 279

2）倍率の法則·················· 280

3）互いに独立なn個の確率変数の和$T=X_1+X_2+\cdots+X_n$の期待値と分散·················· 280

4）標本平均$\bar{X}$の期待値$E[\bar{X}]$と分散$\sigma_{\bar{X}}^2$·················· 281

5）2つの確率変数の差の期待値と分散·················· 281

6）2つの標本平均間の差の期待値と分散·················· 282

7）不偏分散の期待値·················· 282

9. 分散分析の理論·················· 283

1）1要因分散分析の理論的説明·················· 283

2）無作為モデルと母数モデル·················· 287

xi

10. ピアソンの χ^2 の簡便な計算法 ·· 288

11. 回帰直線とピアソンの相関係数 ·· 288

　1）変数 X から変数 Y を予測する（X への Y の回帰） ················ 289

　2）変数 Y から変数 X を予測する（Y への X の回帰） ················ 292

　3）相関係数 r ·· 293

　4）寄与率 ··· 293

12. 線形回帰における予測値、実測値、および残差の関係 ·················· 294

13. 2変量正規分布 ·· 296

14. 直線補間の方法 ··· 297

15. Excel による統計量の計算式（関数） ·· 297

16. ボンフェローニの不等式 ·· 300

17. 偏相関係数 ··· 301

　1）偏相関係数の数値計算 ··· 303

　2）偏相関係数の計算式の導出 ·· 303

18. パラメトリック検定の仮定と頑健性 ·· 305

　1）母集団分布の正規性の仮定 ·· 305

　2）1標本 t 検定と "対応のある t 検定" ·································· 306

　3）2標本 t 検定（"対応のない t 検定" と "ウェルチの t 検定"）····· 308

　4）分散分析 ·· 309

　5）母集団の歪度、尖度、および "母分散の差（比）" の推定法 ············· 309

付 表

付表1：$\phi = 0.5$ の2項分布 ·· 311

付表2：正規分布の上側確率 ·· 312

付表3：t 分布 ·· 313

付表4：χ^2 分布 ·· 314

付表5：上側確率 α のときの F の臨界値 ····································· 316

付表6：符号付順位和検定における T の臨界値 ··································· 324

付表7：ウィルコクソン・マン・ホイットニー検定における U の臨界値 ······ 325

付表8：スチューデント化された範囲 q の臨界値 ································· 328

付表9：クラスカル・ウォリス検定における種々の有意水準の "H の臨界値" ·· 329

付表10：フリードマン検定における種々の有意水準の "F_r の臨界値" ········· 331

付表11：スピアマンの順位相関係数の無相関検定における臨界値 ··············· 332

参考文献 ··· 333

索引 ·· 336

●本書で用いる主な記号

$X_i,\ X_{ij},\ X_{ijk}$	測定値（データ）
$\bar{X}$	標本平均
μ （ミュー）	母平均（母集団の平均）
Me	標本中央値
μ_e	母中央値（母集団の中央値）
$\mathrm{SS},\ \mathrm{SS}_x,\ \mathrm{SS}_y$	偏差平方和（変動）
S_{xy}	共分散
SP_{xy}	偏差積和（共変動）
$\mathrm{SS}_{a \times b}$	要因 a と要因 b の交互作用による偏差平方和
MS	平均平方
s^2	分散
s	標準偏差
σ^2	母分散（母集団分散）
σ （シグマ）	母標準偏差（母集団標準偏差）
$\hat{\sigma}^2$	不偏分散（標本平均を用いた「母分散の推定値」）
$\hat{\sigma}$ （シグマハット）	不偏標準偏差（標本平均を用いて計算された「母標準偏差の推定値」）
$\tilde{\sigma}$ （シグマチルダ）	母平均を用いて計算された「母標準偏差の推定値」
e	誤差
e	自然対数の底（ネイピア数、自然数、誤差 e との違いに注意）
$E[X]$	確率変数 X の期待値
SE	標準誤差
n	サンプルサイズ（標本の大きさ、データ数）
ν （ニュー）, df	自由度
ϕ （ファイ）	ベルヌーイ分布で1である確率、ϕ（ファイ）係数
α （アルファ）	第1種の誤り、有意水準、危険率
β （ベータ）	第2種の誤り
R （randomization）	無作為化
O （observation）	測定（観察）
π （パイ）	円周率
p	p 値
P	確率
z	z 得点、標準得点
F	F 比、F 統計量
t	t 統計量
χ^2	カイ2乗統計量（X と異なることに注意）
$N(\mu,\ \sigma^2)$	平均 μ、分散 σ^2 の正規分布
r	ピアソンの相関係数（標本相関係数）
ρ （ロー）	ピアソンの相関係数（母相関係数）
r_s	スピアマンの順位相関係数（標本相関係数）
ρ_s	スピアマンの順位相関係数（母相関係数）
k	水準数
H_0	帰無仮説
H_1	対立仮説
$X_{ijk},\ \sum X_{ijk},\ X_{...}$	付録2参照

注1）本書における各計算結果は、計算の過程で四捨五入を行わずに最大の精度で計算された結果を最終時に四捨五入したものを示している。表記の都合上、計算の途中で四捨五入された値が示されているので、式の中の数値を用いて計算すると、数値の末尾に不一致が生じることがある。

注2）本書では、標本データから具体的に求められた統計量を、説明の都合上、下付文字 d を付して（$\hat{\sigma}_d, z_d,$ F_d, t_d など）、思考実験上の統計量と区別している。また、検定で用いられる「z 値」、「t 値」などの用語はそれぞれ「$|z_d|$」「$|t_d|$」を意味している（一般に研究報告では z 値や t 値を表わすときに正負の符号をつけない）。

1章 研究のデザインと妥当性

1 研究のタイプ

実証研究の方法として、「調査研究と実験研究」や「観察研究と実験研究」という分類がよく用いられるが、研究デザインやデータ収集・解析の仕方を考えていくうえでは、記述研究、相関研究、実験研究という枠組みで考えるとわかりやすい。

1）記述研究

記述研究は、対象の状態や行動などを注意深く詳細に観察・測定して記述することを最終目標とするタイプの研究の総称である。脳血管障害によって生じる麻痺肢の運動パターンはどのようなものか、自閉症児がどのような行動パターンを示すのか、学業不振児はクラス内でどのような行動を示すのか、高齢者の運動能力はどのような特徴があるのかなど、関心のある対象を注意深く詳細に観察・測定して記述する。その結果を検討することにより、指導方針を決めるための示唆が得られたり、目標とすべき改善点が見つかることがある。

初期段階の研究において、記述研究にはさまざまな事象の実態を把握する点で重要な意義があるが、ある行動が生じる原因は何なのか、現在行っている治療は効果があるのか、日常生活活動（ADL）を改善すると QOL は上がるのかなどについては、正確に観察・測定し、記述するだけでは十分な答えが得られない。

2）相関研究

記述研究の次の段階の方法は、少なくとも 2 つの特性（変数）に焦点を当てた観察を同時に行うことである。これによって、関心のある現象がほかのどのようなことと関連があるのかを調べることができる。このような研究方法を**相関研究**という。

記述研究では、印象として 2 つの（あるいは複数の）変数間の関連に気がつ

> **MEMO**
>
> **実証研究**（empirical study）
> 単に思考によって論証するだけではなく、観察や実験などの直接的経験によって知識を得ようとする研究。
>
> 記述研究（descriptive study）
>
> 相関研究（correlational study）

1章　研究のデザインと妥当性

くことがあっても、組織的に相関を調べるわけではないので関連性の把握は不完全なものとなるが、相関研究では複数の変数を組織的に観察・測定し、種々の相関分析の中から適切な処理を選択して適用することにより、変数間の関連性を明らかにすることができる。

しかし、相関研究で関連が明らかになっても、必ずしも変数間の因果関係がわかるわけではない。例えば、筋力が高いことと歩行速度が速いことの関連性をみると、「筋力が高いから歩行速度が速くなる」という解釈と、「速く歩くことによって筋力が維持されている」という解釈がありうる。また、ある研究方法で2つの変数間の関連性が示されても、詳細に調べると関連がないということもある。例えば、小学生を対象として足の大きさと知能を調べると高い相関を示し、「足が大きいほど知能が高い」という結果となることがある。しかし、これは論理的に因果関係があるとは考えにくい。よく調べてみると、足の大きさと知能という2つの変数は年齢と関連が強い。このことが足の大きさと知能の関係として現れてしまうことが起こりうるのである（9章、10章、**付録17**参照）。このような問題に対していくつかの統計学的な対策が考えられている。

3）実験研究

実験（experiment）

実験という言葉は、単なる実際の経験以上のことを含んでいる。記述研究や相関研究のように対象をあるがままに観察・測定するのではなく、人工的に制御された一定条件下で、用意された対象に何らかの操作を加え、それによる変化を調べて結論（因果関係）を導き出そうとする方法を指す。自然科学の分野で広く用いられる方法であるが、制約があるものの、人を対象とする研究や社会科学においても用いられる。本章では実験研究について詳述する。

実験研究（experimental study）

2　因果関係の推論と実験

1）因果関係を確認するために必要な条件

ある対象に意図的な"働きかけ"が行われた後にその対象に変化が生じると、我々はその"働きかけ"が原因で変化が生じたと認識する、つまり因果関係があると考えることがある。しかし、これだけでは厳密に因果関係を結論づけることはできない。因果関係を厳密に確認するためには、いくつかの条件が満たされる必要がある。

因果関係（causal relation）

処理（treatment）

第一に、その"働きかけ"（処理とよぶ）がない場合にはその変化が生じないこと、あるいは処理の程度に応じて対象が変化することが示されなければならない。このときの処理の有無や程度を変数として扱い、**独立変数**とよぶ。また、

独立変数（independent variable）

MEMO

相関研究では「筋力と歩行速度の関連が高い」、「定期的に運動をしている人ほどバランスがよい」、「練習時間が長いほどスキルが高い」などの関係が明らかにされる。相関研究から因果関係を示そうとする試みがあるが、本質的に相関研究は因果関係を明らかにするための方法ではない。

独立変数として与えられる各条件（有無や程度）を**水準**、変化を確認するために測定される特性を**従属変数**とよぶ。したがって、「独立変数に応じて従属変数が変化すること」が、因果関係を示すための1つの条件である。

　第二に、処理が対象の変化に時間的に先行している必要がある。これは当たり前のことのように思われるかもしれないが、相関研究との違いである。相関研究では独立変数を操作することがないため、そこに因果関係があるかどうかは直ちに結論づけられない。実験研究では、処理に応じた変化が処理の後に起こることを確認して、因果関係を明らかにする。

　第三に、実験期間中には独立変数以外のさまざまな原因が対象に影響する可能性があるため、その変化に独立変数以外の要因が関与していないことを示す必要がある。独立変数以外の要因を**剰余変数**（バイアス）とよぶ。

　これらの3つの条件を満たすために実験を行う。

2）実験の制約条件

　因果関係を示すために実験が行われるが、いつでも実験が可能なわけではなく、いくつかの制約条件がある。第一に、実験を始めるときにあらかじめ明らかにしたい因果関係が想定できていなければならない。つまり、何が原因でどのような変化が生じるのかというモデルを事前に作っておく必要がある。データが得られた後に因果関係を考えるのは実験ではない。

　第二に、実験者が独立変数を**操作**できなければならない。実験では、実験者が独立変数を操作した結果、独立変数に対応して従属変数が変化するかどうかを観察・測定して確認し、因果関係を推論するのである。例えば、処理を与える被験者群（実験群）と処理を与えない被験者群（対照群）を作って、群間に特性の違いが生じるか否かを調べたり、処理の強さを数段階に変化させたとき、処理の強さに応じた特性の違いが生じるか否かを調べたりするのである。

　性や年齢（性差、加齢変化）が、ある特性の違いの原因かどうかを調べる研究が行われることがあるが、そこでは被験者の性や年齢を実験者が自由に決めることができない（操作できない）ので、このような研究は厳密な意味での実験とはいえない。性には"生物学的な性"以外に、それまでの生活環境の中でさまざまな心理社会的および物理的要因が影響を与えることが考えられるし、年齢については時間経過の中で独立変数以外のさまざまな要因が影響した可能性がある。もちろん、性に関する遺伝子操作を行うような場合には話は別である。

3）因果関係と統計処理

　実験や調査で得られたデータに対しては研究のデザインと密接に結びついた

水準（level）

従属変数（dependent variable）

剰余変数（extraneous variables）

MEMO
操作（manipulation）
独立変数の操作とは、等質な複数の対象（実験群と対照群）の各々に対して、処理の与え方を実験者が任意に設定することである。

実験群（experimental group）

対照群（control group）

> **MEMO**
> 実験のデザイン（design of experiment、実験計画法と訳されることが多い）とは、細部にわたる実験の詳細な手続きの計画を示すのではなく、データの集め方を決めるための手法である。独立変数の選択と水準の決定（実験配置）、誤差の管理、統計学的判定などを含む数理統計学の応用手法の1つである。
>
> 1群の事前テスト事後テストデザイン（one group pretest-posttest design）
>
> 事前テスト（pretest）
>
> 事後テスト（posttest）
>
> 剰余変数（extraneous variables）

> 偽実験デザイン（pseudo-experimental design）
> 剰余変数の影響を受ける可能性がある実験デザイン。
>
> テスト効果（testing）

統計処理が行われ、因果関係に言及することが多い。しかし、統計処理は変数間の関連の有無を示すに過ぎず、統計解析自体だけで因果関係の知見が得られるわけではない。因果関係を認識できるかどうかは実験のデザインにも依存するのである。

3 偽実験デザインと剰余変数

1）1群の事前テスト事後テストデザイン

　実験の構造を最も単純な例題を用いて考えてみよう。図1.1は「1群の事前テスト事後テストデザイン」という実験デザインを用いて、筋力強化トレーニングの効果を検証しようとするものである。被験者全員に対してトレーニングを開始する直前に事前テストとして筋力測定を行い、一定期間の筋力強化トレーニングの直後に事後テストとして同じ筋力測定を行って、事後テストの筋力が事前テストよりも大きければ筋力強化トレーニングは「効果あり」と判定する。これは一見適切な実験デザインのようにみえるが、独立変数（筋力強化トレーニング）以外の要因（剰余変数）が混入する可能性があるため、独立変数の効果がわからなくなってしまうという、実験デザイン上の問題がある（偽実験デザイン）。この実験デザインでは、以下の6つの剰余変数が影響する可能性がある。

（1）テスト効果

　この実験デザインでは、事前テストよりも事後テストのほうが大きな値を示したとしても、その原因が筋力強化トレーニングではなく事前テストそのものであるという可能性が残る。筋力測定などのようにテストそのものが効果をも

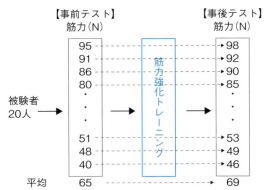

剰余変数：テスト効果・履歴・成熟・脱落・測定手段の変様・回帰効果
図1.1　1群の事前テスト事後テストデザイン（偽実験デザイン）

3．偽実験デザインと剰余変数

つ場合があるし、2回テストを繰り返すので、テストへの慣れにより事後テストの成績が高くなる可能性もある（テスト効果）。この実験デザインでは、これらの影響を除外したり分離したりすることができない。

2つ以上の要因の効果を分離できないことを交絡（confounding）という。

（2）履歴

保健医療領域や心理・社会領域の実験は比較的長期間を必要とすることが多く、期間が長くなるほど独立変数以外のさまざまな経験（履歴）が従属変数に影響する可能性がある。この実験デザインでは、これらの影響と独立変数の影響を分離できない。

履歴（history）

（3）成熟

小児を対象とした研究では、実験期間中に自然経過として成熟（遺伝的に規定された特性が時間経過の中で発現すること）による発達的変化が生じる可能性がある。逆に、高齢期では老化現象による自然経過としての変化が生じる可能性がある。また、病気の場合、自然回復の結果として機能回復が生じることがあるし、進行性疾患では時間の経過とともに機能低下が起こりやすい。この実験デザインでは、これらの影響と独立変数の影響を区別できない。

成熟（maturation）

（4）脱落

被験者（体）数が事前テストに比べて事後テストのときに少なくなってしまう場合がある（脱落）。平均付近の特性をもつ被験者が脱落する場合には平均値に偏りは起こらないが、極端に大きいか、あるいは小さい測定値の被験者が脱落すると、見かけ上の平均値の変化が生じてしまう。一般に、成績（測定値）の低い被験者が脱落する可能性が高く、脱落が起こると見かけ上の平均値の上昇が生じる傾向がある。

脱落した被験者のデータを事前テストから除いてしまえばこの影響を除くことができるが、このような処理を行うと、後述の回帰効果（統計的回帰）の問題が生じる。また、標本抽出の段階で母集団から偏りなく標本が選ばれていても、脱落数が多いと母集団代表性が損われる可能性がある（母集団と標本の関係については3章参照）。

脱落（mortality）

処理前の2群が等質でない場合には、履歴、成熟、脱落による影響が群によって異なる可能性があり、これらの影響を区別できない。

（5）測定手段の変様

一定期間をおいて測定を繰り返すときには、時間の経過に伴って測定器具が劣化したり、設定が変化したりする可能性が高まる。また、実験者の判断で得点化（評定）するような場合には、期間が長いほど判断基準の変様が起こりやすい。この実験デザインでは、これらの影響を分離できない。

測定手段（instrumentation）

1章　研究のデザインと妥当性

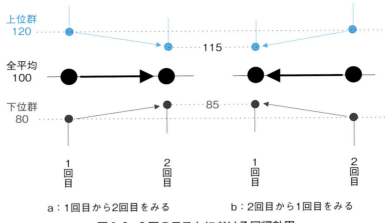

図1.2　2回のテストにおける回帰効果

統計的回帰（statistical regression）

（6）回帰効果（統計的回帰）

　これは少々複雑な現象であるので知能テストの例で示そう。図1.2aは同じ知能テストを数百人に対して一定期間あけて2回実施したとき、1回目も2回目も全体の平均が100点であったことを示している。さらに詳しく調べるために、1回目のテストで平均以上の群（上位群）と平均未満の群（下位群）に分け、それぞれの群の平均が2回目のテストでどのようになったかを調べたところ、1回目と比較して2回目の得点は上位群では低下し、下位群では上昇していた。奇妙なことに、2回目のテストの上位群と下位群が1回目のテストでどのような成績であったかを調べると（図1.2b）、2回目の上位群は1回目では低く、2回目の下位群は1回目では高くなっていた。このように同じテストが繰り返されるとき、平均よりも高くても低くても、平均に向かって収束（回帰）する傾向を示す。

　この理由を図1.3の仮想例で考えてみよう。図1.3aは同じテストを2回受けた58人の結果を示す。枠内の水色の背景をもつ数値は各得点（7～13点）をとった人数である。例えば、1回目のテストが11点で、2回目のテストが12点の人は2人いることを示している。1回目のテストで同じ得点の人が2回目のテストでどのように変化したかをみるために、1回目のテストで同得点であった人を集めて2回目のテストの平均を出すと図1.3bのようになる。1回目に高得点の人は2回目には低くなり、1回目に得点が低かった人は2回目が高くなっている。図1.3cは2回目のテストで同得点の人が1回目のテストでとった得点の平均を調べているが、この場合には2回目に高得点であると1回目にはそれよりも低く、2回目に低得点であると1回目の得点は2回目よりも高くなることを示している。どちらを基準にしてみても、平均に向かって収束してしまう。

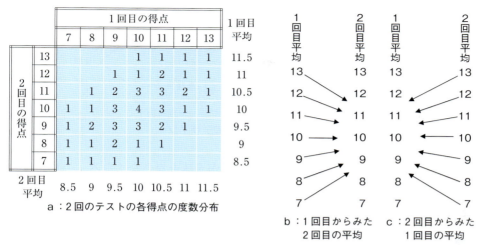

図1.3 2回のテスト結果が完全には一致しないことで生じる回帰効果

このような"一見奇妙"なことが起こる原因は、1回目のテストと2回目のテストの結果が完全には一致しない（相関が"1"ではない）ことにあり、どのようなテストでも起こりうる。このような現象を、測定値の回帰効果（統計的回帰）という。1群の事前テスト事後テストデザインでは、研究者が想定した母集団の中からあらかじめ得点の低い群あるいは高い群が選ばれてしまっていると、回帰効果によって得点に変化が起こってしまうことになる。1群の事前テスト事後テストデザインでは回帰効果を統制できない。

このような6つの理由（剰余変数）から、「1群の事前テスト事後テストデザイン」は因果関係を明らかにするための実験デザインとしては適切ではない（偽実験デザイン）。しかし、処理を加えない群（対照群）を作る必要がなく、被験者数も後述の真の実験デザインと比べて半数で済むので、経験的あるいは論理的に6つの剰余変数の関与を否定できるならば有用なデザインとなる。

この実験デザインで用いられる差の検定は、対応のあるt検定（5章）、符号付順位和検定および符号検定（4章）である。

2）固定群比較デザイン

図1.4に示すように、「固定群比較デザイン」は実験群と対照群（あるいは統制群）の2群からなり、実験群には処理が加えられた後に事後テストが行われ、対照群には処理を加えずに事後テストだけが実験群と同時期に行われる。しかし、このデザインでは被験者を実験群と対照群に割り付けるときに**無作為化**が行われないため（行間の破線はこのことを示している）、この2群が等質という保証がない。2群が等質でなければ、事後テストの値を比較するための前提条

統制（control）
剰余変数を取り除く手続き（本章「6. 実験における統制」参照）。

固定群比較デザイン
(static-group comparison design)

割り付け（assignment）
被験者（体）を、実験群と対照群に振り分けること。

1章 研究のデザインと妥当性

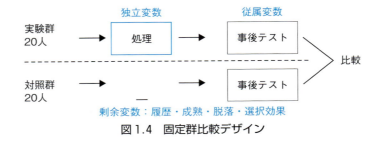

図1.4　固定群比較デザイン

> **MEMO**
> **無作為化**（randomization、本章「6. 実験における統制 2）無作為化」参照）
> コインやサイコロを振って決めるときのように、意図的に手を加えることなく偶然に任せること。
>
> **選択効果**（selection）

件が満たされないため、事後テストの比較が意味をなさなくなる。これが実験における7つ目の剰余変数であり、被験者の選択効果（割り付けの不均等）とよばれる。

4　真の実験デザイン

> **真の実験デザイン**（true experimental design）
>
> **内的（部）妥当性**（internal validity）

7つの剰余変数が実験に混入しないように工夫されたデザインは**真の実験デザイン**とよばれる。剰余変数の影響が少ないほど独立変数と従属変数の関係（因果関係）が確かなものとなる。実験研究における因果関係の"確からしさ"を実験の**内的（部）妥当性**とよぶ。

1）事後テストのみの統制群デザイン

> **事後テストのみの統制群デザイン**（posttest-only control group design）

「事後テストのみの統制群デザイン」はあらかじめ選ばれている被験者を2群に無作為に割り付け、片方を実験群、他方を対照群とする（**図1.5**）。事前テストを行わず、処理の後に2群が同じ事後テストを受け、事後テストの結果を群間比較する。このようなデザインにより、以下のように7つの剰余変数が統制され、独立変数の効果を検討することが可能となる。

①テスト効果：事前テストを用いないため「テスト効果」の影響がない。

②履歴：2群が等質であれば実験期間中に同じ経験をすることが期待されるので、たとえ「履歴」が影響したとしても2群に同じように影響することが期待され、2群の事後テスト間を比較しても履歴要因は混入しない。

> **MEMO**
> **等質な2群**
> 完全に等質な2群（2群の平均が完全に等しい）というわけではなく、すべての特性において、期待値（付録3）が等しい2群ということである。人を対象とした研究では個人間のばらつきが大きいため、多数の被験者からなる複数の確率的に等質なグループ（群）を作る。

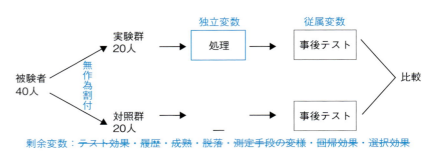

図1.5　事後テストのみの統制群デザイン

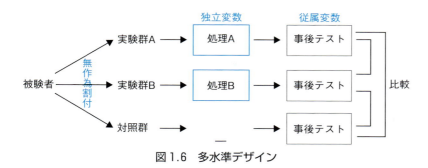

図 1.6　多水準デザイン

③成熟：2 群が等質であれば、同じ発達が期待される。
④脱落：2 群が等質であれば、同じ程度の脱落が期待される。
⑤測定手段の変様：2 群とも同じ時期に事後テストを行うので、その影響がない。
⑥回帰効果：「回帰効果」が起こったとしても、2 群が等質であれば 2 群に同じように起こることが期待できるので、事後テストの比較に影響しない。
⑦選択効果：2 群への割り付けを無作為に行っているので「選択効果」も混入しない。

このデザインでは、実験群と対照群の間の差異は独立変数（処理の違い）以外にはないと考えられるので、事後テストの測定値の大きさに違いがあった場合には、その差異が独立変数によって生じたと考えられる。

このデザインで用いられる代表値（平均や中央値）の差の検定は、ウィルコクソンの順位和検定（4 章）、対応のない t 検定（5 章）およびメディアン検定（10 章）などである。改善率の差（治療による症状改善頻度の差など）の検定には χ^2 検定（8 章）が用いられる。

2 つの治療法および "治療なし" を比較するような場合など、2 つの条件間の比較だけでなく 3 つ以上の条件間の比較をしたいときがある。この「多水準デザイン」（図 1.6）では差の検定の方法が 2 条件の場合とは異なることに注意する。後述するように、t 検定などで 2 つの条件間の比較を行う検定を繰り返し行うことが適切ではない場合があり、1 要因分散分析や多重比較法（6 章）を用いることが推奨される。

2）事前テスト事後テスト統制群デザイン

(1) タイプ A

「事前テスト事後テスト統制群デザイン（タイプ A）」（図 1.7）と「事後テストのみの統制群デザイン」（図 1.5）との違いは、図 1.7 に示されるように、事前テストが含まれることである。図 1.7 では「1 群の事前テスト事後テストデザイン」（図 1.1）と同様に筋力強化トレーニングの効果を検証する例を示す。

> MEMO
> 刺激の強さや練習量など、独立変数を多水準にすれば、各水準間の差異を同時に推定することが可能となる。

事前テスト事後テスト統制群デザイン（pretest-posttest control group design）

1章 研究のデザインと妥当性

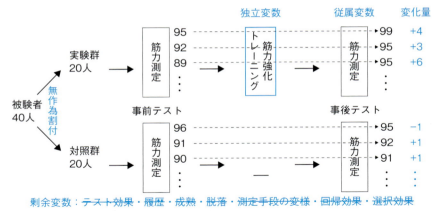

図1.7 事前テスト事後テスト統制群デザイン（タイプA）

このデザインでは事前テストが行われるが、テスト効果が生じたとしても無作為割付によって2群の等質性が仮定されるので、2群に同じ程度に起こることが期待される。事前テストと事後テストの間に測定手段の変様が生じたとしても、その影響は2群に等しく起こることが期待される。

代表値の差の検定として、次の3つの方法が考えられる。

① すべての被験者一人ひとりの変化量を求め（事後テストから事前テストの値を差し引く）、実験群と対照群の間で変化量の平均（あるいは中央値）に差があるかどうかを検定する。この場合には対応のないt検定（5章）あるいはウィルコクソンの順位和検定（マン・ホイットニーのU検定）（4章）を用いる。

② 1要因が反復測定の2要因分散分析（7章）を用い、交互作用が有意のときに効果ありと判定する。

③ 「事後テストのみの統制群デザイン」のときのように事後テストについて2群間の差の検定を行うことができるが、①と②のほうが望ましい。①と②の方法は無作為割付が行えない場合には必須である。

交互作用（interaction）
1つの要因の効果が、ほかの要因によって影響を受けること。

（2）タイプB

「事前テスト事後テスト統制群デザイン（タイプB）」（図1.8）とタイプAとの違いは事前テストを行った後に、**マッチング**という手続きを加える点である。図1.9に示すように、ある特性（ここでは筋力）に関する事前テストの結果から、同程度のペアを作り、さらにその（同程度の筋力の）2人を無作為に実験群と対照群に割り付ける。マッチングによって筋力がほとんど等しい2群となり、また無作為化により筋力以外のすべての特性が2群で確率的に等しくなることが期待される。マッチングは同じ年齢のペアを作る、同程度の体重のペアを作る、同程度の麻痺のペアを作るなど、さまざまな変数に可能であるが、同

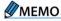

マッチング（matching）
マッチングは1つの変数に対してだけでなく、剰余変数になる可能性のある、ほかの変数に対しても行うことができる。保存法の1つである。

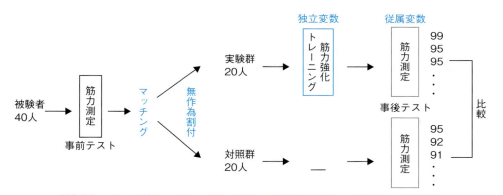

図1.8　マッチングを用いた事前テスト事後テスト統制群デザイン（タイプB）

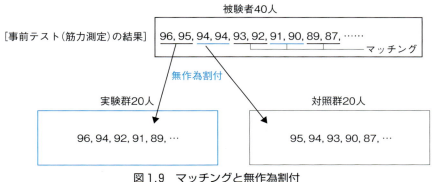

図1.9　マッチングと無作為割付

時に多数の変数についてマッチングすることは困難なことが多い。

3）ソロモンの4群デザイン

　2つの真の実験デザインを説明したが、この2つの実験デザインにまったく問題がないわけではない。これらのデザインでは、事前テストと処理の両方を受けた被験者と、事前テストを受けずに処理だけを受けた被験者に違いがあるときに、その違いを区別することができない。つまり、事前テストを受けた後に処理を受けた場合と、事前テストを受けずに処理だけを受けた場合では、処理の効果が異なることがありうるのである。このようなときに有効な、より厳密な実験デザインが「ソロモンの4群デザイン」（図1.10）である。

　あらかじめ80人の被験者が、ある母集団から選ばれているとする。被験者を無作為に20人ずつ4群に割り付けて4つの等質な群を作る。2群には事前テストを行うが、残りの2群には事前テストを行わない。処理については、事前テストを行った2群のうちの1群と、事前テストを行わなかった2群のうちの1群にだけ与える。最後に4群に対して事後テストを行い、4群の事後テス

ソロモンの4群デザイン
(Solomon four-group design)

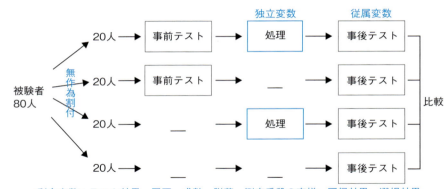

図1.10 ソロモンの4群デザイン

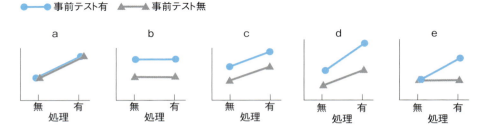

図1.11 ソロモンの4群デザインで起こりうる結果のパターン
a：テスト効果−・処理の効果＋、b：テスト効果＋・処理の効果−、c：テスト効果＋・処理の効果＋、d：テスト効果＋・処理の効果＋・交互作用＋、e：テスト効果±・処理の効果±・交互作用＋。

トの測定値を用いて比較を行う。このデザインでは、事前テストの有無と処理の有無についてすべての組合せができるので、事前テストが与える影響を調べることができる。

ソロモンの4群デザインで起こりうる結果の典型的なパターンを図1.11に示す。aは事前テストの効果（テスト効果）がなく、処理の効果だけが存在する場合、bは事前テストの効果は存在するが処理の効果はない場合、cは処理の効果と事前テストの効果の両方がある場合、dは事前テストの効果と処理の効果が存在し、なおかつ処理の効果は事前テストがあるほうが大きい場合、eは事前テストも処理も単独では効果がないが、事前テストと処理の両方が与えられると効果をもつ場合を示す。dとeの場合は、処理の効果が事前テストの有無に依存している。

このように、1つの要因の効き方がもう1つの要因によって規定されることを**交互作用**とよぶ。ソロモンの4群デザインではこの交互作用を調べることができる。ただし、前述の真の実験デザインと比べて2倍の被験者数が必要である。適用される検定は、2要因とも対応がない2要因分散分析（7章）である。

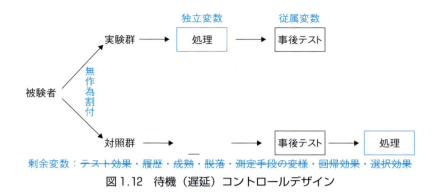

図 1.12　待機（遅延）コントロールデザイン

4）待機（遅延）コントロールデザイン

　人を対象とする実験では、効果が期待される治療を対照群に処理として与えないことが、倫理的に許されない場合がある。そのような場合に、対照群の治療（処理）を時間的に遅らせることが許されるならば、**図 1.12** に示す「待機（遅延）コントロールデザイン」を用いることができる。**図 1.5** の「事後テストのみの統制群デザイン」において、事後テスト後に対照群へ処理を加えたものであり、7 つの剰余変数の影響は入り込まない。事前テストを行うデザインでも、同様に対照群の事後テスト後に「処理を付加する」ことにより、倫理面に対する配慮が可能である。

5）多要因実験デザイン

　人や動物の示す行動や病態が、1 つの変数だけで規定されているとは考えにくい。さまざまな独立変数が被験者（体）に同時に作用し、その結果として特定の行動や病態などが生じると考えるほうが適切である。「多要因実験デザイン」は 1 つの実験の中に複数の独立変数（要因あるいは因子）を配置し、取り上げた要因の全水準の組合せ（条件）について実験を行うものである。場合によっては多水準間の比較も同時に行う。

　多要因実験デザインでは複数の要因の効果（主効果）を 1 つの実験で明らかにすることができるだけでなく、交互作用も明らかにできる。多要因実験デザインと多要因分散分析を組み合わせることにより、主効果と交互作用の有無を一定の確率のもとに結論づけることができる。具体例（ここでは 2 要因とも 2 水準の 2 要因実験デザイン）を仮想例で示そう。

　多要因実験デザインの表記を簡略化するために、ここからは記号を用いた表記を用いることとする。各記号の意味は以下のとおりである。

主効果（main effect）

1章 研究のデザインと妥当性

R：無作為化　O：測定　M：マッチング　X：処理あり　＿：処理なし

例題 1.1 ある疾患で筋力低下を生じた筋に対し、ある薬物（X_1）の効果とある電気刺激（X_2）の効果が予想できたとする。患者 40 人を被験者とするとき、望ましい実験デザインはどのようなものか。

図 1.13 に望ましい実験デザインを示す。被験者を無作為に 4 つの群に分けて等質な 4 群を作り、さらにこの 4 群を無作為に各条件に割り付ける。実験群 1 には処理として X_1 のみを与えて X_2 を与えない。実験群 2 には X_2 を与えるが X_1 を与えない。実験群 3 には X_1 と X_2 を与える。対照群には X_1 と X_2 のどちらも与えない。実験終了後、従属変数として筋力を測定し、4 群間を比較する。

予想される結果が図 1.14 に示されている。a は X_1 も X_2 も効果がなく、X_1 と X_2 の交互作用もない場合、b は X_2 には効果があるが X_1 には効果がなく、交互作用もない場合、c は X_1 の効果があるが X_2 の効果も交互作用もない場合、d は

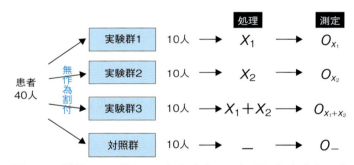

図 1.13　例題 1.1 の望ましい実験デザイン（2 要因実験デザイン）

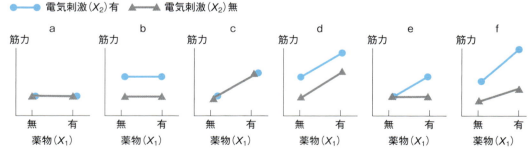

図 1.14　例題 1.1 の望ましい実験デザインで起こりうる結果のパターン
a：X_1 の効果 −・X_2 の効果 −・交互作用 −、b：X_1 の効果 −・X_2 の効果 ＋・交互作用 −、c：X_1 の効果 ＋・X_2 の効果 −・交互作用 −、d：X_1 の効果 ＋・X_2 の効果 ＋・交互作用 −、e：X_1 の効果 ±・X_2 の効果 ±・交互作用 ＋、f：X_1 の効果 ＋・X_2 の効果 ＋・交互作用 ＋。

X_1 にも X_2 にも効果があるが交互作用がない場合、e は X_1 も X_2 も単独では効果がないが、X_1 と X_2 の両方が与えられると効果がある場合（交互作用）、f は X_1 も X_2 も効果をもち、さらに X_1 と X_2 が同時に加えられると相乗作用をもつ場合（交互作用）である。適用される検定は、2要因とも対応がない2要因分散分析（7章）である。

2要因で、どちらの要因も2水準の最も単純な2要因実験デザインの例をあげたが、7章では2要因の4つのデザインについて検定方法を含めて詳述する。

5 準実験デザイン

因果関係を明らかにするためには真の実験デザインを用いて実験を行うことが望ましいが、現実の場面ではさまざまな制約から剰余変数の統制や独立変数の操作を理想的に行うことが困難なことがある。そのような現実的な制約の中で、不完全ではあるが妥協策として用いられる実験デザインを、準実験デザインとよぶ。論理的に最適な実験デザインではないが、その解釈に注意をすればある程度の情報を与えてくれる。また、後述の外的（部）妥当性という点では、真の実験デザインよりも好ましい場合もある。

準実験デザイン（quasi experimental design）

外的（部）妥当性（external validity）

1）非等価な統制群デザイン

「非等価な統制群デザイン」を図1.15に示す。このデザインは「事前テスト事後テスト統制群デザイン（タイプA）」（図1.7）に似ているが、被験者を割り付けるときに無作為化が行われない（行間の破線で示す）ところが異なる。

非等価な統制群デザイン（non-equivalent control group design）

この例としては、無作為割付が行えないときにマッチングによりできるだけ等質な2群を作る場合や、等質性が期待できる複数の集団を見いだす場合（同学年の2つのクラスのうち1つを実験群、ほかを対照群とするなど）がある。実験群には事前テストの後に処理が施され、処理の後に事後テストが行われる。対照群は事前テストと事後テストを実験群と同じタイムスケジュールで受けるが、処理は受けない（従来法との比較であれば従来法が施される）。

差の検定には、「事前テスト事後テスト統制群デザイン」（図1.7）で用いた①あるいは②の方法を用いるのがよい。無作為割付が行われないため2群の等質

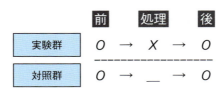

図1.15 非等価な統制群デザイン

1章　研究のデザインと妥当性

$$実験群 \quad R \rightarrow \_ \rightarrow X \rightarrow O$$
$$対照群 \quad R \rightarrow O \rightarrow (X)$$

図 1.16　分離標本の事前テスト事後テストデザイン

$$A群（前半対照群・後半実験群） \quad R \rightarrow O_1 \rightarrow \_ \rightarrow O_2 \rightarrow X_2 \rightarrow O_3$$
$$B群（前半実験群・後半対照群） \quad R \rightarrow O_1 \rightarrow X_1 \rightarrow O_2 \rightarrow \_ \rightarrow O_3$$

図 1.17　クロスオーバーデザイン

性が保証されないので、事後テストだけを用いた2群間の比較は適切ではない。また事前テストで2群間に差が認められないことと、事後テストで2群間に差があることをあわせて示すことによって独立変数の効果を主張することも適切ではない。統計的検定で「有意差が認められない」という結果は、2群が等しいことを示しているわけではないからである（4章）。有効な比較の仕方は、前後の変化量の大きさを2群間比較する方法（4章、5章）と、1要因が反復測定の2要因分散分析（7章）である。また、共分散分析（10章）を適用できる場合もあり、この場合には検定の精度が高まる。

　このデザインでは、いかにして実験群と対照群の等質性を作り出すかが重要な問題となる。マッチングなどを用いて、できる限り等質性を高めることが求められる。

2）分離標本の事前テスト事後テストデザイン

分離標本の事前テスト事後テストデザイン（separate-sample pretest-posttest design）

　臨床的な研究では、治療（処理）をしない群（対照群）を作ることが倫理的に望ましくない場合が多い。対照群に対しても治療を行うデザインの1つが「分離標本の事前テスト事後テストデザイン」である（**図 1.16**）。

　無作為割付を行うが、真の実験デザインとは違って対照群の事前テストと実験群の事後テストを用いて2群間比較を行い、処理（X）の効果を検証する。2群に測定時期のずれがあるため、成熟、履歴、測定手段の変様、脱落の脅威に曝される可能性があることに注意する。用いられる差の検定は、対応のない t 検定（5章）やウィルコクソンの順位和検定（4章）などである。

3）クロスオーバーデザイン

クロスオーバーデザイン（cross-over design）

　治療をしない群を作らないために工夫されたデザインの1つに「クロスオーバーデザイン」がある。**図 1.17** に示した一例のように、実験の前半と後半で実験群と対照群を逆転させるデザインである。すべての被験者に処理を行うこと

5．準実験デザイン

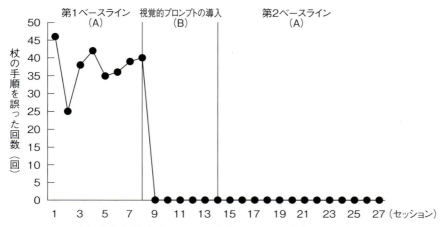

図1.18 脳梗塞後左片麻痺を呈した患者にABAデザインを適用した単一被験者実験研究（シングルケースデザイン）の例
脳梗塞後に左片麻痺と軽度の認知症を発症した患者の歩行時の杖使用練習において、視覚的プロンプトの効果をABAデザインによる単一被験者実験研究を用いて示した。横軸はセッション、縦軸は10m歩行中に誤った杖使用を示した回数、観察期間は1～8セッション（第1ベースライン）と15～27セッション（第2ベースライン）、介入期間は9～14セッションである。（明崎禎輝・他：杖歩行練習に対する視覚的プロンプトの有効性．理学療法科学　23：307-311, 2008 より引用・改変）

により、倫理的な面をある程度回避することができる。

しかし、B群で処理（X_1）の効果が処理の直後に生じる場合にはよいが、学習研究の場合などには処理の効果が直後には現れず、一定期間の後に出現することがある。このような場合にはX_1の効果が研究の後半に持ち越されることになり、後半の対照群として機能しなくなってしまう。クロスオーバーデザインを用いるときには、このような持ち越し効果への配慮が必要である。

持ち越し効果（carry-over effect）

4）時系列デザイン

対照群を作らずに実験群だけ（極端な場合には1被験者だけ）でも実験を行うことができるのが「時系列デザイン」である。被験者に対して処理（介入、治療）期間と観察期間（従属変数の測定をするが処理はしない）を交互に設定する実験デザインである。Aを観察期間、Bを処理期間として示すと、ABデザイン、ABAデザイン、ABABデザイン、ベースラインをさまざまに変えて観察する多重ベースラインデザインなど、さまざまなデザインが可能である。

図1.18にABAデザインを用いた単一被験者実験研究の1例を示す。一定間隔で従属変数の測定を繰り返し行い、原則的には折れ線グラフで示された時系列的変化を視覚的に判断することが行われる。統計学的な検定方法も考案されているが、それらの検定方法はやや特殊なものであり、本書の範囲を超えるのでここでは扱わない。

時系列デザイン（time series design）

単一被験者実験研究（single subject experimental research）

ベースライン（baseline）
あるものの時間的経過に伴う変化を観察するとき、変化や実験効果の有無を判定する基準となる値のこと。通常は処理の前に得られた観測データを用いる。

1章　研究のデザインと妥当性

反復（repetition）

追試（retest）

単一被験者や少数被験者を対象とする研究では、得られた結果が偶然生じた可能性が高いので、研究の反復（追試）により類似の結果が得られた場合に結論の信頼性が高められる。

6　実験における統制

実験では、自分の研究したい問題に関して操作すべき独立変数とそれに敏感に応答する従属変数を、実験に先立ってあらかじめ決めておかなければならないことをすでに述べた。現在持ち合わせている知識の程度に応じて、1要因2水準で探索的に調べるのか、1要因多水準で分析的に行うのか、あるいは多要因デザインか、最も適切な実験デザインを選択する。

次に必要なことは、独立変数以外で従属変数に影響を及ぼす可能性のある要因（剰余変数）を可能な限り取り除くことである。剰余変数を取り除く手続きを、**統制**という。

統制（control）

1）反復

実験で従属変数を測定するとき、実験環境、実験条件、測定者特性、被験者特性などにより、測定値は不可避的に誤差を含む。同じ条件下で2回以上のデータ採取を行うと、実験データのばらつき（誤差）の程度を把握することができ、この誤差を基準として要因や剰余変数の影響を把握することができる。具体的には誤差による分散（2章）を算出し、要因によって生じる分散を誤差分散と比較することにより、統計学的な判断が可能となる。

2）無作為化

偶然誤差（random error）

系統誤差（systemic error）

（1）系統誤差と偶然誤差

実験の場で生起する誤差には、偶然的に起こって正規分布に従うような偶然誤差だけではなく、一定の向きに偏りをもつ系統誤差がある。実験機器ごとに一定の偏りがあったり、実験の順序によって結果が一定の方向に変化することがあったり、時間によって結果が変化したりすることなどがあるが、この種の系統誤差を評価することは困難であることが多い。そのような場合に、実験順序、機器の割り当て、時間配置などを**無作為化**（ランダム化）することによって系統誤差が相殺されることが期待できる。

無作為化によって、系統誤差について完全にバランスがとれるわけではないが、確率的には系統誤差が相殺されると考えられる。言い換えれば、無作為化によって系統誤差が偶然誤差に転化されて、統計学的に結論を下すことが可能となる。

📝**MEMO**

無作為化にはサイコロや乱数表を用いることができるが、現在ではコンピュータを用いて疑似乱数を発生させて行われることが多い。

📝**MEMO**

「反復」、「無作為化」に「局所管理」を加えてフィッシャー（Fisher）の3原則とよぶ。

（2）無作為割付

　　実験群と対照群に標本を割り付けるときに、無作為割付（無作為化）が望ましい。無作為割付によって2群（あるいは、すべての群）が完全に等質になるわけではないが、すべての性質が確率的に等質になることが期待できるので、確率論を用いた統計的推測（検定や推定）による判断が可能になる。

　　また剰余変数に関する情報があらかじめ得られない場合でも、実験群と対照群に被験者を無作為に割り付けることにより、さまざまな剰余変数の影響が2群（あるいは、すべての群）で均等になることが期待できる。被験者（体）数が多いほど、群間の均質さの"確からしさ"が増大するので剰余変数の統制がより完全なものになる。

　　実験の開始時にすべての被験者が登録されている場合には、実験群と対照群（あるいはプラセボ群）に無作為に単純に割り付けることができる。方法としては、コンピュータにより乱数を発生させて割り付ける方法が一般的だが、ほかに乱数表、サイコロ、コイン、カードを用いる方法などがある。詳細は他書を参照していただきたい。

　　実験の開始時に被験者全員が登録されるのではなく、経時的に登録される場合には、対象者全員を一括して割り付けることができないので、いくつかの方法が考案されている。ここでは実験群と対照群の2群の場合で説明する。

①単純ランダム化

　　対象者が登録されるたびに、その対象者を無作為に実験群か対照群のどちらかに割り付ける。この方法では、対象者数が多いほど群間の対象者数の差が小さくなることが期待できるが、対象者数が少ない場合には対象者数が群間で大きく偏る可能性があることが問題となる。この問題を解決するために、次のブロックランダム化が考えられている。

②ブロックランダム化

　　対象者の登録順に複数（群の数の倍数）の被験者のグループ（ブロック）を作り、そのブロック内の対象者を無作為かつ均等に実験群と対照群に割り付ける。2人のブロックでは1人ずつ実験群と対照群に、4人のブロックでは2人ずつ割り付けられるので、各群の数を均等にすることができる。

③層別ランダム化

　　実験では独立変数と従属変数の因果関係を明らかにしようとするが、それ以外の要因を可能な限り排除したい。無作為化がこのための方法であるが、無作為割付を行った場合にも、結果に強い影響を与える要因（交絡因子）が偶然一方の群に偏ってしまうことが起こりうる。

　　例として、性が剰余変数となる場合を考えてみよう。2群に男女がほぼ同数ずつ含まれることによって、全体としては性の影響を取り除くことができると

6．実験における統制

無作為割付（random assignment）

単純ランダム化（simple randomization）

ブロックランダム化（block randomization）

ブロック（block）

層別ランダム化（stratified randomization）

交絡因子（confounding factor）

考えられるので、男性は男性だけで、女性は女性だけで無作為割付を行う。性に限らず、考えられる要因で対象者を層に分け、層ごとにブロックランダム化を行うことができる。2つ以上の変数で層別ランダム化を行うことが可能であるが、層別化変数が多くなるほど、最低限必要なサンプルサイズ（標本の大きさ）が大きくなる。

④その他

各群の対象者数の均衡と、交絡因子の均衡を保つための割付方法について述べたが、医学研究における臨床試験では、このほかに割付の予見性の低減（ホーソン効果と実験者効果の除外）、試験途中での対象者数の均衡（動的割付法）、倫理面の配慮などを考慮した割付方法が考案されている。詳細は他書を参照していただきたい。

割付の前段階として標本（被験者）を母集団から無作為抽出するという推測統計の前提条件があり、これにより母集団代表性が確率論的に保証される。しかし、実際の研究において母集団からの標本の無作為抽出は困難な場合が多く、無作為化に過大な期待を寄せることができないという現実的な問題がある。詳細は3章で述べる。

3）除去法

実験は物理的環境を一定に制御可能な実験室で行われることが望ましいが、実験的な手続きが通常の物理的・社会的環境の中で行われることもある（フィールド実験）。実験期間中に環境や被験者（体）を管理し、剰余変数が入り込まないようにするのが除去法である。

4）保存法

被験者（体）への感覚刺激や物理的環境の影響の個人差を、すべて除去することは不可能である。また、個々の知能、身体能力、性格などの要因も取り除くことはできない。そこで、それらの要因を実験群と対照群に同じ程度に存在させることによって統制するのが保存法である。前述のマッチングは保存法の1つである。反復測定デザインで用いられるカウンターバランスと循環法も保存法に含まれる。

（1）カウンターバランス

同じ被験者から課題A、Bなど異なる条件のデータをとって条件間の比較をする実験デザインでは、課題の実施順序が結果に影響する（剰余変数となる）可能性がある。このような場合に半数の被験者はA→Bの順に、残りの半数は

表1.1　カウンターバランス
における被験者数

3水準	3！＝6人
	S_1；A→B→C S_2；A→C→B S_3；B→A→C S_4；B→C→A S_5；C→A→B S_6；C→B→A
4水準	4！＝24人
5水準	5！＝120人
k水準	k！

kは水準数（条件数）、S_iは被験者、
アルファベットは課題の名称を示
す。

B→A の順に課題を行うと、順序による影響があったとしても、被験者群全体としては順序の影響が打ち消されることを期待できる。この方法を、カウンターバランスという。

　カウンターバランスは剰余変数の統制のために無作為化よりもさらに有効な方法であるが、水準数（条件数）を k とすると最低限必要な被験者数は k！＝1 ×2×3×…×$(k-1)$×k 通りであり、条件数が多くなると必要な被験者数が急増する（**表1.1**）。また被験者数は k！の倍数に制約され、それ以外の数ではカウンターバランスが成立しない。

（2）循環法

　循環法は、水準数が多くなってカウンターバランスを現実的に実施できないときに用いられる。各被験者の課題遂行順序を**表1.2**のように設定すると、それぞれの課題が行われる順番が各条件で均等になり、さらに各課題の直前に行われる課題が均等になる。必要な被験者数は4水準で4の倍数、5水準で10の倍数、6水準で6の倍数となる。カウンターバランスほど完全ではないが、4水準以上の場合には有効な方法である。

5）ブロック化

　ブロックというのは元々農地の"区画"を示す言葉であるので、農業実験の仮想例で説明しよう。ある野菜の品種が3種類（A、B、C）あり、それらの品種間に収穫量の違いがあるかどうかを与えられた農地で明らかにしたい。農地への各品種の配置方法と実験の結果から得られるデータの形式により、**図1.19**に3つの実験方法を示す。データ形式の表中の○は各小区画の収穫量とする。

　図1.19a は、農地を3つの区画に分けて、それぞれの区画に1つの品種を配

1章　研究のデザインと妥当性

表1.2　反復測定デザインにおける循環法

【$k=4$ のとき】

	①	②	③	④
S_1	A	D	B	C
S_2	B	A	C	D
S_3	C	B	D	A
S_4	D	C	A	B

【$k=5$ のとき】

	①	②	③	④	⑤
S_1	A	E	B	D	C
S_2	B	A	C	E	D
S_3	C	B	D	A	E
S_4	D	C	E	B	A
S_5	E	D	A	C	B
S_6	C	D	B	E	A
S_7	D	E	C	A	B
S_8	E	A	D	B	C
S_9	A	B	E	C	D
S_{10}	B	C	A	D	E

【$k=6$ のとき】

	①	②	③	④	⑤	⑥
S_1	A	B	F	C	E	D
S_2	B	C	A	D	F	E
S_3	C	D	B	E	A	F
S_4	D	E	C	F	B	A
S_5	E	F	D	A	C	B
S_6	F	A	E	B	D	C

k は水準数、S_i は被験者、丸数字は課題の順番、アルファベットは課題の名称を示す。

置する方法を示している。この方法では農地全体について日照条件や土質などの均質性が保証されないと、収穫量の大きさに場所の要因が混入してしまう可能性がある。この問題を回避する1つの方法は、**図1.19b** に示すように農地を細かい区画（ここでは12区画）に分けて、3品種を無作為に配置する方法である。これにより、農地全体の均質性が保証されない場合でも、その影響が相殺されることが期待できる。つまり、農地の不均一による系統誤差が偶然誤差に転化されることになる。

　図1.19c には、さらに実験精度を高めることができる**ブロック化**とよばれる方法が示されている。この方法では3つの小区画を1ブロックとして多数のブロック（ここでは4ブロック）を構成し、その中に3品種が均等に含まれるようにする。また各ブロックの中で小区画への品種の配置を無作為化する。この

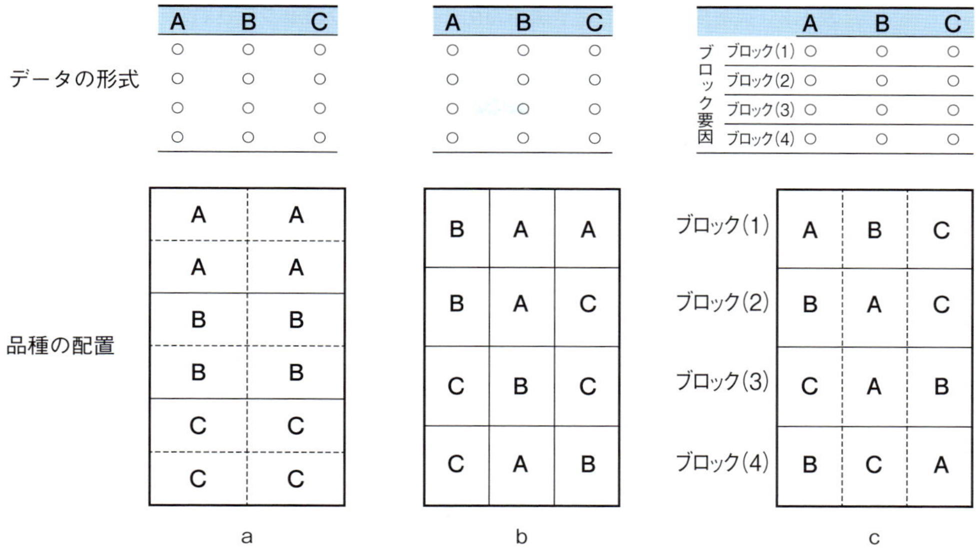

6．実験における統制

	A	B	C
	○	○	○
データの形式	○	○	○
	○	○	○
	○	○	○

	A	B	C
	○	○	○
	○	○	○
	○	○	○
	○	○	○

ブ		A	B	C
ロ	ブロック(1)	○	○	○
ッ	ブロック(2)	○	○	○
ク	ブロック(3)	○	○	○
要因	ブロック(4)	○	○	○

品種の配置

a

A	A
A	A
B	B
B	B
C	C
C	C

b

B	A	A
B	A	C
C	B	C
C	A	B

c

ブロック(1)	A	B	C
ブロック(2)	B	A	C
ブロック(3)	C	A	B
ブロック(4)	B	C	A

図 1.19　ブロック化とブロック要因

A、B、C は野菜の品種。○は収穫量を示す。a：農地を3つの区画に分けてそれぞれに1品種を配置。b：農地を細かい区画に分けて無作為に3品種を配置。c：3つの小区画を含むブロックを構成し、各ブロックの中にすべての品種が含まれるように配置。ブロック化に加えて各ブロックの中での配置を無作為化している。

ようにすると、**図 1.19a** のデザインと比べて、各ブロック内の均質性が高まることが期待できる。また、ブロックを1つの要因として扱うことができ、その要因によって生じるばらつき（分散）を数学的に求めることができるので、**図 1.19b** のデザインと比べても、より精度の高い検定が可能となる（詳細は7章参照）。この方法は乱塊法とよばれている。

乱塊法（randomised block design）

　実験の精度を高める目的で、実験の場をブロック化するために取り上げる要因を**ブロック要因**という。ブロック要因そのものには関心がない場合でも1つの要因として実験に組み込み、ブロック内をできるだけ均質にして検定の精度を高めるのである。

　人や動物を対象とした研究では、人（あるいは動物）を「ブロック」としてブロック化されたデザインが時々用いられる。**表 1.3** には、5本の足指の筋力（床を押し付ける力）の違いを明らかにすることを目的とした場合の、2つのデザインがデータ表の形式で示されている。○は各測定で得られる筋力である。

　表 1.3a のデザイン（完全無作為化デザイン）では、25人が被験者となり、各被験者は5指の中の1つの指の筋力測定に参加する。この場合、測定値には指による違いとともに個人差が含まれてしまい、これを分離することができない。

完全無作為化デザイン（completely randomized design）

　表 1.3b のブロック化されたデザインでは、5人が被験者となり、各被験者が5指すべての筋力測定に参加する。同一被験者から5指の筋力値を求めるの

23

1章　研究のデザインと妥当性

表1.3　人を対象とした完全無作為化デザインとブロック化されたデザイン

a：完全無作為化デザイン

Ⅰ指	Ⅱ指	Ⅲ指	Ⅳ指	Ⅴ指
○	○	○	○	○
○	○	○	○	○
○	○	○	○	○
○	○	○	○	○
○	○	○	○	○

b：ブロック化デザイン

		Ⅰ指	Ⅱ指	Ⅲ指	Ⅳ指	Ⅴ指
被	S_1	○	○	○	○	○
験	S_2	○	○	○	○	○
者	S_3	○	○	○	○	○
	S_4	○	○	○	○	○
	S_5	○	○	○	○	○

Ⅰ～Ⅴ指は足指を示す。○は足指の筋力データを示す。

で、各被験者のⅠ～Ⅴ指の筋力値間には個人差が含まれない。また、被験者間のばらつき（個人差）を数学的に求めることができるので、このばらつきを全体のばらつきから差し引けば高い精度の検定が可能となる。

　図1.19と表1.3のデータ形式を比較すると、被験者をブロック要因としていることがわかりやすい。同一被験者から異なる条件のデータを採取する場合には、課題の実施順序や時間帯などが結果に影響する可能性があり、その影響を無作為化により取り除くデザインは、人をブロックとした乱塊法である。カウンターバランスを行えばより望ましいが、前述のように被験者数が限定され、また水準数が多くなると必要な被験者数が激増する。

　ブロック化されたデザインのデータは、検定では「対応がある（場合）」、「関連がある（場合）」、「対応関係のある標本を用いる場合」あるいは「反復測定」と表現されることがある。ブロック化されていない場合と検定の方法が異なるので注意が必要である。

6）統計的統制

統計的統制（statistical control）

共分散分析（analysis of covariance：ANCOVA、10章）

　実験的に統制できない剰余変数を、数学的方法で取り除く方法（統計的統制）がある。これには剰余変数となりうる変数を従属変数と同時に測定しておき、その影響を統計処理の段階で取り除く共分散分析（10章）という統計手法が用いられることがある。また、実験研究ではないが、相関研究における偏相関係数（9章）や重回帰分析などの多変量解析（10章）も統計的統制の例である。

7 実験の妥当性と一般化可能性

実験の妥当性を評価するためには2つの基準があり、内的（部）妥当性と外的（部）妥当性とよばれる。この分類は必ずしも厳密なものではなく、文献によって異なるので、ここではHuckら[24]による分類を参考に一部修正を加えた。

内的（部）妥当性（internal validity）

外的（部）妥当性（external validity）

1）内的妥当性

内的妥当性は、独立変数と従属変数の間の因果関係の確からしさに言及する基準である。すでに述べた7つの剰余変数が因果関係の存在をあいまいにする原因となるため、これらの剰余変数の関与をできる限り小さくすることが必要である。剰余変数の関与が少ない実験を「内的妥当性が高い実験」という。図1.20は母集団、標本、および実験の関係を示しているが、内的妥当性はすでに選ばれている標本に対して実験をデザインし、実施する段階の妥当性である。

MEMO
母集団、標本の詳細については3章参照。

2）外的妥当性

外的妥当性は研究の一般化可能性の問題である。研究で得られた結果を当てはめることができる範囲の明確さに関する基準である。一般に外的妥当性は、母集団妥当性と環境妥当性に分類されるが、出版バイアスも研究結果の一般化に関与するのでここで論じる。

一般化可能性（generalizability）

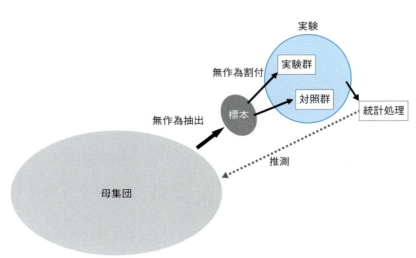

図1.20 母集団、標本、実験の関係
実験研究の場合を図示しているが、実験研究以外の研究でも同様である。

1章　研究のデザインと妥当性

母集団妥当性（population validity）

（1）母集団妥当性

　母集団妥当性は、得られた研究結果をどのような集団に一般化できるかに関する基準である。母集団妥当性には2つの側面がある。

①目標母集団と利用可能母集団

　図1.20に示すように、推測統計は関心のある母集団から研究で扱える程度の少数の対象（標本）を無作為抽出し、実験や調査の結果から母集団の性質を推測しようとするものである（2章参照）。母集団からの無作為抽出を仮定して推測統計の理論が作られているため、母集団特性を正確に推測するためには標本が母集団から無作為抽出によって取り出されるべきである。しかし、現実的には目標とする母集団から標本を無作為抽出することは困難な場合が多く、目標母集団と利用可能な母集団の解離が生じる（3章参照）。

　例として、ある疾患をもつ日本人の患者を目標母集団としたいときに、利用可能な母集団が「ある病院を受診した患者」に限定されることなどがあげられる。特に、保健、医療、福祉の領域で行われる研究では目標母集団からの無作為抽出が困難であることが多く、母集団からの無作為抽出とみなして推測統計が適用されることが多い。想定している母集団からできるだけ偏りなく標本抽出を行うこと、1回の研究での結論を控えめにすること、および追試を反復して再確認することが必要である。

②標本（被験者）特性と処理の交互作用

　実験で実証された処理の効果が、想定した母集団の中の一部にしか当てはまらないことが起こる場合がある。例えば、ある治療が軽症患者には効果があるが、重症患者には効果がない事態や、ある体重減少プログラムが高度肥満には効果があるが、中等度肥満には効果がない事態などが起こりうる。標本抽出で目標としている母集団を代表するような標本が選ばれたかどうか、換言すれば、想定した母集団が標本から推測できる母集団かどうかという問題である。

（2）環境妥当性

環境妥当性（ecological validity）

　環境妥当性は、得られた研究結果を一般化できる状況や環境に関する基準である。次のようなものがある。

①研究方法の記述

　研究結果が科学論文として出版されて世の中に知らされるとき、研究方法の記述が不完全であると、実施された研究が適切なものであっても研究内容が正しく伝わらない可能性がある。次の2つの観点が重要である。

ｉ）独立変数の記述：手続きが再現可能な程度に記述されているか。

ｉｉ）従属変数の記述：従属変数をどのように測定し、数値をどのように処理したかが明確に記述されているか。従属変数が操作的に（つまり測定可

MEMO

母集団からの無作為抽出とみなしていることは、「実験や調査を無限に繰り返したときに得られるであろうデータの全体を母集団と想定して推測統計を適用していること」になり、一般化できる母集団があいまいになる。この根本的問題は解決が困難なため表立って議論されることは少ないが、きわめて重要な問題である。

MEMO

追試（retest）
同じ研究をさまざまな対象に対して行うこと。

能な形で）定義され、測定の信頼性が示され、適切な測定器具および検定が選択されているか。

②複数の処理の干渉

　１つの実験の中で、被験者に対して２つ以上の処理を加える場合や、１人の被験者が同時期に複数の実験に被験者として参加した場合、そのような複数の経験が与えられなければ、その実験と同じ結果は得られないかもしれない。

③履歴と処理の交互作用

　実験期間が何らかの歴史的な出来事（政府による健康のための施策など）の発生時期と一致していた場合、そのような出来事がなければその実験と同じ結果は生じないかもしれない。

④環境と処理の交互作用

　研究結果が得られた環境が特殊なものであると、その結果が当てはまる環境条件が制約されるかもしれない。

⑤測定時期と処理の交互作用

　実験処理の効果の出方には次のような場合が考えられる。

　ⅰ）実験終了直後から現れて持続する。

　ⅱ）まったく現れない。

　ⅲ）実験終了直後には認められるが持続しない。

　ⅳ）実験終了直後には認められないが、一定時間を過ぎてから現れる。

　ⅲ）とⅳ）の場合には、評価が行われる時期によって結果が異なってしまうことになり、１回の評価だけでは結果を誤って解釈する可能性がある。１回の評価で結論づけず、実験後一定期間をあけて評価を反復する必要がある。

⑥事前テストによる感受性増大

　事前テストを受けることが被験者を敏感にすることがあり、そのため事前テストを受けない被験者には効果が現れないことが起こりうる。この問題を回避するためには前述のソロモンの４群デザイン（**図 1.10**）が適用可能だが、通常の真の実験デザインよりも２倍の被験者数が必要となる。

⑦ホーソン効果

　被験者が研究に参加しているという意識が、結果に影響を及ぼす可能性があり、これをホーソン効果とよぶ。次のような例が考えられる。

ホーソン効果（Hawthorne effect）

　ⅰ）実験場面で評価されることへの不安が被験者のパフォーマンスを低下させてしまうと、本来あるはずの効果が示されなくなる。

　ⅱ）行動が評価されている状況で、被験者がよいことをしようとする傾向（社会的望ましさ）があったために効果が示されたとすると、実生活では効果が現れないかもしれない。

社会的望ましさ（social desirability）

　ⅲ）ある治療において科学的に行われているという認識や畏敬の念をもつこ

1章 研究のデザインと妥当性

プラセボ効果 （placevo effect）

とで、患者が治療効果を信じる傾向がある（プラセボ効果）。この治療はほかの場面では効果をもたないかもしれない。

盲検法 （blind study）

ホーソン効果を防ぐための方法として、**盲検法**がある。盲検法では被験者に、自身が実験の被験者であることを認識させないようにする。

新奇性効果 （novelty effect）

⑧新奇性効果

実験場面では実験処理の効果が認められても、目新しいことへの動機づけがその効果の原因であると、日常生活の中では効果が現れないかもしれない。

⑨中断効果

新しい課題を行う実験者も被験者も、初期には不慣れなために課題遂行が不完全であるかもしれない。また、処理（投薬や練習など）の時間、頻度、期間が不足していたのかもしれない。

✏️**MEMO**
中断効果 （disruption effect）
本来は実験処理の効果があるはずなのに、中断効果のために効果が現れなかった可能性が考えられる。このような場合には報告されない可能性がある。

実験者効果 （experimenter effect、Rosenthal effect）

⑩実験者効果

実験者が実験場面でさまざまな影響を与えてしまう可能性を実験者効果という。次のような場合が考えられる。

ⅰ）実験者が無意図的に被験者の行動を変えてしまう可能性がある（属性効果）。言語的影響だけでなく、非言語的影響（容貌、性、人種、服装など）も生じうる。

ⅱ）実験者が研究デザインのプロトコールに従わない。

ⅲ）実験者が記載ミスをする。

ⅳ）実験者がごまかしやでっちあげをしてしまう。

二重盲検法 （double-blind study）

実験者効果が実験結果に影響を及ぼす原因であれば、得られた結果の信頼性が損なわれる。ⅱ）～ⅳ）は論外であるが、実験者が実験の内容を知っていることが意図的あるいは無意図的に実験結果に影響する可能性がある。この影響を防ぐ方法が二重盲検法である。二重盲検法では被験者だけではなく、実験者にも研究について知らせずに行う。また、評価の段階で評価者が研究に関して知っていることが意図的、無意図的に影響を与える可能性があるため、研究に無関係な第三者を評価者とすることが望ましい。

このように実験や評価の実施は、研究企画者ではなく、よくトレーニングされた第三者により行われることが望ましい。

（3）出版バイアス

専門雑誌の編集者も読者も「効果があった」研究に関心をもちやすいため、「効果がなかった」研究は出版されにくい傾向があり、これを**出版バイアス**とよ

出版バイアス （publication bias）

ぶ。1つの研究結果から結論を導くよりも、過去に行われた複数の研究結果を

メタ分析 （meta analysis）

集約して結論を下すメタ分析（10章参照）によって、より正確な結論を下すことができると考えられるが、出版バイアスは「有効である」という結論の向き

28

に事実を歪める作用をもつ。「効果が示された研究」だけでなく、「効果が示されなかった研究」も出版されることが、正確な判断のために必要である。

8 非実験研究

研究の中には、データの形式が実験研究に似てはいるが、実際には実験ではないデザイン（非実験研究）があるので明確に区別しておく必要がある。**図1.21**に実験研究の基本的デザインと非実験研究デザインの代表的なものを概念的に示す。現在の時点で研究計画が作られ、研究計画作成後に得られたデータを用いるものを**前向き研究**、研究計画作成以前に得られたデータを用いる場合を**後ろ向き研究**とよぶ。実験研究はもちろん前向き研究であり、代表的な実験デザインについてはすでに述べた。後ろ向き研究ではすでに収集されているデータを用いるので、研究期間が短く経済的であるが、無作為化などにより剰余変数の統制を施すことができない。

効果が示された研究（positive result）

効果が示されなかった研究（negative result）

前向き研究（prospective study）

後ろ向き研究（retrospective study）

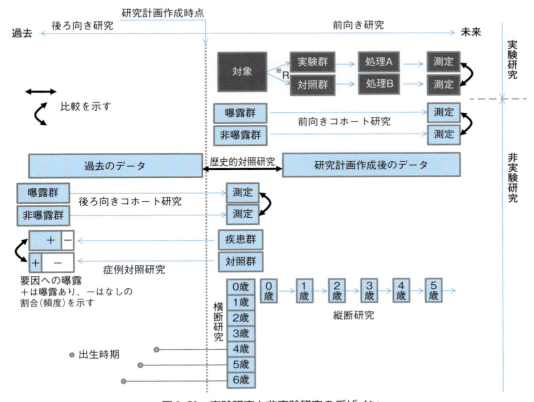

図1.21 実験研究と非実験研究のデザイン
※Rは無作為化を示す。

1章　研究のデザインと妥当性

1）コホート研究

コホート（cohort）

コホート研究（cohort study）

　コホートとは「ある共通の特性をもつ人々、特に同年あるいは同時期に生まれた集団」という意味で使われる言葉であり、そのような集団を特定した後に継続的に観察する研究を**コホート研究**という。疫学研究では、ある集団を特定の因子に曝露されている人々の集団（曝露群）と曝露されていない人々の集団（非曝露群）に区別し（例えば喫煙をする群と喫煙をしない群）、追跡期間中に関心のある特性や状態（死亡率や疾患発生率など）を調査して、曝露とその特性や状態の関係を検討する。

　前向きコホート研究では研究計画作成後のある時点において曝露群と非曝露群を特定し、その後の状況を観察して曝露群と非曝露群の間で関心のある特性に差が生じるか否かを検討する。これに対して**後ろ向きコホート研究**では、過去のある時点において曝露情報が明らかになっている集団を特定できたとき、曝露群と非曝露群のその後の状況を調査して比較する。

　コホート研究で複数の群を設定するとき、それらの群への曝露と非曝露を研究者が任意に設定するわけではなく、曝露の有無は事前に決まっている。このような意味でコホート研究は実験研究とは異なる。

　真の実験研究の場合には、独立変数以外の要因（剰余変数）の影響を除外できるので、推測統計により独立変数と従属変数の関連を示せば直ちに因果関係に言及できるが、コホート研究では何らかのほかの要因が関与する可能性が残ってしまう。このため、従属変数に影響する可能性のあるほかの要因を含めた多変量解析（10章）が推奨される。このことはコホート研究以外の非実験研究にも当てはまる。

2）症例対照研究

症例対照研究（case control study）

　疫学研究における**症例対照研究**とは、研究計画作成後のある時点で疾患群と対照群（健常者など）を設定し、それぞれの群の過去の曝露情報を確認して曝露と疾患との関連性を検討するものである。つまり、過去の曝露情報を用いる後ろ向き研究である。コホート研究では曝露群と非曝露群を最初に設定するのでそれぞれの群の罹患率を求めることができるが、症例対照研究では疾患の同定から始めるため罹患率の計算ができない（詳細は8章参照）。

3）歴史的対照研究

　過去のデータと未来のデータを用いる研究もある。新しい治療法の効果を明らかにするための研究などで、新しい治療法による結果は研究計画作成後に収集されるが、比較対照するデータはすでに得られているものを用いる場合であ

る。これを、**歴史的対照研究**という。

このように、対照群が同時期の対象者ではなく、無作為割付がされないため、等質な複数の群を作ることには限界がある。

歴史的対照研究（historical control study）

4）横断研究と縦断研究

横断研究とは、ある特定の集団に対して、ある時点において関心のある特性に関するデータ収集を行い、分析する研究デザインである。これに対して**縦断研究**とは、特定の個人や集団に対して継続的な追跡調査を行い、同じ対象者から繰り返しデータを収集する研究デザインである。発達研究における横断研究では年齢の異なる集団を対象として調査を行い、年齢以外の要因をできる限り統制して各年齢群を比較する。比較的短時間に多くのデータを得ることができ、費用や労力などは少なくて済む。しかし同一対象者を追跡するわけではないので、発達の連続性を把握しにくい。また各年齢ごとに出生時期が異なるので、年齢の影響とコホートの影響を分離できない。

縦断研究では同一の対象者を一定期間継続的に追跡し、各時点で測定を行って変化を検討する。発達研究では、長期にわたって同一対象者の測定を繰り返し行うことにより発達の連続性を把握できる。しかし、労力や費用が大きくなり、しかも大きな集団を追跡することは困難で、追跡期間の途中でもさまざまな原因で対象集団が小さくなる可能性が高い。また、繰り返し測定がなされるのでテスト効果が問題になったり、特定のコホートのみを追跡しているため、得られた結果の一般化可能性が問題となったりすることがある。

このようにそれぞれの方法に短所と長所があるため、目的に応じて最も適切なものを選ぶ必要がある。

横断研究（cross-sectional study）

縦断研究（longitudinal study）

2章 記述統計

1 記述統計と推測統計—統計学の2つの機能

1）記述統計とは

　得られたデータを整理・集約して、客観的かつ正確に、わかりやすく記述するための方法を、**記述統計**という。自然科学と同様に、人や動物を対象とする学問の領域においても対象の行動諸特性をできるだけ厳密に検討するためには、まず検討したい特性を測定する必要がある。筋力、持久力、バランス、柔軟性などの身体機能、歩行、走行、跳躍、投球・捕球、宙返りなどの運動機能、感覚、記憶、学習、知能、問題解決、QOL などの心理的現象など、さまざまな測定が行われる。

　新しく開発された指導方法や治療方法の効果を検証するには信頼性と妥当性の高い測定が不可欠である。例えば新しい治療方法や指導方法が従来の方法と比較して効果が高いことを示したり、ある行動の原因を可能性のあるいくつかの要因の中から特定したりするときには、測定されたデータに基づいて判断することが求められる。

　しかし、データを得ただけで実証的であるというわけにはいかない。最近の測定器具の進歩によって短時間に莫大なデータが得られることもあり、生データだけでは知りたい特性を把握しにくい。このような場合には、平均を求めて1つの数値で特性を表現したり、分散や標準偏差を求めてばらつきの指標としたりして、生データを要約（圧縮）すると直感的に理解しやすくなる。さらに、データを要約するだけでなく、表や図として示すことにより、視覚的に理解しやすくなる。体重の変化を折れ線グラフで示したり、各年代の有病率を棒グラフで示したり、指導や治療の対象となる疾患の割合を示すために円グラフを用いたりするなど、さまざまな方法がある。

　単に1つの特性について示すのではなく、2つ以上の特性の関連をみたい場合もある。年齢と筋力はどのような関係にあるのか、筋力とバランスの間には

MEMO

記述統計（descriptive statistics）
ある集団について数値化された諸特性を、平均や標準偏差などの数値や図表を用いて、その集団の性質や傾向を把握する方法。

QOL（quality of life：生活の質）

生データ（raw data）

関係があるのか、バランスと持久力は関係があるのかなど、関連を視覚的にとらえるためには散布図がわかりやすい。また、関連を視覚的にとらえるだけでなく、関連の強さを相関係数（9章参照）として表すこともできる。相関係数が0のときには関連がまったくなく（無相関）、1（あるいは－1）に近づくほど関連が強いものとして表現でき、関連の程度を客観的に表現することが可能となる。

本章では、推測統計のために必要な記述統計の内容を主に取り上げる。記述統計の詳細については他書を参照していただきたい。

相関係数（correlation coefficient）

2）推測統計とは

得られた測定値を記述統計を用いて整理することで、そのデータを取り出した対象そのものの性質をよりよく理解することが可能となる。研究ではさらに、そこで得られた知識がほかの対象者や集団に当てはまるかどうかに関心がある。各特性を定量的に示すだけでなく、確率論を用いて検定や推定を行い、一定の確率のもとに関心のある集団（母集団という）に関して結論を下すことを**推測統計**という。

バランスと歩行速度の関係を相関係数で示すときに、相関係数がどれくらい大きければ「一般的に関連がある」と結論するのか、あるいは治療前後の筋力を比較して治療効果を検討するときに、平均の差がどれくらいあれば「治療効果がある」と判断してよいのか。このための判断の基準がなければ、同じ結果に対して研究者ごとに判断が異なってしまうことになるが、推測統計を用いると確率という共通の基盤に立って判断することが可能となる。

確率（probability）

MEMO
推測統計（inferential statistics）
現実の事象を統計学のモデルに見立て、数理統計学の理論を用いて普遍的な判断基準を求めようとする方法。

2 推測統計のために必要な記述統計

1）変数と尺度の水準

対象のもつ1つの特性を一定の基準に照らして数値化することを**測定**とよび、数値化されるその特性を**変数**という。変数は、いろいろな値をとりうる数ということもできる。ここでは2つ以上の値をとることができるものを変数とよぶ。

ある特性を数値で表すとき、その数値が表す情報の性質に基づいて、次の4つの**尺度の水準**に分類される。扱っている変数がどの尺度の水準に該当するかで、用いることができる数値処理（計算）や検定手法が異なる。

測定（measurement）
変数（variable）

尺度の水準（level of measurement）

（1）名義尺度

名義尺度（nominal scale）

名義尺度では、特性が数値で表現されても数値の大きさそのものには意味がなく、数値は特性の区別をするに過ぎない。性（1：男、2：女）や趣味（1：音楽、2：スポーツ、3：読書、4：その他）は名義尺度である。それぞれのカテゴリー（水準ともいう）に該当する対象の頻度（度数）を数えることができるが、そのカテゴリーを示す数字（例えば男の"1"やスポーツの"2"）の大きさの比較や加減乗除の計算はできない。

度数（frequency）

（2）順序尺度

順序尺度（ordinal scale）

ある特性の大小関係を数値で表すことができるが、数値間の差の大きさには特定の約束事がない尺度を順序尺度という。頻度や順位相関係数（9章）などの計算が可能であるが、差の大きさに約束事がないので、和や差を求めることができないし、平均の計算もできない。関心の程度（1：弱い、2：やや弱い、3：普通、4：やや強い、5：強い）、自立の程度（1：自立、2：一部介助、3：全介助）、徒手筋力テスト（5：正常、4：優、3：良、2：可、1：不可、0：ゼロ）などが順序尺度である。

（3）間隔尺度

間隔尺度（interval scale）

数値間の差の大きさには意味があるが、絶対的なゼロがない尺度を間隔尺度という。例えば、摂氏で示される温度のように、1℃の温度差はどの高さの温度のときにも等しい。ここには、「1 cc の水の温度を 1℃上昇させるのに 1 cal を要する」という約束事が存在し、和や差、平均を求めることができる。

しかし、0℃のときには温度が"ない"ということではなく、水が固体（氷）から液体に変化する温度に過ぎない。このような変数の場合には数値の加算・減算は可能だが、積算・除算を行うことは適切でない。

（4）比尺度

比尺度（ratio scale）

物理尺度としての長さ、重さ、時間経過（5分間、1年間など）は比尺度に分類される。比尺度では変数の値が"0"であるときには、その属性の量が"ない"ことを意味している。絶対的なゼロが存在するため加算・減算だけでなく積算・除算も可能であり、あらゆる数値処理を施すことができる。

なお、時間経過（時間の長さ）は比尺度であるが、時刻（2018 年 11 月 20 日 9 時 30 分など）は間隔尺度であることに注意を要する。同様に長さは比尺度であるが、数直線などで位置を表す場合には間隔尺度として扱われる。

このように、比尺度はあらゆる演算が可能な最上位の尺度である。また、上

位の尺度は、それよりも下位の尺度に尺度変換することができるが、下位の尺度を上位の尺度に変換することはできない。

（5）変数と尺度の水準に関係する問題

4つの尺度の水準に関係のある用語として、連続変数と離散変数、量的変数と質的変数、量的データと質的データなどがある。

①連続変数と離散変数

身長や体重などのように、異なる数値の間が連続的につながっていて無限の中間値が存在する変数を連続変数という。これに対して、家族の構成員数やテストの得点などは飛び飛びの値しかとらないので離散変数とよばれる。

身長や体重などは、実際の測定ではある桁数で丸められて数値化されるので、厳密な意味では連続変数とはいえないが、通常、丸めによって生じる離散化を無視して連続変数として扱われる。また、テストの得点などのように、得点がある程度細かく段階づけされている場合には連続変数として扱われることが多い。なお、順序尺度変数は、数値化して表される場合でも、常に離散変数として扱われる。

連続変数（continuous variable）

離散変数（discrete variable）

②量的変数と質的変数

量的変数とは、変数の値が対象の属性における強弱などの量を表す変数である。4つの尺度の水準との関係では、比尺度と間隔尺度の変数を量的変数とし、順序尺度と名義尺度の変数を質的変数とする立場と、比尺度、間隔尺度、および順序尺度の変数を量的変数、名義尺度の変数を質的変数とする立場があり、分類が一様ではなくあいまいである。本書では、検定の選択の観点から前者の分類を用いる。

量的変数（quantitative variable）

質的変数（qualitative variable）

③量的データと質的データ

量的変数として定義された変数の測定データを量的データ、質的変数として定義された変数の測定データを質的データという。

量的データ（quantitative data）

質的データ（qualitative data）

④尺度の水準が明確ではない場合

人を対象とする研究で取り扱う変数の中には、尺度の水準が明確ではない場合がある。特に、間隔尺度か順序尺度かが問題になることが多い。そのような場合には、変数の定義（どのような方法で、どのような情報を得ようとしているのか）を明確にし、どの水準の尺度と考えることが適切か決定し、その確からしさを含めて結果を解釈すべきである。

2）度数分布

どのような値のデータがそれぞれ何個得られたか（頻度、度数）を示すものを**度数分布**という。実験や調査によって得られたデータを度数分布の表や図で

度数分布（frequency distribution）

2章 記述統計

ヒストグラム（histogram）

表すと全体像を把握しやすい。

ある試験の結果（得点）の度数分布を**図2.1**（ヒストグラム）と**表2.1**（度数分布表）に示す。**図2.1**は棒グラフで示されているが、折れ線グラフや幹葉表示なども用いられる。**表2.1**には度数のほかに、**相対度数、累積度数**および**累積相対度数**も示されている。**図2.1**と**表2.1**のように、間隔尺度や比尺度の場合には、データをいくつかの階級に分けて度数分布を作る場合が多い。

3）代表値

ある特性について複数（n 個）の対象から得られた測定値（データ）を X_1、$X_2 \cdots X_n$ とするとき、n を**サンプルサイズ（標本の大きさ）**という。1つの特性について複数の対象を測定した場合にも、同一の対象に対して測定を繰り返し行ったときにも、各測定値がまったく同じ数値になることは稀であり、一般にばらつきを伴う。

サンプルサイズが大きく（データ数が多く）なると、その数値の群れをみても、それらの特性の把握は困難である。このようなときに、それらの数値を代表する1つの値として示すことができると便利でわかりやすい。データがどの

> **MEMO**
>
> **相対度数**（relative frequency）
> 度数を総度数で除したもので、ヒストグラムの合計が1となる。集団の中での割合を示す。
>
> **累積度数**（cumulative frequency）
> 得点の低いほうから数えて、その得点までの度数を合計した値。
>
> **累積相対度数**（relative cumulative frequency）
> 累積度数を総度数で除した値。
>
> **階級値**（class value、midpoint of class interval）
> 各階級の上下の境界値はそれぞれ上限値、下限値とよばれ、両者の中間の値。
>
> **標本**（sample）
>
> **サンプルサイズ**（sample size）

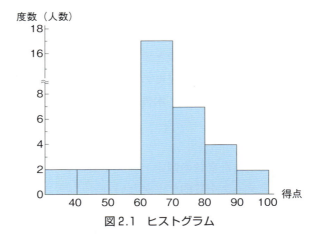

図2.1　ヒストグラム

表2.1　度数分布表

得点範囲	階級値	度数	相対度数	累積度数	累積相対度数
$30 \leq X < 40$	35	2	0.056	2	0.056
$40 \leq X < 50$	45	2	0.056	4	0.111
$50 \leq X < 60$	55	2	0.056	6	0.167
$60 \leq X < 70$	65	17	0.472	23	0.639
$70 \leq X < 80$	75	7	0.194	30	0.83
$80 \leq X < 90$	85	4	0.111	34	0.944
$90 \leq X < 100$	95	2	0.056	36	1

2．推測統計のために必要な記述統計

ような値を中心にばらついているかを示す**分布**の中心位置を**代表値**という。代表値には次のような種類があり、代表値を用いる目的、尺度の水準およびデータのばらつき方などに応じて、適切に使い分ける必要がある。

分布（distribution）

代表値（central value）

（1）主に用いられる代表値
①平均（算術平均、相加平均）
平均 $\bar{X}$ は次式で求められる代表値であり、尺度としては間隔尺度か比尺度のときに求めることができる。

平均（平均値、mean）

$$\bar{X} = \frac{(X_1 + X_2 + X_3 + \cdots + X_n)}{n} = \frac{\sum_{i=1}^{n} X_i}{n} \tag{2.1}$$

📝**MEMO**
Σ 記号の使い方は**付録2**参照。

平均には次のような5つの長所があり、特に制約条件がなければ平均を代表値として用いる。

📝**MEMO**
平均には標本平均 $\bar{X}$ と母平均 μ（母集団の平均）がある。

- ⅰ）定義が単純でわかりやすく計算が容易で、統計学的な知識がなくても理解しやすい。
- ⅱ）2つ以上の集団の平均とサンプルサイズがわかっているとき、全データの平均を求めることが簡単にできる。
- ⅲ）推測統計を用いて母集団の代表値を推定するときに、母集団分布が正規分布（3章参照）に従っていれば最も正確な推定ができる。
- ⅳ）さまざまな「差の検定」があるが、平均の差の検定が最も種類が多く、利用範囲が広い。
- ⅴ）すべての分布に必ず平均が存在し、唯一無二の値が得られる（③の最頻値は求められない場合がある）。

②中央値
データを大きい順（あるいは小さい順）に並べたときに、ちょうど中央の位置にある値を**中央値**〔標本中央値 Me、母集団中央値（母中央値）μ_e〕といい、間隔尺度や比尺度以外に順序尺度でも用いることができる。サンプルサイズが偶数の場合には中央の2つの値の平均をとる。正規分布などの対称的な分布では平均と中央値は一致する。中央値は**外れ値**の影響を受けないという長所がある。

中央値（median）

📝**MEMO**
外れ値（outlier）
測定値の分布の上側あるいは下側に、ほかの値から大きくかけはなれた値。

③最頻値
度数分布を求めたときに、最も頻度の高い値を**最頻値**という。中央値と同様に外れ値の影響を受けないという長所があり、また"最も頻度が高い値"とい

最頻値（mode）

37

2章　記述統計

うわかりやすさがある。しかし、サンプルサイズが小さいと求めることが困難な場合があり、また、双峰性の分布などで最頻値が1つに定まらない場合がある。

④幾何平均

幾何平均（geometric mean）

ある変数の増加や減少を比で表現するときに、**幾何平均**（相乗平均）を用いることがあり、次のように求める。

$$\bar{X}_G = \sqrt[n]{X_1 \times X_2 \times \cdots \times X_n} = (X_1 \times X_2 \times \cdots \times X_n)^{1/n} \tag{2.2}$$

例えば、患者数が4年間で、それぞれの前年の2.5倍、2.0倍、1.5倍、1.2倍に増加してきたとき、単純に倍数の平均を求めると、

$$\frac{2.5 + 2.0 + 1.5 + 1.2}{4} = 1.8$$

になる。

しかし、この1.8を平均倍率と考えて、毎年平均して1.8倍に増えてきたと考えるのは適切ではない。毎年1.8倍とすると、4年間で

$$1.8^4 = 10.5$$

となるが、実際は

$$2.5 \times 2.0 \times 1.5 \times 1.2 = 9.0$$

であり、一致しない。4年間の平均倍率として、次のような幾何平均を求めるほうがよい。

$$(2.5 \times 2.0 \times 1.5 \times 1.2)^{\frac{1}{4}} = 1.732$$

⑤調和平均

調和平均（harmonic mean）

調和平均は与えられたデータの逆数の平均を求め、その平均の逆数をとったものであり、次式で求められる。

2．推測統計のために必要な記述統計

$$\bar{X}_H = \frac{1}{\dfrac{1/X_1 + 1/X_2 + \cdots + 1/X_n}{n}} = \frac{n}{\dfrac{1}{X_1} + \dfrac{1}{X_2} + \cdots + \dfrac{1}{X_n}} \tag{2.3}$$

例えば、20 m 歩くのに、前半の 10 m を 30 m/分の速度で歩き、後半の 10 m を 60 m/分の速度で歩いたとき、平均歩行速度は次のように計算される。

$$\text{前半の 10 m の時間 } t_1 = \frac{10\,(\mathrm{m})}{30\,(\mathrm{m/分})} = \frac{1}{3}\text{ 分}$$

$$\text{後半の 10 m の時間 } t_2 = \frac{10\,(\mathrm{m})}{60\,(\mathrm{m/分})} = \frac{1}{6}\text{ 分}$$

$$\text{平均歩行速度} = \frac{20\,(\mathrm{m})}{\dfrac{1}{3} + \dfrac{1}{6}\,(\text{分})} = 40 \text{ m/分}$$

これは調和平均として定義される方法で求めることと同じである。

$$\frac{2}{\dfrac{1}{30} + \dfrac{1}{60}} = 40$$

調和平均は、後述のテューキー・クレーマーの方法（6章）や、「水準数が3以上の要因があり、各群のサンプルサイズが不揃いな場合の多要因分散分析」（7章）の平均セルサイズを求めるために用いられる。

（2）代表値を用いる際の注意点

制約条件がなければ、一般に代表値として平均を用いるのがよいが、外れ値があるときには注意を要する。**表2.2**のデータ（仮想データ）の平均は23.4 だが、被験者5のデータがほかのデータと比べて極端な値である。このデータを

表2.2　外れ値の例

被験者	測定値	
S_1	30	
S_2	29	
S_3	28	
S_4	27	
S_5	3	←外れ値
平均	23.4	

2章　記述統計

外して平均を求めてみると 28.5 となり、1 つの極端なデータに強く引っ張られていることがわかる。

外れ値は記載ミスや測定単位の間違いなどのエラーによって生じるが、極端な値であるからといって必ずしもエラーであるとはいえず、区別がつかないことも多い。極端な値であってもエラーであるというはっきりした根拠がなければ、不用意に除外することは適切でない。

表2.2 の例で代表値として中央値を用いると、全データのときには 28、外れ値を削除したときには 28.5 であり、代表値として平均を用いた場合よりも外れ値による影響が小さい。外れ値による影響が少ないことを、統計量の**抵抗性**という。

抵抗性（resistance）

データの分布が非対称である場合には、平均、中央値、最頻値が一致しなくなる。どの代表値を用いるかについては絶対的な基準があるわけではなく、代表値で何を表現するかを考えて決める必要がある。場合によっては、変数の変換（非線形変換）を行って分布の形を変えることもある（3 章）。

双峰性の分布（ピークが 2 つ以上ある分布）の場合にも目的をよく考えて代表値を決める必要がある。また、双峰性の分布は 2 つ以上の「性質の異なる集団」からのデータ（例えば、男女のデータが混在しているなど）である可能性があり、このような場合にはそれぞれの集団の代表値を求めるほうがよいかもしれない。

4）散布度

散布度（measure of dispersion）

代表値が分布の位置を示すのに対し、**散布度**は分布の広がり（ばらつき）を示す指標である。複数のデータから 1 つの代表値を求めて分布の位置を表すとき、データのばらつきに関する情報が失われてしまう。そこで、ばらつきの情報を 1 つの数値として示すのが散布度である。

（1）平均偏差

平均偏差（mean deviation）

「個々のデータ X_i と平均 $\bar{X}$ との差の絶対値」を偏差とよび、その平均（**平均偏差**）は、**表2.3** の値を用いると次の式で求められる。

2．推測統計のために必要な記述統計

表2.3　散布度を計算するための
データ

被験者	測定値	順位
S_1	30	5
S_2	29	4
S_3	28	3
S_4	27	2
S_5	25	1
平均	27.8	

$$
\begin{aligned}
平均偏差 &= \frac{\sum_{i=1}^{n}(X_i - \bar{X})}{n} \\
&= \frac{|X_1 - \bar{X}| + |X_2 - \bar{X}| + |X_3 - \bar{X}| + |X_4 - \bar{X}| + |X_5 - \bar{X}|}{5} \\
&= \frac{|30 - 27.8| + |29 - 27.8| + |28 - 27.8| + |27 - 27.8| + |25 - 27.8|}{5} = 1.44
\end{aligned}
\tag{2.4}
$$

　平均偏差は各データと平均の距離を、平均したもので、定義としてわかりやすい。しかし、推測統計における有用性が少ないため、用いられることが少ない。

（2）分散と標準偏差

　代表値として平均を用いるときに最もよく用いられる散布度が、**標準偏差**（本書では s で示す）と**分散**（本書では s^2 で示す）である。標準偏差と分散は標本理論における散布度の重要な指標であり、推測統計（検定と推定）において重要な役割を果たすため、統計学の中で最もよく用いられるばらつきの指標である。**表2.3** のデータを用いると分散は次のように求められる。

　まず、**偏差平方和 SS（変動）**を求める。「各データ X_i と平均 $\bar{X}$ との差の2乗」の総和である。2乗によって負の値をなくし、これを平均することによって1つのデータ当たりの平均的なばらつき（分散 s^2）が求められる。

標準偏差（standard deviation）

分散（variance）

偏差平方和（sum of squares：SS）

$$
\begin{aligned}
SS &= \sum_{i=1}^{n}(X_i - \bar{X})^2 \\
&= (X_1 - \bar{X})^2 + (X_2 - \bar{X})^2 + (X_3 - \bar{X})^2 + (X_4 - \bar{X})^2 + (X_5 - \bar{X})^2 \\
&= (30 - 27.8)^2 + (29 - 27.8)^2 + (28 - 27.8)^2 + (27 - 27.8)^2 + (25 - 27.8)^2 \\
&= 14.8
\end{aligned}
\tag{2.5}
$$

$$s^2=\frac{偏差平方和}{サンプルサイズ}=\frac{SS}{n}=\frac{\sum_{i=1}^{n}(X_i-\bar{X})^2}{n}=\frac{14.8}{5}=2.96 \tag{2.6}$$

また、式2.6は次のように変形することができ、計算の容易さのためによく用いられる。

MEMO

本書において、sとs^2はそれぞれ標本から求められる標本標準偏差と標本分散であり、母集団における標準偏差（母標準偏差）と分散（母分散）はそれぞれσとσ^2で表される。これら以外に、標本から求められて母集団の推定のために用いられる不偏標準偏差$\hat{\sigma}$と不偏分散$\hat{\sigma}^2$がある（3章）。

$$\begin{aligned}
s^2 &= \frac{\sum_{i=1}^{n}(X_i-\bar{X})^2}{n}=\frac{1}{n}\sum_{i=1}^{n}(X_i^2-2X_i\bar{X}+\bar{X}^2) \\
&= \frac{1}{n}\left(\sum_{i=1}^{n}X_i^2-2\bar{X}\sum_{i=1}^{n}X_i+\bar{X}^2\sum_{i=1}^{n}1\right) \\
&= \frac{1}{n}\left(\sum_{i=1}^{n}X_i^2-2\frac{\sum_{i=1}^{n}X_i}{n}\sum_{i=1}^{n}X_i+n\bar{X}^2\right) \\
&= \frac{1}{n}\left\{\sum_{i=1}^{n}X_i^2-2\frac{(\sum_{i=1}^{n}X_i)^2}{n}+n\left(\frac{\sum_{i=1}^{n}X_i}{n}\right)^2\right\} \\
&= \frac{1}{n}\left\{\sum_{i=1}^{n}X_i^2-\frac{(\sum_{i=1}^{n}X_i)^2}{n}\right\} \\
&= \frac{1}{n^2}\left\{n\sum_{i=1}^{n}X_i^2-(\sum_{i=1}^{n}X_i)^2\right\}
\end{aligned} \tag{2.7}$$

さらに、2乗した値を"生データと同じ次元"に戻すために平方根をとって標準偏差sを求める。

$$s=\sqrt{s^2}=\sqrt{\frac{\sum_{i=1}^{n}(X_i-\bar{X})^2}{n}}=\sqrt{2.96}=1.720 \tag{2.8}$$

なお、順序尺度データの分散を求めるときには、式2.6よりも単純な次式で計算できる。$n=5$の場合（順序は1、2、3、4、5）には次のようになる。

$$s^2=\frac{(n^2-1)}{12}=\frac{(5^2-1)}{12}=2 \tag{2.9}$$

SS を $(n-1)$ で除したものを分散としている教科書も多いが、本書では、n で除したものを分散 s^2、$(n-1)$ で除したものを不偏分散 $\hat{\sigma}^2$ として区別している。不偏分散の平方根が不偏標準偏差 $\hat{\sigma}$（シグマハット）である。詳細は 3 章で述べる。

（3）レンジ（範囲）

データの最大値 X_{max} と最小値 X_{min} の差を**レンジ**（範囲）という。散布度を示す指標の 1 つとして用いられることがあるが、2 つの値のみによって決定されてしまうことと、サンプルサイズが大きく（データ数が多く）なるほど、大きくなる傾向があるという欠点がある。

> **MEMO**
> レンジ（range）
> レンジの概念はテューキーの方法（6 章）で用いられる。

（4）パーセンタイル、四分位範囲、四分位偏差

データを小さい順に並べたとき、対象とするデータが最も小さいものから数えて全体の何パーセント目にあるかを**パーセンタイル**（パーセンタイル点、分位点、分位数）として示すことができる。

0 パーセンタイルはデータの最小値 X_{min} を、50 パーセンタイルは中央値 Me（Q_2 ともいう）を、100 パーセンタイルは最大値 X_{max} をそれぞれ表す。また、25 パーセンタイルを第 1 四分位数 Q_1、75 パーセンタイルを第 3 四分位数 Q_3 といい、Q_1 と Q_3 の差を**四分位範囲**、四分位範囲の 1/2 を**四分位偏差**という。四分位偏差はデータの最小値や最大値が極端な値をとった場合でも、その影響を受けにくい散布度指標である。

> パーセンタイル（percentile）

> 四分位範囲（interquartile range：IQR）

> 四分位偏差（quartile deviation）

$$\text{四分位偏差} = \frac{\text{四分位範囲}}{2} = \frac{(Q_3 - Q_1)}{2} = \frac{(Q_3 - Q_2) + (Q_2 - Q_1)}{2} \tag{2.10}$$

Q_1 と Q_3 を求める方法の 1 例を**図 2.2** に示す。度数分布でデータが与えられる場合の方法については、他書を参照していただきたい。

5）分布の形を示す指標

ある測定値（データ）の分布の性質として、代表値により分布の中心位置が、散布度によりばらつきが表されることを述べた。ほかに分布の性質を表す指標として、非対称性を示す**歪度**と、分布が扁平であるかとがっているかを示す**尖度**がある。

> 歪度（skewness）

> 尖度（kurtosis）

（1）歪度

歪度（g_1 で表す）は次式で表される。s は標準偏差（**式 2.8**）である。

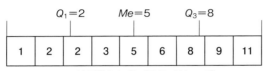
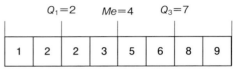

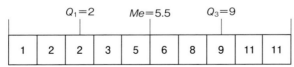

図 2.2 中央値 Me、第 1 四分位数 Q_1、第 3 四分位数 Q_3 の求め方
①a、b、c の中から該当するものを選ぶ。②各々の数値を同じ大きさの長方形の箱に入れて、大きさの順に等間隔に並べる。③全体の長さを 4 等分する。④4 分割の分割点にある箱の数値を、小さいほうから順に Q_1、Me、Q_3 とする。分割点が 2 つの箱の境目にあるときには、両側の数値の平均を求める。

> **MEMO**
> 式 2.11 と式 2.12 は、得られたデータそのものの分布に関心がある場合の歪度と尖度を求める式である。得られたデータから母集団の歪度と尖度を推定する場合には式 11.101 と式 11.102（付録）を用いる。

$$g_1 = \frac{\frac{1}{n}\sum_{i=1}^{n}(X_i-\bar{X})^3}{s^3} \tag{2.11}$$

図 2.3 に示すように、$g_1=0$ であれば左右対称な分布となり、$g_1>0$ なら左に、$g_1<0$ なら右に偏った分布となる。これは、絶対値が大きいほど偏り（非対称性）が強いことを示す。後述の正規分布や t 分布では $g_1=0$ となる。

（2）尖度

尖度（g_2 で表す）は次式で表される。

$$g_2 = \frac{\frac{1}{n}\sum_{i=1}^{n}(X_i-\bar{X})^4}{s^4} \tag{2.12}$$

尖度は正の値をとり、値が大きいほど、とがった分布を示す。図 2.4 に示すように、後述の正規分布（3 章参照）では $g_2=3$ であり、$g_2>3$ ではとがった分布を、$g_2<3$ では扁平な分布を示す。正規分布の尖度を 0 とするために、g_2 から 3 を引いて、尖度を定義する場合もあるので注意を要する。3 を引いたものを超過尖度とよぶことがある。

超過尖度（excess kurtosis）

式 2.11 と式 2.12 は、どちらも分母と分子の次数が等しい（式 2.11 は 3 次、式 2.12 は 4 次）ので、歪度も尖度も単位をもたない無名数であり、異なる変数

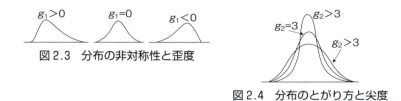

図2.3 分布の非対称性と歪度

図2.4 分布のとがり方と尖度

間の分布の比較が可能である。例えば、身長の分布と体重の分布を歪度や尖度を用いて比較することができる。

表2.1 で与えられているデータを用いて歪度と尖度を求めてみよう。**表2.1** にはデータの詳細は示されていないが、階級値を用いて近似的に求めることができる。例えば 55 点は 2 人、65 点は 17 人とする。サンプルサイズ $n=36$、平均 $\bar{X}=67.5$、標準偏差 $s=13.62$、$\frac{1}{n}\sum_{i=1}^{n}(X_i-\bar{X})^3=-822.9$、$\frac{1}{n}\sum_{i=1}^{n}(X_i-\bar{X})^4=120403.6$ であるので、**式2.11** と **式2.12** より $g_1=-0.33$、$g_2=3.50$ が求められる。g_1 が負の値であり、**図2.1** のヒストグラムが右に偏った分布であることと一致している。

6）目標値からのずれの指標

運動スキルなどの程度を示すために、同じ被験者から得られた複数の測定値から計算される次のような指標を用いることがある。それぞれの指標は異なる特性を示すので、目的にあわせて適切な指標を選択する。

（1）恒常誤差

恒常（定常）誤差 CE とは、身体運動などの結果（パフォーマンス）が、目標に対してどれくらい、どの向きにずれているかを示す指標である。複数回の運動結果（測定値）の平均から、目標値を差し引いて求める。

> 恒常（定常）誤差（constant error：CE）

表2.4 に、「できるだけ正確に、30 cm の立ち幅跳びをする」という単純な運動課題を、1 人の被験者が 5 回行った結果を示す。恒常誤差を求めると、次のようになる。

$$\mathrm{CE}=\frac{\sum_{i=1}^{n}X_i}{n}-\text{目標値}=\frac{32+29+28+27+25}{5}-30=-1.8 \tag{2.13}$$

この結果は、運動結果が目標値よりも 1.8 cm だけ平均的に小さいことを示している。

（2）変動誤差と変動係数

安定性（consistency）

変動誤差（variable error：VE）

変動係数（coefficient of variation：CV）

運動スキルなどの安定性（一貫性）を表すために、動作を複数回計測して測定値の標準偏差を求めることがあり、このときの標準偏差を**変動誤差 VE** とよぶ。また、測定値が大きいほど変動誤差が大きいときには、測定値平均に対する変動誤差の割合として示すことがある。これを**変動係数 CV** という。**表 2.4** のデータを用いると、次のように求められる。

MEMO
VE は式 2.8 で求められる。

$$VE = \sqrt{\frac{\sum_{i=1}^{n}(X_i - \bar{X})^2}{n}} = 2.3 \tag{2.14}$$

$$CV = \frac{VE}{\bar{X}} \times 100(\%) = \frac{2.3}{28.2} \times 100(\%) = 8.2(\%) \tag{2.15}$$

（3）絶対誤差

絶対誤差（absolute error：AE）

被験者に与えられた課題に目標値があるとき、1つひとつの結果と目標値との差の絶対値を求め、これらを平均したものを**絶対誤差 AE** という。結果が目標に対してどの向きにずれるかを考えずに、ずれの大きさだけを考える方法である。**表 2.4** のデータを用いると、絶対誤差は次のように求められる。

$$AE = \frac{\sum_{i=1}^{n}|X_i - 目標値|}{n}$$
$$= \frac{|32-30|+|29-30|+|28-30|+|27-30|+|25-30|}{5} = 2.6 \tag{2.16}$$

絶対誤差には運動の偏りとばらつきの両方が含まれることになるが、それぞれがどの程度含まれているかはわからない。

表 2.4 目標値が 30 であるときの同一被験者の測定値（cm）

測定	測定値
1回目	32
2回目	29
3回目	28
4回目	27
5回目	25
平均	28.2

（4）E

　結果が目標に対してどの向きにずれるかを考えずに、ずれの大きさだけを考えるための方法がもう1つある。結果と目標値の平均2乗誤差を求め、さらにその平方根を求める方法であり、Eとよばれる。**表2.4**のデータを用いると、Eは次のように求められる。

E（total variability）

$$E = \sqrt{\frac{\sum_{i=1}^{n}(X_i - 目標値)^2}{n}}$$

$$= \sqrt{\frac{(32-30)^2 + (29-30)^2 + (28-30)^2 + (27-30)^2 + (25-30)^2}{5}} = 2.9 \tag{2.17}$$

　Eには、恒常誤差 CE と変動誤差 VE との間に次のような関係がある。

$$E = \sqrt{CE^2 + VE^2} = \sqrt{(-1.8)^2 + 2.3^2} = 2.9 \tag{2.18}$$

3章 確率分布と標本抽出

検定（test）
母集団に関する何らかの主張の当否を、標本データを用いて基準を設定して判断する方法。

推定（estimation）
標本データより母集団の性質を推測する方法。

実験や調査で得られたデータをもとに、2つ以上の条件の間に違いがあるのか、あるいは複数の変数間に関連があるかどうかなどの判断をするとき、統計学的な推測（検定や推定）の論理が用いられる。推測統計は確率論を用いて、一定の基準のもとに、誰でもが同じ判断をするための共通の基盤となる。

統計的推測（検定や推定）を行うためには確率分布の知識が不可欠であるので、本章では確率分布の基本的事項を概説する。「4. 6) χ^2 分布」以降はやや難度が増すので、後回しにしても差し支えない。

1 母集団と標本

未知の事柄を実験や調査により調べようとするとき、対象のすべてを調べることは一般に困難であるので、対象の一部を調べた結果から全対象の性質を理解しようとすることが多い。このときの全対象（研究すべきもの全体）を**母集団**、調べられる対象（あるいは得られたデータ）を**標本**とよぶ（図1.20）。

母集団（population）

標本（sample）
母集団の中から抽出された一部分のこと。

母集団には、有限母集団と無限母集団がある。ある地域の高齢者を母集団と考える場合には、母集団の大きさは有限であり、概念的には母集団の成員のすべてを特定することが可能である。このような母集団を**有限母集団**という。

これに対して、母集団の成員のすべてを特定することが困難な場合がある。例えば1人の高齢者の最大歩行速度を求めようとして測定を繰り返すとき、現実的には疲労や時間的問題などによる制約があるが、概念的にはいくらでも繰り返すことができるので、この人の最大歩行速度の測定値の母集団は無限の大きさをもつと考えることができる。このように、概念的に無限の大きさをもつ母集団を**無限母集団**という。

本書では母集団という用語が頻繁に出てくるが、特にことわりがない場合には無限母集団を想定している。

1）母集団分布

母集団分布（population distribution）

統計的推測により知りたいのは、標本自体についてではなく、標本を抽出した母集団についてである。母集団に含まれるすべての値の分布を**母集団分布**という。母集団分布は度数分布や相対度数分布として考えることもあるし、確率

分布（本章の「4．確率変数と確率分布」参照）として考えることもある。

　統計的推測においては、何らかの根拠に基づいて事前に母集団分布に特定の分布を仮定する場合と、母集団分布として特定の分布を仮定しない場合がある。前者を**パラメトリック**の場合という。この場合には、その分布を規定する定数が決まれば母集団分布についてすべて知ることができる。その定数のことを**母数（パラメータ）**とよんでいる。例えば後述の正規分布では、その母集団の平均（母平均）μ と分散（母分散）σ^2 が決まれば母集団分布が完全に決定されるので、この2つが母数である。

　これに対して、後者を**ノンパラメトリック**の場合という。詳細は4章で取り上げる。

パラメトリック（parametric）

母数（parameter）

ノンパラメトリック（nonparametric）

2）標本分布

　統計的推測の重要な課題の1つは、標本データを用いて母集団分布を推定することである。測定された標本データから計算される量を**標本統計量**という。2章で述べた代表値、散布度、歪度、尖度などが、標本統計量として未知の母集団の推定のために用いられる。

　母集団からの標本の無作為抽出を無限回にわたって繰り返したときに（実際に行うのではなく思考実験）、標本統計量（例えば標本平均）が示す分布を、その統計量の**標本分布**（標本平均の場合には「標本平均の標本分布」）という。標本分布を用いて検定や推定が行われる（5章参照）。

標本分布（sampling distribution）

3）母平均と母分散の不偏推定量

　推定のために用いられる標本統計量を、**推定量**とよぶ。ある母集団から無作為抽出によって一定の数（n 個）のデータを取り出して平均（この平均を標本平均といい $\bar{X}$ で示す）と分散を求めることを考えてみよう。この手続きを無限に繰り返して得られた「無限個の標本平均」の平均は、母集団平均（母平均）μ と一致することが知られている。

　このように、推定量（ここでは標本平均）の期待値（推定量の標本分布の平均）が母集団の母数（ここでは母平均）と一致するとき、その推定量を母数の**不偏推定量**という。

　標本平均は母平均の不偏推定量であるが、母集団の分散（母分散）σ^2 の推定には、分散 s^2 ではなく**式3.1**の**不偏分散**（本書では $\hat{\sigma}^2$ で示す）が用いられる。

$$\hat{\sigma}^2 = \frac{\sum_{i=1}^{n}(X_i - \bar{X})^2}{n-1} \tag{3.1}$$

✎MEMO

推定量（estimate）が満たすべき性質として、不偏性と一致性がある。不偏性とは「推定量の期待値が母数と一致すること」であり、一致性とは「サンプルサイズが大きくなるほど推定量が母数に近づくこと」である。

不偏推定量（unbiased estimator）

不偏分散（unbiased estimate of variance）

✎MEMO

分散 s^2 は偏差平方和 SS を n で除したものであるが、不偏分散 $\hat{\sigma}^2$ は SS を $(n-1)$ で除したものである（2章参照）。

すなわち、分散は不偏推定量ではなく、不偏分散が不偏推定量となる。期待値については**付録3**を、不偏推定量については**付録5〜8**を参照していただきたい。

式2.6と**式3.1**より、分散s^2と不偏分散$\hat{\sigma}^2$の間には次のような関係がある。

> 📝 **MEMO**
> $\hat{\sigma}^2$を「分散」として定義しているテキストもあるので注意する。

$$\hat{\sigma}^2 = \frac{\sum_{i=1}^{n}(X_i - \bar{X})^2}{n-1} = \frac{n}{n-1} \cdot \frac{\sum_{i=1}^{n}(X_i - \bar{X})^2}{n} = \frac{n}{n-1}s^2 \qquad (3.2)$$

また、**式2.7**と同じプロセスで**式3.1**が次のように変形され、数値計算が簡単になる。

$$\hat{\sigma}^2 = \frac{\sum_{i=1}^{n}(X_i - \bar{X})^2}{n-1} = \frac{n\sum_{i=1}^{n}X_i^2 - \left(\sum_{i=1}^{n}X_i\right)^2}{n(n-1)} \qquad (3.3)$$

不偏分散$\hat{\sigma}^2$の平方根を**不偏標準偏差**（本書では$\hat{\sigma}$で示す）という。

> 📝 **MEMO**
> $\hat{\sigma}$を標準偏差と定義しているテキストもあるので注意する。

$$\hat{\sigma} = \sqrt{\hat{\sigma}^2} = \sqrt{\frac{\sum_{i=1}^{n}(X_i - \bar{X})^2}{n-1}} \qquad (3.4)$$

順序尺度データの不偏分散を求めるときには、**式3.1**よりも単純な次式で計算できる。$n=5$の場合（順序は1、2、3、4、5）には次のようになる。

$$\hat{\sigma}^2 = n\frac{(n+1)}{12} = 5\frac{(5+1)}{12} = 2.5 \qquad (3.5)$$

2 無作為抽出

無作為 (random)
無作為抽出 (random sampling)

人為的制約を設けずにまったくの偶然によって決めることを**無作為**というが、母集団から無作為にデータを取り出すことを**無作為抽出**という。有限母集団からの無作為抽出法には次のような種類がある。

1）単純無作為抽出法

母集団の構成要素（対象のすべて）に番号をつけておき、標本数だけくじ引

きで選ぶ場合などが単純無作為抽出法である。

単純無作為抽出法（simple random sampling）

2）系統抽出法

母集団の全構成要素に通し番号をつける。初めの1つの標本だけは乱数表などで無作為に選び、それ以降の標本はこの無作為に選ばれた数字から始めて一定間隔で抽出する方法を系統抽出法という。母集団が非常に大きく、単純無作為抽出法が難しい場合に用いられる。

系統抽出法（systematic sampling）

3）多段抽出法

全国規模の大がかりな調査などでは、前述の抽出法では作業量が膨大なものになってしまうので、例えば最初に市町村を抽出単位として無作為抽出し、次の段階として、選ばれたそれぞれの市町村の中で、前述の方法により地区や個体を抽出する方法がある。抽出は何段階でもよい。このような方法を多段抽出法という。

多段抽出法（multistage sampling）

4）層別抽出法（層化抽出法）

母集団をいくつかの集団（性別、年齢別、疾患別など）に分けたときに、その部分母集団の質が互いに大きく異なることが予想される場合、各部分母集団（層）ごとに標本を抽出する方法（層別抽出法）が適切なことがある。

層別抽出法（stratified sampling）

層化とは、母集団を相対的に同質なグループに分けるプロセスであり、標本抽出の前に行われる。各層からの抽出は前述の方法で行われる。

層化（stratification）

5）無作為抽出における注意点

無作為抽出を前提として検定や推定の理論が作られているが、保健医療・福祉・教育などの分野で行われる実験研究や調査研究では、厳密に母集団を定義して無作為抽出を実施することは決して多くない。無作為抽出をしていないにもかかわらず、実験データを母集団からの無作為抽出標本とみなして統計解析が行われることが多いが、この矛盾については容認（看過）され、表立ってこの問題を議論することは少ない。しかし、母集団からの無作為抽出を前提として、実験研究や調査研究で得られた知識を母集団に当てはめるのであるから、この手続きを省いていることは重大な問題である（1章参照）。

このように、実際の研究では厳密に統計学の理論に従うのではなく、検定や推定を判断のための道具として便宜的に利用していることが多い。この問題に対する根本的な解決策は今のところない状況にある。現実的には、同じ研究をさまざまな対象や状況で行う追試の反復により、より一般性のある研究結果を得ることが期待できる。また、この問題点を意識して、自分の研究結果や他者

追試（retest）

3章 確率分布と標本抽出

の研究報告を解釈する必要があるだろう。

3 変数の変換と標準得点

検定や推定を理解するためには、変数の変換という概念が必要である。人を対象とした領域で用いられる変数では、その値の大きさ自体が特定の意味を示すこともあるが、個人や状況によって測定値が相対的にどのように異なるのかが問題とされることが多い。

日常生活活動（activities of daily living：ADL）

例えば、日常生活活動（ADL）を評価するときに、「0：全介助、1：一部介助、2：自立」という評定尺度を用いて評価を行ったとしよう。得られたデータのすべてに対して1を加えるデータ変換をすると、「1：全介助、2：一部介助、3：自立」となるが、変換前の尺度を用いても変換後の尺度を用いてもデータが示す意味はまったく同じである。この例では個人間の差を表現することに数値化の意味があるのであり、絶対的な数値の大きさそのものは意味をもたない。このように考えれば、扱いやすい形に変数を変換するほうがよい。

正規分布（normal distribution）

変数の変換には、ほかにも重要な理由がある。自然や社会に存在する変数の中には、多数のデータを集めてヒストグラムで表すと**正規分布**という特別な形の分布をするものが多いことが知られている。変数によって値（横軸）は異なるものの、図の形は同じである。これらのデータの平均を0に変換し、ばらつきを一定にする（標準偏差を1とする）変換を行うことができれば、変数ごとに分布を作る必要がなく、1つの分布だけでいろいろな変数に当てはめることができる。

MEMO
正規分布の中でも、平均0、標準偏差1のものは標準正規分布とよばれる。

標準得点（standard score）
標準化（standardization）

このように、ある集団における個人の得点の相対的位置づけがわかるように変換された得点のことを**標準得点**といい、標準得点を求める手続きを**標準化**とよぶ。標準化は線形変換（一次変換）により可能であり、後述の標準正規分布はこのようにして作られている。

1）線形変換

線形変換（linear transformation）

平均とばらつきを、それぞれある特定の値にするために**線形変換**が用いられる。線形変換とは次のような1次式によってデータ変換を行う方法である。

$$\text{変換後のデータ}=a\times\text{測定値}+b \quad (a と b は定数) \tag{3.6}$$

（1）平均の変換

生データ（raw date）

まず、与えられたデータの平均を変えることを考えてみよう。**表3.1**にサンプルサイズ$n=5$のデータ（被験者A〜Eの生データ「X」）にさまざまな変換

3．変数の変換と標準得点

表3.1　サンプルサイズ$n=5$のデータに対する線形変換の例

データ変換＼被験者	A	B	C	D	E	平均	標準偏差
X	2	3	4	4	5	$\bar{X}=3.6$	$s=1.02$
$X-3$	-1	0	1	1	2	0.6	1.02
$X/2$	1	1.5	2	2	2.5	1.8	0.51
$-2X$	-4	-6	-8	-8	-10	-7.2	2.04
$2X-3$	1	3	5	5	7	4.2	2.04
$(X-3)/2$	-0.5	0	0.5	0.5	1	0.3	0.51
$X-\bar{X}$	-1.6	-0.6	0.4	0.4	1.4	$\bar{X}_{t_1}=0$	$s_{t_1}=1.02$
X/s	1.961	2.942	3.922	3.922	4.903	$\bar{X}_{t_2}=3.530$	$s_{t_2}=1$
$(X-\bar{X})/s$	-1.569	-0.588	0.392	0.392	1.373	$\bar{X}_{t_3}=0$	$s_{t_3}=1$

を加えたときの変換されたデータ、および変換されたデータの平均と標準偏差を示す。例えば、$(X-3)$行は、X行のすべてのデータから3を引いた値である。平均を求めてみるとX行では$\bar{X}=3.6$、$(X-3)$行では0.6となる。このように平均を変えるには、すべての生データに変化させたい大きさの数値を加えればよい。

今度は変換されたデータの平均を0にすることを考えてみよう。平均を0にするということは、生データの平均の大きさだけ平均を小さくすることであるから、$(X-\bar{X})$行に示すようにすべての生データから平均$\bar{X}$を差し引けばよい。

これを一般化した形で示してみよう。**式2.1**を用いて、$X-\bar{X}$で変換されたデータの平均$\bar{X}_{t_1}$は、

$$\bar{X}_{t_1}=\frac{(X_1-\bar{X})+(X_2-\bar{X})+\cdots+(X_n-\bar{X})}{n}=\frac{\sum\limits_{i=1}^{n}(X_i-\bar{X})}{n}=\frac{1}{n}\left(\sum\limits_{i=1}^{n}X_i-n\bar{X}\right)$$

$$=\frac{\sum\limits_{i=1}^{n}X_i}{n}-\bar{X}=\frac{\sum\limits_{i=1}^{n}X_i}{n}-\frac{\sum\limits_{i=1}^{n}X_i}{n}=0$$

$$(3.7)$$

となり、0となることが確認できる。

（2）標準偏差の変換

次に分布のばらつきを考えてみよう。**表3.1**では生データXに1/2を掛けた値を$(X/2)$行に、-2を掛けた値を$(-2X)$行に示してある。それぞれXの標準偏差sの1/2倍と2倍に変化し、標準偏差が「生データに掛けた数値の絶対値に比例」することがわかる。

53

今度は標準偏差を 1 にすることを考えてみよう。(X/s) 行に示すように、すべての生データ X に $1/s$ を掛けた値から標準偏差 s_{t_2} を求めると、1 になることが確認できる。

これを一般化した形で示してみよう。生データを X_1、X_2 … X_i … X_n とすると、標準偏差 s で割れば $\dfrac{X_1}{s}$、$\dfrac{X_2}{s}$ … $\dfrac{X_i}{s}$ … $\dfrac{X_n}{s}$ と変換されるので、**式 2.8** を用いて変換されたデータの標準偏差 s_{t_2} を求めると、

$$s_{t_2} = \sqrt{\frac{\displaystyle\sum_{i=1}^{n}\left(\frac{X_i}{s} - \frac{\sum_{i=1}^{n}X_i}{ns}\right)^2}{n}} = \sqrt{\frac{\displaystyle\sum_{i=1}^{n}\frac{1}{s^2}\left(X_i - \frac{\sum_{i=1}^{n}X_i}{n}\right)^2}{n}}$$

$$= \frac{1}{s}\sqrt{\frac{\displaystyle\sum_{i=1}^{n}(X_i - \bar{X})^2}{n}} = \frac{1}{s}s = 1 \tag{3.8}$$

となる。

式 3.7 と **式 3.8** の操作を次の式で同時に行えば、平均 0、標準偏差 1 のデータに変換できる。

$$X' = \frac{X - \bar{X}}{s} \tag{3.9}$$

表 3.1 の一番下の $(X - \bar{X})/s$ 行で、平均 $\bar{X}_{t_3}$ が 0、標準偏差 s_{t_3} が 1 になっていることが確認できる。

2）非線形変換

非線形変換（nonlinear transformation）

線形変換では分布の形は変わらずに分布の位置とスケールが変化するが、非線形変換では分布の形が変化する。正規分布ではない変数の分布を正規分布に変換して、さまざまな統計処理を可能にする目的で行われることがある。このために **逆数変換**、**ルート変換**（平方根変換）、**対数変換** などが必要に応じて用いられる。非線形変換後に分布が正規分布に近似すれば、変換後の数値データを用いて母集団分布の正規性を仮定した検定や推定が行われる。

逆数変換（reciprocal transformation）

ルート変換（square root transformation）

対数変換（logarithmic transformation）

図 3.1a は、**図 2.1** で示したヒストグラムと同じものである。この生データに対して、逆数変換、ルート変換、自然対数変換を施した結果を **図 3.1b〜d** にヒストグラムで示す。変換後の変数を X' とすれば、変換式は **式 3.10〜式 3.15**

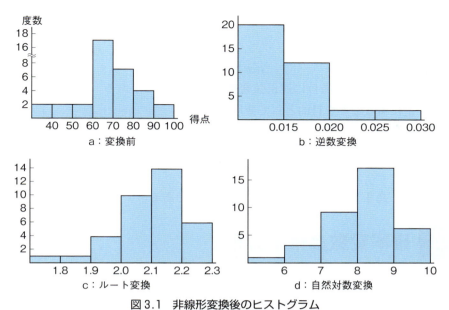

図 3.1　非線形変換後のヒストグラム
図 2.1 で示したデータに逆数変換、ルート変換、自然対数変換を施したもの。

のとおりである。

逆数変換（**式 3.10**、**式 3.11**）は、分布の非対称が非常に強く、複数条件の標本平均の 2 乗と標準偏差が比例関係にあるときなどに用いられる。X に 0 がある場合には、X' が ∞ にならないように**式 3.11** などが用いられる。

> **MEMO**
> 逆数変換は生データ 1 つひとつについて逆数をとることをいい、ルート変換は平方根を、自然対数変換は自然対数をとることをいう。

$$X' = \frac{1}{X} \tag{3.10}$$

$$X' = \frac{1}{X+1} \tag{3.11}$$

ルート変換（**式 3.12**）は、複数条件の標本平均と分散の間に比例関係があるときなどに用いられる。

$$X' = \sqrt{X} \tag{3.12}$$

対数変換（**式 3.13**、**式 3.14**）は、分布の偏りが強く、複数条件の標本平均と標準偏差が比例関係にあるときなどに用いられる。対数の底はいくつにしてもよいが、一般に 10（常用対数）や自然対数の底（ネイピア数、自然数）e が用いられる。X に 0 がある場合には、X' が ∞ にならないように**式 3.14** などが用いられる。

$$X'=\log_a X \tag{3.13}$$
$$X'=\log_a(X+1) \tag{3.14}$$

逆正弦変換（arcsine transformation）

比率データなどの場合に**逆正弦変換**を用いることがある。Xに関係なく分散を一定にすることを目的として使用される。

$$X'=\sin^{-1}X \tag{3.15}$$

ここで、**式3.15**は、$X=\sin X'$と等価な式である。

4 確率変数と確率分布

確率変数（random variable）

確率分布（probability distribution）

確率変数と確率分布はそれぞれ離散変数と連続変数、離散分布と連続分布に大別される。

ある変数のとる値に応じて発生確率が決まっているとき、その変数を**確率変数**という。サンプルサイズnの標本が母集団から無作為抽出されるとき、n個のデータの中の1つひとつが確率的に変動するので、それらから計算される標本統計量も確率的に変動する。確率変数の分布を**確率分布**という。統計的推測（検定や推定）では、さまざまな確率分布が用いられる。比較的わかりやすい確率分布を用いて確率の考え方を理解すると、検定や推定の理解に役立つ。分布の導出まで立ち入らなくても推測統計の考え方（論理）が理解できるであろう。

1）離散分布

離散分布（discrete distribution）

一様分布（uniform distribution）

離散変数（2章参照）の確率分布を**離散分布**とよぶ。例えば、偏りのないさいころでは、さいころの目は1〜6の整数値をとる確率変数Xであり、それぞれの目が出る確率は1/6である。確率分布は**図3.2**のような**一様分布**となる。それぞれの目が出る確率の合計は1となる。

また、2つのさいころの出る目を表す確率変数をそれぞれX_1とX_2とすると、$Y=X_1+X_2$で表される新たな確率変数（2つのさいころの目の和）は、2〜12の整数値をとる離散変数である（**図3.3**）。Yが2となる場合は$X_1=1$、$X_2=1$のときのみであるため、その確率は$1/6\times1/6=1/36$である。Yが3となる場合は、$X_1=1$、$X_2=2$のときと、$X_1=2$、$X_2=1$のときであるので、その確率は$1/6\times1/6+1/6\times1/6=1/18$である。同様にすべての場合の確率を求めて、その確率分布を図で示すと**図3.3**のようになり、$\sum_{Y=2}^{12}p_Y=1$である。

2）連続分布

推測統計で用いられる分布には、連続的な確率分布もよく用いられる。**連続**

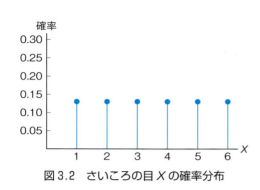
図3.2 さいころの目 X の確率分布

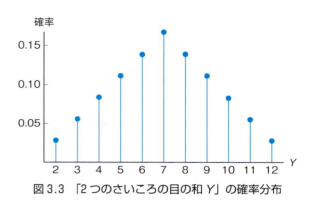
図3.3 「2つのさいころの目の和 Y」の確率分布

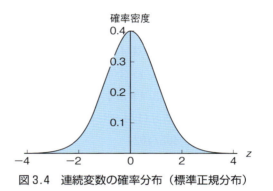
図3.4 連続変数の確率分布（標準正規分布）

分布では確率変数（連続変数）のとりうる値が無数に存在するため、それぞれの値に確率を割り当てることができない。そこで、**確率密度関数**を用いて確率を表現する。離散分布の場合には確率変数ごとに相対度数を求めると確率が得られるが、連続変数においては確率分布の全面積を1とし、確率変数の任意の区間の面積を求めることにより確率が得られる。X を確率変数、Y を確率密度として、区間 $[X_1、X_2]$ の間の値のとる確率を式で示すと次のようになる。

連続分布（continuous distribution）

確率密度関数（probability density function）

確率密度（probability density）

$$P(X_1 \leq X \leq X_2) = \int_{X_1}^{X_2} Y\,dX \tag{3.16}$$

例として標準正規分布を**図3.4**に示す。詳細は、本項の「4）正規分布」に記載している。

3）2項分布

2項分布はいくつかの統計手法の中で用いられる離散分布である。例として、3つの白玉と1つの赤玉が入っている袋から1つを無作為に取り出し、そ

2項分布（binomial distribution）

3章 確率分布と標本抽出

MEMO

"赤玉か白玉か" や "コインの表か裏か" など、何かを行った結果が2つしかない試行のことをベルヌーイ試行（Bernoulli trial）という。

の玉をもとに戻して次の玉を取り出すこと（復元抽出）を5回繰り返したとき（$n=5$）の赤玉の出現確率を考えてみよう。

1回の抽出で赤玉が出る確率は $\Phi=1/4=0.25$、白玉が出る確率は $1-\Phi=3/4=0.75$ である。5回取り出して赤が0（つまり全部白）である確率 P_0 は、

$$P_0=3/4\times3/4\times3/4\times3/4\times3/4=243/1024$$

となる。

1回は赤玉で4回が白玉である場合は、赤白白白白、白赤白白白、白白赤白白、白白白赤白、白白白白赤の5通りあるため、確率 P_1 は、

$$
\begin{aligned}
P_1&=(1/4\times3/4\times3/4\times3/4\times3/4)+(3/4\times1/4\times3/4\times3/4\times3/4)\\
&\quad+(3/4\times3/4\times1/4\times3/4\times3/4)+(3/4\times3/4\times3/4\times1/4\times3/4)\\
&\quad+(3/4\times3/4\times3/4\times3/4\times1/4)\\
&=_5C_1\times(1/4\times3/4\times3/4\times3/4\times3/4)=_5C_1\times(1/4)^1\times(3/4)^4\\
&=405/1024
\end{aligned}
$$

となる。

2回が赤玉で3回が白玉の場合は $_5C_2$ 通りあり、それぞれの確率は $1/4\times1/4\times3/4\times3/4\times3/4$ であるため、確率 P_2 は、

$$P_2=_5C_2\times(1/4)^2\times(3/4)^3=135/512$$

となる。

さらにこれを一般化して、玉の抽出回数を n、赤玉を取り出す回数を X（確率変数）とすると、その確率 P_X は

$$P_X=_nC_X\times(\Phi)^X\times(1-\Phi)^{n-X} \tag{3.17}$$

となる。すべての場合を整理すると次のようになる。$\Phi=1/4=0.25$、$n=5$ のときの確率分布（2項分布）を**図3.5**に示す。

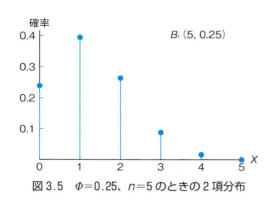
図3.5　$\Phi=0.25$、$n=5$のときの2項分布

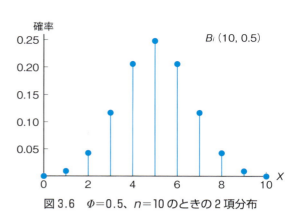
図3.6　$\Phi=0.5$、$n=10$のときの2項分布

$X=0$　$P_0={}_5C_0\times(1/4)^0\times(3/4)^5=0.237$
$X=1$　$P_1={}_5C_1\times(1/4)^1\times(3/4)^4=0.396$
$X=2$　$P_2={}_5C_2\times(1/4)^2\times(3/4)^3=0.264$
$X=3$　$P_3={}_5C_3\times(1/4)^3\times(3/4)^2=0.088$
$X=4$　$P_4={}_5C_4\times(1/4)^4\times(3/4)^1=0.015$
$X=5$　$P_5={}_5C_5\times(1/4)^5\times(3/4)^0=0.001$

　この例のように、結果が2値（赤玉か白玉か、成功か失敗のいずれかなど）である独立な試行をn回行い、そのときの成功数（あるいは失敗数）を確率変数とする確率分布が **2項分布** である。$B_i(n, \Phi)$ や $B(n, \Phi)$ などの表記法が用いられるが、本書では前者を用いる。$\Phi=0.5$、$n=10$ のときの2項分布〔$B_i(10, 0.5)$〕を**図3.6**に示す。nが大きくなるほど正規分布に近づく。

　$\Phi=0.5$、$n=4\sim30$までの2項分布を**付表1**に示す。例えば$n=10$でXが8以上の確率pは、$X=8$から$X=10$までの確率を合計して次のように求める。

$p=0.044+0.010+0.001=0.055$

2項分布における確率変数の期待値（平均）は、

$$E(X)=\mu=n\Phi \tag{3.18}$$

分散の期待値は、

$$V(X)=E\{(X-\mu)^2\}=\sigma^2=n\Phi(1-\Phi) \tag{3.19}$$

として求められる。

MEMO
統計的推論には $\Phi=0.5$ の2項分布〔$B_i(n, 0.5)$〕がよく用いられる。

MEMO
試行数 $n=1$ の2項分布〔$B_i(1, \Phi)$〕をベルヌーイ分布（Bernoulli distribution）とよぶことがある。

期待値（expectation）

図3.6の例では次のように求められる。

$$E(X) = \mu = n\Phi = 10 \times 0.5 = 5$$
$$V(X) = \sigma^2 = n\Phi(1-\Phi) = 10 \times 0.5 \times 0.5 = 2.5$$

これらの関係は、2項分布を正規分布で近似する場合などに用いられる（8章）。

4）正規分布

正規分布（normal distribution）

現実のさまざまな特性の測定を多数回行って分布を調べると、多くの変数の分布が**正規分布**とよばれる理論分布と似た形となることが知られていることをすでに述べた。正規分布に関する知識を利用してさまざまな統計手法が考案されているため、きわめて重要な分布である。また母集団分布として正規分布が仮定されることが多く、正規分布の平均を μ で、分散を σ^2 で表すことが多い。

正規分布は**式3.20**の確率密度関数として表されるが、よほど理論的なことを考えない限り、この式の導出のプロセスを理解する必要はない。

MEMO

正規分布と異なる分布をする変数でも非線形変換（対数変換、逆数変換、ルート変換など）を行うと、正規分布に近づく場合がある。

$$f(X) = \frac{1}{\sqrt{2\pi}\,\sigma} e^{\frac{-(X-\mu)^2}{2\sigma^2}} \tag{3.20}$$

π：円周率、σ：標準偏差、e：自然対数の底（ネイピア数、自然数）、X：確率変数、μ：平均

正規分布は平均を中心とした左右対称な釣鐘型の分布で、横軸と作る面積（確率分布の全面積）が1であり、確率変数 X に応じた確率を表す。平均 μ と標準偏差 σ が決まれば正規分布が決まるので、$N(\mu, \sigma^2)$ として正規分布を表す。σ ではなく σ^2（分散）を用いることに注意が必要である。

図3.7は平均 $\mu=120$、標準偏差 $\sigma=10$ の正規分布であり、**式3.20**に $\mu=120$、$\sigma=10$ を代入して得られた**式3.21**で表される。

$$f(X) = \frac{1}{\sqrt{2\pi}\,10} e^{\frac{-(X-120)^2}{2 \times 10^2}} \tag{3.21}$$

$\mu=120$、$\sigma=10$ の正規分布は $N(120, 10^2)$ として表す。

標準化（**式3.9**）で示したことと同様に、ある変数 X が正規分布 $N(\mu, \sigma^2)$ に従うとき、X を**式3.22**で標準化すると、標準化後の変数 z は平均が0で標準偏差が1の正規分布となる。これを標準正規分布とよび、$N(0, 1^2)$ と表現

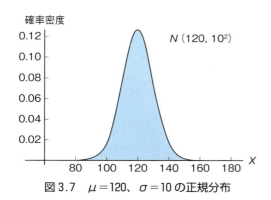
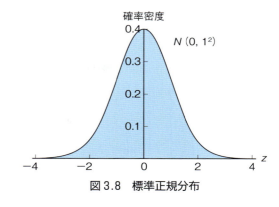

図3.7 $\mu=120$、$\sigma=10$ の正規分布　　　図3.8 標準正規分布

する（**図3.8**）。

$$z=\frac{X-\mu}{\sigma} \tag{3.22}$$

上述の標準化と**式3.20**より、標準正規分布の確率密度関数は**式3.23**で表される。標準正規分布の確率変数は一般的に z で表される。

標準正規分布（standard normal distribution）

$$f(z)=\frac{1}{\sqrt{2\pi}}e^{\frac{-z^2}{2}} \tag{3.23}$$

付表2の正規分布表は、標準正規分布を数値化して示したものである。確率変数の値を標準化により z 値に変換すると、正規分布表を用いてさまざまな条件での確率を求めることができる。

正規分布は連続分布であるので、確率変数（X や z）の区間を指定して確率を求める。以下に正規分布表を用いる方法を述べる。

> **例題3.1** ある母集団の握力が、平均 $\mu=460$ N（標準偏差 $\sigma=60$）であり正規分布に従っていることが知られている。この母集団では、握力が 400～500 N の範囲に入るのは何％と考えられるか。

この集団の分布を平均0、標準偏差1の標準正規分布に変換するには、**式3.22** に母平均 μ と標準偏差 σ を代入して標準化すればよい。X は握力を示す変数である。

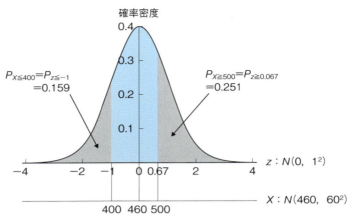

図 3.9　標準正規分布（正規分布表、付表 2）の使用例（例題 3.1）

$X=400$ のときには $z_{(X=400)}=\dfrac{400-460}{60}=-1$、$X=500$ のときには $z_{(X=500)}=\dfrac{500-460}{60}=0.67$ となるので、**図 3.9** に示すように標準正規分布を用いて $-1 \leqq z \leqq 0.67$ の範囲の確率を求めればよい。

標準正規分布は正規分布表（**付表 2**）に数値化されているので、これを用いると、$z \geqq 0.67$ の範囲の確率は 0.251、$z \leqq -1$ の範囲の確率は 0.159 となる。正規分布は左右対称な分布であり、正規分布表にはプラスの範囲だけが記載されているので、マイナスの範囲の確率を考えるには反転させて考えればよい（したがって $z \geqq 1$ の範囲をみる）。

$-1 \leqq z \leqq 0.67$ の範囲の確率は 1 からこの 2 つの確率を差し引けばよく、$1-0.251-0.159=0.59$ であり、59% となる。

5）標本平均の標本分布

正規母集団（normal population）

標本平均（sample mean）

母集団の分布が正規分布であるとき、**正規母集団**という。正規母集団 $N(\mu, \sigma^2)$ からサンプルサイズ n の標本（n 個のデータ）を無作為抽出し、その平均を求めることを考えてみよう（**図 3.10a**）。この平均のことを**標本平均**といい、$\bar{X}$ で示す。標本平均を求める操作を思考実験として無限回繰り返したときにできる「**標本平均の標本分布**」（あるいは**平均値の標本分布**、**図 3.10b**）も正規分布となることが知られている。また「標本平均の標本分布」の平均は母集団の平均（母平均）μ と一致し（**付録 5、8**）、「標本平均の標本分布」の分散 $\sigma_{\bar{X}}^2$ は次式で与えられる（**付録 7、8**）。

$$\sigma_{\bar{X}}^2 = \dfrac{\sigma^2}{n} \tag{3.24}$$

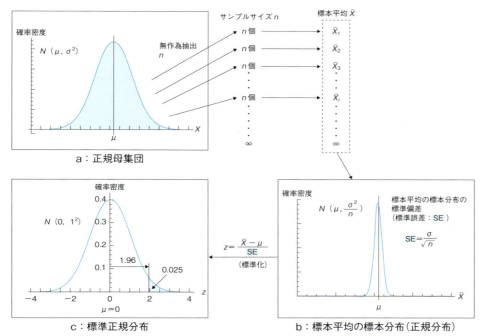

図 3.10　正規母集団、標本平均の標本分布、および標準正規分布の関係
標準正規分布（図 c）の z のスケールが図 a、b と異なることに注意する。

つまり、正規母集団 $N(\mu, \sigma^2)$ からの標本平均 $\bar{X}$ は正規分布 $N(\mu, \frac{\sigma^2}{n})$ に従う。この「標本平均の標本分布」の標準偏差 $\sigma_{\bar{X}}$ は $\frac{\sigma}{\sqrt{n}}$ となり、これを**標準誤差 SE** とよぶ。

標準誤差（standard error：SE）

$$\sigma_{\bar{X}} = \mathrm{SE} = \frac{\sigma}{\sqrt{n}} \tag{3.25}$$

さらに、前述の線形変換を適用して「標本平均の標本分布」（**図 3.10b**）の確率変数 $\bar{X}$ を μ と標準誤差 $\mathrm{SE} = \frac{\sigma}{\sqrt{n}}$ で標準化すると、平均 0、分散 1^2 の標準正規分布となり（**図 3.10c**）、正規分布表（**付表 2**）を用いた確率計算が簡単にできるようになる。

$$z = \frac{\bar{X} - \mu}{\frac{\sigma}{\sqrt{n}}} \tag{3.26}$$

MEMO

確率変数がある値よりも、大きく（小さく）なる確率のことを上側確率（下側確率）という。

中心極限定理（central limit theorem）

図 3.10c には $z = 1.96$ の上側確率が 0.025（$P_{(z \geqq 1.96)} = 0.025$）となることを例として示している。この性質を利用して検定や推定が行われる。詳細は 5 章で取り上げる。

正規分布ではない母集団から抽出された標本の「標本平均の標本分布」は正規分布とはならないが、中心極限定理によれば、サンプルサイズ n が十分大きいときには「標本平均の標本分布」が正規分布に近似的に従うことが知られている。この定理により、母集団分布が正規分布に従わない場合でも、サンプルサイズが十分に大きいときには正規分布を用いた推測が可能となる（**付録 18**）。

6）χ^2 分布

χ^2（カイ2乗）分布（chi-square distribution）

χ^2 分布は標準正規分布から導かれる分布であり、推測統計において重要な役割を果たす。χ^2 分布は数学的に導出され、数式で表される分布であるが、本書では直感的な説明にとどめる。思考実験として、標準正規分布に従う母集団からサンプルサイズ n の無作為標本（z_1、$z_2 \cdots z_n$）を抽出することを考えてみよう（**図 3.11**）。このとき χ^2（$\chi^2_{(n)}$）は次のように定義される。

$$\chi^2_{(n)} = z_1^2 + z_2^2 + \cdots + z_n^2 = \sum_{i=1}^{n} z_i^2 \tag{3.27}$$

MEMO

n のことを「χ^2 分布の自由度」とよぶ。

自由度（degree of freedom）

確率変数 $\chi^2_{(n)}$ の分布の形は n によって決まり、この数を自由度（ここでは $\nu = n$）とよんでいる。言いかえれば、**図 3.11** に示すように、標準正規分布から無限個の $\chi^2_{(n)}$ を求めたときの $\chi^2_{(n)}$ の確率分布が χ^2 分布となるということである。

χ^2 分布は**図 3.12** に示すように自由度 ν によって分布の形が変わる。

標準正規分布の z 値は**式 3.22** により標準化された値であるので、**式 3.22** を**式 3.27** に代入すると

$$\chi^2_{(n)} = \sum_{i=1}^{n} \left(\frac{X_i - \mu}{\sigma} \right)^2 \tag{3.28}$$

となる。この式は、正規母集団 $N(\mu, \sigma^2)$ から無作為抽出されたサンプルサイズ n の標本から計算される $\chi^2_{(n)}$ が、自由度 $\nu = n$ の χ^2 分布に従うことを示している。

式 3.28 はさらに、

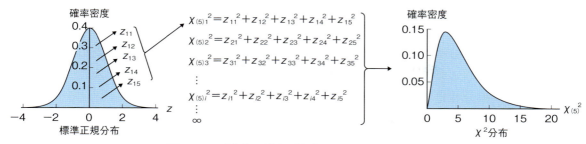

図3.11 χ²分布の導出（自由度 $v=n=5$ の場合）

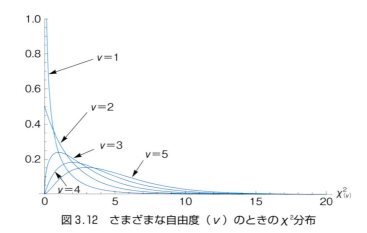

図3.12 さまざまな自由度（v）のときのχ²分布

$$\chi^2_{(n)} = \frac{\sum_{i=1}^{n}(X_i-\mu)^2}{\sigma^2} \tag{3.29}$$

と変換できる。ここで、母平均 μ がわかっていれば母分散の不偏推定量 $\tilde{\sigma}^2$ は、

$$\tilde{\sigma}^2 = \frac{\sum_{i=1}^{n}(X_i-\mu)^2}{n}$$

となるので（**付録6**）、$\sum_{i=1}^{n}(X_i-\mu)^2 = n\tilde{\sigma}^2$ を**式3.29**に代入すると

$$\chi^2_{(n)} = \frac{n\tilde{\sigma}^2}{\sigma^2} \tag{3.30}$$

となる。

しかし、母平均 μ は通常不明である。そこで、母平均の不偏推定量である標

本平均 $\bar{X}$ を用いると（**付録** 5）、$\sum_{i=1}^{n}\left(\dfrac{X_i-\bar{X}}{\sigma}\right)^2$ が自由度 $\nu=n$ ではなく $n-1$ の χ^2 分布に従うことが知られている（やや複雑なプロセスがあるため証明は省略するので文献 25）などを参照していただきたい）。式で示すと次のようになり、検定で重要な役割を果たす。

$$\chi^2_{(n-1)} = \sum_{i=1}^{n}\left(\dfrac{X_i-\bar{X}}{\sigma}\right)^2 \tag{3.31}$$

また、この式は**式 3.2** を用いて次のように変形される。

$$\chi^2_{(n-1)} = \dfrac{ns^2}{\sigma^2} = \dfrac{(n-1)\hat{\sigma}^2}{\sigma^2} \tag{3.32}$$

χ^2 分布は χ^2 検定で用いられるほか、次に示す t 分布や F 分布を導出するために使われる重要な分布である。**付表 4** に、各自由度 ν ごとに上側確率 α に対応する χ^2 値（$\chi^2_{(\nu),\alpha}$）が示されている。

7）t 分布

正規母集団 $N(\mu, \sigma^2)$ から得られた「標本平均の標本分布」は正規分布 $N\left(\mu, \dfrac{\sigma^2}{n}\right)$ に従うことをすでに述べた。しかし、これは母分散 σ^2 が既知の場合やサンプルサイズが十分に大きい場合（例えば $n \geq 100$）に限られ、サンプルサイズが小さく、なおかつ母分散が未知で代わりに不偏分散 $\hat{\sigma}^2$ を用いる場合には誤差が大きいので、正規分布を検定に用いるべきではない。

ところが、正規母集団からの無作為抽出標本の標本平均を、母平均 μ と $\dfrac{\hat{\sigma}}{\sqrt{n}}$（$\hat{\sigma}$：不偏標準偏差、$n$：サンプルサイズ）で標準化すると、$t$ 分布とよばれる分布に従うことが知られている。このため、サンプルサイズが小さく、なおかつ母分散が未知のときには t 分布を用いた検定を行う。この関係を説明しよう。

（1）t 分布とは

t 分布は標準正規分布と χ^2 分布から理論的に導かれる分布であり、χ^2 分布と同様に推測統計において重要な役割を果たすが、ここでは直感的な説明にとどめる。

図 3.13 を用いて思考実験で考えてみよう。確率変数 t は標準正規分布に従

MEMO

$\dfrac{\hat{\sigma}}{\sqrt{n}}$ は $\hat{SE}$ で示される（5 章参照）。

t 分布（t distribution）

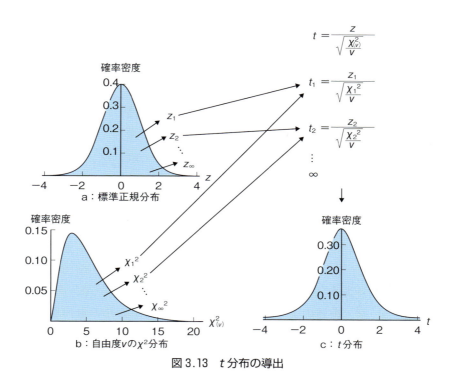

図3.13　t分布の導出

う確率変数 z と、これとは独立に自由度 ν の χ^2 分布に従う確率変数 $\chi^2_{(\nu)}$ によって次のように定義される。

$$t = \frac{z}{\sqrt{\dfrac{\chi^2_{(\nu)}}{\nu}}} \tag{3.33}$$

標準正規分布と χ^2 分布（自由度 ν）から、サンプルサイズ1の標本を1つずつ無作為抽出して t を求める。この操作を無限回繰り返したときの t の確率分布が t 分布である。

t 分布の形は自由度 ν によって異なり、自由度が大きいほど中央が高く、すそ野は低い（図3.14）。自由度 $\nu = \infty$ のときに t 分布は標準正規分布と一致する。つまり、標準正規分布は t 分布の中の特殊な1つといえる。一般に、自由度 ν が約100以上ならば、t 分布を正規分布（標準正規分布）とみなしても差し支えない。

（2）t分布が検定や推定で用いられる理由

前述した t 分布の性質を利用して検定や推定が行われる。簡単な説明を試み

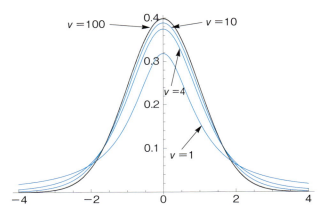

図 3.14　さまざまな自由度のときの t 分布
自由度 ν が約 100 以上ならば正規分布とほとんど差がなくなる。

よう。

前述のように正規母集団 $N(\mu, \sigma^2)$ からの無作為抽出標本（サンプルサイズ n）の「標本平均 $\bar{X}$ の標本分布」は正規分布となり、その標準誤差 SE は $\frac{\sigma}{\sqrt{n}}$ であるので（**式 3.25**）、$\bar{X}$ を母平均 μ と $\frac{\sigma}{\sqrt{n}}$ を用いて標準化して得られる z の確率分布は標準正規分布になる（**式 3.26**）。しかし、母分散 σ^2 が未知であると $\frac{\sigma}{\sqrt{n}}$ も未知であるので、σ の代わりに不偏標準偏差 $\hat{\sigma}$ で代用して標準化すると次のようになる。

MEMO
標準化については式 3.22 も参照。

$$\frac{\bar{X}-\mu}{\frac{\hat{\sigma}}{\sqrt{n}}} \tag{3.34}$$

ここで不偏標準偏差 $\hat{\sigma}$ は、**式 3.2** より

$$\hat{\sigma}=\sqrt{\frac{n}{n-1}}s \tag{3.35}$$

MEMO
母分散 σ^2 の推定には不偏分散 $\hat{\sigma}^2$ が用いられるが、$\hat{\sigma}^2$ と分散 s^2 には $\hat{\sigma}^2=\frac{n}{n-1}s^2$ の関係がある。

であり、また **式 3.32** より、

$$s=\sqrt{\frac{\chi^2_{(n-1)}\sigma^2}{n}} \tag{3.36}$$

となる。

式 3.34 を式 3.35、式 3.36 および自由度 $\nu=n-1$ の関係を用いて整理すると、

$$\frac{\bar{X}-\mu}{\frac{\hat{\sigma}}{\sqrt{n}}}=\frac{\bar{X}-\mu}{\sqrt{\frac{n}{n-1}}\frac{s}{\sqrt{n}}}=\boxed{\frac{\bar{X}-\mu}{\frac{s}{\sqrt{n-1}}}}=\frac{\bar{X}-\mu}{\sqrt{\frac{\chi^2_{(n-1)}\sigma^2}{n}}}=\frac{\bar{X}-\mu}{\frac{\sigma}{\sqrt{n}}\frac{\sqrt{\chi^2_{(n-1)}}}{\sqrt{n-1}}}=\frac{z}{\sqrt{\frac{\chi^2_{(n-1)}}{n-1}}}=\boxed{\frac{z}{\sqrt{\frac{\chi^2_{(\nu)}}{\nu}}}}=t \tag{3.37}$$

となり、式 3.34 が t と一致する。式 3.37 から重要な部分を抜き出したものが式 3.38 である。

$$t=\frac{z}{\sqrt{\frac{\chi^2_{(\nu)}}{\nu}}}=\frac{\bar{X}-\mu}{\frac{s}{\sqrt{n-1}}} \tag{3.38}$$

この式は式 3.33 で定義された t と標本統計量（$\bar{X}$ と s）の関係を示している。この関係を利用して t 分布を利用した検定（t 検定）や推定が行われる。t 分布表（付表 3）には、各自由度ごとに上側確率 α に対応する t の値が示されている。正規分布と同様、t 分布も左右対称であるので、$t \geqq 0$ の値が示されている。

8）F 分布

F 分布は χ^2 分布から導かれる分布で、分散の差の検定や分散分析などで用いられる。2 つの独立な χ^2 分布（$\chi^2_{(\nu_1)}$ と $\chi^2_{(\nu_2)}$）、およびそれらの自由度（ν_1 と ν_2）によって、式 3.39 で定義される確率変数 F の確率分布を F 分布という。この分布には分子と分母の 2 つの自由度があり、自由度によって分布の形が変化する（図 3.15）。

$$F=\frac{\frac{\chi^2_{(\nu_1)}}{\nu_1}}{\frac{\chi^2_{(\nu_2)}}{\nu_2}} \tag{3.39}$$

実際の検定では、式 3.39 を用いて F の値を求めるのではなく、「2 つの分散」の比として標本データから求める。分散の等しい 2 つの正規母集団から、それ

📝 **MEMO**

F 分布（F distribution）
1 つの χ^2 分布から 1 つの χ^2 値を無作為抽出し、もう 1 つの χ^2 分布から 1 つの χ^2 値を無作為抽出して 1 つの F の値を求め、これを無限に繰り返したときにできる確率変数 F の確率分布が F 分布である。

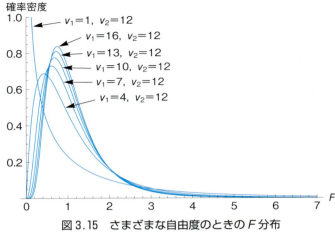

図3.15 さまざまな自由度のときのF分布
ν_1、ν_2はそれぞれ式3.39の分子と分母にあるχ^2の自由度

れ1つの標本を無作為抽出して得られた2つの標本より求められる2つの不偏分散の比の分布が、定義されたFの分布（**式3.39**）と一致することを利用して推測統計が行われるのである。標本から得られるFと理論的なF分布の関係を示そう。

2つの独立した正規母集団、$N(\mu_A, \sigma_A^2)$と$N(\mu_B, \sigma_B^2)$があるとき、それぞれの母集団から無作為抽出されたサンプルサイズn_Aとn_Bの標本の分散（s_A^2とs_B^2）は、X_{Ai}とX_{Bi}を各標本のデータ、$\bar{X}_A$と$\bar{X}_B$を各標本の平均とすれば、**式2.6**より次のように表される。

$$s_A^2 = \frac{\sum_{i=1}^{n_A}(X_{Ai}-\bar{X}_A)}{n_A}, \quad s_B^2 = \frac{\sum_{i=1}^{n_B}(X_{Bi}-\bar{X}_B)}{n_B} \tag{3.40}$$

また、**式3.32**より、

$$\chi_A^2 = \frac{n_A s_A^2}{\sigma_A^2}, \quad \chi_B^2 = \frac{n_B s_B^2}{\sigma_B^2} \tag{3.41}$$

は、それぞれ自由度$\nu_A=n_A-1$と$\nu_B=n_B-1$のχ^2分布に従う。**式3.41**と自由度を**式3.39**に代入すると、

$$F = \frac{\dfrac{n_A s_A^2}{(n_A - 1)\sigma_A^2}}{\dfrac{n_B s_B^2}{(n_B - 1)\sigma_B^2}} \tag{3.42}$$

となる。ここで2つの母分散が等しい（$\sigma_A^2 = \sigma_B^2$）と仮定する（これが帰無仮説となる：4章参照）と、σ_A と σ_B が消去される。

また、**式3.2** より、

$$\hat{\sigma}_A^2 = \frac{n_A s_A^2}{n_A - 1}, \quad \hat{\sigma}_B^2 = \frac{n_B s_B^2}{n_B - 1} \tag{3.43}$$

となるので、これを**式3.42**に代入すると、

$$F = \frac{\hat{\sigma}_A^2}{\hat{\sigma}_B^2} \tag{3.44}$$

となり、**式3.39**で定義された F が**式3.44**の右辺と等しいことが示された。この式は、母分散が等しい2つのそれぞれの母集団から無作為に抽出された2つの標本によって計算された2つの不偏分散の比 F が、自由度 $\nu_A = n_A - 1$、$\nu_B = n_B - 1$ の F 分布に従うことを示している。この関係が F 検定（5章）や分散分析（6章と7章）で用いられる。

付表5には上側確率 α（0.05、0.025、0.01、0.005）ごとに、α に対応した F の値が示されている。分子の自由度 ν_1 の列と分母の自由度 ν_2 の行の交わる位置に、上側確率 α に対応する F の値（$F_{(\nu_1/\nu_2, \alpha)}$）が示されている。

9）分布の正規性の確認

後述する推測統計では母集団分布に正規分布を仮定するものが多いため、その確認が必要なことがある。正規性の確認のための最も基本的な方法は、データの分布を視覚的に確認することである。前述したように、分布の形はヒストグラムを作成することによって視覚的に確認することができるが、視覚的に確認するもう1つの方法として正規確率プロット（Q-QプロットとP-Pプロット）や正規確率紙がある。ここでは、Q-Qプロットの考え方と表計算ソフトMicrosoft Excelを用いた手続きを述べる。

MEMO
正規確率プロットとは、正規分布からの逸脱の特徴と程度を、ある直線からのずれとして視覚的に示す方法。

3章 確率分布と標本抽出

MEMO
表3.2では、わかりやすさ
のためにデータをソートし
たが、実際のデータでは
ソートする必要はない。

例題 3.2 あるテストを30人（$n=30$）に対して実施した結果を、**表3.2**
に測定値 X として昇順にソートして示す。このデータの Q-Q プロットを
描け。

図 3.16a に X の相対度数分布を示しているが（階級幅 10）、ピークがかなり
右に偏った非対称な分布になっている。なお、相対度数分布であるので分布の

表3.2 例題3.2のデータ X と計算のプロセス

被験者	X	順位 R	累積相対度数 P	予測値 X'	
S_1	20	1	0.017	25.0	
S_2	27	2	0.050	35.4	←図3.16 参照
S_3	34	3	0.083	41.1	
S_4	40	4	0.117	45.2	
S_5	45	5	0.150	48.6	
S_6	50	6	0.183	51.5	
S_7	54	7	0.217	54.1	
S_8	58	8	0.250	56.4	
S_9	61	9	0.283	58.6	
S_{10}	64	10	0.317	60.7	
S_{11}	67	11	0.350	62.7	
S_{12}	70	12	0.383	64.6	
S_{13}	72	13	0.417	66.4	
S_{14}	74	14	0.450	68.3	
S_{15}	76	15	0.483	70.1	
S_{16}	78	16	0.517	71.9	
S_{17}	79	17	0.550	73.7	
S_{18}	80	18	0.583	75.6	
S_{19}	81	19	0.617	77.4	
S_{20}	83	20	0.650	79.3	
S_{21}	85	21	0.683	81.3	
S_{22}	87	22	0.717	83.4	
S_{23}	88	23	0.750	85.6	
S_{24}	89	24	0.783	87.9	
S_{25}	90	25	0.817	90.5	
S_{26}	92	26	0.850	93.4	
S_{27}	94	27	0.883	96.8	
S_{28}	96	28	0.917	100.9	
S_{29}	97	29	0.950	106.6	
S_{30}	99	30	0.983	117.0	
平均	71.0			71.0	
標準偏差	21.6			21.5	

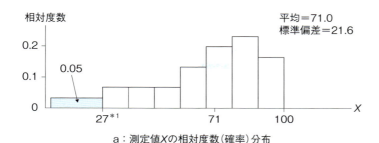

a：測定値 X の相対度数（確率）分布

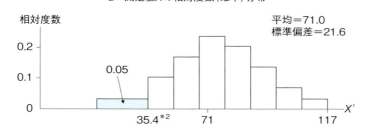

b：測定値 X と同じ平均と標準偏差をもつ正規分布（予測値 X'）

図 3.16　正規確率プロット（Q-Q プロット）の考え方（例題 3.2）
a：[*1]累積相対度数 0.05 のときの X の値を示す（表 3.2 参照）。
b：[*2]累積相対度数 0.05 のときの X' の値を示す（表 3.2 参照）。

総和は 1 である。手続きは後述するが、この分布と同じ平均（71.0）と標準偏差（21.6）をもち、正規分布に従う場合の予測値 X' を求め、その分布を示したものが図 3.16b である。完全に対称的でないのはヒストグラムの階級幅の設定によるものであり、表 3.2 の予測値 X' をみると完全に対称的であることがわかる。また、図 3.16a と図 3.16b には、それぞれに累積相対度数 0.05 のときの X と X' の値（5 パーセンタイルの X と X'）が示され、同じ累積相対度数のときの変数の値（$X=27$、$X'=35.4$）に差が生じていることがわかる。これに対して、データが正規分布をしている場合には X と X' はすべて同じ値になるので、X と X' の隔たりにより正規分布からの逸脱を表現することができる。

Q-Q プロットとは、変数 X の値を横軸に、予測値 X' の値を縦軸にとった散布図のことであるため、X と X' が一致している場合（X が正規分布の場合）には散布図上のすべての点は直線 $X'=X$ 上にのり、図 3.17a のようになる。表 3.2 のデータの X と X' を用いて作られた Q-Q プロットを図 3.17b に示す。正規分布からの隔たりが、直線 $X'=X$ からの隔たりとして示される。

X' を求める具体的な手続きを示そう。表 3.2 に示すように、X の値を順位 R に変換し（Excel の RANK.EQ 関数）、さらに累積相対度数 P を次式により求める（式中の "-0.5" は離散値として与えられているデータを、連続変数としての確率変数で近似するときの補正である）。n はサンプルサイズである。

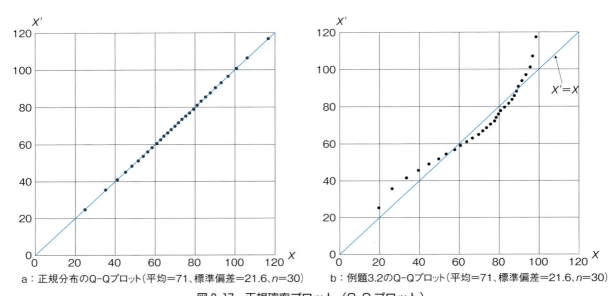

a：正規分布のQ-Qプロット（平均＝71、標準偏差＝21.6、n=30）　　b：例題3.2のQ-Qプロット（平均＝71、標準偏差＝21.6、n=30）

図 3.17　正規確率プロット（Q-Q プロット）
b：表 3.2 のデータの X と予測値 X' を用いて作られた。

$$P = \frac{(R - 0.5)}{n} \tag{3.45}$$

次に、Excel の NORM.INV 関数を用いて、「データと同じ平均とばらつきをもつ正規分布」における各累積相対度数 P に対応する予測値 X' を次式により求める。

$$X' = \text{norm.inv}（P，データの平均，データの標準偏差） \tag{3.46}$$

すべてのデータについて求めた予測値 X' が**表 3.2** に示されている。

4章 ノンパラメトリック検定を用いた2つの条件間の代表値の比較

2つの母平均の差の検定として、z検定やt検定が最初に取り上げられることが多いが、これらの検定は母集団分布が正規分布に従うことを仮定し、「標本平均の標本分布」や標準誤差 SE などの概念を用いるため、初学者にはわかりにくい。ところが、**符号検定**とよばれる検定は、これらの概念を用いずに2項分布（3章）を用いて検定を行うので、比較的理解が容易である。

そこで本章では、最初に符号検定を用いて検定の考え方を説明する。符号検定のほかにも、本章で取り上げる検定は母集団分布に正規分布を仮定せずに行う、分布の中心位置の差の検定であり、順位情報のみを利用するため順序尺度データにも適用できる。これらの検定は、**ノンパラメトリック検定**に分類される。

符号検定（sign test）

ノンパラメトリック検定（nonparametric test）

1 対応のある2条件間の差の検定(1)：符号検定

1）符号検定の考え方

例題 4.1 を用いて符号検定の考え方を説明しよう。

> **例題 4.1** 筋筋膜性腰痛症と診断された 10 人の患者に対して、新しく開発された物理療法 TM_1 が 20 分間行われた。その直前・直後に数値的評価スケール〔疼痛を 0（疼痛なし）〜10（最大の疼痛）の整数値で患者が主観的に判断する〕で疼痛を評価した結果を**表** 4.1 に示す。物理療法 TM_1 の効果があるといえるか。符号検定を用いて有意水準 0.05 で検定せよ。ただし、この 10 人は筋筋膜性腰痛症患者の母集団からの無作為抽出標本と仮定する。

表 4.1 に示すように、符号検定は比較する2条件間でデータの対応があるときの、2条件間の差の検定に適用される。患者ごとに2条件（ここでは治療直前と治療直後）間の数値の大小関係を比較して、2水準に符号化（カテゴリー

MEMO

対応のあるデータについては、1章の「ブロック化」を参照。例題 4.1 では、一人ひとりの患者から2条件のデータ（治療前後）を採取しているので、一人ひとりについて2条件の値の直接比較（大小の比較や差を求めるなど）が可能である。

4章 ノンパラメトリック検定を用いた2つの条件間の代表値の比較

表4.1 治療前後の疼痛の変化（例題4.1）

患者	疼痛 治療直前 Y	疼痛 治療直後 Y'	変化量 D	符号（変化の向き）
1	7	6	−1	−
2	4	3	−1	−
3	5	2	−3	−
4	6	4	−2	−
5	2	1	−1	−
6	3	0	−3	−
7	4	5	+1	+
8	4	4	0	なし
9	7	5	−2	−
10	2	0	−2	−

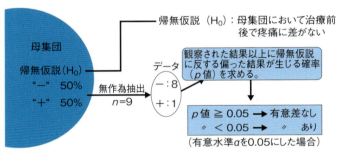

図4.1 符号検定の考え方（例題4.1）

MEMO
母集団において条件間に差があることを"有意差がある"という。

同値（tie）

化)する。ここでは患者ごとに疼痛の変化量 $D=Y'-Y$ を求め、次に変化の向きを示すために D の値が正であれば"＋"、負であれば"−"の符号を与える。符号は"増"と"減"や"0"と"1"などでも構わない。数値の大小関係を比較するので、順序尺度の変数でも可能であり、数値の差の大きさは問題とせず、それぞれのカテゴリーの頻度（度数）を用いて検定を行う。2条件の値が同じ（同値）場合には、その患者を対象から除外する。**例題4.1**では、治療前後で同値の患者が1人（患者8）存在するので、検定上の患者数は9人（$n=9$）とし、"−"が8、"＋"が1となる。

帰無仮説（null hypothesis：H_0）

対立仮説（alternative hypothesis：H_1）

検定では、統計学的に確かめるべき仮説として、棄却することを前提とした「母集団において差がない」という**帰無仮説**（H_0で表す）を立てる。これに対して、実際の測定結果によって帰無仮説が棄却されたときに採択する「母集団において差がある」という仮説を**対立仮説**（H_1で表す）という。

図4.1に**例題4.1**を用いて符号検定の考え方を示す。「母集団において治療前後で疼痛に差がないことは、母集団で"−"と"＋"が同数であることと等価である」と考えることができるので、帰無仮説は「母集団において"−"の

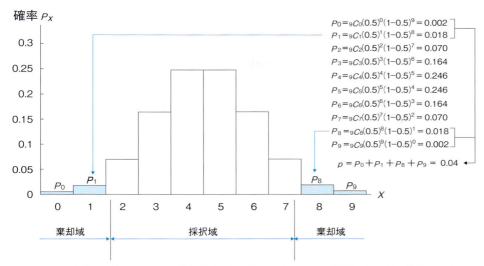

図4.2 帰無仮説のもとでの確率分布〔B_i (9, 0.5) の2項分布〕とp値（例題4.1）

数＝"＋"の数」、対立仮説は特別な前提条件がないので「母集団において"－"の数≠"＋"の数」、つまり、「("－"の数)＞("＋"の数)、あるいは("－"の数)＜("＋"の数)」とする。

帰無仮説のもとで、得られた結果以上に帰無仮説に反する偏った結果が生じる確率（p値）を求める。

例題4.1の事態は「"＋"あるいは"－"と書かれた玉がそれぞれ50％ずつ存在している無限母集団から、9つの玉を無作為抽出すること（あるいは"＋"と"－"の玉が1つずつ入っている袋から、1つの玉を9回取り出す復元抽出）」と確率的に同等と考えることができる。

帰無仮説のもとでの確率分布が、確率変数Xを「"－"の数」として図4.2に示されている。この$\Phi=0.5$、$n=9$の2項分布〔B_i (9, 0.5)（3章参照）を用いて、起こりうるすべての場合の確率P_Xを計算できる。その確率分布から、得られている結果（ここでは"－"が8、"＋"が1）以上に帰無仮説に反する偏った結果が生じる確率（p値）を求め、その確率が一般には起こりえないほど小さな確率であれば帰無仮説を棄却して対立仮説を採択し、「母集団において"＋"と"－"の数に差がある」と結論づける。なお、「どれくらい低い確率が示されたら帰無仮説を棄却するか」に関する基準を、**有意水準**（αで表される）とよび、データ取得前にあらかじめ設定しておく必要がある。一般に0.05や0.01がよく用いられる。

図4.2でP_0は$X=0$のとき、P_1は$X=1$のときの確率をそれぞれ示している。得られた結果は$X=8$（$P_8=0.018$）であるので、この結果以上に帰無仮説に反する偏った結果が生じる確率（p値）は、

p値（p-value）

MEMO

有意水準（level of significance）
帰無仮説を否定するための基準確率のこと。危険率ともよばれる。

4章 ■ ノンパラメトリック検定を用いた2つの条件間の代表値の比較

$$p = P_0 + P_1 + P_8 + P_9 = 0.04$$

となる。設定された有意水準 0.05 よりも p 値が小さく、「"−" の数＞"+" の数」の向きに得られた結果以上に帰無仮説に反する偏った結果が生じているので、帰無仮説を棄却して対立仮説を採択し、「母集団において "−" の数が "+" の数よりも多い」、つまり「物理療法 TM_1 により疼痛が軽減する」と結論づける。母集団において条件間に差があることを「有意差がある」という。

有意差（significant difference）

P_8 と P_9 だけでなく P_0 と P_1 を加えるのは、設定されている対立仮説が「"−" の数≠"+" の数（つまり、"−" の数＞"+" の数あるいは "−" の数＜"+" の数）」であり、"−" の数が "+" よりも多い向きだけでなく、少ない向きにも偏りが生じる可能性を考えているためである。このような検定を**両側検定**という。

両側検定（two-tailed test）

これに対して、前提条件として「"−" の数＜"+" の数」という事態が理論的あるいは経験的に起こりえない（物理療法 TM_1 によって疼痛が増大することはありえない）と考えられる場合には、対立仮説を「"−" の数＞"+" の数」とする。同様に「"−" の数＞"+" の数」という事態が起こりえないと考えられる場合には、対立仮説を「"−" の数＜"+" の数」とする。これを**片側検定**という。特別な前提条件がない場合には両側検定を行う。

片側検定（one-tailed test）

ここでは X を「"−" の数」としたが、「"+" の数」としてもよい。

符号検定の具体的な手続き

①帰無仮説と対立仮説を立てる：帰無仮説は「母集団において治療前後で疼痛に差がない（"−" の数＝"+" の数）」とし、対立仮説は前提条件がないので「母集団において治療前後で疼痛に差がある（"−" の数≠"+" の数）」とする。

②両側検定か片側検定かを選ぶ：対立仮説より、両側検定とする。

③有意水準を設定する：設問に従って、$\alpha = 0.05$ とする。

④治療前後で評価結果が同値の患者を除外したサンプルサイズ n を求める：$n = 10 - 1 = 9$。

⑤検定統計量 X（"−" の数）を求める：$X = 8$。

⑥付表1に③と④を適用して p 値を求める：$p = P_0 + P_1 + P_8 + P_9 = 0.002 + 0.018 + 0.018 + 0.002 = 0.04$。

⑦③と⑥を比較して判断する：p 値が有意水準 α よりも小さいので、帰無仮説を棄却して対立仮説を採択し、「有意水準 0.05 で有意差がある（母集団において "−" の数が "+" の数よりも多い）」、すなわち物理療法

📝MEMO

検定統計量（test statistic）
標本平均のように、標本を要約した値を統計量というが、検定に用いる統計量を検定統計量とよぶ。例題 4.1 では "−" の数がこれに相当する。

📝MEMO

"+" と "−" の個数が母集団で同数であることは、「変化量 D の中央値が 0」と同じ意味である。このため帰無仮説を「D の母集団中央値＝0」としてもよく、符号検定は中央値の差を検定しているといえる。詳細は文献 52）、56）などを参照。

78

TM$_1$に疼痛軽減の効果があると結論づける。

例題 4.2 例題 4.1 において「物理療法 TM$_1$によって疼痛が増大することはありえない」と仮定できるとき、符号検定を用いて有意水準 0.01 で検定せよ。

例題 4.1 の①〜⑦と同様の手続きで行う。

①帰無仮説は「"−"の数＝"+"の数」とし、対立仮説は「"−"の数<"+"の数」はありえないという前提条件があるので「"−"の数>"+"の数」とする。

②対立仮説より、片側検定とする。

③設問に従って、$\alpha=0.01$ とする。

④ $n=10-1=9$。

⑤ $X=8$。

⑥ $p=P_8+P_9=0.018+0.002=0.02$。

⑦ p 値が有意水準 α よりも大きいため、帰無仮説を採択し、「有意水準 0.01 で有意差はない（母集団において"−"の数と"+"の数に差があるとはいえない）」、すなわち行われた物理療法 TM$_1$に疼痛軽減の効果があるとはいえないと結論づける。

2）棄却域と採択域

符号検定は p 値を求めて有意水準と比較する方法で行われるが、検定の考え方を**棄却域**と**採択域**という観点で理解しておくことも重要である。棄却域とは帰無仮説を棄却すべき「検定統計量の領域」のことであり、採択域とは棄却しない領域をいう。

棄却域（rejection region）

採択域（acceptance region）

図 4.2 の確率分布の下側に、有意水準 $\alpha=0.05$ のときの棄却域と採択域の位置が示されている。離散分布であるので厳密性を欠くが、$X=7$ と $X=8$ の境界および $X=1$ と $X=2$ の境界を基準に棄却域を設定した場合には $\alpha=0.04$ となるので、それらのやや内側となることが直感的に理解できるであろう。このようにすると、データから求められた検定統計量 X（確率分布の横軸）の値が棄却域に入るときには帰無仮説を棄却して対立仮説を採択し、採択域に入るときには帰無仮説を採択すればよい。

図 4.2 では、$X=8$ が棄却域にあるため帰無仮説を棄却して有意差があると結論づける。種々の検定の中には p 値を数表から求めることが困難な場合があり、そのときには棄却域と採択域および検定統計量の値の関係を用いて検定を

3）第1種の誤りと第2種の誤りおよび検定力

（1）第1種の誤りと第2種の誤り

帰無仮説の確率分布は1つしか存在しない（**例題4.1**では、"−"の数＝"＋"の数なので、"−"が50％、"＋"が50％）が、対立仮説は無数に存在する（**例題4.1**では"−"の数≠"＋"の数なので、49％対51％や90％対10％など）。そこで、一般に行われているように、得られた結果の値を用いて対立仮説を考えることとする。つまり、"−"が8、"＋"が1の割合で存在する母集団から、サンプルサイズ $n=9$ の無作為抽出をしたときに得られる確率分布を求める。確率の計算は、$n=9$ で、$\Phi=8/9$ の2項分布〔$B_i(9, 8/9)$〕を求めればよい。

ここで説明の便宜上、棄却域と採択域を図4.3に示される位置にとって考えてみよう。図4.3には帰無仮説のもとでの X の確率分布（実線：図4.2と同じもの）以外に、対立仮説のもとでの X の確率分布が破線で重ね書きされている。前述のように、$X=7$ と $X=8$ の境界および $X=1$ と $X=2$ の境界を基準に棄却域を設定した場合には、両側検定で有意水準 α が0.04となる。確率変数 $X \geq 8$ あるいは $X \leq 1$ のときに帰無仮説を棄却するわけだが、このとき有意水準の大きさ $\alpha=0.04$ の確率で誤りを犯す可能性がある。つまり、「母集団では差がないのに、誤って差があると判断してしまう確率が0.04」ということである。これを**第1種の誤り**という。図4.3には上側と下側に $\alpha/2$ として網掛けで示されている。

第1種の誤り（type I error）

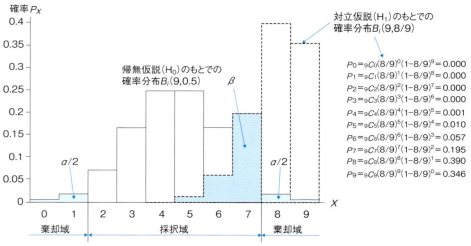

図4.3　帰無仮説（$\Phi=0.5$）と対立仮説（$\Phi=8/9$）のもとでの確率分布、第1種の誤り（α）および第2種の誤り（β）

第1種の誤りと第2種の誤りの説明のために、有意水準 α（両側検定）が0.04になるように棄却域と採択域を設定している。

1．対応のある2条件間の差の検定(1)：符号検定

これに対して、対立仮説が真であるのに、$2 \leqq X \leqq 7$ であれば帰無仮説を採択して有意差なしと判断を下すことになる。これは「母集団では差があるのに、誤って有意差なしと判断してしまう確率」であり、**第2種の誤り**とよばれる。この確率は**図4.3**には β として網掛けで示されている。その大きさは、採択域の範囲にある対立仮説の確率分布の総和であるから、

第2種の誤り（type Ⅱ error）

$$\beta = P_2 + P_3 + P_4 + P_5 + P_6 + P_7 = 0.263$$

となる（この例では P_2 と P_3 は0に近い）。

（2）検定力

対立仮説の確率分布において、棄却域に入っている部分の確率の総和は"$1-\beta$"であり、これを**検定力**とよぶ。検定力は「母集団に差があるときに、有意差があると判断する確率」であり、高いほうが望ましいことはいうまでもない。第2種の誤り β を小さくする（検定力を高くする）ためにはサンプルサイズを大きくする、測定の信頼性を高めるなどが必要である。詳細は文献40）などを参照していただきたい。

検定力（power of test）

α も β も小さいほうがよいが、**図4.3**をみるとわかるように、α を小さく設定すると β が大きくなる関係にあり、残念ながら α と β を自由に選ぶことはできない。しかし、棄却域を確率分布のどこに設定するかによって α と β の関係は変化する。

これまで棄却域を確率分布の両端（裾）に設定してきたが、ここでその意味を考えてみよう。**図4.3**では棄却域を確率分布の右裾に設定しているが、有意水準を一定にしたまま棄却域を確率分布の中央付近に設定したらどのようになるであろうか。裾に設定する場合と比べて、β が大きくなる（検定力が低下する）ことがわかるだろう。有意水準を一定に保ちながら検定力を高めるためには、棄却域を裾にとることが必要なのである。

4）帰無仮説を採択することの意味

統計学的検定では帰無仮説とよばれる「棄却することを前提とした仮説」を立て、観察された結果がその仮説のもとで生じる確率が小さいという理由で棄却するという方法をとる。**例題4.1**では母集団における帰無仮説を「"−"50％、"＋"50％」とした。無数に設定できる対立仮説に対し、"差がない（等しい）"という帰無仮説はこの1つ以外には存在しないので、これを否定（棄却）すれば「差がある（等しくない）」ということが完全に証明されたことになる。この方法は**背理法**とよばれ、差があることを主張するには大変強力な方法である。

これに対して、帰無仮説が採択される場合には「母集団において差がない（等しい）」と判断するのではなく、「母集団において差があるとはいえない」という判断をする。なぜなら、帰無仮説の採択は、「観察された結果が帰無仮説のもとで生じる確率は十分に大きいこと」を示すだけであり、無数に存在可能な対立仮説のすべてを否定しているわけではないからである。例題4.2で考えれば、観察された結果は「"−"49％、"＋"51％」の母集団（差がある母集団の1つ）からも、十分に大きな確率で得られるのである。このため、帰無仮説を採択する場合には「差があるとはいえない」という留保した判断になる。

本節の2)～4)の内容は、符号検定だけでなくすべての検定に当てはまる内容である。

2　対応のある2条件間の差の検定(2)：符号付順位和検定

前節では、比較する2条件間にデータの対応があるときの2条件間の差の検定を符号検定で行ったが、測定値が間隔尺度である場合には**符号付順位和検定**を用いて、もう少し精度の高い検定を行うことができる。

符号付順位和検定（signed ranks test）

1) 符号付順位和検定の考え方

シンプルな例題を用いて、符号付順位和検定の考え方を説明しよう。

MEMO
例題4.3のサンプルサイズも有意水準0.2も現実的なものではないが、説明の単純化のために便宜的に設定した。

> **例題4.3**　ある母集団から無作為抽出された被験者4人の片足立ち時間（秒）を2回連続で測定したところ、**表4.2**のような結果が得られた。この母集団において、1回目と2回目の片足立ち時間に差があるといえるか。符号付順位和検定を用いて有意水準0.2で検定せよ。

この例題には、符号検定を適用することもできるが、その場合の確率変数Xは、**付表1**の$n=4$に示されるように、0～4の整数をとる離散変数でかなり粗い。変数が間隔尺度である場合には、符号付順位和検定を用いて符号検定よりもきめの細かい確率変数を用いた検定ができる。

MEMO
符号付順位和検定では「差D」の母集団分布が対称性であることを仮定して検定が行われる。この仮定のもとで母集団中央値（母中央値）の差の正確な検定が可能である。非対称な母集団分布の例として、右裾が重い（右裾が長い）分布を考えると、中央値が0であっても、正の観測値は負の観

表4.2に生データ（結果）とデータ処理のプロセスを示す。最初に、被験者ごとに1回目と2回目の片足立ち時間（t_1とt_2）の差（$D=t_2-t_1$）を求める。2条件のデータが同値で差が0になる被験者がいる場合には、その被験者を除外する。符号付順位和検定では、求められた差Dのデータを、中央値が0の母集団からの無作為抽出標本であると仮定して検定を行う。つまり、帰無仮説は「母集団中央値$\mu_e=0$」である。$\mu_e=0$は、母集団において、1回目と2回目の片足

2．対応のある2条件間の差の検定(2)：符号付順位和検定

表4.2　片足立ち時間の生データとデータ処理（例題4.3）

被験者	生データ（秒）		データ処理				
	1回目 t_1	2回目 t_2	差 D	$|D|$	$|D|$の順位	符号	T_-
S_1	3	2	-1	1	1	$-$	
S_2	4	6	2	2	2	$+$	
S_3	1	6	5	5	4	$+$	1
S_4	0	3	3	3	3	$+$	

$D=t_1-t_2$ で示される。

（右段）測値よりも0から離れた値をとる（絶対値が大きくなる）可能性が高くなり、母中央値の差の検定のための正しい確率が求められない。母集団分布の対称性が仮定できない場合の「母中央値の差の検定」には符号検定が推奨される。詳細は文献39)、56) を参照。

立ち時間の中央値に差がないことを意味する。対立仮説は $\mu_e \neq 0$、$\mu_e > 0$、$\mu_e < 0$ の3つの選択肢があるが、**例題4.3**には特に前提条件がないので、「$\mu_e \neq 0$」とする。次に D の絶対値（$|D|$）を求め、さらに D の絶対値の小さい順に順位をつける。絶対値に同順位がある場合には、それらがとるべき順位の平均を両方に（3つ以上ではすべてに）与える。

次に、D の値が正の場合には "+" の符号を、負の場合には "−" の符号を与える。最後に、"+" と "−" の符号の数が少ないほうを選んで「D の絶対値の順位の総和」を求める。本書では、"+" の場合の総和を T_+、"−" の場合の総和を T_- として区別している。**例題4.3**では "+" よりも "−" が少ないので（被験者1のみ "−"）、"−" がついている被験者の「D の絶対値の順位の総和 T_-」を求める。与えられているデータでは、$T_-=1$ となる（**表4.2**）。

表4.3には、このように符号化されたときに起こりうるすべての「場合」が示されている。各々の「場合」は、各順位に割り当てられる符号（+、−）の組合せによって決定されるので、起こりうるすべての組合せは $2^n=2^4=16$ 通りである（n はサンプルサイズ）。**例題4.3**の結果は「場合2」に相当する。**表4.3**で T_- と符号（+、−）の関係をみると、T_- が小さい（0に近い）ほど「1回目＜2回目」の傾向が強く、T_- が大きい（10に近い）ほど「1回目＞2回目」の傾向が強いことが理解できるであろう。また、T_- の期待値（**付録3**）は5で、**表4.3**における「場合8」と「場合9」に該当し、これらの「場合」は「1回目と2回目に差がない場合」である。

なお、**例題4.3**では "−" の符号がついている被験者の「D の絶対値」の総和 T_- を求めたが、"+" の符号がついている被験者の「D の絶対値」の総和 T_+ を求めてもよい。**表4.3**の右端の列には T_+ が示されている。実際の検定では、**例題4.3**のようにデータを符号化した結果をみて、符号の数の少ないほうの総和を用いると計算が容易である。

T_- の度数分布を**図4.4**に示している（右端の縦軸が度数を示す）。16の各「場合」の生起確率が等しいと考えれば、**図4.4**で度数分布を相対度数分布に変換すると「帰無仮説のもとでの検定統計量 T_- の確率分布」として用いること

表4.3 符号付順位和検定の考え方（例題4.3）

場合	|D|の順位 1	2	3	4	T_-	T_+
1	+	+	+	+	0	10
2	−	+	+	+	1	9
3	+	−	+	+	2	8
4	+	+	−	+	3	7
5	−	−	+	+	3	7
6	+	+	+	−	4	6
7	−	+	−	+	4	6
8	+	−	−	+	5	5
9	−	+	+	−	5	5
10	+	−	+	−	6	4
11	−	−	+	−	6	4
12	+	+	−	−	7	3
13	−	−	−	+	7	3
14	−	+	−	−	8	2
15	+	−	−	−	9	1
16	−	−	−	−	10	0

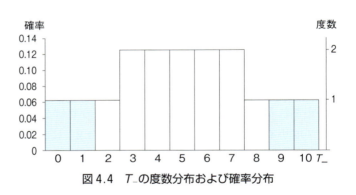

図4.4 T_-の度数分布および確率分布

ができる（左端の縦軸が確率を示す）。**例題4.3**の確率変数 T_- は0〜10の整数値をとる確率変数であり、符号検定の確率変数 X よりもきめが細かく、より精度の高い検定ができる。

この分布を「母集団において2条件（1回目と2回目の片足立ち時間の中央値）に差がない」という帰無仮説のもとでの T_- の確率分布として検定を行う。**図4.4**は階段状の確率分布であるが、サンプルサイズが大きくなると正規分布に近似していくことが知られている。

符号検定と同様に、得られた結果以上に帰無仮説に反する偏った結果が得られる確率（p値）を求める。**例題4.3**には特別な前提条件がないので両側検定とし、「$T_- \leq 1$」と「$T_- \geq 9$」の範囲にある確率を求めると、$p=(1/16)\times 4=0.25$

が得られる。設定されている有意水準 0.2 よりも p 値が大きいので、帰無仮説を採択して「有意水準 0.2 で有意差はない（1 回目と 2 回目の片足立ち時間に差があるとはいえない）」と結論づける。

例題 4.3 では、設定できる最小の有意水準 α が両側検定で $(1/16)\times 2 = 0.125$（片側検定なら $1/16=0.0625$）であり、これよりも小さな有意水準を設定できないが、サンプルサイズを大きくすることによって小さな有意水準で検定が可能となる。

2）付表を用いて検定する方法

実際の検定では図 4.4 のような確率分布を求めることは必要ではなく、統計ソフトを用いるか、あるいは**付表 6** を用いて検定を行う。**付表 6** には、片側検定と両側検定について、サンプルサイズごとに各有意水準に対応する臨界値 T が示されているので、得られたデータから求められた T（T_- あるいは T_+）を検定統計量として検定を行う。T_- あるいは T_+ の値が表中の臨界値以下であるときに帰無仮説を棄却する。**付表 6** 中のカッコ内の数値は、臨界値 T に対応する p 値である。しかし、結果として生じうるすべての T の値と、それらに対応する p 値が与えられてはいないので、**付表 6** を用いる場合には上記の方法で検定すればよい。サンプルサイズが 50 以下の場合には、**付表 6** により正確な検定ができる。

/ MEMO
臨界値（境界値）（critical value）
有意水準（0.05 や 0.01）における検定統計量の値。

符号付順位和検定の具体的な手続き

① 帰無仮説と対立仮説を立てる：差 D の母集団分布の対称性を仮定して、帰無仮説は「1 回目と 2 回目で片足立ち時間の母中央値に差がない」とし、対立仮説は前提条件がないので「1 回目 ≠ 2 回目」とする。
② 両側検定か片側検定かを選ぶ：対立仮説より、両側検定とする。
③ 有意水準を設定する：設問に従って、$\alpha=0.2$ とする。
④ サンプルサイズ n を確認する：$n=4$。
⑤ 確率変数 T_- あるいは T_+ を求める：$T_-=1$。
⑥ **付表 6** から、$n=4$、両側検定、有意水準 $\alpha=0.20$ のときの臨界値 T を求める：$T_{(4, 両側, 0.2)}=0$。
⑦ ⑤と⑥を比較して判断する：$T_-=1$ が臨界値 $T=0$ よりも大きいので、帰無仮説を採択し、「有意水準 0.2 で有意差はない（母集団において差があるとはいえない）」、すなわち「1 回目と 2 回目の片足立ち時間の母中央値に差があるとはいえない」と結論づける。

3) サンプルサイズが大きい場合

付表6には、サンプルサイズが50を超える場合の T の臨界値は記載されていない。サンプルサイズが大きい場合には、確率分布が正規分布に近似することを利用して、正規分布を用いた検定（z 検定、5章参照）を行う。その場合には、T の確率分布の平均 μ_T と標準偏差 σ_T が次式で表されることを利用する。

$$\mu_T = \frac{n(n+1)}{4} \tag{4.1}$$

$$\sigma_T = \sqrt{\frac{n(n+1)(2n+1)}{24}} \tag{4.2}$$

データから求められた T と、次式を用いて μ_T と σ_T で標準化し、z 値を求めることにより検定を行う。

$$z = \frac{T - \mu_T}{\sigma_T} \tag{4.3}$$

3 対応のない2条件間の差の検定

ウィルコクソン・マン・ホイットニー検定（Wilcoxon-Mann-Whitney test）

ウィルコクソン・マン・ホイットニー検定は、比較する2条件間にデータの対応がないときの、2条件間の母集団分布の位置の差（中央値の差）を検定するために用いられる。特徴として以下の点があげられる。

① 順序尺度にも使用できる。

② 外れ値があっても使用できる。

③ ～以上、～以下というデータがあっても使用できる。

④ 母集団分布の正規性が満たされなくても使用できる。

⑤ 母集団分布の正規性を前提としないが、2つの群の母集団分布が「位置以外（形状やばらつき）は等しい連続分布」であることを仮定している[52],[56]。この仮定が満たされた場合に母中央値の差の正確な検定が可能であるが、満たされない場合の母中央値の差の検定にはメディアン検定（メディアン検定は説明の都合上、10章で取り上げる）が推奨される。

3．対応のない 2 条件間の差の検定

1）ウィルコクソン・マン・ホイットニー検定の考え方

ウィルコクソン・マン・ホイットニー検定は、ウィルコクソンの順位和検定、マン・ホイットニー検定、あるいは U 検定とよばれることがあり、その名称により検定統計量を求めるときの説明の仕方が一部異なるが、検定に用いる確率分布は同じものである。ここでは**ウィルコクソンの順位和検定**の説明を行う。**例題 4.4** を用いて、2 条件間で被験者が異なる場合（対応のない、あるいは関連のない場合）の 2 条件間の比較を考えてみよう。

ウィルコクソンの順位和検定（Wilcoxon rank sum test）

> **例題 4.4**　ある母集団から無作為に選ばれた 5 人の被験者のうち、2 人を無作為に選んで実験群とし、残りの 3 人を対照群とした。5 人に対し事前テストとして垂直跳びの測定を行い、1 週間後に実験群にはストレッチを施した直後に垂直跳びの測定を、対照群には垂直跳びの測定だけを行った。垂直跳びの変化量（cm）を求めると**表 4.4** のようになった。垂直跳びの変化量にストレッチの効果があるといえるか。ウィルコクソンの順位和検定を用いて有意水準 0.2 で検定せよ。ただし、2 つの群の「垂直跳びの変化量」の母集団分布は位置だけが異なると仮定できるものとする。

✏️**MEMO**
例題 4.4 のサンプルサイズも有意水準 0.2 も現実的なものではないが、説明の単純化のために便宜的に設定した。

ウィルコクソンの順位和検定では、最初にすべての測定値の大きさの順に順位をつける。**表 4.4** に示すように、**例題 4.4** では変化量の大きい順に順位をつけると実験群（A 群とする）が 1 位と 2 位、対照群（B 群とする）が 3、4、5 位であるので、直感的には実験群の順位のほうが高い印象を受けるが、「一般的に対照群よりも実験群の順位のほうが高い」と結論づけてよいかどうかを確率論をもとに検討するのがウィルコクソンの順位和検定である。同値がある場合には、それらのデータにつけられるべき順位の平均を同値のすべてのデータに与えるが、検定は近似的なものとなる。

この検定では片方の群につけられた順位の和（**例題 4.4** では A 群につけられた R_A）を用いる。A 群の順位が決まれば B 群の順位も必然的に決まるので、片方の群だけ考えればよい。2 群のうちどちらを用いるかは、理論上は任意であり、検定結果には影響しない。しかし、検定で用いる**付表 7** が、順位の高い群の順位和を用いるように作られているので、順位が高い群の順位和を求める。

表 4.4　垂直跳びの変化量（cm）と順位への変換（例題 4.4）

	生データ			順位に変換		
実験群（A 群）	2.5	3.6		2	1	
対照群（B 群）	1.5	−0.9	2	4	5	3

87

4章 ノンパラメトリック検定を用いた2つの条件間の代表値の比較

表4.5　ウィルコクソンの順位和検定の考え方（例題4.4）

場合	A群			B群		
	A群（$n_A=2$）の可能な順位の組合せ	A群の順位和 R_A	$U_A=R_A-n_A(n_A+1)/2$	B群（$n_B=3$）の可能な順位の組合せ	B群の順位和 R_B	$U_B=R_B-n_B(n_B+1)/2$
1	1、2	3	0	3、4、5	12	6
2	1、3	4	1	2、4、5	11	5
3	1、4	5	2	2、3、5	10	4
4	1、5	6	3	2、3、4	9	3
5	2、3	5	2	1、4、5	10	4
6	2、4	6	3	1、3、5	9	3
7	2、5	7	4	1、3、4	8	2
8	3、4	7	4	1、2、5	8	2
9	3、5	8	5	1、2、4	7	1
10	4、5	9	6	1、2、3	6	0

　また、2群のサンプルサイズが異なる場合には、サンプルサイズの小さい群の順位が高くなるように順位づけするほうが計算が容易である。

　表4.5に、A群2人（$n_A=2$）、B群3人（$n_B=3$）の場合に起こりうる順位のすべての組合せが示されている。組合せの数は、A群とB群のどちらで考えても、${}_5C_2={}_5C_3=10$通りであるが、ここでは前述のとおり表の左半分のA群を考える。**例題4.4**の結果は「場合1」に相当する。A群の10通りの順位の組合せは、「1〜5の1連の番号をつけた5枚のカードから、2枚を取り出すときに起こる組合せ」と等価と考えることができる。この仮定のもとでは、いずれの組合せ（場合）が起こる確率も等しいことと、順位和が同じになる「場合」が複数ある（例えば、「場合4」と「場合6」の順位和は等しい）ことを考慮してR_Aの度数分布を求め、これを全体の頻度を"1"とする相対度数分布にしたものがR_Aの確率分布になる（**図4.5**）。

　図4.5に示すように、実際の検定では、R_Aを0から始まる数値になるように線形変換した確率変数U_Aを用いる。次のような関係が**表4.5**と**図4.5**から理解できるだろう。

$$U_A=R_A-\frac{n_A\,(n_A+1)}{2}=R_A-3 \tag{4.4}$$

　なお、B群につけられた順位和（R_B）と線形変換したU_B、またU_AとU_Bの関係も示す。

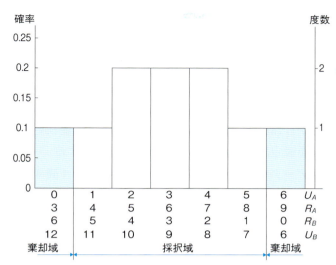

図 4.5 $n_A=2$、$n_B=3$ のときの U_A の確率分布
横軸の R_A、R_B、U_B 数値は R_A、U_B、R_B、U_A 間の関係を示すために記載した。

$$U_B = R_B - \frac{n_B(n_B+1)}{2} = R_B - 6 \tag{4.5}$$

$$U_A + U_B = n_A \times n_B = 6 \tag{4.6}$$

　図 4.5 の U_A の確率分布は左右対称で中央にピークがあり、中心から離れるほど確率が低くなる分布であり、$U_A=3$ のとき（場合 4 と場合 6）には A 群と B 群の順位の平均が等しくなる（3）。「2 群の母集団における順位平均が等しい（垂直跳びの効果にストレッチの有無による差はない）」という帰無仮説のもとでの U_A の確率分布として検定を行う。

　特に前提条件がないので両側検定とし、これまでと同様に棄却域を確率分布の左右の裾に設定する。**図 4.5** に、棄却域の確率が 0.2 となるように設定された棄却域を示す。**例題 4.4** では、**式 4.4** から求められた検定統計量（場合 1）$U_A = 3 - 2(2+1)/2 = 0$ が棄却域にあるので、帰無仮説を棄却し、「有意水準 0.2 で有意差がある（垂直跳びの変化量にストレッチによる効果がある）」と結論づける。

　例題 4.4 ではサンプルサイズが小さいために両側検定の有意水準を 0.2 よりも小さく設定することができなかったが、サンプルサイズを大きくすれば、もっと小さな有意水準（0.05 や 0.01 など）の設定が可能である。

4章 ■ ノンパラメトリック検定を用いた2つの条件間の代表値の比較

ウィルコクソンの順位和検定の具体的な手続き

①帰無仮説と対立仮説を立てる：帰無仮説は「垂直跳びの変化量の母中央値は2群間で等しい」とし、対立仮説は前提条件がないので「2群間に差がある」とする。

②両側検定か片側検定かを選ぶ：対立仮説より、両側検定とする。

③有意水準を設定する：設問に従って、$\alpha = 0.2$ とする。

④すべてのデータを対象として1連の順位をつける：**表4.4**のようになる。

⑤検定統計量 U_A を求める：**付表7**には、U_A と U_B のうちの小さいほう（順位が高い群の順位和）を用いて検定を行うための U の臨界値（境界値）が掲載されている。**式4.6**の関係があるので、もしデータから求められた U_A の値が $U_A > n_A \cdot n_B$ の場合には、$U_B = n_A \cdot n_B - U_A$ を求めて**付表7**の U の臨界値と比較すればよい。**例題4.4**では**式4.4**より、

$$U_A = R_A - n_A (n_A + 1)/2 = 3 - 2 (2+1)/2 = 0$$

である。参考までに、このとき $U_B = 6$ である。

⑥**付表7**を用いて U の臨界値（境界値）を求める：**例題4.4**では、両側検定、$\alpha = 0.20$ の表を選び、その中で $n_A = 2$、$n_B = 3$ の数値を選ぶと臨界値 $U_{(2/3, 両側, 0.2)} = 0$ が求められる。

⑦⑤と⑥を比較して判断する：$U_A \leq$ 臨界値 $U = 0$ であるので、帰無仮説を棄却して「有意水準0.2で有意差がある（A 群の母中央値は B 群のそれよりも大きい）」、すなわち「母集団において、垂直跳びの変化量にストレッチによる効果がある」と結論づける。

MEMO
同順位がある場合には、それらのデータにつけられるべき順位の平均を、同順位のすべてのデータに与える。

2）マン・ホイットニー検定の説明

U_A は、それぞれの「場合」において、「A 群の各順位よりも高い順位が B 群の中に含まれている個数の総和」と一致する。これを**表4.5**で確認すると、「場合1」では、B 群の中には A 群の順位1と2よりも高い順位は含まれていないので0であり、「場合6」では、B 群の中には A 群の順位2と4よりも高い順位は、2よりも高い1、および4よりも高い1と3の計3つであるので、$U_A = 3$ である。このようにして求めた値は、ウィルコクソンの順位和検定で求めた場合と完全に一致するので、得られる確率分布もまったく同じものとなる。

3）サンプルサイズが大きい場合

付表7には、n_Aとn_Bが20を超える場合の臨界値は記載されていない。サンプルサイズが大きい場合にはUの確率分布が正規分布に近似することを利用して、正規分布を用いた検定（z検定、5章）を行う。その場合には、Uの確率分布の平均μ_Uと標準偏差σ_Uが次式で表されることを利用する。

$$\mu_U = \frac{n_A \times n_B}{2} \tag{4.7}$$

$$\sigma_U = \sqrt{\frac{n_A \times n_B (n_A + n_B + 1)}{12}} \tag{4.8}$$

データから求められたUを、次式を用いてμ_Uとσ_Uで標準化し、z値を求めることにより検定を行う。

$$z = \frac{U - \mu_U}{\sigma_U} \tag{4.9}$$

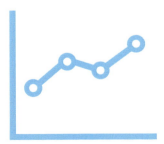

5章 パラメトリック検定を用いた2つの条件間の代表値とばらつきの比較および区間推定

パラメトリック検定
(parametric test)

4章では母集団分布に正規分布を仮定しないノンパラメトリック検定を取り上げたが、本章では母集団分布として正規分布を仮定した検定について述べる。母集団分布について特定の分布（通常は正規分布）を仮定して行う検定を**パラメトリック検定**という。パラメトリック検定を行うためには、3章ですでに説明されているいくつかの理論分布の概念が必要であり、またデータは間隔尺度あるいは比尺度でなければならない。

1 母平均に関する検定（1）：母分散が既知の場合（1標本 z 検定）

ある疾患に罹患した患者の血圧が健常者の血圧よりも高いのかどうか、あるいはある障害をもつ1歳児の身長が健常な1歳児の平均に比べて低いかどうかなど、ある集団の何らかの特性について基準となる他集団と比較したいことがある。その特性の母集団分布が正規分布であり、平均 μ と標準偏差 σ が既知のときには、正規分布を用いた検定（z 検定）が行われる。なお、1標本（1群）のデータを用いて、ほかの既知の母集団と比較する検定を1標本検定という。例題で1標本 z 検定を考えてみよう。

1）1標本 z 検定の考え方

> **例題 5.1** 20歳代の健常者の最高血圧が母平均 $\mu=122$ mmHg（母標準偏差 $\sigma=9.3$）で正規分布に従っているとする。ある疾患に罹患した20歳代の患者20人の最高血圧が平均127 mmHgであったとき、この疾患患者の最高血圧の母平均は健常者よりも高いといえるか。有意水準0.05で検定せよ。ただし、この疾患患者の最高血圧の母集団分布は正規分布であり、20人はその母集団からの無作為抽出標本と仮定する。

帰無仮説を「母集団において患者の最高血圧は健常者と差がない」、対立仮説

1．母平均に関する検定（1）：母分散が既知の場合（1標本 z 検定）

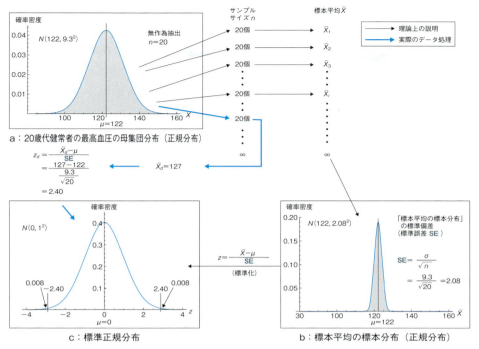

図 5.1　1 標本 z 検定の考え方（例題 5.1）

を「母集団において患者の最高血圧は健常者と差がある」として検定を考える。

検定では、母平均 $\mu=122$ mmHg（母標準偏差 $\sigma=9.3$）の母集団から無作為に 20 人のデータ（サンプルサイズ $n=20$）を抽出したとき、その平均が「患者から得られた平均 127 mmHg 以上に偏った値」となる確率を求める。この確率が一般には起こりえないほど小さな確率（ここでは有意水準 $\alpha=0.05$）であるなら「標本は健常者と別の母集団から得られたデータである」、すなわち「母集団に差がある」と結論づける。

2）検定処理

確率計算の考え方の道筋を、**図 5.1** で矢印に沿って示す。黒の矢印は理論上の説明を、青の矢印は実際のデータ処理の流れを示している。すでに 3 章〔4 の 5）**標本平均の標本分布、図 3.10**〕で示したように、**図 5.1a** の正規分布 $N(\mu=122, \sigma^2=9.3^2)$ に従う母集団（確率分布として示す）から、サンプルサイズ $n=20$ の標本の無作為抽出を無限に繰り返して求められる標本平均 $\bar{X}$（$\bar{X}_i$；$i=1\sim\infty$）の標本分布（**図 5.1b**）は、正規分布 $N(\mu=122, \sigma^2/n=2.08^2)$ となる。

患者の最高血圧の平均（標本データから求めた標本平均）$\bar{X}_d=127$ を無限個の標本平均の 1 つと考えれば、帰無仮説のもとで $\bar{X}_d=127$ 以上に大きい値が得られる確率はこの分布から計算可能だが、この計算はかなり煩雑である。そこ

MEMO

思考実験として標本抽出を無限に繰り返して求められる無限個の標本統計量（平均、不偏分散、t など）を、本書では下付文字 $i=1\sim\infty$ で表す（$\bar{X}_i, \hat{\sigma}_i^2, t_i$ など）。また、実際の標本データから具体的に求められた統計量を、下付文字 d で示している（$\bar{X}_d, \hat{\sigma}_d^2, t_d$ など）。

標本平均（sample mean）

5章 ■ パラメトリック検定を用いた2つの条件間の代表値とばらつきの比較および区間推定

標準化 (standardization)

SE (standard error：標準誤差)

で、「標本平均の標本分布」の母数（母平均 μ と母標準偏差 σ）が既知である場合には、「どのような正規分布も、確率変数をその平均と標準偏差で標準化すると標準正規分布となること（**図3.10c**、**図5.1c**）」を利用して $\bar{X}$ を標準化する。このとき、「標本平均の標本分布」の平均は μ、標準偏差は $\sigma_{\bar{X}} = \dfrac{\sigma}{\sqrt{n}}$（標準誤差 SE）であり（**式3.25**）、標準化の結果として図5.1c の標準正規分布となる。

確率変数 $\bar{X}$ を標準化すると考えるので、標本データから求められた $\bar{X}_d$ も同様に標準化すると標本平均の z 値（$|z_d|$）が求められ、標準正規分布上で確率を求めることができる（**式3.26**）。

$$|z_d| = \frac{|\bar{X}_d - \mu|}{\text{SE}} = \frac{|\bar{X}_d - \mu|}{\dfrac{\sigma}{\sqrt{n}}} = \frac{|127 - 122|}{\dfrac{9.3}{\sqrt{20}}} = 2.40 \tag{5.1}$$

例題 5.1 では「この疾患によって最高血圧が低下することはない」という前提条件がないので、両側検定を選択する。正規分布表（**付表2**）より z 値に対応する p 値を求める。$z = 2.40$ のときの上側確率は $P_{(z \geq 2.4)} = 0.008$ であるので、両側検定の p 値は $p = 0.008 \times 2 = 0.016$ となる。有意水準 0.05 よりも p 値が小さいので帰無仮説を棄却し、「有意水準 0.05 で有意差がある（患者の最高血圧の母平均は健常者の母平均よりも大きい）」、すなわちこの疾患患者の最高血圧は健常者よりも高いと結論づける。

📝MEMO

確率変数がある値よりも、大きくなる確率のことを上側確率、小さくなる確率を下側確率という。

---

1 標本 z 検定の具体的な手続き

①帰無仮説と対立仮説を立てる：帰無仮説は「患者の最高血圧の母平均＝健常者の最高血圧の母平均」とし、対立仮説は前提条件がないので「患者の最高血圧の母平均≠健常者の最高血圧の母平均（患者の最高血圧の母平均＜健常者の最高血圧の母平均、あるいは患者の最高血圧の平均＞健常者の最高血圧の母平均）」とする。

②対立仮説より、両側検定とする。

③有意水準を設定する：設問に従って、$\alpha = 0.05$ とする。

④**式5.1** より z 値を求める：$|z_d| = 2.40$。

⑤正規分布表（**付表2**）より、z 値に対応する p 値を求める：$p = P_{(z \geq 2.4)} \times 2 = 0.008 \times 2 = 0.016$。

⑥p 値が有意水準 α よりも小さい（$p < \alpha$）ので、帰無仮説を棄却し「有意水準 0.05 で有意差がある」、すなわち患者の最高血圧の母平均は健常者の母平均よりも高いと結論づける。

2　母平均に関する検定 (2)：母分散が未知の場合 (1 標本 t 検定)

例題 5.1 では母集団分布が正規分布であり、その平均と標準偏差がわかっている場合の検定を考えたが、実際には母平均はわかっていても母標準偏差が未知の場合もある。サンプルサイズが十分に大きいとき（一般に約 100 以上）には正規分布を用いた z 検定を行ってもよいが、サンプルサイズが小さい（データ数が少ない）ときには正規分布を用いると誤差が大きくなってしまう。このような場合には t 分布を用いた検定（**t 検定**）が行われる。

1) 1 標本 t 検定の考え方

> **例題** 5.2　20 歳代の健常者の最高血圧が母平均 122 mmHg であり、正規分布に従うことはわかっているが、母標準偏差が未知であるとする。ある疾患に罹患した 20 歳代の患者 20 人の最高血圧が平均 128 mmHg（不偏標準偏差 $\hat{\sigma} = 9.54$）であったとき、この疾患患者の最高血圧の母平均は健常者よりも高いといえるか。有意水準 0.01 で検定せよ。ただし、この疾患患者の最高血圧の母集団分布は正規分布であり、20 人はその母集団からの無作為抽出標本と仮定する。

例題 5.1 と同じ帰無仮説と対立仮説を設定する。**図** 5.2a のように、正規分布に従う母集団からサンプルサイズ $n = 20$ のデータを無作為抽出して標本平均 $\bar{X}$ を求めることを無限回繰り返したとすると、「標本平均の標本分布」も正規分布となり、「標本平均の標本分布」の平均は母平均と一致することを 3 章と例題 5.1 で述べた（**図** 5.1b）。しかし、「標本平均の標本分布」の標準偏差 $\frac{\sigma}{\sqrt{n}}$（SE）は母分散 σ^2 が未知だと求められないので、確率を求めることができないし、標準化を行うこともできない。

ところが、**図** 5.2 に示すように、標本平均 $\bar{X}$ ($\bar{X}_i : i = 1 \sim \infty$) を母平均 μ および**式** 5.2 で求められる $\widehat{SE} = \frac{\hat{\sigma}}{\sqrt{n}}$ ($\widehat{SE}_i, \hat{\sigma}_i : i = 1 \sim \infty$) で標準化して得られる t ($t_i : i = 1 \sim \infty$) は、正規分布ではなく自由度 $\nu = n - 1$ の t 分布に従うことが知られている（**式** 3.38、**図** 3.13、3.14）。

$$\widehat{SE} = \frac{\hat{\sigma}}{\sqrt{n}} = \sqrt{\frac{\hat{\sigma}^2}{n}} = \sqrt{\frac{\sum_{j=1}^{n}(X_j - \bar{X})^2}{n(n-1)}} = \sqrt{\frac{s^2}{n-1}} = \frac{s}{\sqrt{n-1}} \qquad (5.2)$$

MEMO
t 分布については 3 章の 4 の「(7) t 分布」参照。

1 標本 t 検定（one-sample t-test）

MEMO
3 章で述べたように、σ^2 が未知のとき、不偏標準偏差 $\hat{\sigma}$ を用いた不偏推定量 で代用して標準化する。

5章 パラメトリック検定を用いた2つの条件間の代表値とばらつきの比較および区間推定

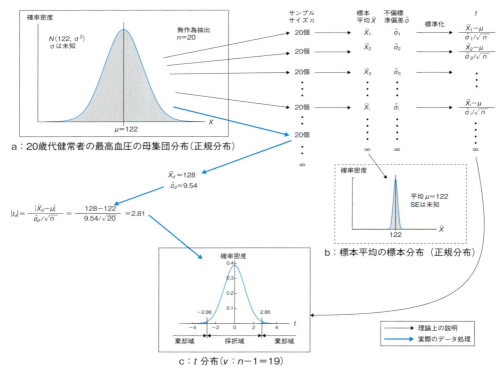

図 5.2 1標本 t 検定の考え方（例題 5.2）

$$t = \frac{\bar{X} - \mu}{\widehat{SE}} = \frac{\bar{X} - \mu}{\frac{\hat{\sigma}}{\sqrt{n}}} = \frac{\bar{X} - \mu}{\frac{s}{\sqrt{n-1}}} \tag{5.3}$$

そこで、無作為抽出標本として求められたサンプルサイズ $n=20$ の標本データの標本平均 $\bar{X}_d (=128)$ を、同じように μ と $\widehat{SE}_d = \frac{\hat{\sigma}_d}{\sqrt{n}}$ で標準化して t 値（$|t_d|$）を求めれば、自由度 $\nu = n-1$（$=19$）の t 分布上で確率を求めることができる。t 分布は左右対称な分布であり、t 分布表（**付表 3**）には t の負の値については示されていないので、t_d の絶対値（$|t_d|$）を用いる。

$$|t_d| = \frac{|\bar{X}_d - \mu|}{\frac{\hat{\sigma}_d}{\sqrt{n}}} = \frac{|128 - 122|}{9.54/\sqrt{20}} = 2.81 \tag{5.4}$$

t（$|t_d|$）に対応する上側確率や下側確率を求めるためにはコンピュータが必要なので、ここでは t 分布表（**付表 3**）を用いる検定方法を説明しよう。

2）検定処理

例題 5.2 では、前提条件がないので両側検定を選択し、**図** 5.2c に示すように棄却域を確率分布の両側に設定する（上側確率 ＝ 下側確率 ＝$\alpha/2＝0.005$）。t 分布表（**付表** 3）より、自由度 $\nu＝20-1＝19$、両側検定、有意水準 $\alpha＝0.01$ のときの t の臨界値（境界値）は $t_{(19,\text{両側},0.01)}＝2.86$ であり、t 値（$|t_d|＝2.81$）は臨界値よりも小さく採択域にあるので、有意水準 0.01 で帰無仮説が採択される。したがって、「有意水準 0.01 で有意差はない（患者の最高血圧の母平均は健常者の母平均と差があるとはいえない）」と結論づける。

$t_{(19,\text{両側},0.01)}＝2.81$ のときの両側確率を Excel で求めるには、"＝t.dist.2t(2.81,19)" とすればよい（$p＝0.011$：**付録** 15）。

---

1 標本 t 検定の具体的な手続き

①帰無仮説と対立仮説を立てる：帰無仮説は「患者の最高血圧の母平均＝健常者の最高血圧の母平均」とし、前提条件がないので対立仮説は「患者の最高血圧の母平均≠健常者の最高血圧の母平均（患者の最高血圧の母平均＜健常者の最高血圧の母平均、あるいは患者の最高血圧の母平均＞健常者の最高血圧の母平均）」とする。

②対立仮説より、両側検定とする。

③有意水準を設定する：設問に従って、$\alpha＝0.01$ とする。

④**式** 5.4 より t 値を求める：$|t_d|＝2.81$。

⑤自由度を求める：$\nu＝n-1＝20-1＝19$。

⑥t 分布表（**付表** 3）より、$n-1＝19$、両側検定、$\alpha＝0.01$ の場合の t の臨界値を求め、**図** 5.2c に示すように棄却域と採択域を設定する：$t_{(19,\text{両側},0.01)}＝2.86$。

⑦④と⑥より、$|t_d|＜t_{(19,\text{両側},0.01)}＝2.86$ であるので（あるいは、t_d が採択域にあるので）帰無仮説を採択し、「有意水準 0.01 で有意差はない」、すなわち母集団において、患者の最高血圧と健常者の最高血圧には差があるとはいえないと結論づける。

---

3 ばらつきの差の検定

平均や中央値の大きさの違いではなく、反復して測定された複数の測定値のばらつきの大きさを比較したいことがある。例えば、動作スキルを把握するた

5章 パラメトリック検定を用いた2つの条件間の代表値とばらつきの比較および区間推定

変動誤差（variable error：VE）

めに目標動作と運動結果のずれの大きさだけでなく、動作の安定性（一貫性）の指標として、複数回の試行結果から計算されたばらつき（標準偏差）を用いることがある。これを**変動誤差**（VE、**式2.14**）とよび、その大小関係を検定によって比較するときには**母分散の差の検定**（母分散均一性の検定）を行う。

また、次節で述べる2つの条件間の母平均の差の検定には、2つの条件間の母分散が同じであるという前提条件（母分散の均一性）があるので、その確認のために母平均の差の検定の前に、母分散の差の検定を行うことがある。

F検定（F-test）

1）2つの母分散の差の検定：F検定

例題5.3を用いて、2つの母分散の差の検定を考えてみよう。

> **例題5.3** ある母集団から60歳代の男性41人と女性51人を無作為に選んで握力を測定したところ、男性の平均 $\bar{x}_A$ は35.1 kg（不偏標準偏差 $\hat{\sigma}_A = 13.7$）、女性の平均 $\bar{x}_B$ は27.8 kg（不偏標準偏差 $\hat{\sigma}_B = 10.0$）であった。この母集団では握力のばらつきに性差があるといえるか。男女それぞれの母集団分布が正規分布であると仮定して、有意水準0.05で検定せよ。

帰無仮説を「男女の握力の母分散は等しい（$\sigma_A^2 = \sigma_B^2$）」、対立仮説を「男女の握力の母分散に差がある（$\sigma_A^2 \neq \sigma_B^2$）」として、両側検定を選択する。

（1）p値を求めて検定する方法

図5.3を用いて検定の筋道を考えてみよう。正規母集団 A（**図5.3a**）からサンプルサイズ $n_A = 41$ の標本を、正規母集団 B（**図5.3b**）からサンプルサイズ $n_B = 51$ の標本を無作為抽出してそれぞれの不偏分散（$\hat{\sigma}_A^2$ と $\hat{\sigma}_B^2$）を求め、さらにその比 F（**式3.44**）を求める。これを無限に繰り返したときに得られる F（$F_i = \hat{\sigma}_{Ai}^2 / \hat{\sigma}_{Bi}^2 ; i = 1 \sim \infty$）の分布は、2つの母分散が等しい（$\sigma_A^2 = \sigma_B^2$：これが帰無仮説）ときには F 分布（分子の自由度 $\nu_A = n_A - 1 = 40$、分母の自由度 $\nu_B = n_B - 1 = 50$）に従うことを、すでに3章で述べた。この F 分布（**図5.3c**；$F_{(40/50)}$）を、帰無仮説のもとでの確率分布として検定を行う。

F は2つの不偏分散の比であるから、2つの不偏分散の大きさの差は、F が1から離れて大きくなるほど、あるいは1から離れて0に近づくほど大きくなる。検定では標本データから得られた F 値（F_d）以上に帰無仮説に反する偏った値が得られる確率を求めればよい。**式3.44**を用いて標本データからの F 値（$F_{d(\nu_A/\nu_B)}$：分子に $\hat{\sigma}_{Ad}^2$ を、分母に $\hat{\sigma}_{Bd}^2$）を求めると次のようになる。

✒MEMO

F値は2つの不偏分散の大きさの差が大きいほど、1より極端に大きいあるいは極端に小さい値をとる。

3．ばらつきの差の検定

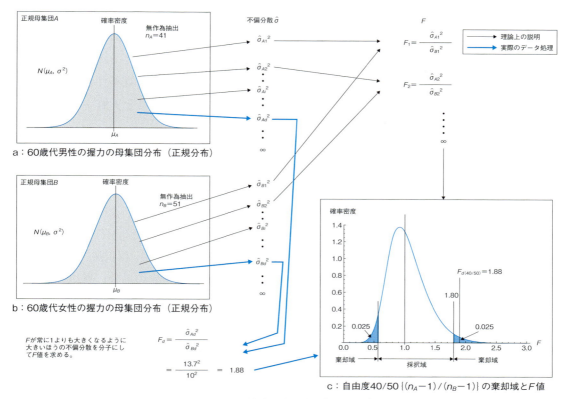

図5.3　F検定の考え方（例題5.3）

$$F_d = \frac{\hat{\sigma}_{Ad}^2}{\hat{\sigma}_{Bd}^2} = \frac{13.7^2}{10^2} = 1.88 \tag{5.5}$$

$F_{d(40/50)} > 1$ なので、F分布（$F_{(40/50)}$：分子の自由度 $\nu_A = 40$, 分母の自由度 $\nu_B = 50$）で、上側確率 P（$F > 1.88$）を求める。Excelを用いて（**付録15**）、"=f.dist.rt(1.88,40,50)" で求めると $P = 0.018$ となる。**例題5.3** は両側検定なので、F分布の左側にも同じ大きさの下側確率を考えて $p = 0.018 \times 2 = 0.036$ とする。

有意水準0.05よりも p 値が小さいので帰無仮説を棄却し、「有意水準0.05で有意差がある（男性の分散 σ_A^2 は女性の分散 σ_B^2 よりも大きい）」、すなわち握力のばらつきに性差があると結論づける。

次に、$\hat{\sigma}_{Bd}^2$ を分子に、$\hat{\sigma}_{Ad}^2$ を分母にした場合を参考までに確認しておこう。この場合の F を $F'_{d(50/40)}$ として求めると次のようになる。$F_{(50/40)}$ と $F_{(40/50)}$ は異なる分布であることに注意しよう。

$$F'_d = \frac{\hat{\sigma}_{Bd}^2}{\hat{\sigma}_{Ad}^2} = \frac{10^2}{13.7^2} = 0.533$$

📝 **MEMO**

両側検定では、F分布の左右両側の裾に $\alpha/2$ ずつ棄却域が設定されるので、有意水準0.05のときには上側確率0.025をみればよい。両側検定の p 値は、片側確率（ここでは上側確率）を求めて2倍すればよい。

99

5章 パラメトリック検定を用いた2つの条件間の代表値とばらつきの比較および区間推定

$F'_d < 1$ なので、$F_{(50/40)} = 0.533$ に対応する下側確率を Excel で求める ｛"=f.dist$(0.533, 50, 40, \mathrm{true})$"｝ と $p = 0.018$ で前述の場合と同じとなり、不偏分散の比を求める際には分子と分母の取り方に依存しないことが確認できる。

また、$\sigma_A^2 < \sigma_B^2$ という関係は起こりえないという前提条件がある場合には、対立仮説を $\sigma_A^2 > \sigma_B^2$ として片側検定を行い、上側確率を p 値（$= 0.018$）として検定すればよい。

（2）F 分布表を用いて検定する方法

F 分布表（**付表5**）には上側確率 α（0.05、0.025、0.01、0.005）に対応する F の臨界値が掲載されているが、さまざまな F の値に対応する上側確率を求めることができないため、棄却域と採択域を設定して検定が行われる。

図5.3c に**例題5.3** の検定で用いる F 分布、棄却域、採択域、およびデータから求められた F 値（F_d）が示されている。両側検定の場合、棄却域を F 分布の左右両側にとるが、その際、左右の棄却域に対応する確率が等しく $\alpha/2$ となるようにする。しかし、F 分布表（**付表5**）には下側確率に対応する F の値の記載はないので、下側確率を用いた検定はできないため、上側確率を用いて検定を行う。上側確率を用いて検定を行うためには、標本データから F 値（F_d）を求めるとき、大きいほうの不偏分散を分子にとって F 値が1よりも大きい値になるようにすればよい。**例題5.3** では男性の不偏分散 $\hat{\sigma}_{Ad}^2$ のほうが女性 $\hat{\sigma}_{Bd}^2$ よりも大きいので、$\hat{\sigma}_{Ad}^2$ を分子にとって F 値を求める。この値はすでに $F_{d(40/50)} = 1.88$ として求められている。

棄却域を求めるためには、F 値（F_d）と同じ自由度の F 分布を用いる。**例題5.3** では、分子の自由度 $\nu_A = 40$、分母の自由度 $\nu_B = 50$ の F 分布（$F_{\nu_A/\nu_B} = F_{(40/50)}$）を用い、有意水準 0.05 の F の臨界値として、F 分布表（**付表5**）の $\alpha = 0.025$ の表より、$F_{(40/50, 0.025)} = 1.796$ が求められる。

図5.3c に示されるように $F_{d(40/50)} = 1.88$ は棄却域に入っているので、帰無仮説を棄却して「有意水準 0.05 で有意差がある（$\sigma_A^2 > \sigma_B^2$）」、すなわち握力のばらつきに性差があると結論づける。

このように実際の検定では上側確率を用いて検定することが多いが、上側確率 $\frac{\alpha}{2}$ に対応する $F_{(\nu_A/\nu_B, \frac{\alpha}{2})}$ と下側確率 $\frac{\alpha}{2}$ に対応する $F_{(\nu_B/\nu_A, 1-\frac{\alpha}{2})}$ の間には**式5.6** の関係がある。$\frac{\alpha}{2}$ と $(1-\frac{\alpha}{2})$ を用いているが、α と $(1-\alpha)$ としても構わない。F の分子と分母の自由度が逆転すると、異なる分布となることに注意が必要である。

$$F_{(\nu_A/\nu_B, \frac{\alpha}{2})} = \frac{1}{F_{(\nu_B/\nu_A, 1-\frac{\alpha}{2})}} \tag{5.6}$$

式 5.6 を用いて、**例題 5.3** の下側棄却域の F の臨界値を求めると次のようになる。F 分布表（**付表 5**）には $F_{(50/40, 0.975)}$ の値の記載はないので、ソフトウェアで正確な値を求める。Excel の関数 {=f.inv.rt(0.975,50,40)} で求めた結果を示す。

$$F_{(50/40, 0.975)} = \frac{1}{F_{(40/50, 0.025)}} = 1/1.796 = 0.557$$

F 検定の具体的な手続き（付表 5 を用いる場合）

①帰無仮説と対立仮説を立てる：帰無仮説は「男性の握力の母分散＝女性の握力の母分散」とし、前提条件がないので対立仮説は「男性の握力の母分散≠女性の握力の母分散」とする。

②上記の対立仮説より、両側検定とする。

③有意水準を設定する：設問に従って、$\alpha = 0.05$ とする。

④**式 5.5** より、不偏分散の大きいほうを分子として F 値を求める：$F_d = \hat{\sigma}_{Ad}^2 / \hat{\sigma}_{Bd}^2 = 13.7^2/10^2 = 1.877$。

⑤自由度を求める：$\nu_A = n_A - 1 = 40$、$\nu_B = n_B - 1 = 50$。

⑥F 分布表（**付表 5**）より、分子の自由度 $\nu_A = n_A - 1 = 40$、分母の自由度 $\nu_B = n_B - 1 = 50$、$\alpha = 0.05$ の場合（$\alpha/2$ の表を用いることに注意）の F の臨界値を求める：$F_{(40/50, \frac{0.05}{2}=0.025)} = 1.796$。

⑦$F_d > F_{(40/50, 0.025)}$ であるので帰無仮説を棄却し、「有意水準 0.05 で有意差がある（この母集団では男性の握力のばらつきが女性よりも大きい）」と結論づける。

2）3つ以上の母分散の差の検定

3つ以上の母分散の差の検定を F 検定を用いて行うと、6章で取り上げる検定の多重性の問題が生じる。3つ以上の場合には、各群のサンプルサイズが等しいときに用いることができるハートレイ検定とコクラン検定、各サンプルサイズが異なるときにも用いることができるバートレット検定、ルビン検定およびブラウン・フォーサイス検定がある。10章でルビン検定とブラウン・フォーサイス検定を取り上げる。

ハートレイ（Hartley）検定
コクラン（Cochran）検定
バートレット（Bartlett）検定
ルビン（Levene）検定
ブラウン・フォーサイス（Brown-Forsyth）検定

5章 パラメトリック検定を用いた2つの条件間の代表値とばらつきの比較および区間推定

4 2つの母平均の差の検定（1）：対応のある t 検定

2つの母平均の差のパラメトリック検定は t 分布を用いて行われ（t 検定）、「対応（関連）のある t 検定」と「対応のない t 検定」に分けられる（データの対応については1章の「ブロック化」を参照）。

1）対応のある t 検定の考え方

人を対象とする研究では、同じ被験者に異なる条件を課して条件による違いを調べたり、利き手と非利き手の違いを比較したり、治療前後での変化を調べるなど、対応のあるデータ（2水準のブロックデザインによるデータ）を扱うことが多い。このような場合には**対応のある t 検定**が用いられる。**例題5.4**で考え方を説明しよう。

> **例題5.4** ある疾患に罹患した患者27人に対して、1治療セッションの前後である関節の可動域（ROM）を測定したところ、**表5.1**のようになった。この疾患患者の母集団において、治療前後で関節可動域の平均に差があるといえるか。有意水準0.01で検定せよ。ただし、この27人はその疾患患者の母集団からの無作為抽出標本であり、変化量 D の母集団分布は正規分布に従うものと仮定する。

表5.1に示すように、同じ患者から治療前後に1回ずつ測定された関節可動域の1対の測定結果があるので、治療後の値から治療前の値を差し引いて変化量 D を求める。この変化量 D を、ある母集団からの無作為抽出標本と考えて検定を行う。もし治療前後で関節可動域に差がないのであれば、変化量 D の母平均は0になると考えることができるので、帰無仮説を「変化量 D の母平均が0である（治療前後で関節可動域の母平均は等しい）」とする。データから求められた変化量の平均 $\bar{D}$ 以上に極端に偏った値が「母平均0の母集団」から得られる確率を計算して検定を行う。このとき、変化量 D の母集団分布が正規分布であることが検定の前提条件となる。

対応のある t 検定の考え方を**図5.4**に示すが、**図5.4**を**図5.2**と比較すると対応のある t 検定は1標本 t 検定と類似性が高いことがわかる。両者の基本的な違いは、1標本 t 検定（**図5.2**）では母平均がさまざまな値を取りうるが、対応のある t 検定（**図5.4**）では母平均が常に0となることと、扱うデータが測定値そのものではなく2つの測定値の差であることである。ほかに重要な違いは

対応のある t 検定（paired t-test）

表5.1 関節可動域の変化（例題5.4）

患者	1	2	3	4	5	6	7	8	9	10	11	12	13	14	15	16	17	18	19	20	21	22	23	24	25	26	27	平均（標準偏差）
治療前 X_1	44	50	40	61	71	43	55	46	40	69	90	60	71	56	50	84	69	68	44	83	66	71	46	85	60	52	58	60.44
治療後 X_2	45	45	41	65	70	50	64	60	40	65	86	66	74	60	54	90	75	75	49	85	64	75	50	84	68	60	65	63.88
変化量 D	1	−5	1	4	−1	7	9	14	0	−4	−4	6	3	4	4	6	6	7	5	2	−2	4	4	−1	8	8	7	3.44 (4.40)

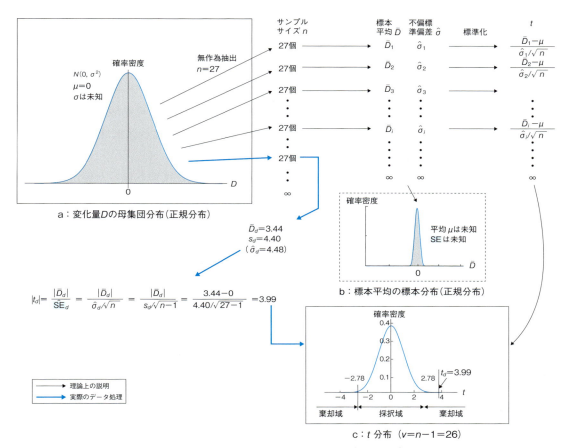

図5.4 対応のある t 検定の考え方（例題5.4）

ないので、対応のある t 検定では対象ごとに2条件間の差を事前に求めて測定値として扱い、母平均 $\mu=0$ として t 値を求めれば、1標本 t 検定とまったく同じ手続きで検定を行うことができる。

2）検定処理

例題5.4では、上述のように各患者ごとに治療後の値 X_2 から治療前の値 X_1 を差し引いて（X_1-X_2 でもよい）変化量 D を求め、さらに D の標準偏差 s_d（あ

5章 パラメトリック検定を用いた2つの条件間の代表値とばらつきの比較および区間推定

るいは不偏標準偏差 $\hat{\sigma}_d$）、D_d の平均 $\bar{D}_d$ を求める。それらの値を**式5.4**と同じ内容の次式に代入して t 値（$|t_d|$）を求めると、

$$|t_d| = \frac{|\bar{D}_d|}{\hat{SE}_d} = \frac{|\bar{D}_d|}{\dfrac{\hat{\sigma}_d}{\sqrt{n}}} = \frac{|\bar{D}_d|}{\dfrac{s_d}{\sqrt{n-1}}} = \frac{3.44}{\dfrac{4.40}{\sqrt{26}}} = 3.99 \tag{5.7}$$

となる。

自由度 $\nu = n - 1 = 26$、両側検定、有意水準 $\alpha = 0.01$ のときの t の臨界値は t 分布（**付表3**）より $t_{(26, 両側, 0.01)} = 2.78$ であり、t 値（$|t_d = 3.99|$）がこれよりも大きいので帰無仮説を棄却し、「平均0の母集団からのデータとはいえない」、つまり「有意水準0.01で有意差がある（治療後の関節可動域の母平均は治療前よりも大きい）」と結論づける。**図5.4c**には棄却域と採択域が示されているので、t_d が棄却域にあることが確認できる。

得られた t 値（$|t_d| = 3.99$）以上に帰無仮説に反する偏った値が得られる確率（p 値）を Excel（Excelについては**付録15**参照）により求めると、片側で "=t.dist.rt(3.99,26)"=0.00024、両側で "=t.dist.2t(3.99,26)"=0.00048 となる。この値を、設定した有意水準（ここでは0.01）と比較してもよい。

対応のある t 検定の具体的な手続き

①帰無仮説と対立仮説を立てる：帰無仮説は「治療前後で関節可動域の母平均に差はない」とし、前提条件がないので対立仮説は「治療前の関節可動域の母平均≠治療後の関節可動域の母平均」とする。

②上記の対立仮説より、両側検定とする。

③有意水準を設定する：設問に従って、$\alpha = 0.01$ とする。

④**式5.7**より t 値を求める：$|t_d| = 3.99$。

⑤自由度を求める：$\nu = n - 1 = 27 - 1 = 26$。

⑥t 分布表（**付表3**）より、$\nu = 26$、両側検定、$\alpha = 0.01$ の場合の t の臨界値を求める：$t_{(26, 両側, 0.01)} = 2.78$。

⑦④と⑥より $|t_d| > t_{(26, 両側, 0.01)}$ であるので帰無仮説を棄却し、「有意水準0.01で有意差がある（治療後の関節可動域の母平均は治療前よりも大きい）」と結論づける。

5 2つの母平均の差の検定（2）：対応のない t 検定

　対応のない2群の母平均の差を検定するとき、「2つの標本が、等しい2つの正規母集団からそれぞれ無作為抽出されたもの」と仮定（帰無仮説）して検定が行われるので、必然的に比較しようとする「2群の母分散も等しい」という前提条件が生じる（母分散の均一性）。また、2群の母分散の大きさに差があり、かつサンプルサイズにも差があるときに対応のない t 検定を行うと、推定誤差を生じることが知られている。そこで、2群の母平均の差の検定の前に母分散の差を検定し、有意差がない場合には**対応のない t 検定**を用い、有意差が示された場合には**ウェルチの t 検定**を行うという方法が用いられることがある。

対応のない t 検定（unpaired t-test）

ウェルチの t 検定（Welch's t-test）

1）母分散に差がない場合

> **例題 5.5**　ある母集団の6歳の男児20人と女児14人の棒反応時間を調べたところ、男児の平均 $\bar{X}_A$ は 36.2 cm（標準偏差 $s_A = 6.4$）、女児の平均 $\bar{X}_B$ は 34.9 cm（標準偏差 $s_B = 5.7$）であった。性差があるといえるか。母平均の差を有意水準 0.05 で検定せよ。ただし、被験者はその母集団の6歳児からの無作為抽出標本であり、男女ともそれぞれの母集団分布は正規分布に従うものと仮定する。

📝 **MEMO**
対応のない t 検定の前に母分散の検定を行う方法には異論もある。詳細は**付録18**を参照。

📝 **MEMO**
棒反応時間とは棒が落ちた瞬間に、どれだけ素早くそれを握ることができるかをみるテスト。握った棒の長さを読み取る。

（1）2つの母分散の差（均一性の確認）の検定（F 検定）

　例題 5.3 と同じ方法で、まず F 検定を行う。帰無仮説を「男女の棒反応時間の母分散に差はない（$\sigma_A^2 = \sigma_B^2$）」、対立仮説を「男女の棒反応時間の母分散に差がある（$\sigma_A^2 \neq \sigma_B^2$）」とする。サンプルサイズは男児で $n_A = 20$、女児で $n_B = 14$、標準偏差は男児で $s_A = 6.4$、女児で $s_B = 5.7$ であるので、それぞれの不偏分散（$\hat{\sigma}_A^2$：男児、$\hat{\sigma}_B^2$：女児）と F 値（F_d）は次のように計算される（**式 3.2**、**式 3.44**）。ここでは、不偏分散が大きい男児の値を分子にとっている。

$$\hat{\sigma}_{Ad}^2 = \frac{n_A s_{Ad}^2}{n_A - 1} = \frac{20 \times 6.4^2}{20 - 1} = 43.12, \quad \hat{\sigma}_{Bd}^2 = \frac{n_B s_{Bd}^2}{n_B - 1} = \frac{14 \times 5.7^2}{14 - 1} = 34.99$$

$$F_{d(19/13)} = \frac{\hat{\sigma}_{Ad}^2}{\hat{\sigma}_{Bd}^2} = \frac{43.12}{34.99} = 1.23$$

分散の大小について前提条件がないので、両側検定を選択する。分子の自由度 $n_A-1=19$ のときの F の臨界値は F 分布表（**付表5**）に記載されていないため、自由度15と20の値から近似的に求めるか（直線補間、**付録14** 参照）、あるいは統計ソフトウェアを用いて求める〔Excelでは "=f.inv.rt(0.025,19,13)"〕。分子の自由度 $n_A-1=19$、分母の自由度 $n_B-1=13$、有意水準0.025のときの F の臨界値は $F_{(19/13, 0.025)}=2.96$ である。

求められた F 値（$F_{d(19/13)}=1.23$）がこれよりも小さいので、帰無仮説を採択して「有意水準0.05で有意差はない（男女の棒反応時間の母分散に差があるとはいえない）」と判断する。この結果から、母平均の差の検定として対応のない t 検定を選択する。

（2）対応のない t 検定の考え方

2群の母分散に差がない場合の母平均の差の検定の論理を考えてみよう（**図 5.5**）。帰無仮説を「棒反応時間において男児の母平均と女児の母平均は等しい（$\mu_A=\mu_B$）」とし、前提条件がないので、対立仮説を「男児と女児の母平均には差がある（$\mu_A \neq \mu_B$）」とする。

1つの正規母集団A（**図 5.5a**）からサンプルサイズ20の標本（20個のデータ）を無作為抽出して平均を求め、それとは別に（独立に）同じ母集団からサンプルサイズ14の標本を無作為抽出して平均を求める。さらにこの2つの標本平均の差（$\bar{X}_A-\bar{X}_B$）を求めることを考える。この操作を無限に繰り返すと「**標本平均の差の標本分布**」が得られ、母集団分布が正規分布であれば「標本平均の差の標本分布」も正規分布となることが知られている（**図 5.5b**）。2つの母集団が等しければ（これが帰無仮説となる）、この分布の平均は0であり、分散（「標本平均の差の標本分布」の分散：$\sigma_{(\bar{X}_A-\bar{X}_B)}^2=SE_U^2$）は母分散を $\sigma^2(=\sigma_A^2=\sigma_B^2)$ とすれば次式で与えられることが知られている。

$$\sigma_{(\bar{X}_A-\bar{X}_B)}^2=SE_U^2=\sigma^2\left(\frac{1}{n_A}+\frac{1}{n_B}\right) \tag{5.8}$$

MEMO
2つの母分散に差がないときの「標本平均の差の標本分布」の標準偏差を SE_U と表す（U は unpaired を示す）。

SE_U^2 が求められれば、2つの標本平均の差を SE_U で標準化して z 値を求め、正規分布を用いた検定が可能であるが、一般に母分散 σ^2 が未知であるので SE_U を求めることができない。そこで標本データを用いて母分散 σ^2 の不偏推定量（2つの標本を併合して求められた不偏分散：併合不偏分散）$\hat{\sigma}^2$ を次式で求める。

$$\hat{\sigma}^2=\frac{n_A s_A^2+n_B s_B^2}{n_A+n_B-2} \tag{5.9}$$

5．2つの母平均の差の検定（2）：対応のない t 検定

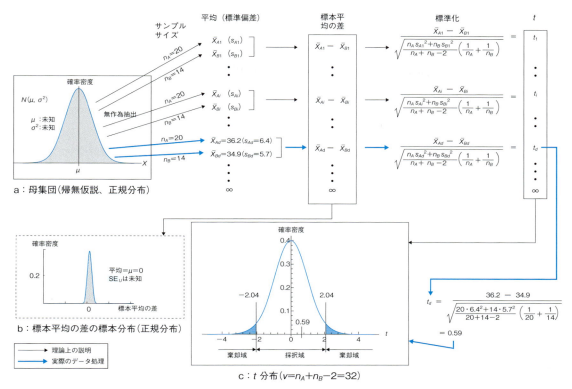

図 5.5　母分散に差がない場合の対応のない t 検定の考え方（例題 5.5）

次に σ^2 のかわりに $\hat{\sigma}^2$ を用いて、**式 5.10** と **式 5.11** で SE_U の推定量である $\hat{SE}_U$ ($\hat{SE}_{Ui}$; $i=1\sim\infty$) を求める。SE_U は定数（サンプルサイズが決まれば1つに定まる）であるが、$\hat{SE}_U$ は標本抽出ごとに変化する確率変数である。

$$\hat{\sigma}_{(\bar{X}_A-\bar{X}_B)}^2 = \hat{SE}_U^2 = \hat{\sigma}^2\left(\frac{1}{n_A}+\frac{1}{n_B}\right) = \frac{n_A s_A^2 + n_B s_B^2}{n_A+n_B-2}\left(\frac{1}{n_A}+\frac{1}{n_B}\right) \tag{5.10}$$

$$\hat{SE}_U = \sqrt{\frac{n_A s_A^2 + n_B s_B^2}{n_A+n_B-2}\left(\frac{1}{n_A}+\frac{1}{n_B}\right)} \tag{5.11}$$

2つの標本平均の差を $\hat{SE}_U$ で標準化して求められた t (t_i; $i=1\sim\infty$) は、標準正規分布ではなく $\nu=n_A+n_B-2$ を自由度とする t 分布に従うことが知られている（**図 5.5c**）。

$$t = \frac{\bar{X}_A - \bar{X}_B}{\hat{SE}_U} \tag{5.12}$$

107

5章 パラメトリック検定を用いた2つの条件間の代表値とばらつきの比較および区間推定

式5.11、式5.12より

$$t = \frac{\bar{X}_A - \bar{X}_B}{\hat{\mathrm{SE}}_U} = \frac{\bar{X}_A - \bar{X}_B}{\sqrt{\dfrac{n_A s_A{}^2 + n_B s_B{}^2}{n_A + n_B - 2}\left(\dfrac{1}{n_A} + \dfrac{1}{n_B}\right)}} \tag{5.13}$$

標本データから求められた標本平均の差 $\bar{X}_{Ad} - \bar{X}_{Bd}$ を、標本データから求められた $\hat{\mathrm{SE}}_U$ で標準化した値である t 値（$|t_d|$）を用いて、t 分布上で確率を求めることができる。

例題5.5では、

$$|t_d| = \frac{|\bar{X}_{Ad} - \bar{X}_{Bd}|}{\sqrt{\dfrac{n_A s_{Ad}{}^2 + n_B s_{Bd}{}^2}{n_A + n_B - 2}\left(\dfrac{1}{n_A} + \dfrac{1}{n_B}\right)}} = \frac{|36.2 - 34.9|}{\sqrt{\dfrac{20 \times 6.4^2 + 14 \times 5.7^2}{20 + 14 - 2}\left(\dfrac{1}{20} + \dfrac{1}{14}\right)}} = 0.591$$

となる。

平均の大きさに関する前提条件がないので、両側検定を選択する。自由度 $\nu = n_A + n_B - 2 = 32$、両側検定で有意水準 $\alpha = 0.05$ のときの t の臨界値は t 分布表（**付表3**）より $t_{(32, 両側, 0.05)} = 2.04$ となる。t 値（$|t_d| = 0.591$）が臨界値よりも小さいので帰無仮説を採択し、「有意水準0.05で有意差はない（母平均に差があるとはいえない）」、すなわち「棒反応時間に男女差はない」と結論づける。

2）母分散に差がある場合：ウェルチの t 検定

> **例題5.6** **例題5.3**について、握力の大きさに性差があるといえるか。有意水準0.01で検定せよ。

ここでは母分散に差がある場合の、母平均の差の検定（ウェルチの t 検定）の論理を考えてみよう（**図5.6**）。帰無仮説を「握力において男女の母平均に差はない（$\mu_A = \mu_B$）」とし、対立仮説を「男女の母平均には差がある（$\mu_A \neq \mu_B$）」とする。

母集団 A からサンプルサイズ n_A の標本を無作為抽出して平均 $\bar{X}_A$ を求め、母集団 B からサンプルサイズ n_B の標本を無作為抽出して平均 $\bar{X}_B$ を求める。さらにこの2つの標本平均の差（$\bar{X}_A - \bar{X}_B$）を求める。この操作を無限に繰り返すと「標本平均の差の標本分布」が得られ、その平均は0、標準偏差は、

MEMO

例題5.3では、60歳代の男女で握力のばらつきについて性差がある（母分布に差がある）ことが示されている。

ウェルチの t 検定（Welch's t-test）

MEMO

2つの母分散に差があるときの「標本平均の差の標本分布」の標準偏差を SE_W と表す（W は Welch を示す）。

5．2つの母平均の差の検定（2）：対応のない t 検定

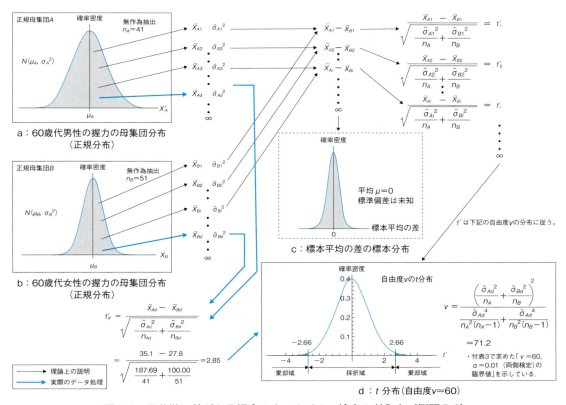

図5.6　母分散に差がある場合のウェルチの t 検定の考え方（例題5.6）

$$\text{SE}_W = \sqrt{\frac{\sigma_A^2}{n_A} + \frac{\sigma_B^2}{n_B}} \tag{5.14}$$

として与えられることが知られている。しかし、一般に σ_A^2 と σ_B^2 は未知であるため、SE_W を求めることができない。そこでこの式の中の2つの母分散に、標本データから求められる2つの不偏分散（$\hat{\sigma}_A^2$ と $\hat{\sigma}_B^2$）を代入して $\hat{\text{SE}}_W$（$\hat{\text{SE}}_{Wi}$；$i=1 \sim \infty$）を求める。

$$\hat{\text{SE}}_W = \sqrt{\frac{\hat{\sigma}_A^2}{n_A} + \frac{\hat{\sigma}_B^2}{n_B}} \tag{5.15}$$

「標本平均の差の標本分布」を $\hat{\text{SE}}_W$ で標準化して t' を求めると、t' は式5.17で示される自由度 ν の t 分布に近似的に従うことが知られている（**図5.6d**）。

5章 パラメトリック検定を用いた2つの条件間の代表値とばらつきの比較および区間推定

$$t' = \frac{\bar{X}_A - \bar{X}_B}{\hat{SE}_W} = \frac{\bar{X}_A - \bar{X}_B}{\sqrt{\dfrac{\hat{\sigma}_A^2}{n_A} + \dfrac{\hat{\sigma}_B^2}{n_B}}} \tag{5.16}$$

$$\nu = \frac{\left(\dfrac{\hat{\sigma}_{Ad}^2}{n_A} + \dfrac{\hat{\sigma}_{Bd}^2}{n_B}\right)^2}{\dfrac{\hat{\sigma}_A^4}{n_A^2(n_A - 1)} + \dfrac{\hat{\sigma}_B^4}{n_B^2(n_B - 1)}} \tag{5.17}$$

例題5.3では、標本データから求められるt_dと自由度νは、**式**5.16および**式**5.17に、標本データから求められた統計量を代入して求める。

$$|t_d'| = \frac{|\bar{X}_{Ad} - \bar{X}_{Bd}|}{\sqrt{\dfrac{\hat{\sigma}_{Ad}^2}{n_A} + \dfrac{\hat{\sigma}_{Bd}^2}{n_B}}} = \frac{35.1 - 27.8}{\sqrt{\dfrac{187.69}{41} + \dfrac{100.00}{51}}} = 2.85$$

$$\nu = \frac{\left(\dfrac{\hat{\sigma}_{Ad}^2}{n_A} + \dfrac{\hat{\sigma}_{Bd}^2}{n_B}\right)^2}{\dfrac{\hat{\sigma}_{Ad}^4}{n_A^2(n_A - 1)} + \dfrac{\hat{\sigma}_{Bd}^4}{n_B^2(n_B - 1)}} = \frac{\left(\dfrac{187.69}{41} + \dfrac{100.00}{51}\right)^2}{\dfrac{35227.5}{41^2(41 - 1)} + \dfrac{10000.0}{51^2(51 - 1)}} = 71.2$$

控えめな判断をするために（第1種の誤りを大きくしないために）、一般に自由度ν_dの小数は切り捨て、t'が自由度71のt分布に近似的に従うものとして検定を行う。t分布表（**付表3**）には自由度71に対する値はないが、第1種の誤りに対してより厳しい「自由度60」のときの両側検定、有意水準0.01のtの臨界値は$t_{(60, 両側, 0.01)} = 2.66$である。$|t_d'|$はこれよりも大きいので帰無仮説を棄却し、有意水準0.01で有意差がある（男女の母平均に差がある）と結論づける。

t分布表に記載のない自由度に対応するtの臨界値やt値を求める必要がある場合には、Excelなどのソフトウェアを用いるか（**付録15**）、あるいは直線補間（**付録14**）を行うと$t_{(71, 両側, 0.01)} = 2.65$が求められる。

対応のないt検定の具体的な手続き

①帰無仮説と対立仮説を立てる：帰無仮説は「2群の母平均（μ_Aとμ_B）に差はない（$\mu_A = \mu_B$）」とする。対立仮説は、特に前提条件がない場合には「$\mu_A \neq \mu_B$」、前提条件により$\mu_A > \mu_B$が起こりえない場合には「$\mu_A < \mu_B$」、前提条件により$\mu_A < \mu_B$が起こりえない場合には「$\mu_A > \mu_B$」とする。

②対立仮説を$\mu_A \neq \mu_B$とした場合には両側検定、それ以外では片側検定と

110

6．母平均の信頼区間の推定

する。

③有意水準 α を設定する。

④2群のサンプルサイズと分散を確認する：2群のサンプルサイズがほぼ等しい場合には④に進み、等しくない場合には F 検定を行う。F 検定の結果、母分散に差が認められない場合には④に進み、母分散に差がある場合には⑤に進む。

④対応のない t 検定

　ⅰ）自由度を求める：$\nu = n_A + n_B - 2$。

　ⅱ）**式 5.13** を用いて t 値 (t_d) を求める。

　ⅲ）t 分布表（**付表 3**）より、自由度 ν、両側検定（あるいは片側検定）、有意水準 α の場合の t の臨界値 $\{t_{(\nu,\ 両側あるいは片側,\ \alpha)}\}$ を求める。

　ⅳ）t 値 $(|t_d|)$ と $t_{(\nu,\ 両側あるいは片側,\ \alpha)}$ を比較して結論を下す。

⑤ウェルチの t 検定

　ⅰ）**式 5.17** を用いて自由度 ν を求める。

　ⅱ）**式 5.16** を用いて t 値 $(|t_d'|)$ を求める。

　ⅲ）t 分布表（**付表 3**）より、自由度 ν、両側検定（あるいは片側検定）、有意水準 α の場合の t の臨界値 $\{t_{(\nu,\ 両側あるいは片側,\ \alpha)}\}$ を求める。

　ⅳ）$|t_d'|$ と $t_{(\nu,\ 両側あるいは片側,\ \alpha)}$ を比較して結論を下す。

6　母平均の信頼区間の推定

　母集団の未知の母数（母平均や母分散）を、ある1つの値で推定する方法を**点推定**という。標本平均 $\bar{X}$ は、母平均 μ の不偏推定量であることが知られている（3章、**付録 5、8** 参照）。しかし、標本平均 $\bar{X}$ は測定のたびにある程度のばらつきを伴うので、そのばらつきの情報を含めるほうが正確な推定ができるはずである。

点推定（point estimation）

　そこで「99％の信頼度（信頼率、信頼係数）で母平均が信頼下限 X_{min}〜信頼上限 X_{max} の間に存在する」というように、母平均が一定の信頼度で存在する範囲を示す場合がある。これを**信頼区間**といい、その上限と下限を**信頼限界**とよぶ。信頼区間の推定は母平均に関する検定（1標本検定）のプロセスと重複する部分が多い。ここでは t 分布を用いた**区間推定**（母平均の信頼区間の推定）について説明する。

信頼区間（confidence interval）

信頼限界（confidence limits）

区間推定（interval estimation）

例題 5.7　ある疾患に罹患した 20 歳代の患者 20 人の最高血圧が平均 128 mmHg（不偏標準偏差 $\hat{\sigma} = 9.54$）であったとき、この疾患患者の最高血圧

5章　パラメトリック検定を用いた2つの条件間の代表値とばらつきの比較および区間推定

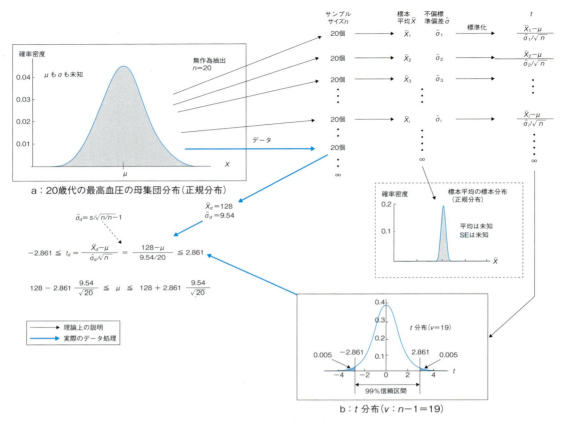

図5.7　母平均の信頼区間推定の考え方（例題5.7）

> の母平均の99%信頼区間を求めよ。ただし、この20人はその疾患患者の母集団からの無作為抽出標本であり、母集団分布が正規分布に従うと仮定する。また、結果を**例題5.2**と比較せよ。

　図5.7に区間推定の考え方を示している。**図5.7a**の母集団（平均μも分散σ^2も未知）からサンプルサイズn（**例題5.7**では20）の標本データを無作為抽出して、その平均$\bar{X}$と不偏標準偏差$\hat{\sigma}$を求め、さらに$\bar{X}$をμと$\dfrac{\hat{\sigma}}{\sqrt{n}}$で標準化して$t$を求めることを無限に繰り返したとすると、$t$（**式5.3**）は$\mu$の大きさに関係なく自由度$\nu=n-1$の$t$分布に従うことが知られている（**図5.7b**）。したがって、このt分布を用いて上側確率と下側確率に対応するtを求めることができる。

　99%信頼区間であるので、t分布の両裾に$\alpha/2=0.005$（0.5%）ずつ上側確率と下側確率をとると、残りの中央の区間が99%信頼区間となる。t分布表（**付表3**）より自由度$\nu=n-1=20-1=19$では、上側確率0.005のときのtの臨界

値は $t_{(19,片側,0.005)}=2.861$、下側確率 0.005 のときは $t_{(19,片側,0.005)}=-2.861$ であるので、t 分布上の信頼区間は次のようになる。

$$-2.861 \leq t \leq 2.861 \tag{5.18}$$

一方で、得られている標本データは「無限回の標本抽出の1つ」と考えられるので、標本データから t_d を求めると次のようになる。

$$t_d = \frac{\bar{X}_d - \mu}{\frac{\hat{\sigma}_d}{\sqrt{n}}} = \frac{128 - \mu}{\frac{9.54}{\sqrt{20}}} \tag{5.19}$$

t_d を**式 5.18** の t に代入して式を整理すると、母平均 μ の 99% 信頼区間が求められる。

$$-2.861 \leq \frac{128 - \mu}{9.54/\sqrt{20}} \leq 2.861$$

$$128 - 2.861\frac{9.54}{\sqrt{20}} \leq \mu \leq 128 + 2.861\frac{9.54}{\sqrt{20}}$$

$$121.9 \leq \mu \leq 134.1$$

t 分布の両側確率 α を用いて一般化した表記をすると、母平均の「$100(1-\alpha)$% 信頼区間」は次のようになる。「$1-\alpha=100(1-\alpha)$%」は信頼度とよばれる。

$$\bar{X} - t_{(n-1,両側,\alpha)}\frac{\hat{\sigma}}{\sqrt{n}} \leq \mu \leq \bar{X} + t_{(n-1,両側,\alpha)}\frac{\hat{\sigma}}{\sqrt{n}} \tag{5.20}$$

例題 5.7 のデータを**式 5.20** に当てはめると、母平均の信頼区間は $121.9 \leq \mu \leq 134.1$ となることが確認できる。

例題 5.2 と比較すると、**例題 5.2** の母平均 122 mmHg は 99% 信頼区間の中に入っており、**例題 5.2** において有意水準 0.01 で帰無仮説が棄却されなかったことと一致する。母平均が信頼区間の外側にあるときには帰無仮説が棄却され、検定が有意になる。

母平均だけでなく、母分散や母相関係数の信頼区間を求めることもできる。母比率の区間推定は 8 章、母相関係数の信頼区間は 9 章で、母分散の信頼区間は 10 章で取り上げる。

MEMO
信頼区間と信頼度の意味
例題 5.7 で 99% 信頼区間として $121.9 \leq \mu \leq 134.1$ が得られたが、この区間の中に 99% の確率で μ が含まれているわけではない。「標本抽出を無限に繰り返して無限個の信頼区間を求めたとすると、そのうちの 99% では、求められたそれぞれの信頼区間の中に μ が含まれている」という意味であり、信頼区間は求めるたびに変化する。

5章　パラメトリック検定を用いた2つの条件間の代表値とばらつきの比較および区間推定

7 パラメトリック検定の前提条件

　5章で取り上げたすべての検定と推定は、「母集団分布が正規分布に従う」という仮定で行われるパラメトリックの場合であった。この仮定によって以下の2つの前提条件が生じる。

　1つ目は、パラメトリックの場合には検定や推定で平均や分散を用いるため、用いるデータ（従属変数）の尺度は間隔尺度や比尺度でなくてはならない。順序尺度データを用いることができない点に注意する必要がある。

　2つ目は、繰り返し述べたように、パラメトリックの場合には「正規分布に従う母集団からの無作為抽出」を前提としていることである。正規分布からの隔たりが大きいほど検定の精度が低下することが知られている。得られている標本データの分布が正規分布から著しく隔たっている場合には、母集団分布の正規性が疑われ、検定や推定の精度が低下する可能性がある。

　しかし、中心極限定理（3章参照）によれば、母集団分布が正規型でない場合でも、サンプルサイズが大きいほど「標本平均の標本分布」は正規分布に近づく。検定の説明の中で述べたように、確率計算は母集団分布ではなく標準化された「標本平均の標本分布」（標準正規分布やt分布）で行われるので、サンプルサイズが大きいほど、母集団分布が正規分布に従わないことによる検定精度低下の心配がなくなる。実際の母集団分布が、仮定した母集団分布からずれていても、それによって推定量の性質が変化しない性質を推定量の頑健性という。

頑健性（robustness）

　正規分布からの隔たりの許容程度や、中心極限定理に関連したサンプルサイズの決定のための普遍的な基準があるわけではないが、母集団分布の正規性に関する議論を、分散の均一性の問題とともに**付録18**に記載したので参照していただきたい。

114

6章 3つ以上の条件間の代表値の比較

　実験のデザイン（実験計画法）では、従属変数に影響を与えると予想される原因の中から、その研究で取り上げるものを**要因**（あるいは因子）とよぶ。要因を独立変数として扱い、その中に複数の条件を設定して、これを**水準**とよぶ。6章以降では要因と水準という用語を用いる。4章と5章では2つの条件（水準）間の比較の方法を取り上げたが、6章では多水準（3水準以上）の間の比較の方法を論じる。

1 検定の多重性

1）検定の多重性とは

　3水準間の母平均の差を調べたり、水準間の差を2つ以上の変数（実験では従属変数）で比較したりする場合に、4章と5章で述べた2つの条件（水準）間の差の検定をそのまま適用すると、複数回の検定をすることになる。このようなことは許されるのであろうか。ある事象が1回の試行で生起する確率がわかっているとき、その事象の生起確率が複数試行によってどのように変化するのかを考えてみよう。次のように単純化したアナロジーを用いるとわかりやすい。

> 　白玉が19個、赤玉が1個入っている袋から無作為に1つの玉を取り出すとき、赤玉が出る確率は $\phi=0.05$ である。取り出した玉を確認したあとに、もとに戻して2回目の無作為抽出（復元抽出）をしたとすると、2回の抽出で赤玉が出る確率はどのようになるであろうか。

　これは有意水準0.05に設定された検定を2回行う場合のアナロジーである。2回の無作為抽出で起こりうるすべての"場合"は $2^2=4$ 通りあり、各"場合"の確率は**表6.1**のようになる。2回のうち少なくとも1つの赤玉が含まれるの

MEMO
1回の無作為抽出で白玉が出る確率は $1-\phi=0.95$ である。

6章 3つ以上の条件間の代表値の比較

表6.1 2回の無作為抽出のときに起こり
うる場合とその確率

1回目	2回目	確率
白	白	$0.95 \times 0.95 = 0.9025$
白	赤	$0.95 \times 0.05 = 0.0475$
赤	白	$0.05 \times 0.95 = 0.0475$
赤	赤	$0.05 \times 0.05 = 0.0025$

表6.2 3回の無作為抽出のときに起こりうる場
合とその確率

1回目	2回目	3回目	確率
白	白	白	0.95^3
白	白	赤	$0.95^2 \times 0.05$
白	赤	白	$0.95^2 \times 0.05$
赤	白	白	$0.95^2 \times 0.05$
白	赤	赤	0.95×0.05^2
赤	白	赤	0.95×0.05^2
赤	赤	白	0.95×0.05^2
赤	赤	赤	0.05^3

は「白赤、赤白、赤赤」の"場合"であり、その確率（少なくとも1つの赤玉が出る確率）は $0.0475 + 0.0475 + 0.0025 = 0.0975$ である（これは $1 - (1-0.05)^2$ と等しい）。

さらに、**表6.2**のように3回の無作為抽出を行う場合を考えると、少なくとも1つの赤玉が出る確率は $1 - 0.95^3 = 0.143$ となる。1回の無作為抽出で赤玉が出る確率を α、無作為抽出の回数を n_h、「n_h 回の無作為抽出で少なくとも1回、赤玉が出る確率」を α' として一般化すると、

$$\alpha' = 1 - (1-\alpha)^{n_h} \tag{6.1}$$

となる。

検定を考える場合には、α が有意水準に、n_h が検定回数（あるいは帰無仮説の数）に、α' が「帰無仮説が正しいのにもかかわらず、n_h 回の検定のうち、少なくとも1回の検定で帰無仮説を棄却し、有意と判断してしまう確率（**ファミリーワイズエラー率**）」に、それぞれ対応している。**表6.3**に示すように、検定回数の増大に伴って α' が増大し、1つひとつの検定に設定された有意水準よりも誤判定をする確率が大きくなってしまうことがわかる。これは複数回の検定を行う場合に生じる問題であり、**検定の多重性**とよばれている。検定の多重性を引き起こす原因として、次のような場合が考えられる。

ファミリーワイズエラー率
(familywise error rate)

検定の多重性（multiplicity
of testing）

表6.3 検定回数 n_h とファミリーワイズエラー率 α'

検定回数 n_h	$\alpha=0.05$ のとき	$\alpha=0.01$ のとき
1	0.05	0.01
2	0.098	0.02
3	0.143	0.03
4	0.185	0.039
5	0.226	0.049
10	0.401	0.096

①同じ標本から得られた複数の変数（従属変数）に関して検定を繰り返す場合

②多水準デザインのため多水準間比較を行う場合

③時系列データに対し、多時点で比較する場合

④同一データに対して異なる複数の検定を行う場合

⑤サブグループを作って解析する場合

ここでは①と②を取り上げる。

2) 複数の変数（従属変数）に関して検定を行う場合

　同じ標本から得られた複数の変数（従属変数）に関して2水準間比較を行う場合には、1つひとつの検定に有意水準 α を設定して、取り上げる従属変数の数だけ検定を行うことになる。各従属変数が互いに独立（関連がない）な場合のファミリーワイズエラー率は**式6.1**で求められ、**表6.3**と一致する。

3) 多水準間比較と検定の多重性

　水準数が3以上の場合には、2水準間の比較が行われることが多いが、これを**一対比較**（対比較）とよぶ。例えば、ある要因に3水準（A、B、C）があるときには、A 対 B、B 対 C、A 対 C の3つの一対比較が可能である。すべての水準間の可能な一対比較の数（検定回数 n_h）は、水準数を k とすれば次式で求められる。

一対比較（paired comparison）

$$\text{検定回数 } n_h = {}_kC_2 = \frac{k!}{(k-2)! \cdot 2!} \tag{6.2}$$

　可能なすべての一対比較を行う場合には、複数の変数を用いる場合と同様に、**式6.1**でファミリーワイズエラー率を求めることができる。

　多水準間の比較では、一対比較以外にさまざまな比較が可能である。1つの対照水準とそれ以外の水準間の比較にのみ関心がある場合には、一対比較の回

数は $k-1$ である。また、一対比較ではなく複数の水準を統合した比較（例えば、「A 水準と B 水準を統合した水準」と C 水準との間の比較など）も可能である。多水準間比較の方法については後述の「4. 多重比較法」で取り上げる。

2 分散分析

分散分析（analysis of variance：ANOVA）

対応がないときの2つの水準間の母平均の差の検定では、①従属変数の尺度が間隔尺度あるいは比尺度であり、②標本が母集団からの無作為抽出であり、③母集団分布の正規性が仮定でき、④2つの水準の母分散が等しい、という4つの条件が満たされれば t 検定を用いることができた（5章）。しかしこれらの条件が満たされても、3つ以上の水準間比較では検定の多重性の問題があるため t 検定を繰り返すことは適切でない。後述のボンフェローニの補正やシダックの補正を行うこともできるが、これらの方法では第2種の誤り β が大きくなってしまう〔検定力（$1-\beta$）が低下する〕。

1）1要因分散分析（完全無作為化法）

1要因分散分析（one-way ANOVA）

ここで取り上げる1要因分散分析（一元配置法）は、各水準に被験者が無作為に割り付けられる場合（完全無作為化法）に適用される検定である。3つ以上の水準からなる1つの要因（因子）を取り上げ、その水準の違いにより従属変数に違いが生じるかどうか（要因の主効果があるかどうか）を検定する方法である。ただし、データの尺度が間隔尺度であることと、母集団分布が正規分布であり、すべての水準（群）の母分散が等しいと仮定できることが前提条件となる。

帰無仮説を「すべての水準の母平均が等しい（$\mu_1=\mu_2=\cdots=\mu_k$）」、対立仮説を「少なくとも1つの"母平均が等しくない水準の組合せ"がある」として検定を行う。3つ以上の水準間に全体として差があるか否かを一定の有意水準のもとに検定する方法であり、検定力が低下するという問題がない。

1要因分散分析では1つの従属変数について1回の検定になるので、多水準であっても検定の多重性の問題は生じない。しかし、分散分析は各水準間に全体として差があるか否かを検定する方法であるので、どの水準間に差があるかについては答えてくれない。つまり、帰無仮説が棄却されたとしても、「要因の主効果がある」あるいは「少なくとも1組の"母平均が等しくない水準の組合せ"がある」ことを示すのみで、どの組合せに差があるかは明らかにならない。

分散分析では、帰無仮説が棄却されて要因の効果が有意であると判断されるとき「要因の主効果がある」という。

主効果の存在を確かめることにより目的が果たせる場合には有用な方法であるが、どの水準間に差があるのかを知りたい場合には、後述の多重比較法を用いる。

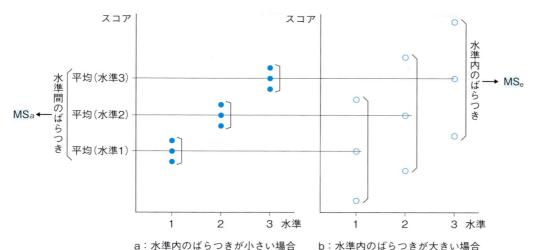

図6.1　1要因分散分析の直感的説明
3種類のトレーニング方法による練習効果の違いを示す。

（1）1要因分散分析の直感的説明

図6.1は、3種類のトレーニング方法（水準1、2、3）による練習効果の違いを示した2つの仮想的な結果である。各水準に3人ずつ無作為に被験者が割り付けられており、トレーニング終了後のスコアの増大量がプロットされている。図6.1aと図6.1bは各水準の平均が同じであるが、水準内のばらつきが図6.1aでは小さく、図6.1bでは大きいことを示している。

ばらつきが小さい図6.1aをみると各水準間の差が明確であり、トレーニング方法による練習効果の違いが認められると結論したくなるのではないだろうか。しかし、各水準の平均が図6.1aと同じであっても、水準内のばらつきが大きい図6.1bでは各水準間の差が明確ではなくなり、トレーニング方法の影響について結論づけにくい印象をもつであろう。

このように、要因の効果（主効果）があるかどうかの判断は、"水準内のばらつき"と"各水準の平均間のばらつき"の相対的な大きさで判断できそうである。

後述するように、分散分析では水準内の平均的なばらつきを級内（誤差）平均平方 MS_e として、水準間の平均的なばらつきを級間平均平方 MS_a として求め、さらにこの2つの平均平方の比（$F=MS_a/MS_e$）を求める。F比は、MS_aがMS_eの何倍であるかを示すものであり、もし要因の効果（分散分析では主効果という）がなければMS_aとMS_eは同程度となり、1に近くなるであろう。主効果がある場合には、Fは1よりも大きい値となるはずである。主効果がないという帰無仮説のもとでは、FがF分布に従うことを利用して検定を行う。

分散分析の理論的説明を**付録9**に記載したので、ここでは手続きを中心に述

6章　3つ以上の条件間の代表値の比較

べる。

（2）1要因分散分析の考え方と手続き

例題6.1の具体例で考えてみよう。

例題6.1　ある運動課題について1日あたりの練習時間の影響を明らかにするために、ある健常者の集団（母集団）から無作為に選ばれた30人を、10分練習群（a_1）、20分練習群（a_2）、および30分練習群（a_3）にそれぞれ10人ずつ無作為に割り付けた。5日間連続して練習が行われ、最後の練習の24時間後に評価が行われた。**表6.4**に評価結果として、絶対誤差AE（2章；目標値からのずれの指標）の大きさ（mm）が、**図6.2**に各群の絶対誤差AEの平均と標準偏差が示されている。練習時間による影響があるといえるか。有意水準0.05で検定せよ。ただし、各群の母集団分布が正規分布であり、各群の母分散間に差はないものと仮定する。

3章の4の「8) F分布」で、2つの母分散が等しい場合には、それぞれの母集団から無作為に抽出された2つの標本から計算された2つの不偏分散の比をFとした。5章では、このようにして求めたFがF分布に従うことを利用して母分散の差（均一性の確認）の検定を行ったが、分散分析ではF分布を用いて母平均の差の検定を行う。各水準の母平均をそれぞれμ_1, μ_2, μ_3とすると、帰無仮説は「各水準の母平均に差はない（$\mu_1=\mu_2=\mu_3$）」、対立仮説は「"母平均が等しくない水準の組合せ"が少なくとも1つある」である。

表6.4のデータでは、水準a_1内の10個のデータにはばらつきがあり、これは同一条件内（これを**級内**あるいは群内という）での個体間差などを反映している。分散分布ではこれを**誤差**として扱う。水準a_2およびa_3内のばらつきも同様である。これに対して、水準a_1、水準a_2、水準a_3における平均$\bar{X}_{.1}=20.0$、$\bar{X}_{.2}=19.8$、$\bar{X}_{.3}=15.1$の間（これを**級間**あるいは群間という）にもばらつきがあるが、このばらつきの中には誤差以外の要因a（すなわち練習時間）による影響が加わっていると考えられる（$\bar{X}_{.1}$などの表記法については、**付録2**に記載した）。したがって、誤差（個体間差を含む）によるばらつきよりも水準間のばらつき（実験要因によるばらつき）が大きいことが示されれば、3水準間に母平均の差があると結論できるはずである。

分散分析では、級内のばらつきを**誤差の平均平方** MS_e として求め、級間のばらつきを要因の平均平方 MS_a として求める。そして2つの平均平方の比 $F=MS_a/MS_e$ が、F分布に従うことを利用して母平均の差の検定を行う。このときのF分布は、それぞれの平均平方に対応した自由度をもつ。$F=MS_a/MS_e$ とす

誤差 (error)

MEMO

MS_aは実験要因によって生じるばらつきを示す平均平方（不偏分散）、MS_eは誤差（個体間差を含む）によって生じるばらつきを示す平均平方（不偏分散）である。両者が等しいときには$F=1$である。

2. 分散分析

表 6.4　例題 6.1 の生データと平均

	a_1	a_2	a_3	
測定値	22 22 18 23 20 25 15 14 20 21	16 16 26 23 25 14 18 19 22 19	16 11 15 15 20 16 8 19 16 15	
平均	$\bar{X}_{.1}=20.0$	$\bar{X}_{.2}=19.8$	$\bar{X}_{.3}=15.1$	$\bar{X}_{..}=18.3$
サンプルサイズ n_j	$n_1=10$	$n_2=10$	$n_3=10$	$n=30$

ある運動課題において練習時間別に評価した絶対誤差 AE の大きさを示す。a_1 は 10 分練習群、a_2 は 20 分練習群、a_3 は 30 分練習群である。

水準数 k、サンプルサイズ n のデータを X_{ij} ($i=1, 2, \cdots n_j$、$j=1, 2, \cdots k$) と表す。$\bar{X}_{.j}$ は j 列の平均を、$\bar{X}_{..}$ は全平均を示す。

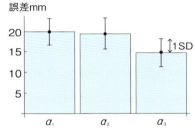

図 6.2　例題 6.1 の各水準における平均と標準偏差
エラーバー；中心の点は平均、その長さは 1 標準偏差 (1SD) を示す。

エラーバー（error bar）

る理由はやや込み入っているため、**付録 9** に記載した。

F 比を求めるプロセスを以下に示す（**表 6.5** にも記載されている）。まず偏差平方和 SS を**式 2.5** により求める。**級内偏差平方和**（誤差の偏差平方和）SS_e は各水準内の偏差平方和の総和である。

偏差平方和（sum of squares：SS）
偏差平方和は変動ともよばれ、「各データから平均までの距離の 2 乗」の総和である。

$$\text{水準 } a_1 \text{内}\quad SS_{e1}=\sum_{i=1}^{n_1}(X_{i1}-\bar{X}_{.1})^2$$
$$=(22-20)^2+(22-20)^2+\cdots+(21-20)^2=108 \quad (6.3)$$

$$\text{水準 } a_2 \text{内}\quad SS_{e2}=\sum_{i=1}^{n_2}(X_{i2}-\bar{X}_{.2})^2$$
$$=(16-19.8)^2+(16-19.8)^2+\cdots+(19-19.8)^2=147.6$$
$$(6.4)$$

6章　3つ以上の条件間の代表値の比較

$$\text{水準 } a_3 \text{内} \quad SS_{e3} = \sum_{i=1}^{n_3} (X_{i3} - \bar{X}_{.3})^2$$

$$= (16 - 15.1)^2 + (11 - 15.1)^2 + \cdots + (15 - 15.1)^2 = 108.9$$

$$(6.5)$$

$$SS_e = SS_{e1} + SS_{e2} + SS_{e3} = 108 + 147.6 + 108.9 = 364.5 \tag{6.6}$$

　級間偏差平方和（要因 a の偏差平方和）SS_aは、各水準内の平均と全データ平均の差を2乗し、これに各水準のサンプルサイズ（データ数）を掛けたものの総和である。

$$SS_a = \sum_{j=1}^{k} n_j (\bar{X}_{.j} - \bar{X}_{..})^2$$

$$= 10(20 - 18.3)^2 + 10(19.8 - 18.3)^2 + 10(15.1 - 18.3)^2$$

$$= 153.8 \tag{6.7}$$

　全偏差平方和 SS_tは、1つひとつのデータと全データ平均の差の2乗和である。

$$SS_t = \sum_{i=1}^{n_j} \sum_{j=1}^{k} (X_{ij} - \bar{X}_{..})^2$$

$$= (22 - 18.3)^2 + (22 - 18.3)^2 + (18 - 18.3)^2 + \cdots + (8 - 18.3)^2$$

$$+ (19 - 18.3)^2 + (16 - 18.3)^2 + (15 - 18.3)^2$$

$$= 518.3 \tag{6.8}$$

　このようにして求めた偏差平方和には**式6.9**のような関係があり、級間偏差平方和 SS_aと級内偏差平方和 SS_eの和が全偏差平方和 SS_tと一致し、全偏差平方和が変動因ごとに分割されていることが確認できる。

$$SS_t = SS_a + SS_e \tag{6.9}$$

　水準数を k（$=3$）、被験者数を n_t（$=30$）とすると、級間の自由度が $\nu_a = k - 1$、級内の自由度が $\nu_e = n_t - k$、全自由度が $\nu_t = n_t - 1$ となる。

　各偏差平方和をそれぞれの自由度で除して、級間平均平方 MS_aと級内平均平方 MS_eを求める。

表 6.5　例題 6.1 の分散分析表

変動因	偏差平方和 SS	自由度 ν	平均平方 MS	F	F 臨界値	p
級間（要因 a）	$SS_a=153.8$	$\nu_a=k-1=2$	$MS_a=SS_a/(\nu_a)=76.9$	$F=MS_a/MS_e=5.70$	$F(2/27, 0.05)=3.35$	0.009
級内（誤差 e）	$SS_e=364.5$	$\nu_e=n_t-k=27$	$MS_e=SS_e/(\nu_k)=13.5$			
全体 t	$SS_t=518.3$	$\nu_t=n_t-1=29$				

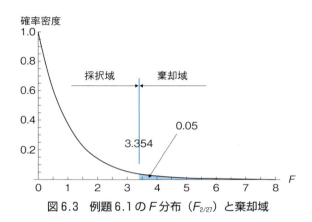

図 6.3　例題 6.1 の F 分布（$F_{2/27}$）と棄却域

$$MS_a=\frac{SS_a}{\nu_a}=\frac{SS_a}{k-1}=\frac{153.8}{3-1}=76.9 \tag{6.10}$$

$$MS_e=\frac{SS_e}{\nu_e}=\frac{SS_e}{n_t-k}=\frac{364.5}{30-3}=13.5 \tag{6.11}$$

F を求める**式 6.12** は、母分散の差の検定で用いた**式 5.5** および**式 3.44** と同じものである。級間平均平方 MS_a を分子に、級内平均平方 MS_e を分母にとって F 値を求める。

$$F=\frac{MS_a}{MS_e}=\frac{76.9}{13.5}=5.70 \tag{6.12}$$

最後に上側確率 $\alpha=0.05$ のときの F の臨界値を F 分布表（**付表 5**）で求める。**例題 6.1** では分子の自由度 $\nu_a=2$、分母の自由度 $\nu_e=27$ であるので、$F_{(2/27, 0.05)}=3.35$ となる。

例題 6.1 の結果を分散分析表として整理したものを**表 6.5** に示す。**図 6.3** に示すように、得られた $F=5.70$ は、有意水準 0.05 のときの F の臨界値 $F_{(2/27, 0.05)}=3.35$ よりも大きいので帰無仮説を棄却し、「有意水準 0.05 で要因の

MEMO

第 5 章では、実際に計算される統計量と思考実験として考える統計量を区別するために、下付き文字（例えば $F_1, F_{2\nu}, F_{i\nu}, F_{d\nu\nu}$；$i=1 \sim \infty$）で表したが、6 章以降、後述の「テューキーの q 検定」以外では煩雑さを避けるためにこのような記載法を用いない。

6章 3つ以上の条件間の代表値の比較

主効果がある（練習時間の効果が有意である）」、すなわち「"母平均が等しくない水準の組合せ"が少なくとも1つある」と結論づける。Excelなどのソフトウェアを用いるとp値を求めることができるので、p値が有意水準よりも小さいときに主効果があると判断してもよい。**例題6.1**では"＝f.dist.rt（5.70, 2, 27）"＝0.0086となる。

MS_eと比べてMS_aが大きくなるほどFが大きくなるが、**図6.3**に示すようにFが大きいほど生起確率は小さくなる。分散分析では棄却域をF分布の右裾にとり、求められたF値が棄却域に入ったときに「要因の主効果がある」と結論づける。

分散分析は、各水準の母分散の均一性を仮定しているため、この仮定が満たされない場合には推定誤差が増大する。しかし、各水準のサンプルサイズの差が小さいほど、推定誤差が小さくなることが知られているので、可能なかぎりサンプルサイズの大きさを揃えるべきである。

2）1要因反復測定分散分析

反復測定分散分析（repeated measures ANOVA）

1要因分散分析は各条件が独立な場合に用いられるが、反復測定デザイン（同じ被験者から異なる条件でデータを収集する）や、ブロック化されたデザイン（**図1.19**、**表1.3**）では1要因反復測定分散分析が用いられる。この方法は「繰り返しのない2元配置分散分析」とよばれることもあり、セル（データ表の1つのマス）の中にデータが1つの場合（繰り返しがない）の2元配置分散分析である。

（1）1要因反復測定分散分析の考え方と手続き
簡単な例題で考えてみよう。

例題6.2 ある計算課題（暗算結果を答える）を歩行中に行うとき、歩行速度が課題遂行に影響するかどうかを明らかにすることを目的として、10人が実験に参加した。各被験者が決められた歩行速度（50 m/分、75 m/分、100 m/分）で歩きながら、各20回（合計60回）の計算課題を行った結果（正答数）を**表6.6**に示す。**図6.4**には各水準における平均と標準偏差が示されている。3つの歩行速度の実施順序は被験者ごとに無作為化された。歩行速度が計算課題に影響するといえるか。有意水準0.05で検定せよ。ただし、10人の被験者が健常成人からの無作為抽出標本であると仮定する。

124

各水準（歩行速度50 m/分、75 m/分、100 m/分をそれぞれ a_1、a_2、a_3 とする）における母平均をそれぞれ μ_1、μ_2、μ_3 とする。帰無仮説を「各水準の母平均に差はない（$\mu_1=\mu_2=\mu_3$）」、対立仮説を「"母平均が等しくない水準の組合せ"が少なくとも1つある」とする。

この研究デザインでは、偏差平方和を列間（要因 a）偏差平方和 SS_a、行間（被験者要因 s）偏差平方和 SS_s、および誤差の偏差平方和 SS_e に分割し、それぞれの自由度で除して平均平方を求める。

列間偏差平方和 SS_a は1要因分散分析の級間偏差平方和とまったく同じように求める（式6.7）。

表6.6　例題6.2の生データと平均

		歩行速度 a			平均
		50 m/分 a_1	75 m/分 a_2	100 m/分 a_3	
被験者 s	S_1	9	13	9	$\bar{X}_{1.}=10.33$
	S_2	11	11	8	$\bar{X}_{2.}=10.00$
	S_3	15	13	16	$\bar{X}_{3.}=14.67$
	S_4	5	5	4	$\bar{X}_{4.}=4.67$
	S_5	10	10	7	$\bar{X}_{5.}=9.00$
	S_6	17	15	15	$\bar{X}_{6.}=15.67$
	S_7	10	11	6	$\bar{X}_{7.}=9.00$
	S_8	15	16	14	$\bar{X}_{8.}=15.00$
	S_9	7	9	7	$\bar{X}_{9.}=7.67$
	S_{10}	6	9	6	$\bar{X}_{10.}=7.00$
平均		$\bar{X}_{.1}=10.50$	$\bar{X}_{.2}=11.20$	$\bar{X}_{.3}=9.20$	$\bar{X}_{..}=10.30$
サンプルサイズ n_j		10	10	10	

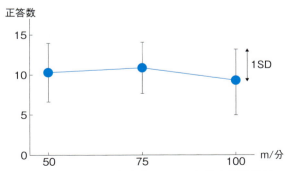

図6.4　例題6.2の各水準における平均と標準偏差
エラーバーの長さは1標準偏差を示す。

6章　3つ以上の条件間の代表値の比較

$$\mathrm{SS}_a = \sum_{j=1}^{k} n(\bar{X}_{\cdot j} - \bar{X}_{\cdot \cdot})^2$$
$$= 10(10.5 - 10.3)^2 + 10(11.2 - 10.3)^2 + 10(9.2 - 10.3)^2 = 20.6$$

(6.13)

被験者を1つの要因（ブロック要因）として考えれば、列間偏差平方和 SS_a と同じように行間偏差平方和 SS_s を求めることができる。

$$\mathrm{SS}_s = \sum_{i=1}^{n} k(\bar{X}_{i \cdot} - \bar{X}_{\cdot \cdot})^2$$
$$= 3(10.33 - 10.3)^2 + 3(10 - 10.3)^2 + \cdots + 3(7 - 10.3)^2 = 368.97$$

(6.14)

全偏差平方和 SS_t を1要因分散分析とまったく同じように求める（**式6.8**）。

$$\mathrm{SS}_t = \sum_{i=1}^{n_j} \sum_{j=1}^{k} (X_{ij} - \bar{X}_{\cdot \cdot})^2$$
$$= (9 - 10.3)^2 + (13 - 10.3)^2 + \cdots + (6 - 10.3)^2 = 424.3$$

(6.15)

この実験デザインでは、セルの中に測定値が1つずつしかないため、直接、誤差の偏差平方和 SS_e を求めることができない。ここでは全偏差平方和 SS_t から列間偏差平方和 SS_a と行間偏差平方和 SS_s を差し引いて得られたものを誤差の偏差平方和 SS_e とする。

$$\mathrm{SS}_e = \mathrm{SS}_t - \mathrm{SS}_a - \mathrm{SS}_s = 424.3 - 20.6 - 368.97 = 34.73$$

(6.16)

これらの偏差平方和を、それぞれの自由度で除して3つの平均平方を求める。列間（要因 a）の自由度は $\nu_a = k - 1 = 2$、行間（被験者要因 s）の自由度は $\nu_s = n - 1 = 9$、全自由度は $\nu_t = n \times k - 1 = 29$、誤差の自由度は $\nu_e = \nu_t - \nu_a - \nu_s = 18$ である。

列間平均平方 MS_a と誤差の平均平方 MS_e の比である F が F 分布に従うことを利用して、母平均の差の検定を行う。**表6.7**に分散分析表を示す。

$$\mathrm{MS}_a = \frac{\mathrm{SS}_a}{k - 1} = \frac{20.6}{3 - 1} = 10.3$$

(6.17)

126

表6.7 例題6.2の分散分析表

変動因	偏差平方和 SS	自由度 ν	平均平方 MS	F	F臨界値	p
列間（要因 a）	20.6	$\nu_a = k-1 = 2$	$MS_a = 10.30$	$F = MS_a/MS_e = 5.34$	$F_{(2/18, 0.05)} = 3.56$	0.015
行間（被験者 s）	368.97	$\nu_s = n-1 = 9$	$MS_s = 41.00$			
誤差 e	34.73	$\nu_e = \nu_t - \nu_a - \nu_s = 18$	$MS_e = 1.93$			
全体 t	424.30	$\nu_t = n \times k - 1 = 29$				

$$MS_s = \frac{SS_s}{n-1} = \frac{368.97}{10-1} = 41.0 \tag{6.18}$$

$$MS_e = \frac{SS_e}{\nu_t - \nu_a - \nu_s} = \frac{34.73}{29-2-9} = 1.93 \tag{6.19}$$

$$F = \frac{MS_a}{MS_e} = \frac{10.3}{1.93} = 5.34 \tag{6.20}$$

　求められた F 値は $F = 5.34$ であり、有意水準 0.05（分子の自由度 $\nu_a = 2$、分母の自由度 $\nu_e = 18$）のときの F の臨界値 $F_{(2/18, 0.05)} = 3.56$（**付表5**）よりも大きいので帰無仮説を棄却し、「有意水準 0.05 で、要因 a の主効果がある」、すなわち「"母平均が等しくない水準の組合せ" が少なくとも1つある」と結論づける。

（2）球形仮定（球面性の仮定）

　反復測定分散分析では、被験者（あるいはブロック）が母集団からの無作為抽出であることに加えて、**球形仮定（球面性の仮定）** という前提条件が満たされなければならない。この内容は本書の範囲を超えるため詳述しないが、文献33）、64）に比較的わかりやすい説明があるので参照していただきたい。

　球形仮定がモークリーの検定で棄却された場合には、グリーンハウス・ゲイザーの修正法とホイン・フェルトの修正法が提案されている。いくつかのソフトウェアではこの補正が自動的に行われるようになっているので、これらを利用するとよい。

球形仮定（circularity assumption, sphericity assumption）

モークリーの検定（Mauchly test）

グリーンハウス・ゲイザー（Greenhouse-Geisser）の修正法

ホイン・フェルト（Huynh-Feldt）の修正法

3 　3条件以上のノンパラメトリック検定

　データの尺度が間隔尺度あるいは比尺度であり、母集団分布の正規性が仮定できるときには、主効果の検定を分散分析を用いて行うことができるが、これらの要件が満たされない場合にはノンパラメトリック検定が行われる。

6章 ■ 3つ以上の条件間の代表値の比較

1) クラスカル・ウォリス検定（対応のないデータの場合）

1要因の多水準デザインで、従属変数が順序尺度である場合には1要因分散分析を行うことができないが、代わりにクラスカル・ウォリス検定を用いて主効果の検定を行うことができる。また、クラスカル・ウォリス検定はノンパラメトリック検定であり、母集団分布の正規性を必要としない。単純な例題で考えてみよう。

> **MEMO**
>
> クラスカル・ウォリス検定（Kruskal-Wallis test）は、2水準の場合のウィルコクソン・マン・ホイットニー検定を3水準以上の場合に拡張した検定といえる。順位に変換する前には、すべての水準の母集団分布が「位置以外（形状やばらつき）は等しい連続分布である」と仮定して母中央値の差の検定が行われる。

> **例題6.3** 高齢者のために新たに考案されたトレーニングが歩行速度に及ぼす効果を調べるために、ある高齢者の集団から6人を無作為に選び、トレーニングなし群（A群）、隔日トレーニング群（B群）、毎日トレーニング群（C群）の3水準に2人ずつ無作為に割り付けた。事前テストと1カ月後の事後テストの結果が**表6.8**のようになったとき、トレーニング効果があるといえるか。有意水準0.1で検定せよ。

（1）クラスカル・ウォリス検定の考え方

帰無仮説を「母集団において3つの水準間にはトレーニング効果の差がない」、対立仮説を「"トレーニング効果が等しくない水準の組合せ"が少なくとも1つある」とする。

確率計算の考え方は次のとおりである。クラスカル・ウォリス検定では、ウィルコクソン・マン・ホイットニー検定（4章参照）で行ったように、測定値の大きさをもとに全データに順位をつける（**表6.8**）。**例題6.3**では歩行時間の減少量（$t_2 - t_1$）を検定のための測定値としている。大きい順でも、小さい順でもど

表6.8　例題6.3の生データとその順位

被験者 S_i	なし（A）		隔日（B）		毎日（C）	
	S_1	S_2	S_3	S_4	S_5	S_6
事前テスト（t_1）	10.5	11.2	9.9	10.8	11.3	10.4
事後テスト（t_2）	10.4	11.4	9.6	10.4	10.5	9.5
減少量（t_2-t_1）	0.1	−0.2	0.3	0.4	0.8	0.9
減少量の順位	2	1	3	4	5	6
サンプルサイズ n_j	$n_A=2$		$n_B=2$		$n_C=2$	
順位の平均 $\bar{X}_j$	$\bar{X}_A=1.5$		$\bar{X}_B=3.5$		$\bar{X}_C=5.5$	$\bar{X}_t=3.5$

各トレーニング条件下での10 m歩行時間（秒）の減少量とその順位。

3．3 条件以上のノンパラメトリック検定

ちらでもよいが、ここでは小さい順に順位をつけている。

　このような状況は、1〜6 までの異なる番号のついた 6 枚のカードを、3 つの箱（A、B、C）に 2 枚ずつ振り分けることと確率論的に同等と考えられる。6 枚のカードを 3 つの箱に振り分ける可能な組合せの数は、

$$\frac{6!}{2! \times 2! \times 2!} = 90$$

である。箱 A、B、C に入るカードの数を、それぞれ n_A、n_B、n_C として一般化した式で表すと、

$$\frac{(n_A + n_B + n_C)!}{n_A! \times n_B! \times n_C!}$$

となる。A、B、C の並びを区別するときには 90 通りの組合せになるが、クラスカル・ウォリス検定では A、B、C の並びを区別しないので、3 つの箱（水準数 $k = 3$）の順列組合せ $k! = 3! = 6$ を考慮すると、起こりうるすべての"場合"（順位の可能な組合せ）の数は次のようになる。

$$\frac{(n_A + n_B + n_C)}{n_A! \times n_B! \times n_C! \times k!} = \frac{90}{3!} = 15$$

　15 通りの順位の組合せを**表 6.9** に示す。表 6.9 中の太字（場合 1）は**例題 6.3** の"場合"である。

　各箱の平均順位と全体の平均順位の差が大きいほど水準間の差が大きいことになるが、クラスカル・ウォリス検定では**式 6.21** により順位の群間偏差平方和（水準間の偏差平方和；順位を用いる以外は**式 6.7** と同じである）SS_{bg} を求めて、各場合の偏りの程度を表す。k は水準数、n_j は各箱のカードの数（各水準の被験者数）、$\bar{X}_j$ は各箱の順位の平均、$\bar{X}_t$ は全順位の平均を示す。場合 1 では、SS_{bg} は以下のようになる。

$$SS_{bg} = \sum_{j=1}^{k} n_j (\bar{X}_j - \bar{X}_t)^2 = 2(1.5 - 3.5)^2 + 2(3.5 - 3.5)^2 + 2(5.5 - 3.5)^2 = 16 \tag{6.21}$$

> **MEMO**
> SS_{bg} の bg は群間（between group）を示す。

　群間偏差平方和 SS_{bg} は、各水準の間で順位の偏りが大きいほど値が大きくな

129

表 6.9 起こりうるすべての"場合"における
SS_{bg} と H（例題 6.3）

		順位		SS_{bg}	H
		A	B	C	
場合	1	1、2	3、4	5、6	16	4.57
	2	1、2	3、5	4、6	13	3.7
	3	1、2	3、6	4、5	12	3.4
	4	1、3	2、4	5、6	13	3.7
	5	1、3	2、5	4、6	9	2.6
	6	1、3	2、6	4、5	7	2
	7	1、4	2、3	5、6	12	3.4
	8	1、4	2、5	3、6	4	1.1
	9	1、4	2、6	3、5	3	0.9
	10	1、5	2、3	4、6	7	2
	11	1、5	2、4	3、6	3	0.9
	12	1、5	2、6	3、4	1	0.3
	13	1、6	2、3	4、5	4	1.1
	14	1、6	2、4	3、5	1	0.3
	15	1、6	2、5	3、4	0	0

る。$n_t = n_A + n_B + n_C = \sum_{j=1}^{k} n_j$ としたとき、クラスカル・ウォリス検定では SS_{bg} を n_t $(n_t+1)/12$ で除した**統計量 H（式 6.22）**を用いて検定を行う。$n_t(n_t+1)/12$ は **式 3.5** で示されたように、順序尺度データの不偏分散を求める公式である。

$$H = \frac{SS_{bg}}{n_t(n_t+1)/12} = 16/\{6(6+1)/12\} = 4.57 \tag{6.22}$$

（2）p 値を求めて検定する方法

例題 6.3 について、起こりうるすべての"場合"の SS_{bg} と統計量 H も**表 6.9** に示されている。**図 6.5** に示すように、SS_{bg} と H の値を横軸に、縦軸に度数（頻度）をとると SS_{bg} と H はまったく同じ分布である。

すべての"場合"が等しい確率で生じると仮定して、縦軸に相対度数をとると SS_{bg} と H を確率変数とする確率分布（離散分布）となる。SS_{bg} が 0 のときには各水準での平均順位が等しく、SS_{bg} が大きくなるほど（つまり**図 6.5** で右にいくほど）水準間の平均順位の差が大きくなる。

クラスカル・ウォリス検定では、確率分布の右裾に棄却域を設けて検定を行う。**例題 6.3** では $H = 4.57$（$SS_{bg} = 16$）であり、p 値（帰無仮説のもとで得られた結果以上に帰無仮説に反する偏った結果が得られる確率）は $p = 1/15 = 0.067$ となり、有意水準 $\alpha = 0.1$ よりも小さいので帰無仮説が棄却される。したがっ

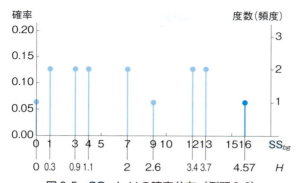

図 6.5 SS_{bg} と H の確率分布（例題 6.3）
SS_{bg} と H の確率分布（離散分布、右の縦軸は度数を示す）はまったく同じになる。

て「有意水準 0.1 でトレーニング要因の主効果がある（母集団において"トレーニング効果が等しくない（母中央値が等しくない）水準の組合せ"が少なくとも 1 つある）」と結論づける。**例題 6.3** ではサンプルサイズが小さい（データ数が少ない）ので、この値よりも小さな有意水準での検定をすることができないため、有意水準 0.05 での検定は行えない。

クラスカル・ウォリス検定で 2 水準の場合は、ウィルコクソン・マン・ホイットニー検定の両側検定の結果と一致する。

（3）付表を用いて検定する方法

クラスカル・ウォリス検定の考え方を説明してきたが、実際には**付表 9**を用いて簡単に検定を行うことができる。

クラスカル・ウォリス検定の具体的な手続き

① 帰無仮説と対立仮説を立てる：帰無仮説は「母集団において、3 つの水準間にはトレーニング効果の差がない（3 つの水準の母中央値は等しい）」とし、対立仮説は「母集団において"トレーニング効果が等しくない水準の組合せ"が少なくとも 1 つある」とする。
② 有意水準を設定する：**例題 6.3** では設問に従って、$\alpha=0.1$ とする。
③ 順位に変換する（すべてのデータを対象として一連の順位をつける）。
④ 各水準に含まれるデータ数 n_j と順位、水準数 k、および全データ数 n_t から検定統計量 H を求める（**式 6.22**）。**例題 6.3** では $H=4.57$ となる。
⑤ **付表 9**を用いて H の臨界値を求める：**例題 6.3** では $n_A=n_B=n_C=2$ であり、$\alpha=0.1$ であるので、$H_{(2,2,2),0.1}=4.57$ となる。**付表 9** のカッコ内の数値 0.067 は p 値である。

MEMO
付表 9 は、〜以上（"よりも大きい"ではなく）で判断するように表が作られている。

6章 ┃ 3つ以上の条件間の代表値の比較

⑥データから求められた H（④）が臨界値（⑤）以上のときに帰無仮説を棄却して「要因の主効果がある」と判断する。例題 6.3 では、$H \geqq H_{|(2,2,2),0.1|} = 4.57$ なので、$\alpha = 0.1$ でトレーニング要因の主効果があると結論づける。

（4）χ^2分布を用いて検定する方法

サンプルサイズが大きいときには、H が χ^2分布に近似的に従うことを利用して検定を行う。具体的には、**付表9** に n_i として示されている「各水準のサンプルサイズ」よりも、扱っているデータのサンプルサイズが大きい場合には、χ^2分布による近似精度が十分に高くなるので、$H = \chi^2_{(k-1)}$ として χ^2検定を行う。k は水準数である。χ^2検定は 8 章で詳述する。

サンプルサイズが小さいので適切ではないが、**例題6.3** を χ^2分布を用いて検定してみよう。$\chi^2 \fallingdotseq H = 4.57$ がすでに求められている。**付表4** より、自由度 $\nu = k-1 = 2$、有意水準 0.1 の臨界値は $\chi^2_{(2),0.1} = 4.605$ であり、$H \leqq \chi^2_{(2),0.1}$ であるので有意水準 0.1 では帰無仮説は棄却されない。また、統計ソフトウェアを用いると $p = 0.102$（$\chi^2 = 4.57$、$\nu = k-1 = 2$ のときの p 値）が求められる（**付録 15**）。χ^2分布により求められた p 値と、直接求められた p 値との差がやや大きいのは、サンプルサイズが小さいために χ^2分布による近似の精度が低いためである。前述したとおり、サンプルサイズが小さい場合には**付表9**を用いて正確な確率を求める。

2）フリードマン検定（対応のあるデータの場合）

対応（関連）のある 1 要因の研究デザインで 3 つ以上の水準があり、データが順序尺度である場合や、前述の 1 要因反復測定分散分析のための前提条件（球形仮定、球面性の仮定）が満たされない場合には、ノンパラメトリック検定の**フリードマン検定**を行うことができる。**例題6.4**で、この検定の仕組みを考えてみよう。

フリードマン検定（Friedman test）

例題6.4 ある疾患は、歩行時に下肢に重錘を負荷すると歩きやすさが増すと予想されている。歩きやすさへの負荷の大きさの影響を検討するために、4 つの荷重量（体重の 1%、1.5%、2%、2.5%）を設定した。この疾患の母集団から無作為に選ばれた 2 人を対象として、4 つの荷重を装着して歩いてもらい、患者自身に歩きやすさに順位をつけてもらった。その結果が**表6.10**に示されている。この疾患では、下肢への荷重量が歩きやす

132

3. 3条件以上のノンパラメトリック検定

表6.10　各重錘負荷量における歩きやすさの順位（例題6.4）

		負荷量（%）				
		1.0 (A)	1.5 (B)	2.0 (C)	2.5 (D)	
患者	S_1	1	2	3	4	
	S_2	2	1	3	4	
平均順位 $\bar{X}_j$		1.5	1.5	3	4	$\bar{X}_{\cdot\cdot}=2.5$

> さに影響するといえるか。有意水準 0.05 で検定せよ。

（1）フリードマン検定の考え方

　帰無仮説を「この疾患の患者では、4水準の荷重量の間に歩きやすさの違いはない」、対立仮説を「"歩きやすさが等しくない水準の組合せ"が少なくとも1つある」とする。

　確率計算の考え方は次のとおりである。フリードマン検定では順位データを用いて検定を行う。この例題では**表6.10**に示すように、最初から順位が与えられているのでこれを用いる。通常のデータでは被験者ごとに順位に変換すればよい。**例題6.4**の状況は、患者ごとに1、2、3、4の番号がつけられた4枚のカードが用意されていて、4つの箱（A、B、C、D）にそれらのカードを1枚ずつ振り分けることと確率論的に同等と考えることができる。このとき起こりうるすべての"場合"を考え、さらにそれぞれの場合が等確率で生じると考えれば、**表6.10**の結果が生じる確率を計算することができる。

　患者1で、4枚のカードがA、B、C、Dの4つの箱に振り分けられる"場合"の総数は、$4! = 4 \times 3 \times 2 \times 1 = 24$通りである。このことはすべての患者に共通であるので、患者が2人のときの"場合"の総数は、$4! \times 4! = 576$通りである。

　しかし、フリードマン検定では"水準間に差があるか否か"を問題にするが、各水準の歩きやすさの順位は問題にしない。箱とカードのアナロジーで言い換えれば、4つの箱の並びは問題にしないので、上記の総数を箱の並びの総数 $4!$（順列組合せ）で除した数が、**例題6.4**における"すべての場合"の数となり、$4! \times 4! / 4! = 24$通りと求められる。患者数をn、水準数をkとして一般化すれば次のようになる。

$$(k!)^n / k! = (k!)^{n-1} = (4!)^2 / 4! = 24$$

　表6.11には、**例題6.4**で起こりうるすべての"場合"（24通りの順位の組合せ）が示されている。**例題6.4**の結果は、**表6.11**の"場合7"に相当すること

133

表6.11 起こりうるすべての "場合" における SS_{bg} と Fr（例題6.4）

	患者	順位				S_1とS_2の平均順位				SS_{bg}	Fr
		A	B	C	D	A	B	C	D		
	S_1	1	2	3	4						
場合	S_2 1	1	2	3	4	1	2	3	4	10	6.0
	2	1	2	4	3	1	2	3.5	3.5	9	5.4
	3	1	3	2	4	1	2.5	2.5	4	9	5.4
	4	1	3	4	2	1	2.5	3.5	3	7	4.2
	5	1	4	2	3	1	3	2.5	3.5	6	3.6
	6	1	4	3	2	1	3	3	3	7	4.2
	7	**2**	**1**	**3**	**4**	**1.5**	**1.5**	**3**	**4**	**9**	**5.4**
	8	2	1	4	3	1.5	1.5	3.5	3.5	8	4.8
	9	2	3	1	4	1.5	2.5	2	4	7	4.2
	10	2	3	4	1	1.5	2.5	3.5	2.5	4	2.4
	11	2	4	1	3	1.5	3	2	3.5	3	1.8
	12	2	4	3	1	1.5	3	3	2.5	5	3.0
	13	3	1	2	4	2	1.5	2.5	4	7	4.2
	14	3	1	4	2	2	1.5	3.5	3	5	3.0
	15	3	2	1	4	2	2	2	4	6	3.6
	16	3	2	4	1	2	2	3.5	2.5	3	1.8
	17	3	4	1	2	2	3	2	3	2	1.2
	18	3	4	2	1	2	3	2.5	2.5	1	0.6
	19	4	1	2	3	2.5	1.5	2.5	3.5	4	2.4
	20	4	1	3	2	2.5	1.5	3	3	3	1.8
	21	4	2	1	3	2.5	2	2	3.5	3	1.8
	22	4	2	3	1	2.5	2	3	2.5	1	0.6
	23	4	3	1	2	2.5	2.5	2	3	1	0.6
	24	4	3	2	1	2.5	2.5	2.5	2.5	0	0.0

を確認していただきたい。

　"S_1とS_2の平均順位"の行には、各水準における2人の患者の平均順位が示されている。歩きやすさに関して4つの水準に差がない場合（帰無仮説）には、平均順位の期待値はいずれの条件も順位1〜4の平均である2.5となる。一方、水準間の"平均順位の差"が大きいほど、水準間の隔たりが大きいことになる。

　フリードマン検定では、クラスカル・ウォリス検定（**例題6.3**）と同様に、平均順位（**表6.10**）の群間偏差平方和SS_{bg}を求めて、検定統計量とする。

$$SS_{bg} = n\sum_{j=1}^{k}(\bar{X}_{.j}-\bar{X}_{..})^2$$
$$= 2\{(1.5-2.5)^2+(1.5-2.5)^2+(3-2.5)^2+(4-2.5)^2\} = 9.0 \quad (6.23)$$

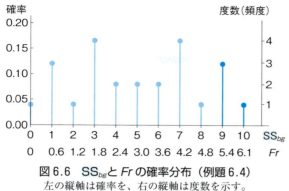

図 6.6　SS_{bg}と Fr の確率分布（例題 6.4）
左の縦軸は確率を、右の縦軸は度数を示す。

実際の検定では SS_{bg} を、「順序尺度データ（1、2、…k）の不偏分散」で除した**統計量 Fr** を用いる。

$$Fr = \frac{SS_{bg}}{k(k+1)/12} = \frac{9}{4(4+1)/12} = 5.4 \tag{6.24}$$

図 6.6 に示すように、SS_{bg} と Fr の値を横軸に、度数を縦軸にとると、SS_{bg} と Fr はまったく同じ分布である。すべての"場合"が等しい確率で生じると仮定して縦軸に相対度数をとると、SS_{bg} と Fr を確率変数とする確率分布（離散分布）となる。後述するように Fr には χ^2 分布に近似的に従うという利点がある。

フリードマン検定では、確率分布の右裾に棄却域を設定して検定を行う。**例題 6.4 では $Fr=5.4$（$SS_{bg}=9$）であり、p 値（帰無仮説のもとで得られた結果以上に帰無仮説に反する偏った結果が得られる確率）は $P_{(Fr=5.4)} + P_{(Fr=6.1)}$ を求めればよい（図 6.6）。**ここでは度数で計算すると、$p=4/24=0.167$ となる。この p 値は有意水準 $\alpha=0.05$ よりも大きいので、帰無仮説が採択され、「有意水準 0.05 で要因の主効果が認められない」、すなわち歩きやすさへの重錘負荷量の影響は認められないと結論づける。

（2）付表を用いて検定する方法

フリードマン検定の考え方を説明してきたが、実際の検定では**付表 10** を用いて検定を行うことができる。

フリードマン検定の具体的な手続き

①帰無仮説と対立仮説を立てる：帰無仮説は「母集団において、4つの荷重量の間に歩きやすさの違いはない（4つの水準の順位平均は等しい）」と

し、対立仮説は「母集団において、"荷重量の効果が等しくない（順位平均が等しくない）水準の組合せ"が少なくとも1つある」とする。

②有意水準を設定する：**例題6.4**では設問に従って、$\alpha=0.05$。

③データを被験者ごとに順位に変換する。

④サンプルサイズ n、水準数 k および順位データから検定統計量 Fr を求める（**式6.24**）：**例題6.4**では $Fr=5.4$。

⑤**付表10**を用いて Fr の臨界値を求める：**例題6.4**では $k=4$、$n=2$、$\alpha=0.05$ であるので、$Fr_{(4,2,0.05)}=6$ となる。**付表10**のカッコ内の数値 0.0417 は p 値である。

⑥データから求められた Fr（④）が臨界値（⑤）以上のときに帰無仮説を棄却して「要因の主効果がある」と結論づける。**例題6.4**では、$Fr<Fr_{(4,2,0.05)}$ なので、$\alpha=0.05$ で重錘負荷量の影響は認められないと結論づける。

（3）χ^2分布を用いる方法

サンプルサイズが十分に大きければ、自由度 $\nu=k-1$ の χ^2 分布への Fr の近似精度が高くなるので、χ^2 分布を用いた検定が可能である。**付表10**に掲載されている程度のサンプルサイズの場合には付表を用いるのがよいが、これを超える場合には χ^2 分布を用いる。

4 多重比較法

多水準間の比較についてはさまざまな方法があり、研究のデザインに対応した種々の検定方法（多重比較法）が考案されている。

多重比較法（multiple comparison procedure）

1）検定の多重性に対して有意水準を厳しく設定する方法（有意水準調整型多重比較法）

本章の冒頭で検定の多重性の問題に言及したが、この問題を回避するための最も単純な方法は、2条件間の検定（t 検定など）を適用し、以下の有意水準調整型多重比較法を用いてあらかじめ1つひとつの検定の有意水準を小さく設定することである。

（1）シダックの方法

式6.1を変形すると、

4．多重比較法

表6.12　多水準間比較において可能なすべての一対比較を行う場合の有意水準 α の調整（ファミリーワイズエラー率を 0.05 とする場合）

水準数 k	検定回数 n_h	ファミリーワイズエラー率 α'	設定すべき α（シダックの方法）	設定すべき α_B（ボンフェローニの方法）
2	1	0.05	0.0500	0.0500
3	3	0.05	0.0170	0.0167
4	6	0.05	0.0085	0.0083
5	10	0.05	0.0051	0.0050
6	15	0.05	0.0034	0.0033

$$\boldsymbol{\alpha} = 1 - (1 - \boldsymbol{\alpha'})^{\frac{1}{c}} \tag{6.25}$$

となる（シダックの方法）。この式は、「正しい帰無仮説が少なくとも1つ誤って棄却される確率（ファミリーワイズエラー率）」を α' 以下に設定したい場合には、1つひとつの検定の有意水準を α に設定すればよいことを示している。2水準間の比較を複数の変数に関して行う場合には、行われる検定回数が変数の数になるので、**式6.25** の c に検定に用いる"変数の数"を代入すればよい。

シダック（Šidák）の方法

多水準間の検定を行う場合には、検定回数 n_h は**式6.2**で求められる。

$$n_h = {}_kC_2 = \frac{k!}{(k-2)! \cdot 2!}$$

ファミリーワイズエラー率を 0.05 に設定する場合の、具体的な α の値を**表6.12**に示す。

（2）ボンフェローニの方法

有意水準調整型多重比較法として、次式で示される**ボンフェローニの方法**も用いられる。ボンフェローニの方法の詳細は**付録16**を参照していただきたい。

ボンフェローニ（Bonferroni）の方法

$$\boldsymbol{\alpha_B} = \boldsymbol{\alpha}/\boldsymbol{n_h} \tag{6.26}$$

ファミリーワイズエラー率を 0.05 に設定する場合の具体的な α_B の値も**表6.12**に示されている。結果はシダックの方法よりもわずかに小さい値となっている。

ここで取り上げた2つの多重比較法は、1つひとつの「2条件間の検定」の有意水準をあらかじめ小さく設定することによって、検定の反復で生じる第1種

137

6 章　3つ以上の条件間の代表値の比較

の誤り α の増大を防ごうとするものである。パラメトリック検定にもノンパラメトリック検定にも用いることができるので便利な方法ではあるが、有意水準を厳しくすると同時に第2種の誤り β を増大させてしまう（検定力が低下する）という欠点がある。この弱点を回避する方法として、種々の多重比較法が考案されているので概略を後述する。

ホルム（Holm）の方法

（3）ホルムの方法

シダックの方法やボンフェローニの方法を用いると1つひとつの検定の有意水準が小さい値になり、検定力が小さくなってしまう（保守的とよばれる）。この問題をいくぶんか改善するための方法として**ホルムの方法**が考えられている。

ボンフェローニの方法では、n_h 回の検定すべてにおいて有意水準を $\alpha_B = \alpha/n_h$ としたが、ホルムの方法では1つひとつの検定で得られた p 値の大きさに従って有意水準が異なる。具体的には次のような手順で行う。

ホルムの方法の具体的な手続き

① n_h 個の帰無仮説を、p 値の小さい順に並べる。
② p 値が最小である検定では、有意水準を α/n_h として行う：帰無仮説が採択されれば終了、棄却されれば③に進む。
③ p 値の大きさが第2順位の検定に進み、有意水準を $\alpha/(n_h-1)$ として検定を行う：帰無仮説が採択されれば終了、棄却されれば④に進む。
④ p 値の大きさが第3順位の検定に進み、有意水準を $\alpha/(n_h-2)$ として検定を行う：帰無仮説が採択されれば終了、棄却されれば次の段階に進む。

このようにホルムの方法は、検定すべき"残りの帰無仮説の数"が、k、$k-1$、…、2、1と1つずつ減少することを考慮して有意水準を調整する方法であり、段階が進むほど有意水準が大きくなって検定力が高まる。

2）テューキーの方法

水準数が3以上の場合には、すべての水準の中から2つの水準を取り出し、その水準間の差を検定することを**一対比較**とよぶことをすでに述べた。1要因分散分析では、すべての水準の母平均が等しいか否か、言い換えれば「要因の主効果の有無だけを明らかにする」ために検定を行ったが、多水準のデザインではすべての水準間の一対比較を行いたいことがある。前述のシダックの方法やボンフェローニの方法を用いることができるが、検定力が低下するという問

題があるので**テューキーの方法**を行うほうがよい。

　テューキーの方法では、「**範囲**」の概念を用いる。範囲という統計量は標本の最大値 X_{max} から最小値 X_{min} を差し引いた値であり、散布度の指標の1つであるが（2章）、**テューキーの q 検定**では、3つ以上の標本平均の最大値と最小値の差（$\bar{X}_{max}-\bar{X}_{min}$）として「**範囲 R**」を用いる。水準数が多いほど「範囲 R」の期待値が大きくなるという性質を用いて検定の多重性の問題を回避する。

（1）テューキーの q 検定（各水準のサンプルサイズが等しい場合）
①テューキーの q 検定の考え方

　例題 6.1 は1要因分散分析の例題として示したが、同じ問題にテューキーの q 検定を適用して考え方の概略を示そう。1要因分散分析と同様に、母集団分布は正規分布であり、すべての水準の母分散は等しいという仮定のもとでの検定である。

> **例題 6.5**　例題 6.1 について、テューキーの q 検定を用いてすべての水準間の一対比較を有意水準 0.05 で行え。

　例題 6.1 は水準数が $k=3$、すべての水準（a_1、a_2、a_3）のサンプルサイズが等しい（ここでは $n_1=n_2=n_3=n=10$）場合である。

　図 6.7 にテューキーの q 検定の考え方のプロセスを示す。テューキーの方法では、各水準の母平均をそれぞれ μ_{a_1}、μ_{a_2}、μ_{a_3} とすれば、検定すべき帰無仮説は「$\mu_{a_1}=\mu_{a_2}$」、「$\mu_{a_2}=\mu_{a_3}$」、「$\mu_{a_1}=\mu_{a_3}$」の3つであり、対立仮説はそれぞれに対して「$\mu_{a_1}\neq\mu_{a_2}$」、「$\mu_{a_2}\neq\mu_{a_3}$」、「$\mu_{a_1}\neq\mu_{a_3}$」である。図 6.7a 中に3本1組の矢印で示すように（青い矢印は実際のデータを示している）、これらの帰無仮説は「a_1、a_2、a_3 の3水準に対応する3つの標本（いずれも $n_1=n_2=n_3=n=10$）が同じ正規母集団から無作為抽出されている事態」と言い換えることができる。

　母集団から無作為抽出された3つの標本データの各々の平均を求め、さらに3つの標本平均間の差の最大値（$\bar{X}_{imax}-\bar{X}_{imin}$）を「範囲 R」として求める。範囲 R が、一般には起こりえないほど大きい値（設定した有意水準以下の確率でしか起こらない、帰無仮説に反する偏った値）である場合には帰無仮説を棄却し、3つの標本は同じ母集団からの無作為抽出標本であるとはいえない、つまりそれらの母平均間に差があると結論づける。

　テューキーの q 検定では、**スチューデント化された範囲 q**（R を標準化したもの）の確率分布（図 6.7c）を用いる。これによって、どのような従属変数であっても、母集団分布の正規性と母分散の均一性が仮定できれば、簡単に検定

テューキーの q 検定（Tukey's q test）

範囲（range：R）

📝 MEMO

期待値とは、標本抽出を無限回繰り返したときの、ある統計量の理論的平均値である。

📝 MEMO

思考実験として標本抽出を無限に繰り返して求められる標本統計量（平均、偏差平方和、R、q など）を、本書では下付文字 $i=1\sim\infty$ で示す（R_i、q_i など）。また実際の標本データから求められた統計量を下付文字 d で示す（R_d、q_d など）。

スチューデント化された範囲 q（studentized range q）

6章 3つ以上の条件間の代表値の比較

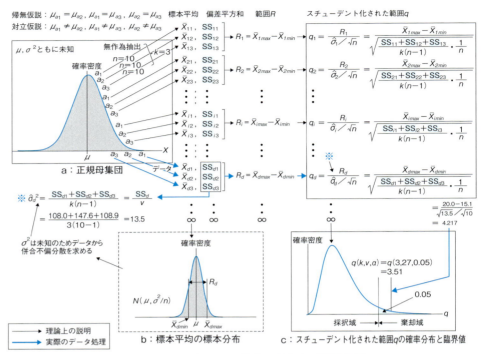

MEMO

分散分析では級内偏差平方和を SS_e としたが、ここでは区別する必要がないので、下付文字をつけずに SS で表す。また SS を自由度 $\nu = k(n-1)$ で除して求める $\hat{\sigma}^2$ は分散分析における MS_e（式6.11）と同じものである。さらに、$\hat{\sigma}^2$ は、対応のない t 検定（5章）で用いた併合不偏分散（2水準の場合、式5.9）を3水準に拡張したものである。

MEMO

R は、標本平均の最大値 $\bar{X}_{max}$ と最小値 $\bar{X}_{min}$ の差であり、各水準間で最も大きい "平均の差" である。

図6.7 テューキーの q 検定の考え方（例題6.5）

できるようになる。この確率分布は次のように説明できる。**図6.7a** に示すように、思考実験として1つの正規母集団から a_1、a_2、a_3 の3水準に対応する3つの標本（いずれも $n=10$）を無作為抽出し、各標本の標本平均 $\bar{X}_{ij}$ と偏差平方和 SS_{ij} を求め、さらに「範囲 R_i」を求める（データから実際に求められる R は R_d）。この手続きを無限に繰り返したとき（$i:1\sim\infty$）にできる「標本平均 $\bar{X}_{ij}$ の標本分布」も正規分布となり（**図6.7b**）、母集団分布が $N(\mu, \sigma^2)$ であれば「標本平均の標本分布」は $N(\mu, \sigma^2/n)$ となることが知られている。しかし、R_d 以上に大きな R が生じる確率（p 値）を、標本平均の標本分布から求めることはできない。また、一般に母集団分布は未知であるので、「標本平均の標本分布」も未知である。そこで、標本から母分散 σ^2 の推定量 $\hat{\sigma}_i^2$（併合不偏分散）を求めて σ^2 の代用とし、**式6.27** を用いて $\hat{\sigma}_i/\sqrt{n}$ で R_i を標準化して「スチューデント化された範囲 q_i」を求める。$\hat{\sigma}_i^2$ の求め方は**式6.3～6.6** および**式6.11** により MS_e を求めた方法と同じである（$MS_e = \hat{\sigma}_d^2$）。

$$q_i = \frac{\bar{X}_{imax} - \bar{X}_{imin}}{\hat{\sigma}_i/\sqrt{n}} = \frac{R_i}{\hat{\sigma}_i/\sqrt{n}} \tag{6.27}$$

理論上、この操作を無限に繰り返したときに「スチューデント化された範囲 q」の確率分布が得られる（**図6.7c**）。分布の導出は本書の範囲を超えるので取り上げないが、母集団分布が正規分布であれば、この確率分布は母平均 μ や母分散 σ^2 にかかわらず水準数 k と自由度 $\nu=k(n-1)$ で定まる。**付表8**に、「スチューデント化された範囲 q」の確率分布から得られた「有意水準 $\alpha=0.05$ と 0.01 における q の臨界値」が掲載されているので、この表を用いて検定を行うことができる。q は正の値をとり、q が大きいほど「範囲 R」が大きいという関係から、確率分布の右裾（**図6.7c**）に棄却域を設定して検定を行う。

②例題6.5の具体的な手続き

例題6.1で与えられているデータ（**表6.4**）から「スチューデント化された範囲 q」を**式6.27**により次のように求める。ただし、$\bar{X}_1=20.0$、$\bar{X}_2=19.8$、$\bar{X}_3=15.1$ をそれぞれ $\bar{X}_{d1}$、$\bar{X}_{d2}$、$\bar{X}_{d3}$ で置きかえているので $\bar{X}_{dmax}=20.0$、$\bar{X}_{dmin}=15.1$ である。また $\hat{\sigma}_d^2$ は**表6.5**の $\mathrm{MS_e}$（**式6.11**）と等しく、誤差の自由度は**表6.5**の ν_e と等しいため、$\hat{\sigma}_d^2=\mathrm{MS_e}=13.5$、$\nu_e=k(n-1)=3(10-1)=27$ である。

$$q_d=\frac{\bar{X}_{dmax}-\bar{X}_{dmin}}{\hat{\sigma}_d/\sqrt{n}}=\frac{20.0-15.1}{\sqrt{13.5}/\sqrt{10}}=4.217$$

水準数 $k=3$、自由度 $\nu=27$、有意水準 0.05 のときの q の臨界値を求める。$\nu=27$ の値が**付表8**にないため、直線補間（**付録14**）で近似的に求めると臨界値は $q_{(3,27,0.05)}=3.51$ となる。$q_d>q_{(k,\nu,\alpha)}$ であるので帰無仮説を棄却し、「有意水準 0.05 で水準 a_1 と水準 a_3 の母平均間に差がある」と判断する。

帰無仮説が棄却されたときには、標本平均の差が次に大きい平均対を決定して、同じ臨界値と比較して判断する。**例題6.5**で標本平均の差が次に大きい平均対は $\bar{X}_{d2}=19.8$ と $\bar{X}_{d3}=15.1$ であるので、これらの差の絶対値 $|19.8-15.1|=4.7$ を**式6.27**に代入して q_d を求めると $q_d=4.05$ が得られる。臨界値よりも大きいので「水準 a_2 と水準 a_3 の母平均間に差がある」と結論づける。

残りの平均対は $\bar{X}_{d1}=20.0$ と $\bar{X}_{d3}=19.8$ であるので、同様に q_d を求めると $q_d=0.17$ となる。臨界値以下であるので帰無仮説を採択し、「水準 a_1 と水準 a_2 には母平均間の差があるとはいえない」と結論づける。

帰無仮説が採択されればその段階で検定終了となり、残りの平均対の帰無仮説も採択される。

テューキーの q 検定の具体的な手続き

① 帰無仮説と対立仮説を立てる：標本平均差が最大となる一対の水準（l と m）を定め、帰無仮説を「$\mu_l = \mu_m$」、対立仮説を「$\mu_l \neq \mu_m$」とする。
② 有意水準を設定する：**例題 6.5** では設問に従って、$\alpha = 0.05$。
③ **式** 6.3〜6.6 を用いて誤差の偏差平方和 SS_e を求め、これを自由度 ν で除して不偏分散 $\hat{\sigma}_d^2$ を求め、さらに不偏標準偏差 $\hat{\sigma}_d$ を求める。
④ 3 つの水準の各々の標本平均を求め、標本平均の範囲 R_d（平均値対の差の絶対値が最大のもの）を求める。
⑤ 範囲 R_d を $\hat{\sigma}_d/\sqrt{n}$ で除してスチューデント化された範囲 q_d を求める。
⑥ 水準数 k、自由度 ν、有意水準 α のときの臨界値 $q_{(k, \nu, \alpha)}$ を**付表 8** で求める。
⑦ データから求められた q_d（⑤）と臨界値 $q_{(k, \nu, \alpha)}$（⑥）を比較して結論づける：帰無仮説が採択されたら終了、棄却されたら⑧に進む。
⑧ 標本平均の差が次に大きい 2 つの水準を決定し、それらの差の絶対値を R_d として求め、さらに⑤の手続きで q_d を求める。⑥で求めた臨界値と比較して結論づける：帰無仮説が採択されたら終了、棄却されたら⑧を繰り返す。

テューキー・クレーマー (Tukey-Kramer) の方法

📝 **MEMO**

調和平均

で示される（式 2.3）。

（2）テューキー・クレーマーの方法（各水準のサンプルサイズが等しくない場合）

前項で各水準のサンプルサイズが等しい場合の一対比較の方法を述べたが、この方法をサンプルサイズが不揃いの場合に拡張したのが**テューキー・クレーマーの方法**である。2 つの水準（f と g）の母平均 μ_f と μ_g（標本平均は $\bar{X}_f$ と $\bar{X}_g$）を比較するとき、n_f と n_g をそれぞれのサンプルサイズとすれば、n_f と n_g の調和平均を求めて**式 6.27** の n に代入すると、

📝 **MEMO**

データから求められたことを示す下付文字 d や誤差を示す下付文字 e は、区別する必要がないので省いている。

$$q = \frac{|\bar{X}_f - \bar{X}_g|}{\sqrt{\dfrac{\hat{\sigma}^2}{2}\left(\dfrac{1}{n_f} + \dfrac{1}{n_g}\right)}} \tag{6.28}$$

となる。この値を臨界値 $q_{(k, \nu, \alpha)}$ と比較すればよい。

n_j を各水準のサンプルサイズ、水準数を k とすれば、自由度 ν は次式で求められる。$\hat{\sigma}^2$ を求めるときにも下記の ν を用いる。

4．多重比較法

表6.13　例題6.6の生データと平均

	a_1	a_2	a_3
	22	16	16
	22	16	11
	18	26	15
	23	23	15
	20	25	20
	25	14	16
	15	18	8
	14	19	19
	20	22	16
	21	19	
平均	$\bar{X}_{.1}=20.0$	$\bar{X}_{.2}=19.8$	$\bar{X}_{.3}=15.1$
n_j	$n_1=10$	$n_2=10$	$n_3=9$

例題6.1（表6.4）で示したものから、水準 a_3 で1つのデータが欠損している。

表6.14　例題6.6の分散分析表

変動因	偏差平方和 SS	自由度 ν	平均平方 MS	F	F 臨界値	p
級間（要因 a）	$SS_a=142.6$	$\nu_a=k-1=2$	$MS_a=SS_a/(\nu_a)=71.3$	$F=MS_a/MS_e=5.08$	$F_{(2/26,\,0.05)}=3.369$	0.014
級内（誤差 e）	$SS_e=364.5$	$\nu_e=n_t-k=26$	$MS_e=SS_e/(\nu_e)=14.02$			
全体 t	$SS_t=507.1$	$\nu_t=n_t-1=28$				

$$\nu=全データ数-k=\sum_{j=1}^{k}n_j-k \tag{6.29}$$

> **例題6.6**　**例題6.1** において、**表6.13** に示すように水準 a_3 で1つの欠損値があった場合を考えてみよう。1要因分散分析を行った結果を分散分析表（**表6.14**）に示す。テューキー・クレーマーの方法を用いて有意水準0.05で多重比較せよ。

各水準の母平均を μ_1、μ_2、μ_3 とすると、帰無仮説は「$\mu_1=\mu_2$」、「$\mu_1=\mu_3$」、「$\mu_2=\mu_3$」、対立仮説はそれぞれ「$\mu_1\neq\mu_2$」、「$\mu_1\neq\mu_3$」、「$\mu_2\neq\mu_3$」である。

標本データより各水準の標本平均と誤差の不偏分散（併合不偏分散）$\hat{\sigma}^2$ を求める。例題6.6では表6.13に平均が求められており、また表6.14の誤差の平均平方 MS_e が式6.28の $\hat{\sigma}^2$ に相当する。

143

6 章　3つ以上の条件間の代表値の比較

$$\bar{X}_{.1}=20.0,\ \ \bar{X}_{.2}=19.8,\ \ \bar{X}_{.3}=15.1,\ \ \hat{\sigma}^2=\mathrm{MS}_e=14.02$$

　誤差の自由度は$\nu=(n_1-1)+(n_2-1)+\cdots+(n_k-1)=\sum_{i=1}^{k}n_j-k$で求める。**例題 6.6**では**表 6.14**の中にある$\nu_e=26$と一致する。

　$\bar{X}_{.1}$と$\bar{X}_{.3}$について、**式 6.28**を用いてqを計算すると次のようになる。

$$q=\frac{|\bar{X}_{.1}-\bar{X}_{.3}|}{\sqrt{\dfrac{\hat{\sigma}^2}{2}\left(\dfrac{1}{n_1}+\dfrac{1}{n_3}\right)}}=\frac{|20.0-15.1|}{\sqrt{\dfrac{14.02}{2}\times\left(\dfrac{1}{10}+\dfrac{1}{9}\right)}}=4.03$$

　$\nu_e=26$のときのqの臨界値が**付表 8**にないため、直線補間（**付録 14 参照**）で近似的に$q_{(3,26,0.05)}=3.52$が求められる。

　$q>q_{(3,26,0.05)}$であるので帰無仮説を棄却し、$\bar{X}_{.1}$と$\bar{X}_{.3}$の間には有意水準 0.05 で有意差がある、すなわち「水準a_1と水準a_3の母平均間に差がある」と結論づける。

　同様に$\bar{X}_{.1}$と$\bar{X}_{.2}$についてqを求めると、

$$q=\frac{|\bar{X}_{.1}-\bar{X}_{.2}|}{\sqrt{\dfrac{\hat{\sigma}^2}{2}\left(\dfrac{1}{n_1}+\dfrac{1}{n_2}\right)}}=\frac{|20.0-19.8|}{\sqrt{\dfrac{14.02}{2}\times\left(\dfrac{1}{10}+\dfrac{1}{10}\right)}}=0.168$$

となり、$q<q_{(3,26,0.05)}$であるので帰無仮説を採択し、有意水準 0.05 で有意差はない、すなわち「水準a_1と水準a_2の母平均間に差があるとはいえない」と結論づける。

　$\bar{X}_{.2}$と$\bar{X}_{.3}$についても同様にqを求めると、

$$q=\frac{|\bar{X}_{.2}-\bar{X}_{.3}|}{\sqrt{\dfrac{\hat{\sigma}^2}{2}\left(\dfrac{1}{n_2}+\dfrac{1}{n_3}\right)}}=\frac{|19.8-15.1|}{\sqrt{\dfrac{14.02}{2}\times\left(\dfrac{1}{10}+\dfrac{1}{9}\right)}}=3.864$$

となり、$q>q_{(3,26,0.05)}$であるので帰無仮説を棄却し、有意水準 0.05 で有意差がある、すなわち「水準a_2と水準a_3の母平均間に差がある」と結論づける。

3）その他の多重比較法

　前述した有意水準調整型多重比較法やテューキーの方法以外に、さまざまな比較方法に対応するための多重比較法が考案されている。ここでは詳細は述べ

ずに、いくつかの比較の状況と、その状況に対応した多重比較法を提示するにとどめる。詳細は他書[41]などを参照していただきたい。

（1）1つの対照群と多群間の比較

研究の目的が対照群とそれ以外の2つ以上の実験群の対比較であり、k 水準のデザインでは検定のための帰無仮説の数は $k-1$ 個となる。この場合には**ダネットの多重比較法**を用いる。ダネットの方法はテューキーの方法よりも検定力が高い。ノンパラメトリック法としては、**スティールの方法**がある。

> ダネット（Dunnett）の多重比較法
>
> スティール（Steel）の方法

（2）シェフェの方法

一対比較以外に、次のような帰無仮説を考えることがある。

$\mathrm{H}_0 : \dfrac{\mu_1+\mu_2}{2}=\mu_3$　：水準1と2の母平均の平均は、水準3の母平均と等しい。

$\mathrm{H}_0 : \dfrac{\mu_1+\mu_2}{2}=\dfrac{\mu_3+\mu_4}{2}$：水準1と2の母平均の平均は、水準3と4の母平均の平均と等しい。

一対比較以外に、このような帰無仮説も次の式で定数 C_i を定めることによって、すべて表現できる。

$$\sum_{i=1}^{k}C_i\mu_i=0 \quad （ただし、\sum_{i=1}^{k}C_i=0）$$

ここで、k は水準数、$\sum_{i=1}^{k}C_i\mu_i$ は対比、C_i は対比定数である。上記の2つの帰無仮説は、それぞれ、「水準数 $k=3$、対比定数 $C_1=1/2$、$C_2=1/2$、$C_3=-1$」と「水準数 $k=4$、対比定数 $C_1=1/2$、$C_2=1/2$、$C_3=-1/2$、$C_4=-1/2$」である。**シェフェの方法**は、対比で表現できる帰無仮説のすべてを検定する場合に用いることができる。実際には、対比で表現できる帰無仮説は無数に存在しているので、意味があるものだけを選んで検定を行う。どんな比較も可能であるがテューキーの方法よりも検定力が低い。

> シェフェ（Scheffé）の方法

（3）ウィリアムズの方法

第1群を対照群、第2群から k 群までを実験群として、対照群と実験群の間の対比較をするとき、母平均に関して $\mu_1\leqq\mu_2\leqq\cdots\leqq\mu_k$ あるいは $\mu_1\geqq\mu_2\geqq\cdots\geqq\mu_k$ の単調性を仮定できる場合には**ウィリアムズの方法**を用いることができる。ノンパラメトリック検定としては**シャーリー・ウィリアムズの方法**がある。

> ウィリアムズ（Williams）の方法
>
> シャーリー・ウィリアムズ（Shirley-Williams）の方法

（4）その他の問題

古い統計学書には、「多水準デザインにおいては、分散分析で主効果が認めら

れた後に事後検定として多重比較法を行う」と記載されているものがあるが、事前比較（データ収集前にあらかじめ比較方法が設定された検定）では、分散分析を行わずに多重比較を直接行う。

多重比較法は、データの対応がある場合について考案されたものが多いので、データの対応に関して注意して検定を選択する必要がある。上述の（1）～（3）で取り上げた方法は、データの対応がない場合の検定であり、対応がある場合には適用できない。

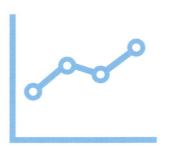

7章 多要因の実験デザインと分散分析

多要因の実験デザインは、2つ以上の要因（因子あるいは独立変数）を同時に扱う実験デザインである。実験ではなく相関研究の場合にも、2つ以上の変数を同時に扱うと効率的な解析ができる。ここでは、人を対象とした研究でよく用いられる2要因の実験デザインと、これに適用される2要因分散分析（2元配置分散分析ともいう）を取り上げる。

1 2要因とも対応がない2要因分散分析

ここで取り上げる2要因とも対応がない2要因分散分析は、各条件に被験者（体）が無作為に割り付けられる場合（完全無作為化法）に適用される検定である。

1）各要因の水準数が2で、すべての群のサンプルサイズが等しい場合

> **例題 7.1** 投薬 a と運動療法 b が、ある運動課題の遂行時間にどのような効果をもつかを明らかにすることを目的として、40匹のラットを無作為に10匹ずつの4群（投薬・運動療法群、投薬群、運動療法群、対照群）に割り付けた。実験終了時の測定結果が、課題遂行時間（秒）として**表 7.1** と**図 7.1** に示されている。投薬 a と運動療法 b の効果があるといえるか。有意水準 0.05 で検定せよ。ただし、パラメトリック検定の前提条件（母集団分布の正規性と母分散の均一性）が満たされているものとする。

6章では、3水準以上の母平均の差の検定を1要因分散分析を用いて行った。**例題 7.1** に対しても多水準間の差の検定と考えて1要因分散分析を行うこともできるが、一般に2要因分散分析を用いるほうがよい。2要因分散分析では、要因 a（投薬）の主効果、要因 b（運動療法）の主効果のほかに、2つの要因の交互作用（$a \times b$）を検定することができるからである。**例題 7.1** を用いて、主

📝MEMO

多要因分散分析における検定の多重性

多要因分散分析における検定の多重性の問題は、これまで統計学書の中で取り上げられることが少なく、多くの研究雑誌の中でもこの問題が看過されてきた。また、多くの統計解析ソフトでも多要因分散分析における多重性の問題が考慮されていない。この問題を明確にするために、本書の7章の本文では検定の多重性を考慮しない従来の記述とし、MEMO欄に補正のための記述をすることとした。また、下位検定を含めた多重性の問題は多様で複雑（文献11)、16)）であるためここで取り上げることができないので、主効果と交互作用に関する検定の多重性に対する基本的な補正方法だけに限定する。

2要因分散分析（two way ANOVA）

7章　多要因の実験デザインと分散分析

表7.1　例題7.1の生データと平均

MEMO

X_{ijk}（付録2）
i は要因 a の水準（行）、j は要因 b の水準（列）、k は各セルの中のデータの順を示す。

		運動療法 b なし b_1	運動療法 b あり b_2	行の平均	サンプルサイズ
投薬 a	なし a_1	76, 66, 43, 62, 65, 43, 42, 60, 78, 66 $\bar{X}_{11.}=60.100$	43, 75, 66, 46, 56, 62, 51, 63, 52, 50 $\bar{X}_{12.}=56.400$	$\bar{X}_{1..}=58.250$	$n_{1..}=20$
投薬 a	あり a_2	36, 45, 47, 23, 43, 43, 54, 45, 41, 40 $\bar{X}_{21.}=41.700$	37, 22, 22, 25, 11, 27, 23, 24, 25, 31 $\bar{X}_{22.}=24.700$	$\bar{X}_{2..}=33.200$	$n_{2..}=20$
列の平均		$\bar{X}_{.1.}=50.900$	$\bar{X}_{.2.}=40.550$	$\bar{X}_{...}=45.725$	
サンプルサイズ		$n_{.1.}=20$	$n_{.2.}=20$		$n_{...}=40$

各条件での課題遂行時間（秒）を示す。

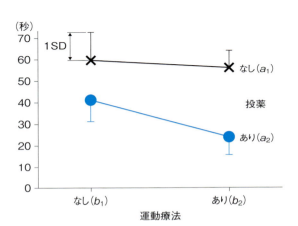

図7.1　例題7.1の各条件の平均と標準偏差

効果と交互作用の検定方法と意味を説明しよう。

（1）主効果と交互作用の検定

例題7.1では帰無仮説（H_0）と対立仮説（H_1）を次のように設定する。投薬なしを水準 a_1、ありを水準 a_2、運動療法なしを水準 b_1、ありを水準 b_2 として、母平均を μ で表すと、帰無仮説を「$\mu_{a_1}=\mu_{a_2}$、$\mu_{b_1}=\mu_{b_2}$、交互作用がない」とし、対立仮説をそれぞれ「$\mu_{a_1}\neq\mu_{a_2}$、$\mu_{b_1}\neq\mu_{b_2}$、交互作用がある」とする。

表7.1で、"投薬あり（水準 a_2）"の平均 33.20 は "投薬なし（水準 a_1）"の平均 58.25 よりも小さく、"運動療法あり（水準 b_2）"の平均 40.55 は "運動療法なし（水準 b_1）"の平均 50.90 よりも小さい。このような平均の差が有意か否かを2要因分散分析では一度に検討できる。

さらに**表7.1**と**図7.1**を詳しくみると、投薬による課題遂行時間の低下量の平均は、"運動療法なし（水準 b_1）"の 41.70 よりも "運動療法あり（水準 b_2）"

の24.70のほうが大きい。別の見方をすると、運動療法の効果が"投薬なし水準"よりも"投薬あり水準"で大きいともいえる。このように、1つの要因の効果がほかの要因によって影響を受けることを**交互作用**ということは1章ですでに述べた。2要因以上（多要因）の分散分析では、要因の主効果とともに交互作用を検定することができる。

交互作用（interaction）

①偏差平方和の算出

2要因分散分析では、行間（要因a）の偏差平方和（SS_a）、列間（要因b）の偏差平方和SS_b、誤差の偏差平方和SS_eのほかに、"要因aと要因bの交互作用"の偏差平方和$SS_{a \times b}$に分割する。全偏差平方和SS_t、各要因および誤差の偏差平方和は1要因の場合と同様に求める。**表7.1**の生データと平均を用いると次のようになる。

📝**MEMO**

ここではpは要因aの水準数（行の数）、qは要因bの水準数（列の数）である。

$$SS_t = \sum_{i=1}^{p} \sum_{j=1}^{q} \sum_{k=1}^{n} (X_{ijk} - \bar{X}_{...})^2 = \sum_{i=1}^{2} \sum_{j=1}^{2} \sum_{k=1}^{10} (X_{ijk} - \bar{X}_{...})^2$$
$$= (76 - 45.725)^2 + (66 - 45.725)^2 + \cdots + (25 - 45.725)^2 + (31 - 45.725)^2$$
$$= 11253.98 \tag{7.1}$$

$$SS_a = \sum_{i=1}^{p} q \times n (\bar{X}_{i..} - \bar{X}_{...})^2 = \sum_{i=1}^{2} 2 \times 10 \times (\bar{X}_{i..} - \bar{X}_{...})^2$$
$$= 2 \times 10 \times \{(58.25 - 45.725)^2 + (33.2 - 45.725)^2\}$$
$$= 6275.03 \tag{7.2}$$

$$SS_b = \sum_{j=1}^{q} p \times n (\bar{X}_{.j.} - \bar{X}_{...})^2 = \sum_{j=1}^{2} 2 \times 10 \times (\bar{X}_{.j.} - \bar{X}_{...})^2$$
$$= 2 \times 10 \times \{(50.9 - 45.725)^2 + (40.55 - 45.725)^2\}$$
$$= 1071.23 \tag{7.3}$$

誤差の偏差平方和SS_eは、**表7.1**の生データを用いて次のように求める。

$$SS_e = \sum_{i=1}^{p} \sum_{j=1}^{q} \sum_{k=1}^{n} (X_{ijk} - \bar{X}_{ij.})^2 = \sum_{i=1}^{2} \sum_{j=1}^{2} \sum_{k=1}^{n} (X_{ijk} - \bar{X}_{ij.})^2$$
$$= \{(X_{111} - \bar{X}_{11.})^2 + (X_{112} - \bar{X}_{11.})^2 + \cdots\} + \cdots$$
$$\quad + \{(X_{221} - \bar{X}_{22.})^2 + (X_{222} - \bar{X}_{22.})^2 + \cdots\}$$
$$= \{(76 - 60.1)^2 + (66 - 60.1)^2 + \cdots\}$$
$$\quad + \{(43 - 56.4)^2 + (75 - 56.4)^2 + \cdots\}$$
$$\quad + \{(36 - 41.7)^2 + (45 - 41.7)^2 + \cdots\}$$
$$\quad + \{(37 - 24.7)^2 + (22 - 24.7)^2 + \cdots\}$$
$$= 3465.50 \tag{7.4}$$

7章　多要因の実験デザインと分散分析

最後に交互作用の偏差平方和 $SS_{a \times b}$ を、**表 7.2** に集計された数値を用いて次のように求める。なお、**図 7.2** に示すように、「交互作用がないと仮定したときの各群（セル）の推定値」を実測値平均から差し引いて求めた「交互作用の推定値」を用いる。

表 7.2a には、4 つの群（セル）（a_1b_1 条件、a_2b_1 条件、a_1b_2 条件、a_2b_2 条件）におけるそれぞれ 10 人の被験者の平均が示されている。**表 7.2a** に示すように、投薬なし（水準 a_1）の効果の推定値を d_{a_1}、投薬あり（水準 a_2）のそれを d_{a_2}、運動療法なし（水準 b_1）のそれを d_{b_1}、運動療法あり（水準 b_2）のそれを d_{b_2} とすると、次のように求めることができる。

$$d_{a_1} = \bar{X}_{1..} - \bar{X}_{...} = 58.25 - 45.725 = 12.525$$
$$d_{a_2} = \bar{X}_{2..} - \bar{X}_{...} = 33.20 - 45.725 = -12.525$$
$$d_{b_1} = \bar{X}_{.1.} - \bar{X}_{...} = 50.90 - 45.725 = 5.175$$
$$d_{b_2} = \bar{X}_{.2.} - \bar{X}_{...} = 40.55 - 45.725 = -5.175$$

表 7.2　例題 7.1 の交互作用を計算するためのデータ集計

a：各群（セル）と各水準の実測値平均、および各要因の効果の推定値

		運動療法 b		行の平均	薬物 a_i の効果の推定値
		なし b_1	あり b_2		
投薬 a	なし a_1	$\bar{X}_{11.} = 60.100$ $n = 10$	$\bar{X}_{12.} = 56.400$ $n = 10$	$\bar{X}_{1..} = 58.250$	$d_{a_1} = \bar{X}_{1..} - \bar{X}_{...}$ $= 12.525$
	あり a_2	$\bar{X}_{21.} = 41.700$ $n = 10$	$\bar{X}_{22.} = 24.700$ $n = 10$	$\bar{X}_{2..} = 33.200$	$d_{a_2} = \bar{X}_{2..} - \bar{X}_{...}$ $= -12.525$
列の平均		$\bar{X}_{.1.} = 50.900$	$\bar{X}_{.2.} = 40.550$	$\bar{X}_{...} = 45.725$	
運動療法 b_j の効果の推定値		$d_{b_1} = \bar{X}_{.1.} - \bar{X}_{...}$ $= 5.175$	$d_{b_2} = \bar{X}_{.2.} - \bar{X}_{...}$ $= -5.175$		

b：交互作用がないと仮定したときの各群（セル）の平均の推定値

		運動療法 b	
		なし b_1	あり b_2
投薬 a	なし a_1	$E_{11} = \bar{X}_{...} + d_{a_1} + d_{b_1}$ $= 63.425$	$E_{12} = \bar{X}_{...} + d_{a_1} + d_{b_2}$ $= 53.075$
	あり a_2	$E_{21} = \bar{X}_{...} + d_{a_2} + d_{b_1}$ $= 38.375$	$E_{22} = \bar{X}_{...} + d_{a_2} + d_{b_2}$ $= 28.025$

c：交互作用の推定値

		運動療法 b	
		なし b_1	あり b_2
投薬 a	なし a_1	$I_{11} = \bar{X}_{11.} - E_{11}$ $= -3.325$	$I_{12} = \bar{X}_{12.} - E_{12}$ $= 3.325$
	あり a_2	$I_{21} = \bar{X}_{21.} - E_{21}$ $= 3.325$	$I_{22} = \bar{X}_{22.} - E_{22}$ $= -3.325$

1．2要因とも対応がない2要因分散分析

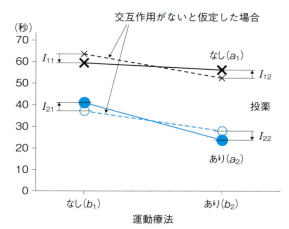

図7.2　例題7.1における交互作用の推定値
I_{11}、I_{12}、I_{21}、I_{22}は交互作用の推定値を示している。図7.1と同じ図に、交互作用がないと仮定した場合の各条件の推定値を×と○で表し、破線で結んでいる。2本の破線が平行であることは、交互作用がないことを示している。

　表7.2bの各セルの中の数値は、交互作用がないと仮定したときの各群における推定値（2つの要因による効果の大きさを全データの平均 $\bar{X}_{...}$ に加算したもの）を示している。表7.2bに示すように、交互作用がないと仮定したときの a_1b_1 条件の推定値（E_{11}）は、"a_1 の効果の推定値である d_{a_1}" と "b_1 の効果の推定値である d_{b_1}" を全データの平均 $\bar{X}_{...}$ に加えて求める。ほかの3つのセルの推定値（E_{12}、E_{21}、E_{22}）も同様にして求める。

$$E_{11}=\bar{X}_{...}+d_{a_1}+d_{b_1}=45.725+12.525+5.175=63.425$$
$$E_{12}=\bar{X}_{...}+d_{a_1}+d_{b_2}=45.725+12.525-5.175=53.075$$
$$E_{21}=\bar{X}_{...}+d_{a_2}+d_{b_1}=45.725-12.525+5.175=38.375$$
$$E_{22}=\bar{X}_{...}+d_{a_2}+d_{b_2}=45.725-12.525-5.175=28.025$$

　このようにして求めた"交互作用がないと仮定したときの推定値"を実測値平均から差し引いた値が、**交互作用の推定値** I_{ij} である。すなわち、表7.2cの a_1b_1 条件の交互作用の推定値 I_{11} は、**表7.2a** の a_1b_1 条件の実測値（$\bar{X}_{11.}$）から**表7.2b** の a_1b_1 条件の推定値 E_{11} を差し引いたものである。ほかのセルの交互作用の推定値（I_{12}、I_{21}、I_{22}）も同様にして求める。

7章 多要因の実験デザインと分散分析

$$I_{11} = \bar{X}_{11.} - E_{11} = 60.100 - 63.425 = -3.325$$
$$I_{12} = \bar{X}_{12.} - E_{12} = 56.400 - 53.075 = 3.325$$
$$I_{21} = \bar{X}_{21.} - E_{21} = 41.700 - 38.375 = 3.325$$
$$I_{22} = \bar{X}_{22.} - E_{22} = 24.700 - 28.025 = -3.325$$

図7.2には、交互作用がないと仮定したときの各条件の平均と"交互作用の推定値"が示されている。求められた4つの交互作用の推定値から、次のように交互作用の偏差平方和 $SS_{a \times b}$ を求める。

$$
\begin{aligned}
SS_{a \times b} &= n \times (I_{11}^2 + I_{12}^2 + I_{21}^2 + I_{22}^2) \\
&= 10 \times \{(-3.325)^2 + (3.325)^2 + (3.325)^2 + (-3.325)^2\} \\
&= 442.23
\end{aligned}
\tag{7.5}
$$

求められた偏差平方和を、それぞれの自由度とともに**表7.3**の分散分析表に示す。2つの要因（a と b）の偏差平方和、交互作用（$a \times b$）の偏差平方和、および誤差の偏差平方和の総和が、全偏差平方和と一致することが確認できる。

②平均平方と F 値の算出

要因 a と要因 b の水準数をそれぞれ p、q とすると、各要因の自由度は $\nu_a = p-1=1$、$\nu_b = q-1=1$、交互作用の自由度は $\nu_{a \times b} = (p-1) \times (q-1) = 1$ である。それぞれのセルの中のサンプルサイズ（セルサイズ）n が等しい（$n_{11} = n_{12} = n_{21} = n_{22} = n$）ので、誤差の自由度は $\nu_e = p \times q \times (n-1) = 36$ となる。このように各要因、交互作用および誤差の自由度の総和が、全自由度 ν_t と一致している（$\nu_t = \nu_a + \nu_b + \nu_{a \times b} + \nu_e = 39$）ことがわかる。

1要因分散分析（6章参照）と同様に、各偏差平方和をそれぞれの自由度で除して、平均平方 MS を求める。

> **MEMO**
>
> 分散分析では個体間のばらつきを「誤差の平均平方 MS_e」として、水準間のばらつきを「要因の平均平方」として求める。この2つの平均平方の比が F 分布に従うことを利用して、母平均の差の検定を行う。

表7.3 例題7.1の分散分析表

変動因	偏差平方和 SS	自由度 ν	平均平方 MS	F	F 臨界値	p
行間（投薬 a）	6275.03	1	6275.03	65.19	$F_{(1/36, 0.05)} = 4.11$	0.000
列間（運動療法 b）	1071.23	1	1071.23	11.13	$F_{(1/36, 0.05)} = 4.11$	0.002
交互作用 $a \times b$	442.23	1	442.23	4.59	$F_{(1/36, 0.05)} = 4.11$	0.039
誤差 e	3465.50	36	96.26			
全体 t	11253.98	39				

* p 値を求めて検定を行うときには、Excel などのソフトウェアが必要である（付録15）。

152

$$\mathrm{MS}_a = \frac{\mathrm{SS}_a}{\nu_a} = \frac{6275.03}{1} = 6275.03$$

$$\mathrm{MS}_b = \frac{\mathrm{SS}_b}{\nu_b} = \frac{1071.23}{1} = 1071.23$$

$$\mathrm{MS}_{a \times b} = \frac{\mathrm{SS}_{a \times b}}{\nu_{a \times b}} = \frac{442.23}{1} = 442.23$$

$$\mathrm{MS}_e = \frac{\mathrm{SS}_e}{\nu_e} = \frac{3465.50}{36} = 96.26$$

最後に、各要因の平均平方と交互作用の平均平方を、それぞれ誤差の平均平方で除して F を求める。

$$F_a = \frac{\mathrm{MS}_a}{\mathrm{MS}_e} = \frac{6275.03}{96.26} = 65.19$$

$$F_b = \frac{\mathrm{MS}_b}{\mathrm{MS}_e} = \frac{1071.23}{96.26} = 11.13$$

$$F_{a \times b} = \frac{\mathrm{MS}_{a \times b}}{\mathrm{MS}_e} = \frac{442.23}{96.26} = 4.59$$

③主効果と交互作用に関する結論

　表 7.3 より、要因 a（投薬）の F 値は $F_a = 65.19$ であり、有意水準 0.05、$\nu_a = 1$、$\nu_e = 36$ のときの F の臨界値 $F_{(1/36, 0.05)} = 4.11$（F 分布表、**付表 5**）よりも大きいため、帰無仮説を棄却し、「有意水準 0.05 で投薬の主効果がある」と結論づける。

　要因 b（運動療法）の F 値は $F_b = 11.13$ であり、臨界値は要因 a のときと同じであるので、「有意水準 0.05 で運動療法の主効果がある」と結論づける。

　要因 a と要因 b の交互作用の F 値は 4.59 であり、臨界値は要因 a および要因 b と同じであるので、「有意水準 0.05 で交互作用がある」と結論づける。

（2）下位検定

　分散分析では F 検定により主効果と交互作用の検定が行われるが、要因の主効果や交互作用が示されたとき、さらにどの条件間に差があるのかを詳細に検討する検定法を総称して**下位検定（ポストホックテスト）**という。下位検定には、3 つ以上の水準をもつ要因に主効果が認められたときに行われる多重比較法（6 章参照）と、交互作用が認められたときに行われる単純主効果の検定がある。単純主効果の検定とは、交互作用が認められたとき、片方の要因の水準ご

MEMO

例題 7.1 における検定の多重性の補正

2 要因の分散分析では、要因 a の主効果、要因 b の主効果および交互作用 ($a \times b$) について合計 3 つの帰無仮説（検定の数）を含むため、検定の多重性の問題が生じる。ファミリーワイズエラー率を 0.05 に保つための方法の 1 つとしてボンフェローニの方法（6 章）がある。例題 7.1 では、要因と交互作用に関する検定の数は $n_h = 3$ であるので、各検定の有意水準を $\alpha_B = 0.05/3 = 0.017$ として表 7.3 の p 値と比較すると、要因 a と要因 b の主効果が認められるが、交互作用は認められない。本文の結論ではなく、この結果を最終的に採用する。

下位検定（ポストホックテスト）（post hoc, a posteriori, or unplanned tests）

単純主効果（simple main effect）

7章 多要因の実験デザインと分散分析

> **MEMO**
> **下位検定における検定の多重性**
> 本文中に述べられている下位検定の結論は検定の多重性の補正を経ていないので、設定されている有意水準（ここでは $\alpha=0.05$）のもとで有意であるという結論は適切ではない。有意性が示された場合には、探索的な検定の結果として「確証されるべき仮説が提示された」という程度の解釈が妥当である。

とに他方の要因の効果を検定するものである。

2要因以上の分散分析では、交互作用が有意でなければ、有意であった要因の主効果を一般化して解釈することができる。しかし、交互作用が有意であった場合には、1つの要因の水準ごとにもう1つの要因の効果が異なることを意味するので、要因の主効果が認められても、その要因の効果を一般化して解釈することができない。このような場合には以下に示す単純主効果の検定を行って判断する。

例題7.1では、2つの要因とも2水準であるので多重比較は不要である。交互作用が認められた場合には、単純主効果の検定が必要となる。比較の仕方としては、要因 b の各水準に関する要因 a の単純主効果（①②）と、要因 a の各水準に関する要因 b の単純主効果（③④）がある。どちらの単純主効果の検定を行うかは研究の目的によって決めるべきものであるが、ここでは両方の比較を示すことにする。**図7.3**に、**例題7.1**で考えられる4つの単純主効果の検定を示す。

①水準 b_1 における要因 a の単純主効果 $[a(b_1)]$

最初に、水準 b_1 における要因 a の偏差平方和 $SS_{a(b_1)}$ を、**表7.2a**の記号と数値を用いて求める。

$$SS_{a(b_1)}=\sum_{i=1}^{2} n\times(\bar{X}_{i1.}-\bar{X}_{.1.})^2 = n(\bar{X}_{11.}-\bar{X}_{.1.})^2 + n(\bar{X}_{21.}-\bar{X}_{.1.})^2$$
$$= 10(60.1-50.9)^2 + 10(41.7-50.9)^2 = 1692.8$$

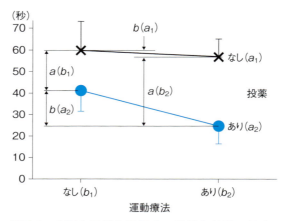

図7.3　交互作用がある場合の単純主効果の検定
　　　（例題7.1）
$a(b_1)$：水準 b_1 における要因 a の単純主効果
$a(b_2)$：水準 b_2 における要因 a の単純主効果
$b(a_1)$：水準 a_1 における要因 b の単純主効果
$b(a_2)$：水準 a_2 における要因 b の単純主効果

1．2要因とも対応がない2要因分散分析

表 7.3 より、要因 a の自由度 $\nu_a = 1$、誤差の自由度 $\nu_e = 36$、誤差の平均平方は $\mathrm{MS_e} = 96.26$ であるので、水準 b_1 における要因 a の平均平方 $\mathrm{MS}_{a(b_1)}$ と F が次のように求められる。

$$\mathrm{MS}_{a(b_1)} = \frac{\mathrm{SS}_{a(b_1)}}{\nu_a} = \frac{1692.8}{1} = 1692.8$$

$$F_{a(b_1)} = \frac{\mathrm{MS}_{a(b_1)}}{\mathrm{MS_e}} = \frac{1692.8}{96.26} = 17.59$$

要因 a の自由度 $\nu_a = 1$、誤差の自由度 $\nu_e = 36$ のときの有意水準 0.05 における臨界値は F 分析表（**付表 5**）より、$F_{(1/36,\,0.05)} = 4.11$ となる。$F_{a(b_1)}$ が臨界値よりも大きいので、帰無仮説を棄却し、水準 b_1 における要因 a の単純主効果がある（水準 b_1 においては、水準 a_2 が水準 a_1 よりも有意に時間が短い）と結論づける。

②水準 b_2 における要因 a の単純主効果 $[a(b_2)]$
①と同様に、水準 b_2 における要因 a の偏差平方和 $\mathrm{SS}_{a(b_2)}$ を求める。

$$\mathrm{SS}_{a(b_2)} = \sum_{i=1}^{2} \bar{n} \times (\bar{X}_{i2.} - \bar{X}_{.2.})^2 = n(\bar{X}_{12.} - \bar{X}_{.2.})^2 + n(\bar{X}_{22.} - \bar{X}_{.2.})^2$$
$$= 10(56.4 - 40.55)^2 + 10(24.7 - 40.55)^2 = 5024.5$$

$$\mathrm{MS}_{a(b_2)} = \frac{\mathrm{SS}_{a(b_2)}}{\nu_a} = \frac{5024.5}{1} = 5024.5$$

$$F_{a(b_2)} = \frac{\mathrm{MS}_{a(b_2)}}{\mathrm{MS_e}} = \frac{5024.5}{96.26} = 52.20$$

F の臨界値は①と同じであり、$F_{a(b_1)}$ が臨界値よりも大きいので水準 b_2 における要因 a の単純主効果があると結論づける。

③水準 a_1 における要因 b の単純主効果 $[b(a_1)]$

$$\mathrm{SS}_{b(a_1)} = \sum_{j=1}^{2} n \times (\bar{X}_{1j.} - \bar{X}_{1..})^2 = n(\bar{X}_{11.} - \bar{X}_{1..})^2 + n(\bar{X}_{12.} - \bar{X}_{1..})^2$$
$$= 10(60.1 - 58.25)^2 + 10(56.4 - 58.25)^2 = 68.45$$

$$\mathrm{MS}_{b(a_1)} = \frac{\mathrm{SS}_{b(a_1)}}{\nu_b} = \frac{68.45}{1} = 68.45$$

155

7章 多要因の実験デザインと分散分析

$$F_{b(a_1)} = \frac{MS_{b(a_1)}}{MS_e} = \frac{68.45}{96.26} = 0.71$$

F の臨界値は①と同じであり、$F_{b(a_1)}$ が臨界値以下であるので、単純主効果は認められない。

④水準 a_2 における要因 b の単純主効果〔$b(a_2)$〕

$$SS_{b(a_2)} = \sum_{j=1}^{2} n \times (X_{2j.} - \bar{X}_{2..})^2 = n(\bar{X}_{21.} - \bar{X}_{2..})^2 + n(\bar{X}_{22.} - \bar{X}_{2..})^2$$

$$= 10(41.7 - 33.2)^2 + 10(24.7 - 33.2)^2 = 1445$$

$$MS_{b(a_2)} = \frac{SS_{b(a_2)}}{\nu_b} = \frac{1445}{1} = 1445$$

$$F_{b(a_2)} = \frac{MS_{b(a_2)}}{MS_e} = \frac{1445}{96.26} = 15.01$$

F の臨界値は①と同じであり、$F_{b(a_2)}$ が臨界値よりも大きいので単純主効果があると判断する。

単純主効果の検定により、投薬は運動療法の有無にかかわらず効果があることが示されたが、運動療法は投薬と併用すると効果があっても、単独では効果が認められないことが示された。このように主効果の検定とは一部異なる結果となったため、単純主効果の結果を用いて結論づける。

2）水準数が3以上の要因があり、各群のサンプルサイズが不揃いな場合

前項で各要因が2水準（2×2）の2要因分散分析について述べたが、水準数が3以上のときにも同じ考え方で分散分析を行うことができる。また、実験や調査では本来、各セル内のサンプルサイズ（セルサイズ）を等しくするべきであるが、被験者の脱落や手続き上の問題で同数のサンプルサイズとならないことがあり（アンバランス型デザイン、不つり合い型デザイン）、このような場合の検定方法がいくつか考案されている。

アンバランス型デザイン
（unbalanced design）

しかし、セルサイズが不揃いな場合には各要因による偏差平方和を正しく計算することができず、どの方法も近似的なものであるため、セルサイズはできるだけ等しくなるようにすべきである。

ここでは、計算の簡便な非加重計算法を取り上げる。要因 a が2水準、要因

156

b が 3 水準で、セルサイズが不揃いな場合を例題で考えてみよう。

> **例題 7.2** ある運動課題について、イメージ練習と運動練習の効果を同時に検討するために被験者（ある母集団から無作為抽出された 33 人）を 6 つの群に無作為に割り付け、一定期間練習した後に課題のパフォーマンス（10 点満点の得点）を測定したところ、**表 7.4** と**図 7.4** のようになった。要因 a は運動練習要因（水準 a_1 は運動練習なし、水準 a_2 は運動練習あり）、要因 b はイメージ練習要因（水準 b_1 はイメージ練習なし、水準 b_2 はイメージ練習 1 回/週、水準 b_3 はイメージ練習 3 回/週）である。運動練習とイメージ練習の効果があるといえるか。有意水準 0.05 で検定せよ。ただし、パラメトリック検定の前提条件（母集団分布の正規性と母分散の均一性）が満たされているものとする。

各条件ごとに集計されたセル内の平均、非加重平均、および各要因の効果を**表 7.5a** に示す。

（1）主効果と交互作用の検定

帰無仮説を「$\mu_{a_1}=\mu_{a_2}$、$\mu_{b_1}=\mu_{b_2}=\mu_{b_3}$、交互作用はない」とし、対立仮説をそれぞれ「$\mu_{a_1}\neq\mu_{a_2}$、"$\mu_{b_1}$、$\mu_{b_2}$、$\mu_{b_3}$" の中に等しくない組合せが少なくとも 1 組ある、交互作用がある」とする。

①偏差平方和の算出

例題 7.1 と同様に、全偏差平方和 SS_t、運動練習要因（要因 a）の偏差平方和 SS_a、イメージ練習要因（要因 b）の偏差平方和 SS_b、誤差の偏差平方和 SS_e、および要因 a と要因 b の交互作用（$a \times b$）の偏差平方和 $SS_{a \times b}$ を求める。**表 7.4** の生データと**表 7.5a** の非荷重平均による全平均 $\bar{X}_{...}$ を用いて次のように計算する。

$$SS_t = \sum_{i=1}^{p}\sum_{j=1}^{q}\sum_{k=1}^{n_{ij}}(X_{ijk}-\bar{X}_{...})^2 = \sum_{i=1}^{2}\sum_{j=1}^{3}\sum_{k=1}^{n_{ij}}(X_{ijk}-\bar{X}_{...})^2$$
$$= (3-4.428)^2 + (5-4.428)^2 + \cdots + (5-4.428)^2 + (8-4.428)^2$$
$$= 66.061 \tag{7.6}$$

群（セル）ごとにサンプルサイズが異なるため、要因の偏差平方和を求める前に各セルのセルサイズの調和平均（**式 2.3**）を求め、これを平均セルサイズ

MEMO

非加重平均とは、各セルの平均をそれらのセルのサンプルサイズで重みづけをせずに平均したものである。例えば、a_2b_3 条件の 6.4 と a_1b_3 条件の 4.167 では、セル内のサンプルサイズはそれぞれ 5 と 6 で異なるが、非加重平均は単純に（6.4＋4.167）/2＝5.283 として計算する。

7章 多要因の実験デザインと分散分析

表7.4 例題7.2の生データ

		イメージ練習 b		
		なし b_1	1回/週 b_2	3回/週 b_3
運動練習 a	なし a_1	3, 5, 2, 4, 5	3, 6, 3, 5, 4, 5	3, 4, 3, 6, 5, 4
	あり a_2	3, 4, 2, 3, 4	4, 3, 4, 5, 6, 6	7, 6, 6, 5, 8

各条件における課題のパフォーマンス結果を示す。

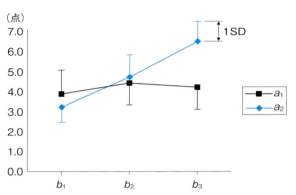

図7.4 例題7.2の各条件の平均と標準偏差

表7.5 例題7.2の交互作用を計算するためのデータ集計

a：各群（セル）と各水準の実測値平均、および各要因の効果の推定値

	b_1	b_2	b_3	行の非加重平均	a_iの効果の推定値
a_1	$\bar{X}_{11.}=3.800$ $n_{11}=5$	$\bar{X}_{12.}=4.333$ $n_{12}=6$	$\bar{X}_{13.}=4.167$ $n_{13}=6$	$\bar{X}_{1..}=4.100$	$d_{a_1}=\bar{X}_{1..}-\bar{X}_{...}$ $=-0.328$
a_2	$\bar{X}_{21.}=3.200$ $n_{21}=5$	$\bar{X}_{22.}=4.667$ $n_{22}=6$	$\bar{X}_{23.}=6.400$ $n_{23}=5$	$\bar{X}_{2..}=4.756$	$d_{a_2}=\bar{X}_{2..}-\bar{X}_{...}$ $=0.328$
列の非加重平均	$\bar{X}_{.1.}=3.500$	$\bar{X}_{.2.}=4.500$	$\bar{X}_{.3.}=5.283$	$\bar{X}_{...}=4.428$	
b_jの効果の推定値	$d_{b_1}=\bar{X}_{.1.}-\bar{X}_{...}$ $=-0.928$	$d_{b_2}=\bar{X}_{.2.}-\bar{X}_{...}$ $=0.072$	$d_{b_3}=\bar{X}_{.3.}-\bar{X}_{...}$ $=0.856$		

b：交互作用がないと仮定したときの各群（セル）の平均の推定値

	b_1	b_2	b_3
a_1	$E_{11}=\bar{X}_{...}+d_{a_1}+d_{b_1}$ $=3.172$	$E_{12}=\bar{X}_{...}+d_{a_1}+d_{b_2}$ $=4.172$	$E_{13}=\bar{X}_{...}+d_{a_1}+d_{b_3}$ $=4.956$
a_2	$E_{21}=\bar{X}_{...}+d_{a_2}+d_{b_1}$ $=3.828$	$E_{22}=\bar{X}_{...}+d_{a_2}+d_{b_2}$ $=4.828$	$E_{23}=\bar{X}_{...}+d_{a_2}+d_{b_3}$ $=5.611$

MEMO

計算で求められた数値はExcelで求めたものを最終的に四捨五入しているので、手計算で四捨五入しながら計算を行うと、末尾の数値が一致しない場合がある。

c：交互作用の推定値

	b_1	b_2	b_3
a_1	$I_{11}=\bar{X}_{11.}-E_{11}$ $=0.628$	$I_{12}=\bar{X}_{12.}-E_{12}$ $=0.161$	$I_{13}=\bar{X}_{13.}-E_{13}$ $=-0.789$
a_2	$I_{21}=\bar{X}_{21.}-E_{21}$ $=-0.628$	$I_{22}=\bar{X}_{22.}-E_{22}$ $=-0.161$	$I_{23}=\bar{X}_{23.}-E_{23}$ $=0.789$

$\bar{n}_h$ として扱う。

$$\bar{n}_h = \frac{p \times q}{\sum\limits_{i=1}^{p}\sum\limits_{j=1}^{q}\frac{1}{n_{ij}}} = \frac{2 \times 3}{\frac{1}{5}+\frac{1}{6}+\frac{1}{6}+\frac{1}{5}+\frac{1}{6}+\frac{1}{5}} = 5.455 \tag{7.7}$$

$$\begin{aligned}
SS_a &= \sum_{i=1}^{p} q \times \bar{n}_h (\bar{X}_{i..} - \bar{X}_{...})^2 = \sum_{i=1}^{2} 3 \times 5.455 \times (\bar{X}_{i..} - \bar{X}_{...})^2 \\
&= 3 \times 5.455 \times \{(4.100-4.428)^2 + (4.756-4.428)^2\} \\
&= 3.516
\end{aligned} \tag{7.8}$$

$$\begin{aligned}
SS_b &= \sum_{j=1}^{q} p \times \bar{n}_h (\bar{X}_{.j.} - \bar{X}_{...})^2 = \sum_{j=1}^{3} 2 \times 5.455 \times (\bar{X}_{.j.} - \bar{X}_{...})^2 \\
&= 2 \times 5.455 \times \{(3.5-4.428)^2 + (4.500-4.428)^2 + (5.283-4.428)^2\} \\
&= 17.432
\end{aligned} \tag{7.9}$$

誤差の偏差平方和 SS_e は**表 7.4** の生データと**表 7.5a** の平均値を用いて次のように求める。

$$\begin{aligned}
SS_e &= \sum_{i=1}^{p}\sum_{j=1}^{q}\sum_{k=1}^{n_{ij}} (X_{ijk} - \bar{X}_{ij.})^2 = \sum_{i=1}^{2}\sum_{j=1}^{3}\sum_{k=1}^{n_{ij}} (X_{ijk} - \bar{X}_{ij.})^2 \\
&= \{(X_{111}-\bar{X}_{11.})^2 + (X_{112}-\bar{X}_{11.})^2 + \cdots\} + \{(X_{121}-\bar{X}_{12.})^2 + (X_{122}-\bar{X}_{12.})^2 + \cdots\} \\
&\quad + \{(X_{131}-\bar{X}_{13.})^2 + (X_{132}-\bar{X}_{13.})^2 + \cdots\} + \{(X_{211}-\bar{X}_{21.})^2 + (X_{212}-\bar{X}_{21.})^2 + \cdots\} \\
&\quad + \{(X_{221}-\bar{X}_{22.})^2 + (X_{222}-\bar{X}_{22.})^2 + \cdots\} + \{(X_{231}-\bar{X}_{23.})^2 + (X_{232}-\bar{X}_{23.})^2 + \cdots\} \\
&= \{(3-3.8)^2 + (5-3.8)^2 + \cdots\} + \{(3-4.333)^2 + (6-4.333)^2 + \cdots\} \\
&\quad + \{(3-4.167)^2 + (4-4.167)^2 + \cdots\} + \{(3-3.2)^2 + (4-3.2)^2 + \cdots\} \\
&\quad + \{(4-4.667)^2 + (3-4.667)^2 + \cdots\} + \{(7-6.4)^2 + (6-6.4)^2 + \cdots\} \\
&= 36.300
\end{aligned} \tag{7.10}$$

交互作用の偏差平方和 $SS_{a \times b}$ は、**表 7.5** に集計された数値を用いて次のように求める。**表 7.5b** の数値は交互作用がないと仮定したときの各条件における平均の推定値を示している。交互作用がない場合の推定値とは、2 つの要因による効果の大きさを全データの非加重平均 $\bar{X}_{...}$ に加算したものである。

表 7.5a に、水準 a_1 の効果の推定値を d_{a_1}、水準 a_2 によるものを d_{a_2}、水準 b_1 によるものを d_{b_1}、水準 b_2 によるものを d_{b_2}、水準 b_3 によるものを d_{b_3} として示す。d_{a_1} は水準 a_1 の平均 $\bar{X}_{1..}$ から全データの非加重平均 $\bar{X}_{...}$ を差し引いた値として求める。d_{a_2}、d_{b_1}、d_{b_2}、d_{b_3} も同様にして求める。

表 7.5b に示すように、交互作用がないと仮定したときの $a_1 b_1$ 条件の推定値

7章 多要因の実験デザインと分散分析

E_{11}は"水準 a_1 の効果の推定値である d_{a_1}"と"水準 b_1 の効果の推定値である d_{b_1}"を非加重平均 $\bar{X}_{..}$ に加えて求める。ほかの 5 つのセルの推定値（E_{12}、E_{13}、E_{21}、E_{22}、E_{23}）も同様にして求める。

このようにして求めた推定値を実測値平均から差し引いた値が交互作用の推定値（I_{ij}）である。**表 7.5c** の a_1b_1 条件の交互作用の推定値 I_{11} は、**表 7.5a** の a_1b_1 条件の実測値平均（$\bar{X}_{11}$）から**表 7.5b** の a_1b_1 条件の推定値（E_{11}）を差し引いたものである。ほかのセルの交互作用の推定値（I_{12}、I_{13}、I_{21}、I_{22}、I_{23}）も同様にして求める。求められた 6 つの交互作用の推定値の 2 乗和に平均セルサイズ $\bar{n}_h$（セルサイズの調和平均）を掛けたものが、要因 a と b の交互作用の偏差平方和 $\mathrm{SS}_{a \times b}$ である。

$$
\begin{aligned}
\mathrm{SS}_{a \times b} = \bar{n}_h \times [\, & \{\bar{X}_{11.} - (\bar{X}_{...} + d_{a_1} + d_{b_1})\}^2 + \{\bar{X}_{12.} - (\bar{X}_{...} + d_{a_1} + d_{b_2})\}^2 \\
& + \{\bar{X}_{13.} - (\bar{X}_{...} + d_{a_1} + d_{b_3})\}^2 + \{\bar{X}_{21.} - (\bar{X}_{...} + d_{a_2} + d_{b_1})\}^2 \\
& + \{\bar{X}_{22.} - (\bar{X}_{...} + d_{a_2} + d_{b_2})\}^2 + \{\bar{X}_{23.} - (\bar{X}_{...} + d_{a_2} + d_{b_3})\}^2\,] \\
= 5.455 \times \{ & (0.628)^2 + (0.161)^2 + (-0.789)^2 + (-0.628)^2 \\
& + (-0.161)^2 + (0.789)^2\} \\
= 11.372 & \tag{7.11}
\end{aligned}
$$

②平均平方と F 値の算出

求められた偏差平方和を、それぞれの自由度とともに**表 7.6** の分散分析表に示す。**例題 7.1** ではすべての要因の偏差平方和を合計すると全偏差平方和と一致したが（**表 7.3**）、**例題 7.2** では合計は 68.62 となり、**式 7.6** で求めた 66.061 と完全には一致しない。これは、前述のように、各セルの中のサンプルサイズが不揃いであると偏差平方和の分割が不完全になるためである。

要因 a の水準数が $p=2$、要因 b の水準数が $q=3$ であるので、各要因の自由度は $\nu_a = p-1 = 1$、$\nu_b = q-1 = 2$、交互作用の自由度は $\nu_{a \times b} = (p-1) \times (q-1) = 2$ である。それぞれのセルサイズが異なるので（n_{ij} 個）、誤差の自由度 ν_e は次のように求める。

$$
\begin{aligned}
\nu_e &= \sum_{i=1}^{p} \sum_{j=1}^{q} (n_{ij}-1) = \sum_{i=1}^{2} \sum_{j=1}^{3} (n_{ij}-1) \\
&= (5-1) + (6-1) + (6-1) + (5-1) + (6-1) + (5-1) = 27 \tag{7.12}
\end{aligned}
$$

各要因、交互作用および誤差の自由度の総和は全自由度（データ総数 $-1=32$）と一致している。**表 7.6** に示すように、各要因の平均平方（MS_a、MS_b、$\mathrm{MS}_{a \times b}$）は各要因の偏差平方和をそれぞれの自由度で除して求め、それらを誤差の平均

表7.6 例題7.2の分散分析表

変動因	偏差平方和 SS	自由度 ν	平均平方 MS	F	F 臨界値	p
行間（a）	3.516	1	3.516	2.62	$F_{(1/27, 0.05)}=4.21$	0.117
列間（b）	17.432	2	8.716	6.48	$F_{(2/27, 0.05)}=3.35$	0.005
交互作用 $a×b$	11.372	2	5.686	4.23	$F_{(2/27, 0.05)}=3.35$	0.025
誤差 e	36.300	27	1.344			

平方 MS_e で除して F 値を求める。

③主効果と交互作用に関する結論

表7.6 より、運動練習（要因 a）の F 値は $F_a=2.62$ であり、有意水準 0.05 のときの臨界値 $F_{(1/27, 0.05)}=4.21$（F 分布表、付表5）よりも小さいため、「有意水準 0.05 で運動練習（要因 a）の主効果は認められない」と結論づける。

イメージ練習（要因 b）の F 値は $F_b=6.48$ であり、有意水準 0.05 の臨界値 $F_{(2/27, 0.05)}=3.35$ よりも大きいため、「有意水準 0.05 でイメージ練習（要因 b）の主効果が認められる」と結論づける。

要因 a と要因 b の交互作用の F 値は $F_{a×b}=4.23$ であり、有意水準 0.05 の臨界値 $F_{(2/27, 0.05)}=3.35$ よりも大きいため、「有意水準 0.05 で交互作用が認められる」と結論づける。

図7.4 をみると交互作用の意味を視覚的に把握でき、運動練習（要因 a）の効果がイメージ練習（要因 b）の程度によって影響される、あるいはイメージ練習（要因 b）の効果が運動練習の有無によって異なると解釈できる。どちらの解釈を採用するかは研究の目的によって決定する。

要因 b の主効果が認められたが、同時に交互作用も認められたため主効果の解釈を保留し、単純主効果の検定を行う。

（2）単純主効果の検定

交互作用は「1つの要因の中の水準によって、ほかの要因の効果が異なる」ことを示す。図7.4 をみると、要因 b の効果が水準 a_2 では大きく、a_1 ではないか、あるいは小さいことが示唆される。また、要因 a の効果は水準 b_1 と b_2 ではないか、あるいは小さそうだが、水準 b_3 では大きいようにみえる。どちらの単純主効果の検定を行うかは研究の目的によって決まるものであるが、ここでは両方の比較を行ってみよう。

①水準 b_j における要因 a の単純主効果 [$a(b_j)$]

表7.5a の値を用いて、要因 b の3つの水準ごとに偏差平方和 $SS_{a(bj)}$ を求めると次のようになる。

> **MEMO**
> 例題7.2 における検定の多重性の補正
> 例題7.2 では、要因と交互作用に関する検定の数は $n_h=3$ であるので、ここではボンフェローニの方法で補正を行う。各検定の有意水準を $\alpha_B=0.05/3=0.017$ として表7.6 の p 値と比較すると、要因 b の主効果が認められるが、要因 a の主効果と交互作用（$a×b$）は認められない。本文の結果ではなくこの結果を最終的に採用する。

> **MEMO**
> 下位検定における検定の多重性
> 本文中に述べられている下位検定の結論は検定の多重性の補正を経ていないので、設定されている有意水準（ここでは $\alpha=0.05$）のもとで有意であるという結論は適切ではない。有意性が示された場合には、探索的な検定の結果として「確証されるべき仮説が提示された」という程度の解釈が妥当である。

7章　多要因の実験デザインと分散分析

水準 b_1 における要因 a の偏差平方和 $\mathrm{SS}_{a(b_1)}$

$$= \sum_{i=1}^{2} \bar{n}_h \times (\bar{X}_{i1.} - \bar{X}_{.1.})^2$$
$$= \bar{n}_h \{(\bar{X}_{11.} - \bar{X}_{.1.})^2 + (\bar{X}_{21.} - \bar{X}_{.1.})^2\}$$
$$= 5.455 \times \{(3.8 - 3.5)^2 + (3.2 - 3.5)^2\} = 0.982 \tag{7.13}$$

水準 b_2 における要因 a の偏差平方和 $\mathrm{SS}_{a(b_2)}$

$$= \sum_{i=1}^{2} \bar{n}_h \times (\bar{X}_{i2.} - \bar{X}_{.2.})^2$$
$$= \bar{n}_h \{(\bar{X}_{12.} - \bar{X}_{.2.})^2 + (\bar{X}_{22.} - \bar{X}_{.2.})^2\}$$
$$= 5.455 \times \{(4.333 - 4.5)^2 + (4.667 - 4.5)^2\} = 0.303 \tag{7.14}$$

水準 b_3 における要因 a の偏差平方和 $\mathrm{SS}_{a(b_3)}$

$$= \sum_{i=1}^{2} \bar{n}_h \times (\bar{X}_{i3.} - \bar{X}_{.3.})^2$$
$$= \bar{n}_h \{(\bar{X}_{13.} - \bar{X}_{.3.})^2 + (\bar{X}_{23.} - \bar{X}_{.3.})^2\}$$
$$= 5.455 \times \{(4.167 - 5.283)^2 + (6.4 - 5.283)^2\} = 13.603 \tag{7.15}$$

　このときの自由度は要因 a の自由度であるので、すべて $\nu_a = p - 1 = 1$ である。偏差平方和を自由度で除して平均平方 $\mathrm{MS}_{a(bj)}$ を求める。さらに、それぞれの平均平方を、すでに求められている誤差の平均平方（$\mathrm{MS}_e = 1.344$、**表7.6**）で割って F 値を求める。

　結果を**表7.7**に示す。有意水準 0.05 での F の臨界値は $F_{(1/27, 0.05)} = 4.21$ であるので、水準 b_3 においてのみ有意水準 0.05 で要因 a の単純主効果がある、すなわち「イメージ練習（3回/週）条件において運動練習を併用すると課題のパフォーマンスが向上する」と結論づける。なお、詳細に結果を伝えるためには p 値を記載するのがよい。

②水準 a_i における要因 b の単純主効果 $b(a_i)$

　表7.5aの値を用いて、要因 a の2つの水準ごとに偏差平方和 $\mathrm{SS}_{b(a_i)}$ を求めると次のようになる。

水準 a_1 における要因 b の偏差平方和 $\mathrm{SS}_{b(a_1)}$

$$= \sum_{j=1}^{3} \bar{n}_h \times (\bar{X}_{1j.} - \bar{X}_{1..})^2$$
$$= 5.455 \times \{(3.8 - 4.1)^2 + (4.333 - 4.1)^2 + (4.167 - 4.1)^2\} = 0.812 \tag{7.16}$$

表 7.7　例題 7.2 における要因 a の単純主効果

	SS_a	MS_a	F	F 臨界値
b_1	0.982	0.982	0.73	$F_{(1/27,\,0.05)}=4.21$
b_2	0.303	0.303	0.23	
b_3	13.603	13.603	10.12	

表 7.8　例題 7.2 における要因 b の単純主効果

	SS_b	MS_b	F	F 臨界値
a_1	0.812	0.406	0.30	$F_{(2/27,\,0.05)}=3.35$
a_2	27.992	13.996	10.41	

水準 a_2 における要因 b の偏差平方和 $\mathrm{SS}_{b(a_2)}$

$$= \sum_{j=1}^{3} \bar{n}_h \times (\bar{X}_{2j.} - \bar{X}_{2..})^2$$
$$= 5.455 \times \{(3.2-4.756)^2 + (4.667-4.756)^2 + (6.4-4.756)^2\} = 27.992$$

$$(7.17)$$

自由度は要因 b の自由度 $\nu_b = q-1 = 2$ である。**表 7.8** に、偏差平方和 $\mathrm{SS}_{b(a_i)}$ を自由度で除して平均平方 $\mathrm{MS}_{b(a_i)}$ を求め、さらにそれらの平均平方を誤差の平均平方 $\mathrm{MS}_e = 1.344$（**表 7.6**）で除して求めた F 値が示されている。有意水準 0.05 での F の臨界値は $F_{(2/27,\,0.05)} = 3.35$ であるので、水準 a_1 においてのみ有意水準 0.05 で要因 b の単純主効果がある、すなわち「運動練習あり条件においてイメージ練習を併用すると課題のパフォーマンスが向上する」と結論づける。

（3）多重比較

多要因の分散分析においても、水準数が 3 つ以上の要因に主効果あるいは単純主効果が認められた場合には、必要があれば多重比較が適用できる。

①主効果が有意である場合の多重比較

例題 7.2 において要因 b の主効果が認められたが、交互作用も同時に認められた。単純主効果の検定の結果では水準 a_2 における要因 b の単純主効果は認められたが、水準 a_1 における要因 b の単純主効果が認められなかったため、a_1 と a_2 の両水準を含めた多重比較は通常行わない。

②単純主効果が有意である場合の多重比較

単純主効果の検定により水準 a_2 において要因 b の単純主効果が認められたため、研究上必要性があれば水準 a_2 における要因 b の 3 水準間の多重比較を行

7章　多要因の実験デザインと分散分析

表7.9　水準 a_2 における要因 b の
各水準間の平均値差

	b_2	b_3
b_1	$\bar{X}_{22.}-\bar{X}_{21.}=1.467$	$\bar{X}_{23.}-\bar{X}_{21.}=3.200$
b_2		$\bar{X}_{23.}-\bar{X}_{22.}=1.733$

うことができる。ここではすべての一対比較を行うテューキーの q 検定の手続きを説明する。

　表7.9 に、水準 a_2 における要因 b の各水準間の平均値差が示されている。**例題 7.2** では b_1、b_2、b_3 の各水準における被験者数が異なるので、**式 6.28 のテューキー・クレーマーの方法**を用いる。**表 7.6 と表 7.9** の数値を用いて q（スチューデント化された範囲）を求めると次のようになる。不偏分散 $\hat{\sigma}^2$ には誤差の平均平方（$MS_e = 1.344$）を用いる（**表 7.6**）。

> **MEMO**
>
> テューキー・クレーマーの方法
> $$q = \frac{|\bar{X}_f - \bar{X}_g|}{\sqrt{\frac{\hat{\sigma}^2}{2}\left(\frac{1}{n_f}+\frac{1}{n_g}\right)}}$$
> $\hat{\sigma}^2 = MS_e$ である。

b_1 対 b_3：　$q_{1,3} = \dfrac{|\bar{X}_{13.}-\bar{X}_{11.}|}{\sqrt{\dfrac{MS_e}{2}\left(\dfrac{1}{n_{23}}+\dfrac{1}{n_{21}}\right)}} = \dfrac{3.2}{\sqrt{\dfrac{1.344}{2}\left(\dfrac{1}{5}+\dfrac{1}{5}\right)}} = 6.172$

b_2 対 b_3：　$q_{2,3} = \dfrac{|\bar{X}_{13.}-\bar{X}_{12.}|}{\sqrt{\dfrac{MS_e}{2}\left(\dfrac{1}{n_{23}}+\dfrac{1}{n_{22}}\right)}} = \dfrac{1.733}{\sqrt{\dfrac{1.344}{2}\left(\dfrac{1}{5}+\dfrac{1}{6}\right)}} = 3.49$

b_1 対 b_2：　$q_{1,2} = \dfrac{|\bar{X}_{12.}-\bar{X}_{11.}|}{\sqrt{\dfrac{MS_e}{2}\left(\dfrac{1}{n_{22}}+\dfrac{1}{n_{21}}\right)}} = \dfrac{1.467}{\sqrt{\dfrac{1.344}{2}\left(\dfrac{1}{6}+\dfrac{1}{5}\right)}} = 2.96$

　要因 b の水準数が 3、誤差 e の自由度は $\nu_e = 27$ であるが、**付表 8** には $\nu_e = 27$ に対する q の臨界値がない。そこで自由度 30 と 24 のときの q の臨界値から直線補間（**付録 14** 参照）を用いて求める。**付表 8** より有意水準 0.05 では、$q_{(3,24,0.05)} = 3.5317$、$q_{(3,30,0.05)} = 3.4864$ であるので、$\nu_e = 27$ のときには $q_{(3,27,0.05)} = 3.51$ となる。すでに求められている 3 つの q の中で $q_{(3,27,0.05)} = 3.51$ よりも大きいのは $q_{1,3}$ だけであるので、水準 a_2 において、b_1 と b_3 の間にのみ有意差がある（運動練習に、週 3 回のイメージ練習を併用するとパフォーマンスに効果がみられる）と結論づけられる。

2　2 要因の反復測定分散分析

　前節で対応（関連）がない 2 要因の分散分析を説明したが、1 要因のときと同様に、同じ被験者から異なる条件でデータを採取した場合や、ブロック化され

164

２．２要因の反復測定分散分析

たデザインの場合には反復測定分散分析が適用される。１要因だけが反復測定の場合と、２要因とも反復測定の場合がある。反復測定デザインは個体差が取り除かれて検定力が高まるので、制約条件を満たせば効率的なデザインとなる。

１）１要因が反復測定の２要因分散分析（１要因に対応がなく、１要因に対応がある場合）

> **例題 7.3** 新しい腰痛治療方法が開発されたため、治療効果の検証をすることになった。慢性腰痛患者 10 人を無作為に 5 人ずつの 2 群に割り付け、対照群 a_1 と治療群 a_2 とした。治療 1 週後（b_1）、治療 2 週後（b_2）、治療 3 週後（b_3）に疼痛を 0〜10 点で評価した結果を、**表 7.10** と**図 7.5** に示す。治療効果があるといえるか。有意水準 0.05 で検定せよ。ただし、この 10 人はその疾患患者の母集団からの無作為抽出標本であり、対応がない要因についてはパラメトリック検定の前提条件（母集団分布の正規性と母分散の均一性）が、対応がある要因については反復測定分散分析のための球形仮定が満たされているものと仮定する。

（1）主効果と交互作用の検定

帰無仮説を「$\mu_{a_1}=\mu_{a_2}$、$\mu_{b_1}=\mu_{b_2}=\mu_{b_3}$、交互作用はない」とし、対立仮説をそれぞれ「$\mu_{a_1}\neq\mu_{a_2}$、"$\mu_{b_1}$、$\mu_{b_2}$、$\mu_{b_3}$"の中に等しくない組合せが少なくとも 1 組ある、交互作用がある」とする。

表 7.11a に各条件ごとに集計された平均を示す。**例題 7.1** や**例題 7.2** と同様の方法で、治療要因（要因 a）と時間要因（要因 b）の偏差平方和（SS_a、SS_b）、要因 a と要因 b の交互作用（$a \times b$）の偏差平方和 $SS_{a \times b}$、全偏差平方和 SS_t を求める。

$$
\begin{aligned}
SS_t &= \sum_{i=1}^{p} \sum_{j=1}^{q} \sum_{k=1}^{n_i} (X_{ijk}-\bar{X}_{...})^2 = \sum_{i=1}^{2} \sum_{j=1}^{3} \sum_{k=1}^{5} (X_{ijk}-\bar{X}_{...})^2 \\
&= (7-6.13)^2 + (9-6.13)^2 + \cdots + (5-6.13)^2 + (4-6.13)^2 \\
&= 77.47
\end{aligned}
\tag{7.18}
$$

$$
\begin{aligned}
SS_a &= \sum_{i=1}^{p} q \times n_i (\bar{X}_{i..}-\bar{X}_{...})^2 = \sum_{i=1}^{2} 3 \times n_i (\bar{X}_{i..}-\bar{X}_{...})^2 \\
&= 3 \times 5 \times \{(6.80-6.13)^2 + (5.47-6.13)^2\} \\
&= 13.33
\end{aligned}
\tag{7.19}
$$

165

7章 多要因の実験デザインと分散分析

表7.10 例題7.3の生データと被験者別平均

	被験者	b_1	b_2	b_3	平均
a_1	S_1	7	8	7	$\bar{X}_{1.1}=7.33$
	S_2	9	7	6	$\bar{X}_{1.2}=7.33$
	S_3	6	7	7	$\bar{X}_{1.3}=6.67$
	S_4	7	6	6	$\bar{X}_{1.4}=6.33$
	S_5	5	5	9	$\bar{X}_{1.5}=6.33$
a_2	S_6	7	5	5	$\bar{X}_{2.1}=5.67$
	S_7	8	6	4	$\bar{X}_{2.2}=6.00$
	S_8	5	5	2	$\bar{X}_{2.3}=4.00$
	S_9	6	4	5	$\bar{X}_{2.4}=5.00$
	S_{10}	9	7	4	$\bar{X}_{2.5}=6.67$

慢性腰痛患者（対照群 a_1 と治療群 a_2）へ治療を施したときの時期別（治療1週後 b_1、治療2週後 b_2、治療3週後 b_3）の疼痛（0〜10点）を示す。

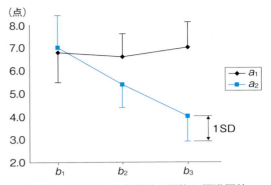

図7.5 例題7.3の各条件の平均と標準偏差

$$SS_b = \sum_{i=1}^{p}\sum_{j=1}^{q} n_i(\bar{X}_{.j.} - \bar{X}_{...})^2 = \sum_{i=1}^{2}\sum_{j=1}^{3} n_i(\bar{X}_{.j.} - \bar{X}_{...})^2$$
$$= 2 \times 5 \times \{(6.9-6.13)^2 + (6.0-6.13)^2 + (5.5-6.13)^2\}$$
$$= 10.07 \tag{7.20}$$

交互作用の偏差平方和 $SS_{a \times b}$ は、同じく表7.11の値を用いて次のように求める。まず、表7.11a の値を用いて、表7.11b の「交互作用がないと仮定したときの各群（セル）の平均の推定値」を求め、次に表7.11a と表7.11b を用いて交互作用の推定値（表7.11c）を求める。最後にサンプルサイズと表7.11c の値から交互作用の偏差平方和 $SS_{a \times b}$ を求める（式7.21）。

$$SS_{a \times b} = n_1 \times (I_{11}^2 + I_{12}^2 + I_{13}^2) + n_2(I_{21}^2 + I_{22}^2 + I_{23}^2)$$
$$= n_1 \times [\{\bar{X}_{11.} - (\bar{X}_{...} + d_{a_1} + d_{b_1})\}^2 + \{\bar{X}_{12.} - (X_{...} + d_{a_1} + d_{b_2})\}^2$$
$$+ \{\bar{X}_{13.} - (\bar{X}_{...} + d_{a_1} + d_{b_3})\}^2] + n_2[\{\bar{X}_{21.} - (\bar{X}_{...} + d_{a_2} + d_{b_1})\}^2$$
$$+ \{\bar{X}_{22.} - (\bar{X}_{...} + d_{a_2} + d_{b_2})\}^2 + \{\bar{X}_{23.} - (\bar{X}_{...} + d_{a_2} + d_{b_3})\}^2]$$
$$= 5 \times \{(-0.77)^2 + (-0.07)^2 + (0.83)^2\} + 5 \times \{(0.77)^2 + (0.07)^2 + (-0.83)^2\}$$
$$= 12.87 \tag{7.21}$$

このデザインでは、要因 a の各水準（a_1 と a_2）内における被験者要因 s の偏差平方和 $SS_{s(a)}$ を求め、この偏差平方和から計算される平均平方を要因 a の検定のための誤差の平均平方 $MS_{s(a)}$ とする。表7.10と表7.11a の値から次のよう

2．2要因の反復測定分散分析

表7.11　例題7.3の交互作用を計算するためのデータ集計

a：各群（セル）と各水準の実測値平均および各要因の効果の推定値

	b_1	b_2	b_3	行の平均	a_iの効果の推定値
a_1	$\bar{X}_{11.}=6.80$ $n_1=5$	$\bar{X}_{12.}=6.60$ $n_1=5$	$\bar{X}_{13.}=7.00$ $n_1=5$	$\bar{X}_{1..}=6.80$	$d_{a_1}=\bar{X}_{1..}-\bar{X}_{...}$ $=0.67$
a_2	$\bar{X}_{21.}=7.00$ $n_2=5$	$\bar{X}_{22.}=5.40$ $n_2=5$	$\bar{X}_{23.}=4.00$ $n_2=5$	$\bar{X}_{2..}=5.47$	$d_{a_2}=\bar{X}_{2..}-\bar{X}_{...}$ $=-0.67$
列の平均	$\bar{X}_{.1.}=6.90$	$\bar{X}_{.2.}=6.00$	$\bar{X}_{.3.}=5.50$	$\bar{X}_{...}=6.13$	
b_jの効果の推定値	$d_{b_1}=\bar{X}_{.1.}-\bar{X}_{...}=0.77$	$d_{b_2}=\bar{X}_{.2.}-\bar{X}_{...}=-0.13$	$d_{b_3}=\bar{X}_{.3.}-\bar{X}_{...}=-0.63$		

b：交互作用がないと仮定したときの各群（セル）の平均の推定値

	b_1	b_2	b_3
a_1	$E_{11}=\bar{X}_{...}+d_{a_1}+d_{b_1}=7.57$	$E_{12}=\bar{X}_{...}+d_{a_1}+d_{b_2}=6.67$	$E_{13}=\bar{X}_{...}+d_{a_1}+d_{b_3}=6.17$
a_2	$E_{21}=\bar{X}_{...}+d_{a_2}+d_{b_1}=6.23$	$E_{22}=\bar{X}_{...}+d_{a_2}+d_{b_2}=5.33$	$E_{23}=\bar{X}_{...}+d_{a_2}+d_{b_3}=4.83$

c：交互作用の推定値

	b_1	b_2	b_3
a_1	$I_{11}=\bar{X}_{11.}-E_{11}=-0.77$	$I_{12}=\bar{X}_{12.}-E_{12}=-0.07$	$I_{13}=\bar{X}_{13.}-E_{13}=0.83$
a_2	$I_{21}=\bar{X}_{21.}-E_{21}=0.77$	$I_{22}=\bar{X}_{22.}-E_{22}=0.07$	$I_{23}=\bar{X}_{23.}-E_{23}=-0.83$

に求める。

$$\begin{aligned}
\mathrm{SS}_{s(a)}&=q\sum_{k=1}^{n_1}(\bar{X}_{1.k}-\bar{X}_{1..})^2+q\sum_{k=1}^{n_2}(\bar{X}_{2.k}-\bar{X}_{2..})^2\\
&=3\{(7.33-6.8)^2+(7.33-6.8)^2+(6.67-6.8)^2+(6.33-6.8)^2\\
&\quad+(6.33-6.8)^2\}+3\{(5.67-5.47)^2+(6.00-5.47)^2\\
&\quad+(4.00-5.47)^2+(5.00-5.47)^2+(6.67-5.47)^2\}\\
&=15.47
\end{aligned}\tag{7.22}$$

　要因 b と交互作用 $(a\times b)$ を検定するための誤差の偏差平方和 $\mathrm{SS}_{b\times s(a)}$ を、次のように求める。

$$\begin{aligned}
\mathrm{SS}_{b\times s(a)}&=\mathrm{SS}_t-\mathrm{SS}_a-\mathrm{SS}_b-\mathrm{SS}_{a\times b}-\mathrm{SS}_{s(a)}\\
&=77.47-13.33-10.07-12.87-15.47=25.73
\end{aligned}\tag{7.23}$$

$\mathrm{SS}_{b\times s(a)}$ は、要因 a の各水準内における "要因 b と被験者要因 s の交互作用 $b\times s(a)$" の偏差平方和である。これらの偏差平方和を表7.12の分散分析表に示す。

　要因 a の自由度は $\nu_a=p-1=2-1=1$、要因 b の自由度は $\nu_b=q-1=3-1=2$、交互作用 $(a\times b)$ の自由度は $\nu_{a\times b}=\nu_a\times\nu_b=2$、誤差 $s(a)$ の自由度は $\nu_{s(a)}=$

167

表7.12 例題7.3の分散分析表

変動因	偏差平方和SS	自由度ν	平均平方MS	F	F臨界値	p
行間(a)	13.33	1	13.33	6.90	$F_{(1/8, 0.05)}=5.32$	0.030
誤差$s(a)$	15.47	8	1.93			
列間(b)	10.07	2	5.03	3.13	$F_{(2/16, 0.05)}=3.63$	0.071
$a \times b$	12.87	2	6.43	4.00	$F_{(2/16, 0.05)}=3.63$	0.039
誤差$b \times s(a)$	25.73	16	1.61			
全体t	77.47	29				

$(n_1-1)+(n_2-1)=(5-1)+(5-1)=8$、誤差$b \times s(a)$の自由度は$\nu_{b \times s(a)}=(q-1) \times (n_1-1)+(q-1) \times (n_2-1)=(3-1) \times (5-1)+(3-1) \times (5-1)=16$である。

偏差平方和をそれぞれの自由度で除して平均平方を求め、さらにFを次のように求める。

MEMO

例題7.3における検定の多重性の補正
例題7.3では、要因と交互作用の検定回数は$n_h=3$であるのでボンフェローニの方法で補正を行う。各検定の有意水準を$\alpha_B=0.05/3=0.017$として表7.12のp値と比較すると、要因a、要因b、および交互作用（$a \times b$）は認められない。本文の結果ではなくこの結果を最終的に採用する。

$$F_a = \frac{MS_a}{MS_{s(a)}} = \frac{13.33}{1.93} = 6.90 \tag{7.24}$$

$$F_b = \frac{MS_b}{MS_{b \times s(a)}} = \frac{5.03}{1.61} = 3.13 \tag{7.25}$$

$$F_{a \times b} = \frac{MS_{a \times b}}{MS_{b \times s(a)}} = \frac{6.43}{1.61} = 4.00 \tag{7.26}$$

以上の結果が、**表7.12**の分散分析表に示されている。F値とFの臨界値を比較すると有意水準0.05で要因a（治療）の主効果と交互作用（$a \times b$）が認められるが、要因b（時間）の主効果は認められない。要因aの主効果が認められたが、交互作用があるために主効果を一般性があるものと解釈することはできない。交互作用（$a \times b$）と**図7.5**の結果は、対照群（a_1）と治療群（a_2）の疼痛の時間的変化が異なり、治療群の疼痛の低下量が対照群と比較して大きいことを示しており、新しい治療法の効果があると判断できる。

（2）下位検定

この分散分析においても、交互作用が認められたときの単純主効果や、主効果や単純主効果が認められた場合の多重比較の方法が提案されている。しかし、研究内容によって下位検定の選択に多様性があること、および下位検定に関する内容が込み入っていて本書の範囲を超えていることから、ここでは下位検定には立ち入らない。下位検定の必要がある場合には、他書[33],[37]などを参照していただきたい。

2．2要因の反復測定分散分析

例題 7.3 では、要因 b（反復測定要因）は時間（時期）で水準が設定されたが、課題や機器の違いでも設定することができる。1 人の被験者に異なる複数の課題を与えて測定する場合には、課題の実施順序が剰余変数になるので、無作為化やカウンターバランスが必要となる（乱塊法）。

乱塊法（randomized block design）

2）2要因とも反復測定の2要因分散分析（2要因とも対応がある場合）

2 要因とも反復測定のデザインも可能であり、これに対応した検定方法が「2 要因とも反復測定の 2 要因分散分析」である。一般に、このデザインは同じ被験者がすべての実験条件の課題を行う場合に用いられる。この場合には課題の遂行順序が剰余変数となることがあるので、無作為化、カウンターバランス、あるいは循環法による剰余変数の統制（1 章参照）が必要である。具体例で考えてみよう。

例題 7.4　ある母集団で利き手と非利き手の間（要因 a）でピンチ力（kgf）に差があるかを調べるために、その母集団から無作為に選ばれた 6 人の健常者を対象として測定を行った。測定結果を表 7.13 と図 7.6 に示す。同時に、測定の繰り返しによる影響（要因 b）を確認するために、左右ともに 4 回連続で測定した。測定順序（利き手が先か、非利き手が先か）の影響を取り除くために、無作為に 3 人を選んで利き手を先に測定し、残りの 3 人は非利き手を先に測定した（順序のカウンターバランス）。利き手の要因と繰り返しの要因について主効果と交互作用を有意水準 0.01 で検定せよ。ただし、反復測定分散分析のための球形仮定が満たされているものと仮定する。

（1）主効果と交互作用の検定

例題 7.1〜7.3 と同様に、表 7.14a に示した「各条件ごとに集計された平均値」から全偏差平方和 SS_t、利き手要因（要因 a）の偏差平方和 SS_a、測定の繰り返し要因（要因 b）の偏差平方和 SS_b、要因 a と要因 b の交互作用（$a \times b$）の偏差平方和 $SS_{a \times b}$ を求める。

$$SS_t = \sum_{i=1}^{p}\sum_{j=1}^{q}\sum_{k=1}^{n}(X_{ijk}-\bar{X}_{\cdots})^2 = \sum_{i=1}^{2}\sum_{j=1}^{4}\sum_{k=1}^{6}(X_{ijk}-\bar{X}_{\cdots})^2$$

$$= (3-5.333)^2 + (4-5.333)^2 + \cdots + (5-5.333)^2 + (8-5.333)^2$$

$$= 90.667 \tag{7.27}$$

169

表7.13 例題7.4の生データと平均

被験者	a_1 b_1	b_2	b_3	b_4	a_2 b_1	b_2	b_3	b_4	平均
S_1	3	4	5	4	3	4	5	5	
S_2	4	3	6	6	5	6	4	7	
S_3	5	4	6	7	6	5	6	6	
S_4	3	4	4	5	7	6	6	6	
S_5	4	5	6	6	4	5	5	5	
S_6	4	7	8	7	6	8	8	8	
平均	3.833	4.500	5.833	5.833	5.167	5.667	5.667	6.167	$\bar{X}_{..}=5.333$
		$\bar{X}_{1..}=5.000$				$\bar{X}_{2..}=5.667$			

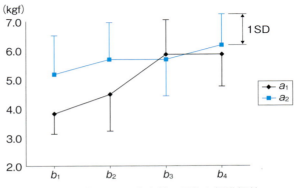

図7.6 例題7.4の各条件の平均と標準偏差

$$SS_a = \sum_{i=1}^{p} q \times n (\bar{X}_{i..} - \bar{X}_{...})^2 = \sum_{i=1}^{2} 4 \times 6 \{(\bar{X}_{1..} - \bar{X}_{...})^2 + (\bar{X}_{2..} - \bar{X}_{...})^2\}$$
$$= 4 \times 6 \times \{(5-5.333)^2 + (5.667-5.333)^2\} = 5.333 \tag{7.28}$$

$$SS_b = \sum_{j=1}^{q} p \times n (\bar{X}_{.j.} - \bar{X}_{...})^2 = \sum_{j=1}^{4} 2 \times 6 \{(\bar{X}_{.1.} - \bar{X}_{...})^2 + (\bar{X}_{.2.} - \bar{X}_{...})^2 + (\bar{X}_{.3.} - \bar{X}_{...})^2$$
$$+ (\bar{X}_{.4.} - \bar{X}_{...})^2\}$$
$$= 2 \times 6 \times \{(4.5-5.333)^2 + (5.083-5.333)^2 + (5.75-5.333)^2 + (6-5.333)^2\}$$
$$= 16.500 \tag{7.29}$$

例題7.1〜7.3と同様に、**表7.14a、b**の値を用いて交互作用の推定値を**表7.14c**のように求め、その値を用いて交互作用の偏差平方和$SS_{a \times b}$を次のように計算する。

2．2 要因の反復測定分散分析

表7.14　例題7.4の交互作用を計算するためのデータ集計

a：各群（セル）と各水準の実測値平均および各要因の効果の推定値

	b_1	b_2	b_3	b_4	行の平均	a_iの効果の推定値
a_1	$\bar{X}_{11.}=3.833$	$\bar{X}_{12.}=4.500$	$\bar{X}_{13.}=5.833$	$\bar{X}_{14.}=5.833$	$\bar{X}_{1..}=5.000$	$d_{a_1}=\bar{X}_{1..}-\bar{X}_{...}$ $=-0.333$
a_2	$\bar{X}_{21.}=5.167$	$\bar{X}_{22.}=5.667$	$\bar{X}_{23.}=5.667$	$\bar{X}_{24.}=6.167$	$\bar{X}_{2..}=5.667$	$d_{a_2}=\bar{X}_{2..}-\bar{X}_{...}$ $=0.333$
列の平均	$\bar{X}_{.1.}=4.500$	$\bar{X}_{.2.}=5.083$	$\bar{X}_{.3.}=5.750$	$\bar{X}_{.4.}=6.000$	$\bar{X}_{...}=5.333$	
b_jの効果の推定値	$d_{b_1}=\bar{X}_{.1.}-\bar{X}_{...}$ $=-0.833$	$d_{b_2}=\bar{X}_{.2.}-\bar{X}_{...}$ $=-0.25$	$d_{b_3}=\bar{X}_{.3.}-\bar{X}_{...}$ $=0.417$	$d_{b_4}=\bar{X}_{.4.}-\bar{X}_{...}$ $=0.667$		

b：交互作用がないと仮定したときの各群（セル）の平均の推定値

	b_1	b_2	b_3	b_4
a_1	$E_{11}=\bar{X}_{...}+d_{a_1}+d_{b_1}$ $=4.167$	$E_{12}=\bar{X}_{...}+d_{a_1}+d_{b_2}$ $=4.750$	$E_{13}=\bar{X}_{...}+d_{a_1}+d_{b_3}$ $=5.417$	$E_{14}=\bar{X}_{...}+d_{a_1}+d_{b_4}$ $=5.667$
a_2	$E_{21}=\bar{X}_{...}+d_{a_2}+d_{b_1}$ $=4.833$	$E_{22}=\bar{X}_{...}+d_{a_2}+d_{b_2}$ $=5.417$	$E_{23}=\bar{X}_{...}+d_{a_2}+d_{b_3}$ $=6.083$	$E_{24}=\bar{X}_{...}+d_{a_2}+d_{b_4}$ $=6.333$

c：交互作用の推定値

	b_1	b_2	b_3	b_4
a_1	$I_{11}=\bar{X}_{11.}-E_{11}$ $=-0.333$	$I_{12}=\bar{X}_{12.}-E_{12}$ $=-0.250$	$I_{13}=\bar{X}_{13.}-E_{13}$ $=0.417$	$I_{14}=\bar{X}_{14.}-E_{14}$ $=0.167$
a_2	$I_{21}=\bar{X}_{21.}-E_{21}$ $=0.333$	$I_{22}=\bar{X}_{22.}-E_{22}$ $=0.250$	$I_{23}=\bar{X}_{23.}-E_{23}$ $=-0.417$	$I_{24}=\bar{X}_{24.}-E_{24}$ $=-0.167$

$$\begin{aligned}
SS_{a \times b} &= n \times [\{\bar{X}_{11.}-(\bar{X}_{...}+d_{a_1}+d_{b_1})\}^2 + \{\bar{X}_{12.}-(\bar{X}_{...}+d_{a_1}+d_{b_2})\}^2 \\
&\quad + \{\bar{X}_{13.}-(\bar{X}_{...}+d_{a_1}+d_{b_3})\}^2 + \{\bar{X}_{14.}-(\bar{X}_{...}+d_{a_1}+d_{b_4})\}^2 \\
&\quad + \{\bar{X}_{21.}-(\bar{X}_{...}+d_{a_2}+d_{b_1})\}^2 + \{\bar{X}_{22.}-(\bar{X}_{...}+d_{a_2}+d_{b_2})\}^2 \\
&\quad + \{\bar{X}_{23.}-(\bar{X}_{...}+d_{a_2}+d_{b_3})\}^2 + \{\bar{X}_{24.}-(\bar{X}_{...}+d_{a_2}+d_{b_4})\}^2] \\
&= 6 \times \{(-0.333)^2+(-0.25)^2+(0.417)^2+(0.167)^2+(0.333)^2 \\
&\quad +(0.25)^2+(-0.417)^2+(-0.167)^2\} = 4.500
\end{aligned} \tag{7.30}$$

次に、**表7.15**に示す as 集計（要因 b の4水準を要因 a の各水準で平均して被験者ごとに1つにまとめたもの）における全偏差平方和 $SS_{t(a)}$ は、被験者要因（要因 s）の偏差平方和を SS_s、要因 a と被験者要因（要因 s）の交互作用の偏差平方和を $SS_{a \times s}$ とすると、

$$SS_{t(a)} = SS_a + SS_s + SS_{a \times s} \tag{7.31}$$

の関係があるので、$SS_{t(a)}$ と SS_s を求めれば $SS_{a \times s}$ が決まる。

MEMO

as 集計とは、$a_i s_k$ 条件ごとに要因 b の4水準を平均して1つの値にまとめ、要因 a と要因 s の関係を示す集計法である。

7章 多要因の実験デザインと分散分析

表7.15 例題7.4の*as*集計

	a_1	a_2	平均
S_1	4.000	4.250	4.125
S_2	4.750	5.500	5.125
S_3	5.500	5.750	5.625
S_4	4.000	6.250	5.125
S_5	5.250	4.750	5.000
S_6	6.500	7.500	7.000
平均	5.000	5.667	5.333

例題7.4の要因 *a* と被験者要因 *s* による集計

表7.16 例題7.4の*bs*集計

	b_1	b_2	b_3	b_4	平均
S_1	3.000	4.000	5.000	4.500	4.125
S_2	4.500	4.500	5.000	6.500	5.125
S_3	5.500	4.500	6.000	6.500	5.625
S_4	5.000	5.000	5.000	5.500	5.125
S_5	4.000	5.000	5.500	5.500	5.000
S_6	5.000	7.500	8.000	7.500	7.000
平均	4.500	5.083	5.750	6.000	5.333

例題7.4の要因 *b* と被験者要因 *s* による集計

$$\mathrm{SS}_{t(a)}=q\sum_{i=1}^{p}\sum_{k=1}^{n}(X_{i.k}-\bar{X}_{...})^2=4\sum_{i=1}^{2}\sum_{k=1}^{6}(X_{i.k}-\bar{X}_{...})^2$$
$$=4\times\{(4-5.333)^2+(4.75-5.333)^2+\cdots+(7.5-5.333)^2\}=50.167$$
$$(7.32)$$

$$\mathrm{SS}_{s}=pq\sum_{k=1}^{n}(X_{..k}-\bar{X}_{...})^2=2\times4\sum_{k=1}^{6}(X_{..k}-\bar{X}_{...})^2$$
$$=2\times4\times\{(4.125-5.333)^2+(5.125-5.333)^2+(5.625-5.333)^2$$
$$+(5.125-5.333)^2+(5-5.333)^2+(7-5.333)^2\}=36.167 \qquad (7.33)$$

$$\mathrm{SS}_{a\times s}=\mathrm{SS}_{t(a)}-\mathrm{SS}_a-\mathrm{SS}_s$$
$$=50.167-5.333-36.167=8.667 \qquad (7.34)$$

次に、**表7.16**の *bs* 集計（要因 *a* の2水準を要因 *b* の各水準で平均して被験者ごとに1つにまとめたもの）における全偏差平方和 $\mathrm{SS}_{t(b)}$ は、要因 *b* と被験者要因 *s* の交互作用の偏差平方和を $\mathrm{SS}_{b\times s}$ とすると、

$$\mathrm{SS}_{t(b)}=\mathrm{SS}_b+\mathrm{SS}_s+\mathrm{SS}_{b\times s} \qquad (7.35)$$

の関係があるので、$\mathrm{SS}_{t(b)}$ を求めれば $\mathrm{SS}_{b\times s}$ が決まる。

$$\mathrm{SS}_{t(b)}=p\sum_{j=1}^{q}\sum_{k=1}^{n}(X_{.jk}-\bar{X}_{...})^2=2\sum_{i=1}^{4}\sum_{k=1}^{6}(X_{.jk}-\bar{X}_{...})^2$$
$$=2\times\{(3-5.333)^2+(4.5-5.333)^2+\cdots+(7.5-5.333)^2\}=64.667$$
$$(7.36)$$

2．2要因の反復測定分散分析

表7.17　例題7.4の分散分析表

変動因	偏差平方和 SS	自由度 ν	平均平方 MS	F	F臨界値	p
s	36.167	6−1=5	7.23			
a	5.333	2−1=1	5.33	3.08	$F_{(1/5, 0.01)}$=16.26	0.140
a×s	8.667	1×5=5	1.73			
b	16.500	4−1=3	5.50	6.88	$F_{(3/15, 0.01)}$=5.42	0.004
b×s	12.000	3×5=15	0.80			
a×b	4.500	1×3=3	1.50	3.00	$F_{(3/15, 0.01)}$=5.42	0.064
誤差 a×b×s	7.500	1×3×5=15	0.50			
全体 t	90.667	47				

$$SS_{b \times s} = SS_{t(b)} - SS_b - SS_s$$
$$= 64.667 - 16.500 - 36.167 = 12.00 \tag{7.37}$$

ここで、

$$SS_t = SS_s + SS_a + SS_b + SS_{a \times s} + SS_{b \times s} + SS_{a \times b} + SS_{a \times b \times s} \tag{7.38}$$

であるので、誤差の偏差平方和 $SS_{a \times b \times s}$ を次のように求めることができる。

$$SS_{a \times b \times s} = SS_t - SS_s - SS_a - SS_b - SS_{a \times s} - SS_{b \times s} - SS_{a \times b}$$
$$= 90.667 - 36.167 - 5.333 - 16.500 - 8.667 - 12.000 - 4.500$$
$$= 7.500$$

　これらの結果が**表7.17**の分散分析表に示されている。**例題7.1～7.3**と同様に自由度を求め、偏差平方和を自由度で割って平均平方 MS を求める。
　これらの平均平方と自由度を用いて F 値を次のように求める。

$$F_a = \frac{MS_a}{MS_{a \times s}} = \frac{5.33}{1.73} = 3.08 \tag{7.39}$$

$$F_b = \frac{MS_b}{MS_{b \times s}} = \frac{5.50}{0.80} = 6.88 \tag{7.40}$$

$$F_{a \times b} = \frac{MS_{a \times b}}{MS_{a \times b \times s}} = \frac{1.50}{0.50} = 3.00 \tag{7.41}$$

　利き手要因（要因 a）の F_a=3.08 は有意水準 0.01 のときの臨界値 =16.26 よりも小さいため、有意水準 0.01 において要因の主効果は認められな

📝 MEMO

例題7.4における検定の多重性の補正
例題7.4では、要因と交互作用に関する検定の数は n_h=3 であるので、ここではボンフェローニの方法で補正を行う。各検定の有意水準を α_B=0.05/3=0.017 として表7.17の p 値と比較すると、要因 b の主効果が認められるが、要因 a の主効果と交互作用（$a \times b$）は認められない。この結論は本文の結論と同じである。

173

7章　多要因の実験デザインと分散分析

い。測定繰り返し要因（要因 b）では、$F_b = 6.88$ が有意水準 0.01 のときの臨界値 $F_{(3/15, 0.01)} = 5.42$ よりも大きいため要因の主効果が認められる。要因 a と要因 b の交互作用の F 値は $F_{a \times b} = 3.00$ であり、有意水準 0.01 の臨界値 $F_{(3/15, 0.01)} = 5.42$ よりも小さいので交互作用が認められない。

　以上の結果より、交互作用が認められず、要因 b の主効果はあるが要因 a の主効果がないことは、利き手と非利き手のピンチ力の間に差は認められないが、繰り返し測定により測定値が変化することを示している。また、交互作用が認められないことは、「繰り返し測定による影響が、利き手と非利き手の間で異なるとはいえない」ことを示している。交互作用の結果についてのもう 1 つの解釈は、「利き手と非利き手の間の差が、繰り返し測定の影響を受けるとはいえない」というものである。どちらを採用するかは、研究の目的に依存する問題である。

（2）下位検定

　「1 要因が反復測定の 2 要因分散分析」と同様である。

3　3 要因のデザイン

　3 要因のデザインにも、対応の有無の組合せによって次のような場合がある。
1）3 要因とも対応がない場合（3 要因完全無作為化デザイン）
　　①サンプルサイズが等しい場合
　　②サンプルサイズが等しくない場合
2）2 要因に対応がなく、1 要因に対応がある場合
　　①サンプルサイズが等しい場合
　　②サンプルサイズが等しくない場合
3）1 要因に対応がなく、2 要因に対応がある場合
　　①サンプルサイズが等しい場合
　　②サンプルサイズが等しくない場合
4）3 要因とも対応がある場合

　数式や計算がやや複雑になるが、基本的な考え方は 2 要因の場合と同様である。3 要因（要因を A、B、C とすると）では、交互作用が 1 つではなく、2 要因間の 1 次の交互作用 $A \times B$、$B \times C$、$A \times C$ のほかに、2 次の交互作用 $A \times B \times C$ の可能性があり、複雑になる。3 要因以上のデザインは本書の範囲を超えるので、必要に応じて他書（森ら[37]，近藤[13]，山内[64]，奥野ら[46]，Keppel ら[32]，Kirk[33] など）を参照していただきたい。

174

8章 出現頻度と比率

7章まではデータが順序尺度、間隔尺度あるいは比尺度である場合の研究のデザインと検定について取り上げてきたが、データが頻度（度数）や比率で与えられる場合もある。ある疾患の出現率に性差があるのか、疾患の重症度と転帰に関係があるのかなどはこの例であり、いくつかの推測統計（検定や推定）の適用が可能である。

度数（frequency）

比率（proportion）

1 1変数の頻度（比率）の差

1）水準（カテゴリー）数が2のとき：2項検定

2項検定（binomial test）

1変数で水準数が2の場合の頻度の差を考える。

> **例題 8.1** ある病院において、ある疾患の患者10人のうち9人が男性、1人が女性であった（**表 8.1**）。その疾患の患者数には（母集団では）性差があるといえるか。有意水準0.01で検定せよ。ただし、この10人を、その疾患患者の母集団からの無作為抽出標本と仮定する。

この問題を解くためには複数の方法があるが、ここでは、3章ですでに説明した2項分布を用いた検定（2項検定）を考えてみよう。基本的な考え方は符号検定（4章）と同じである。帰無仮説（H_0）を「母集団において性差がない（男性数 = 女性数）」、前提条件がないので対立仮説（H_1）を「男性数 ≠ 女性数」とし、この母集団から無作為に10人を抽出したときに起こりうるすべての場合を考えて、確率分布を求める。ここでは母集団の男性の比率を $\Phi = 0.5$ として、起こりうるすべての場合の確率を求めると、**図 8.1**のように男性の数 X

表 8.1 例題 8.1 のデータ

	男	女	患者数
人数	9	1	10

175

男性数	女性数	確率
10	0	$P_{10} = {}_{10}C_{10}\Phi^{10}(1-\Phi)^0$ $= 1 \times 0.5^{10} \times (1-0.5)^0 = 0.000977$
9	1	$P_9 = {}_{10}C_9\Phi^9(1-\Phi)^1$ $= 10 \times 0.5^9 \times (1-0.5)^1 = 0.009766$
8	2	$P_8 = {}_{10}C_8\Phi^8(1-\Phi)^2$ $= 45 \times 0.5^8 \times (1-0.5)^2 = 0.043945$
7	3	$P_7 = {}_{10}C_7\Phi^7(1-\Phi)^3$ $= 120 \times 0.5^7 \times (1-0.5)^3 = 0.117188$
6	4	$P_6 = {}_{10}C_6\Phi^6(1-\Phi)^4$ $= 210 \times 0.5^6 \times (1-0.5)^4 = 0.205078$
5	5	$P_5 = {}_{10}C_5\Phi^5(1-\Phi)^5$ $= 252 \times 0.5^5 \times (1-0.5)^5 = 0.246094$
4	6	$P_4 = {}_{10}C_4\Phi^4(1-\Phi)^6$ $= 210 \times 0.5^4 \times (1-0.5)^6 = 0.205078$
3	7	$P_3 = {}_{10}C_3\Phi^3(1-\Phi)^7$ $= 120 \times 0.5^3 \times (1-0.5)^7 = 0.117188$
2	8	$P_2 = {}_{10}C_2\Phi^2(1-\Phi)^8$ $= 45 \times 0.5^2 \times (1-0.5)^8 = 0.043945$
1	9	$P_1 = {}_{10}C_1\Phi^1(1-\Phi)^9$ $= 10 \times 0.5^1 \times (1-0.5)^9 = 0.009766$
0	10	$P_0 = {}_{10}C_0\Phi^0(1-\Phi)^{10}$ $= 1 \times 0.5^0 \times (1-0.5)^{10} = 0.000977$

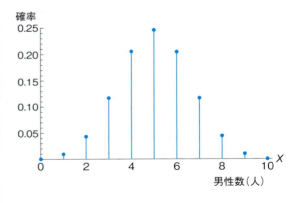

図8.1　例題8.1の確率分布
この2項分布〔2項分布、B_i (10, 0.5)〕は図3.6で示したものと等しい。

を確率変数とする確率分布（2項分布）が得られる。

男性が9人以上（$X \geq 9$）となる確率は、図8.1より

$$P_{(X \geq 9)} = P_9 + P_{10} = 0.009766 + 0.000977 = 0.011$$

である。対立仮説が「男性数≠女性数」であるので両側検定としてp値を求める。

この場合、

$$p = P_9 + P_{10} + P_0 + P_1 = (0.009766 + 0.000977) \times 2 = 0.021$$

となり、p値が有意水準0.01よりも大きいので、帰無仮説が棄却されず、「有意水準0.01で有意差はない（母集団において性差があるとはいえない）」と結論づける。

例題8.1では母集団に性差がない場合を帰無仮説として考えたが、母集団における割合が、ある任意の値である場合にも母集団と差があるかどうかを検定

することができる。**例題8.2**で考えてみよう。

> **例題8.2** ある疾患によって生じた身体障害に対して従来のリハビリテーションの手法を適用すると、30%の患者が歩行自立に至ることがわかっているとする。この疾患患者10人に対して新しい治療法を適用したところ、歩行自立者が8人であった（**表8.2**）。新しい治療法は、従来法と比べて歩行自立を促進するといえるか。有意水準0.01で検定せよ。なお、この10人は、その疾患患者の母集団からの無作為抽出標本と仮定する。ただし、ここでは新しい治療法が従来法よりも劣ることはないと仮定できるものとして、片側検定を用いること。

帰無仮説を「新治療法の歩行自立率は従来法（30%）と差がない」とし、対立仮説は前提条件に従い「新治療法による歩行自立率は従来法よりも高い」とする。帰無仮説のもとでの確率分布は歩行自立30%、歩行非自立70%の母集団から、無作為に10人を抽出したときに起こりうるすべての場合を考えて求める。このためには確率 $\Phi=0.3$ の2項分布 $Bi(10, 0.3)$ を**図8.2**のように求めればよい。

この2項分布で歩行自立者が8人以上（$X \geqq 8$）になる確率は、

$$P_{(X \geqq 8)} = P_8 + P_9 + P_{10} = 0.0014467 + 0.000137781 + 5.9049 \times 10^{-6} = 0.002$$

となる。対立仮説より片側検定を選択すると、p 値は $p = P_{(X \geqq 8)} = 0.002$ であり、有意水準0.01より小さいので、帰無仮説を棄却し、「有意水準0.01で有意差がある（母集団において自立率に差がある、つまり新しい治療法は従来法と比べて歩行自立を促進する）」と結論づける。

2）水準数が2のとき：正規分布による近似

サンプルサイズが十分に大きければ2項分布が正規分布に近づくので、正規分布による近似（正規近似）を用いることができる。**例題8.1**はサンプルサイズが小さいので2項分布を用いるほうがよいが、ここでは正規分布による近似

表8.2　例題8.2の生データ

	歩行自立	歩行非自立
新治療法（患者数）	8	2
従来法（母集団率）	30%	70%

自立	非自立	確率
10	0	$P_{10} = {}_{10}C_{10}\Phi^{10}(1-\Phi)^0$ $= 1 \times 0.3^{10} \times (1-0.3)^0 = 5.9049 \times 10^{-6}$
9	1	$P_9 = {}_{10}C_9\Phi^9(1-\Phi)^1$ $= 10 \times 0.3^9 \times (1-0.3)^1 = 0.000137781$
8	2	$P_8 = {}_{10}C_8\Phi^8(1-\Phi)^2$ $= 45 \times 0.3^8 \times (1-0.3)^2 = 0.0014467$
7	3	$P_7 = {}_{10}C_7\Phi^7(1-\Phi)^3$ $= 120 \times 0.3^7 \times (1-0.3)^3 = 0.00900169$
6	4	$P_6 = {}_{10}C_6\Phi^6(1-\Phi)^4$ $= 210 \times 0.3^6 \times (1-0.3)^4 = 0.0367569$
5	5	$P_5 = {}_{10}C_5\Phi^5(1-\Phi)^5$ $= 252 \times 0.3^5 \times (1-0.3)^5 = 0.102919$
4	6	$P_4 = {}_{10}C_4\Phi^4(1-\Phi)^6$ $= 210 \times 0.3^4 \times (1-0.3)^6 = 0.200121$
3	7	$P_3 = {}_{10}C_3\Phi^3(1-\Phi)^7$ $= 120 \times 0.3^3 \times (1-0.3)^7 = 0.266828$
2	8	$P_2 = {}_{10}C_2\Phi^2(1-\Phi)^8$ $= 45 \times 0.3^2 \times (1-0.3)^8 = 0.233474$
1	9	$P_1 = {}_{10}C_1\Phi^1(1-\Phi)^9$ $= 10 \times 0.3^1 \times (1-0.3)^9 = 0.121061$
0	10	$P_0 = {}_{10}C_0\Phi^0(1-\Phi)^{10}$ $= 1 \times 0.3^0 \times (1-0.3)^{10} = 0.0282475$

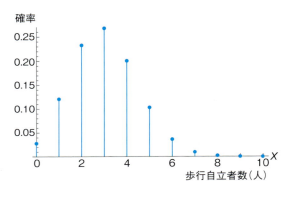

図8.2　例題8.2の2項分布〔$B_i(10, 0.3)$〕

法を説明するために**例題8.1**を用いる。

> **例題8.3**　例題8.1を正規分布を用いて検定せよ。

例題8.1と同じ帰無仮説と対立仮説を立てる。**式3.18**と**式3.19**で示すように、2項分布の平均 μ と分散 σ^2 は次のように表される（3章）。

$$\mu = n\Phi = 10 \times 0.5 = 5$$
$$\sigma^2 = n\Phi(1-\Phi) = 10 \times 0.5 \times (1-0.5) = 2.5$$

この平均と分散をもつ正規分布 $N(5, 2.5)$ を、**図**8.1の2項分布〔$Bi(10, 0.5)$〕と重ねて描くと**図**8.3のようになる。2項分布が真の値を示すが、正規分布を用いて近似計算をしようとするわけである。z 検定（5章）と同様に、測定値である"男性数 $X=9$"を、**式3.22**を用いて標準化して z 値を求める。

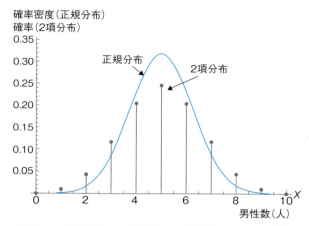

図 8.3　例題 8.3 の 2 項分布と「正規分布による近似」

$$z = \frac{X - \mu}{\sigma} \fallingdotseq \frac{X - n\Phi}{\sqrt{n\Phi(1-\Phi)}} = \frac{9 - 10 \times 0.5}{\sqrt{10 \times 0.5 \times (1-0.5)}} = 2.530 \tag{8.1}$$

$z = 2.530$ のときの裾の上側確率は、正規分布表（**付表 2**）から $p = 0.0057$ である。両側検定の場合の p 値は、

$p = 0.0057 \times 2 = 0.011$

となる。この値は**例題 8.1** で 2 項分布を用いて求めた値 (0.021) よりも小さい。

このことを**図 8.3** で確認しよう。正規分布と 2 項分布を裾の部分で比較してみると、正規分布の裾の確率が 2 項分布よりも小さくなる傾向がある。このように正規分布で近似したほうが小さな確率となってしまうために、次の**イエーツの補正**を用いて修正を行う。

イエーツ（Yates）の補正

$$z' = \frac{|X - n\Phi| - 0.5}{\sqrt{n\Phi(1-\Phi)}} \tag{8.2}$$

この例題の値を**式 8.2** に代入してイエーツの補正を行うと、

$$z' = \frac{|9 - 10 \times 0.5| - 0.5}{\sqrt{10 \times 0.5 \times (1-0.5)}} = 2.214$$

となる。分子に -0.5 を加えて横軸の"男性数"を 0.5 だけ分布の中央に近づけ、p 値を少しだけ大きくしている。修正された z 値（z'）$= 2.214$ のときの片

側確率は 0.0134 であり｛ソフトウェアで求めるか、あるいは正規分布表（**付表2**）の値を用いて直線補間で求める｝、両側検定の場合の p 値は 0.027 となる。

2項分布表（**付表1**）には $n=30$ までの確率が掲載されているので、$n=30$ まではこれを用いるのがよいが、$n \geqq 30$ であれば正規分布による近似でも、実用上問題はない。

3）水準数が2のとき：適合度の χ^2 検定

適合度（goodness of fit）

ある特定の分布に対する、標本データの当てはまりのよさを適合度という。1要因の頻度（比率）の差の検定は、得られた標本データが比率で示される母集団からの無作為抽出標本であるか否かを検定するので、「適合度の検定」ともいえる。

> **例題 8.4** 例題 8.1 を χ^2 分布を用いて有意水準 0.01 で検定せよ。

例題 8.1 は χ^2 分布（3章）を用いても検定することができる（χ^2 検定）。**例題 8.1** と同じ帰無仮説と対立仮説を立てる。χ^2 検定では「ピアソンの χ^2」を用いて検定を行う。

ピアソン（Pearson）の χ^2

📝**MEMO**
帰無仮説のもとで期待される頻度を期待度数（expected frequency）という。

ピアソンの χ^2 は次のように**式 8.3** で定義されている。O_i は観測度数、E_i は帰無仮説のもとでの期待度数、k は水準数である。ピアソンの χ^2 は自由度 $\nu = k-1$ の χ^2 分布に近似的に従うことが知られている。

観測度数（observed frequency）

$$\text{ピアソンの } \chi^2 = \sum_{i=1}^{k} \frac{(O_i - E_i)^2}{E_i} \tag{8.3}$$

📝**MEMO**
ピアソンの χ^2 が $\nu = k-1$ の χ^2 分布に近似的に従うことはポアソン分布を用いて説明できるが、プロセスが繁雑であるので、ここでは、2水準の場合について、2項分布を用いた説明を行う。ポアソン分布については、他書（文献 27）や 59）など）を参照。

$k=2$ のときのピアソンの χ^2 が、自由度 $\nu = k-1 = 1$ の χ^2（$\chi^2_{(1)}$）と近似することを示そう。**例題 8.4** で、**例題 8.1** のサンプルサイズを n、母集団における男性の比率（母比率）を Φ とすると（これが帰無仮説）、帰無仮説のもとにおける男性と女性の期待度数はそれぞれ $E_1 = n\Phi$、$E_2 = n(1-\Phi)$ となる。これを**式 8.3** に代入すると、

$$\begin{aligned}
\text{ピアソンの } \chi^2 &= \sum_{i=1}^{2} \frac{(O_i - E_i)^2}{E_i} = \frac{(O_1 - E_1)^2}{E_1} + \frac{(O_2 - E_2)^2}{E_2} \\
&= \frac{(O_1 - n\Phi)^2}{n\Phi} + \frac{\{n - O_1 - n(1-\Phi)\}^2}{n(1-\Phi)} \\
&= \frac{(O_1 - n\Phi)^2}{n\Phi(1-\Phi)}
\end{aligned} \tag{8.4}$$

となる。さらに2項分布の平均は$\mu = n\Phi$、分散は$\sigma^2 = n\Phi(1-\Phi)$であり（**式3.18**、**式3.19**、**付録4**）、nが大きいほど2項分布が正規分布に近似することを利用して、これらを**式8.4**に代入して整理すると、

$$\text{ピアソンの }\chi^2 = \frac{(O_1 - n\Phi)^2}{n\Phi(1-\Phi)} \fallingdotseq \frac{(O_1 - \mu)^2}{\sigma^2} = \left(\frac{O_1 - \mu}{\sigma}\right)^2 = z_1^2 = \chi_{(1)}^2 \tag{8.5}$$

となり、**式3.27**と**式3.28**（nが自由度を示していることに注意）より$k=2$のときのピアソンのχ^2が自由度$\nu=1$のχ^2分布（$\chi_{(1)}^2$）に近似的に従うことがわかる。このことを利用して検定を行う。

例題8.4の観測度数と期待度数は**表8.3**のように求められる。これらの値を用いて**式8.3**によりピアソンのχ^2を求めると、

$$\text{ピアソンの }\chi^2 = \frac{(O_1 - E_1)^2}{E_1} + \frac{(O_2 - E_2)^2}{E_2} = \frac{(9-5)^2}{5} + \frac{(1-5)^2}{5} = 6.400$$

となる。

自由度$\nu=1$のχ^2分布（$\chi_{(1)}^2$）における有意水準0.01のときの臨界値は、χ^2分布表（**付表4**）より$\chi_{(1), 0.01}^2 = 6.635$である。ピアソンの$\chi^2$が臨界値よりも小さいため「帰無仮説が採択され、有意水準0.01では性差があるとはいえない」と判断する。あらかじめ有意水準を0.05に設定してあった場合には、$\chi_{(1), 0.05}^2 = 3.841$であるため、有意差があると判断する（**図8.4**）。

また、Excelなどのソフトウェアで$\chi_{(1)}^2 = 6.4$のときのp値を求めると0.0114となる。この値は正規分布による近似で求めたときの両側検定のp値（$p = 0.011$）とよく一致している。この理由は、χ^2（$\chi_{(n)}^2$）の定義（**式3.27**）より、自由度$\nu=1$のときには、$\chi_{(1)}^2 = z_1^2$となるためである。

期待度数E_iが小さい場合には、χ^2による近似精度が低下する。一般に自由度が1のときには、E_iに5未満のものがあるとχ^2検定を適用するのは適切ではないといわれている。この場合には、2項分布を用いて直接確率を求めるのがよい。

4）水準数が3以上のとき：適合度のχ^2検定

ここまで水準数（カテゴリー数）が2の場合を考えてきたが、3水準以上の場合の頻度の差をみるときにもピアソンのχ^2を用いて検定が可能である。

表 8.3　例題 8.4 の観測度数と期待度数

	男性	女性	被験者数
観測度数	$O_1=9$	$O_2=n-O_1=1$	$n=10$
期待度数	$E_1=n\Phi=5$	$E_2=n(1-\Phi)=5$	$n=10$

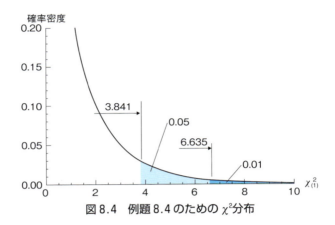

図 8.4　例題 8.4 のための χ^2 分布

> **例題 8.5**　ある中枢神経疾患患者の母集団から無作為に 100 人を選び、麻痺の類型を調べたところ、**表 8.4** のようになった。母集団において類型の頻度に差があるといえるか。有意水準 0.01 で検定せよ。

帰無仮説を「母集団における 3 つの類型の頻度に差はない」とし、対立仮説を「頻度の等しくない類型の組合せが少なくとも 1 組ある」とする。

式 8.3 を用いてピアソンの χ^2 を求めると、

MEMO
観測度数（O_1、O_2、O_3）は実際の麻痺の類型の各人数を示し、期待度数（E_1、E_2、E_3）は帰無仮説のもとで期待される人数を示す。

$$\text{ピアソンの } \chi^2 = \sum_{i=1}^{k} \frac{(O_i-E_i)^2}{E_i}$$
$$= \frac{(O_1-E_1)^2}{E_1} + \frac{(O_2-E_2)^2}{E_2} + \frac{(O_3-E_3)^2}{E_3}$$
$$= \frac{(25-33.33)^2}{33.33} + \frac{(30-33.33)^2}{33.33} + \frac{(45-33.33)^2}{33.33} = 6.500$$

となる。

ピアソンの χ^2 は、自由度 $\nu=k-1$ の χ^2 分布に近似的に従うことをすでに述べた。この例題の自由度は、$\nu=k-1=3-1=2$ であるので、χ^2 分布表（**付表 4**）から、有意水準 0.01 のときの臨界値は $\chi^2_{(2),\,0.01}=9.210$ であるとわかる。求め

中枢神経疾患患者の類型別人数を示す。

表8.4　例題8.5のデータ

	四肢麻痺	両麻痺	片麻痺
観測度数	$O_1=25$	$O_2=30$	$O_3=45$
期待度数	$E_1=33.33$	$E_2=33.33$	$E_3=33.33$

たピアソンの χ^2 が臨界値よりも小さいので、帰無仮説が採択され「有意水準0.01で有意差があるとはいえない（母集団において麻痺の類型の頻度に差があるとはいえない）」と結論づける。

2　対応がない場合の2×2クロス集計表の分析

　ここでは2つの名義尺度変数の関連の分析を考える。名義尺度変数で説明していくが、順序尺度や間隔尺度変数を順位や量的差異でカテゴリー化して分析することもできる。ここでは、これらの変数を総称して、カテゴリー変数とよぶことにする。2つ以上のカテゴリー変数を組み合わせて度数分布表にしたものをクロス集計表（分割表、連関表、クロス表）という。

クロス集計表（cross table）

　変数 A（水準 A_1 と水準 A_2）と変数 B（水準 B_1 と水準 B_2）があるとき、サンプルサイズ n（総度数 n）の標本の2変数同時分布（度数）は**表8.5**のようにまとめられる。このような表は**2×2クロス集計表**とよばれる。最初に一般化した形で説明するが、わかりにくい場合は先に**例題8.6**に進んでもよい。

分割表（contingency table）

　表8.5を、総度数を1としたときの割合（相対度数、Φ_{ij}）で示すと**表8.6**のようになる。**表8.6**で、2変数間に関連がない（2変数が独立している）のは、次の式が成り立つ場合である。

$$\frac{\Phi_{11}}{\Phi_{1.}}=\frac{\Phi_{21}}{\Phi_{2.}} \tag{8.6}$$

この式から次の関係を導くことができ、2変数間に関連がない場合の期待度数を求めるためにクロス集計表でよく用いられる。

$$\Phi_{11}=\Phi_{1.}\times\Phi_{.1} \qquad \Phi_{12}=\Phi_{1.}\times\Phi_{.2}$$
$$\Phi_{21}=\Phi_{2.}\times\Phi_{.1} \qquad \Phi_{22}=\Phi_{2.}\times\Phi_{.2} \tag{8.7}$$

これらを一般化すると次のように表される。

MEMO
周辺度数とは、クロス集計表の、行や列ごとの度数の合計値のこと。

表8.5 2×2クロス集計表

		B		周辺度数
		B_1	B_2	
A	A_1	n_{11}	n_{12}	$n_{1.}=n_{11}+n_{12}$
	A_2	n_{21}	n_{22}	$n_{2.}=n_{21}+n_{22}$
周辺度数		$n_{.1}=n_{11}+n_{21}$	$n_{.2}=n_{12}+n_{22}$	$n=n_{11}+n_{12}+n_{21}+n_{22}$

表8.6 表8.5で総度数を1としたときの相対度数

		B		周辺度数
		B_1	B_2	
A	A_1	$\Phi_{11}=\frac{n_{11}}{n}$	$\Phi_{12}=\frac{n_{12}}{n}$	$\Phi_{1.}=\frac{n_{11}+n_{12}}{n}$
	A_2	$\Phi_{21}=\frac{n_{21}}{n}$	$\Phi_{22}=\frac{n_{22}}{n}$	$\Phi_{2.}=\frac{n_{21}+n_{22}}{n}$
周辺度数		$\Phi_{.1}=\frac{n_{11}+n_{21}}{n}$	$\Phi_{.2}=\frac{n_{12}+n_{22}}{n}$	1

表8.7 2変数間に関連がない場合の各セルの期待度数

	B_1	B_2
A_1	$E_{11}=\Phi_{1.}\times\Phi_{.1}\times n$	$E_{12}=\Phi_{1.}\times\Phi_{.2}\times n$
A_2	$E_{21}=\Phi_{2.}\times\Phi_{.1}\times n$	$E_{22}=\Phi_{2.}\times\Phi_{.2}\times n$

$$\Phi_{ij}=\Phi_{i.}\times\Phi_{.j} \tag{8.8}$$

この関係を利用して、2変数間に関連がない場合の各セル期待度数を求めると、式8.9のようになる（表8.7）。

$$\begin{aligned}E_{11}=\frac{n_{1.}}{n}\times\frac{n_{.1}}{n}\times n=\Phi_{1.}\times\Phi_{.1}\times n \quad & E_{12}=\frac{n_{1.}}{n}\times\frac{n_{.2}}{n}\times n=\Phi_{1.}\times\Phi_{.2}\times n \\ E_{21}=\frac{n_{2.}}{n}\times\frac{n_{.1}}{n}\times n=\Phi_{2.}\times\Phi_{.1}\times n \quad & E_{22}=\frac{n_{2.}}{n}\times\frac{n_{.2}}{n}\times n=\Phi_{2.}\times\Phi_{.2}\times n\end{aligned} \tag{8.9}$$

1）2変数とも周辺度数が固定されている場合

独立性の検定 (test of independence)

クロス集計表に基づいて、2変数間に関連があるかどうかを検定する方法は、独立性の検定とよばれている。独立性の検定にはχ^2検定やフィッシャーの直接（正確）確率検定が用いられる。クロス集計表は研究デザイン（周辺度数の固定のされ方）により、3つのタイプに分類されるが、タイプに関係なく上記の2つの検定を適用できる。

ただし、χ^2検定は近似法であり、サンプルサイズが小さいと正確な確率が得られない。一方、直接確率検定はサンプルサイズにかかわらず正確な確率を与えるが、計算負荷が大きく、コンピュータが必須である。

（1）独立性の χ^2 検定

例題 8.6 で考えてみよう。

例題 8.6 健常者と同じ歩行パターンを達成するために開発された新しい義足がある。その性能を視覚的に評価するために、義足装着に気づかれないような服装をした 10 人の義足装着者の歩行と、10 人の健常者の歩行をビデオ撮影し、その動画を 1 人の評価者に見せて義足歩行か健常者の歩行かを判断させた。評価者には、動画の 10 人が義足歩行で、残りの 10 人が健常者であることがあらかじめ知らされている。20 人を義足歩行と健常者の歩行に 10 人ずつ割り当てることを求めたところ、結果が**表 8.8** のようになった。この義足歩行の歩容は健常者の歩容と違いがあるといえるか。有意水準 0.05 で検定せよ。ただし、各群の対象者をそれぞれの母集団からの無作為抽出標本と仮定する。

表 8.8 に示されるように、このようなデザインでは 2 要因の周辺度数がデータ収集前に固定される。帰無仮説を「母集団において義足歩行の歩容と健常者の歩容には違いがない」とし、対立仮説を「義足歩行の歩容と健常者の歩容には違いがある」とする。**式 8.9** を用いて 2 変数（「歩行」と歩行の「評価」）間に関連がない場合の期待度数を求めると、**表 8.9** のようになる。ここで「関連がない」とは、評価者が義足歩行の歩容と健常者の歩容をまったく区別できないことを意味する。

1 変数の場合には**式 8.3** を用いてピアソンの χ^2 を求めたが、2 変数の場合には次式で求められるピアソンの χ^2 を用いて検定を行う。r は行の数（A の水準数）、c は列の数（B の水準数）である。

$$\text{ピアソンの } \chi^2 = \sum_{i=1}^{r}\sum_{j=1}^{c}\frac{(n_{ij}-E_{ij})^2}{E_{ij}} \tag{8.10}$$

表 8.8　例題 8.6 のデータ

		評価		周辺度数
		義足歩行	健常者歩行	
歩行	義足歩行	$n_{11}=7$	$n_{12}=3$	$n_{1.}=10$
	健常者歩行	$n_{21}=3$	$n_{22}=7$	$n_{2.}=10$
周辺度数		$n_{.1}=10$	$n_{.2}=10$	$n=20$

評価者に義足歩行と健常者歩行を 10 人ずつ振り分けさせた結果を示す。

8章　出現頻度と比率

表 8.9　例題 8.6 の 2 変数間に関連がない場合の各条件の期待度数

		評価		周辺度数
		義足歩行	健常者の歩行	
歩容	義足歩行	$E_{11}=\dfrac{10}{20}\times\dfrac{10}{20}\times20=5$	$E_{12}=\dfrac{10}{20}\times\dfrac{10}{20}\times20=5$	10
	健常者の歩行	$E_{21}=\dfrac{10}{20}\times\dfrac{10}{20}\times20=5$	$E_{22}=\dfrac{10}{20}\times\dfrac{10}{20}\times20=5$	10
	周辺度数	10	10	20

例題 8.6 について、**式 8.10** を用いてピアソンの χ^2 を求める。

$$
\begin{aligned}
\text{ピアソンの }\chi^2 &= \sum_{i=1}^{r}\sum_{j=1}^{c}\frac{(n_{ij}-E_{ij})^2}{E_{ij}} \\
&= \sum_{i=1}^{2}\sum_{j=1}^{2}\frac{(n_{ij}-E_{ij})^2}{E_{ij}} \\
&= \frac{(n_{11}-E_{11})^2}{E_{11}}+\frac{(n_{12}-E_{12})^2}{E_{12}}+\frac{(n_{21}-E_{21})^2}{E_{21}}+\frac{(n_{22}-E_{22})^2}{E_{22}} \\
&= \frac{(7-5)^2}{5}+\frac{(3-5)^2}{5}+\frac{(3-5)^2}{5}+\frac{(7-5)^2}{5}=3.2
\end{aligned}
$$

また、次の式でも求めることができる（式の導出は**付録 10** 参照）。

$$
\text{ピアソンの }\chi^2=\sum_{i=1}^{r}\sum_{j=1}^{c}\frac{(n_{ij}-E_{ij})^2}{E_{ij}}=n\left(\sum_{i=1}^{r}\sum_{j=1}^{c}\frac{n_{ij}^2}{n_{i.}\,n_{.j}}-1\right) \tag{8.11}
$$

　すべての周辺度数はあらかじめ定まっているので、1 つの期待度数が求められると、残りの期待度数は、求められた期待度数を周辺度数から差し引いて求められる。このことは自由度が 1 であることを示している。自由度 ν を一般化した形で示すと $\nu=(r-1)\times(c-1)$ である。

　自由度 $\nu=(2-1)\times(2-1)=1$、有意水準 0.05 のときの χ^2 の臨界値は χ^2 分布表（**付表 4**）より $\chi^2_{(1),0.05}=3.841$ であり、ピアソンの χ^2 が臨界値よりも小さいので帰無仮説を採択し、「有意水準 0.05 で 2 つの変数に関連があるとはいえない」、すなわち「義足歩行の歩容と健常者の歩容に違いがあるとはいえない」と結論づける。Excel などのソフトウェアで $\chi^2_{(1)}=3.2$ のときの p 値を求めると、$p=0.074$ となり、有意水準 0.05 と比較することでも判断できる。

　また、2×2 クロス集計表の場合には、ピアソンの χ^2 を次式により簡便に求めることができる。

186

$$\text{ピアソンの } \chi^2 = \frac{n(n_{11}n_{22} - n_{12}n_{21})^2}{n_{1.} \, n_{2.} \, n_{.1} \, n_{.2}} \tag{8.12}$$

さらに、ピアソンの χ^2 による近似の精度を上げるための補正法（**イエーツの連続性の補正**）として次式が提案されているので、これを用いるほうがよい。

$$\chi_c^2 = \frac{n\left(\left|n_{11}n_{22} - n_{12}n_{21}\right| - \dfrac{n}{2}\right)^2}{n_{1.} \, n_{2.} \, n_{.1} \, n_{.2}} \tag{8.13}$$

例題 8.6 はサンプルサイズが十分に大きいとはいえないので、**式 8.13** を用いて χ_c^2 を求めると、$\chi_c^2 = 1.8$ となる。$\chi_{(1)}^2 = 1.8$ のときの p 値をソフトウェアで求めると、$p = 0.180$ となり、上述の結果よりも大きい値となっている。サンプルサイズが小さいときには χ^2 の近似精度が低下することに注意する必要がある。周辺度数に 10 以下のものがあり、各セルの中に 0 に近い度数がある場合には χ^2 の近似精度が低下するため、χ^2 検定を用いることは適切でないとされている。このような場合には、後述する「フィッシャーの直接（正確）確率検定」が一般に用いられている。

求められた $p = 0.180$ は、後述の **例題 8.7** で **例題 8.6** と同じ問題にフィッシャーの直接（正確）確率検定を適用して求められた p 値（0.179）に近く、χ_c^2 を用いるほうが正確であることがわかる。

（2）超幾何分布とフィッシャーの直接（正確）確率検定

上述のように、サンプルサイズが小さい場合には χ^2 分布への近似精度が低くなるので、χ^2 検定を行うのは適切でない。サンプルサイズが小さい場合でも**フィッシャーの直接（正確）確率検定**で正確な確率を求めることができる。

フィッシャーの直接（正確）確率検定（Fisher's exact test）

例題 8.6 のように周辺度数が固定された場合には、4 つのセルのうち 1 つが決まればほかの 3 つも自動的に決まるので、例えば n_{11} がとりうるすべての値（0～10）についてそれぞれの確率を求めれば、2 つの変数（歩行と評価）が独立であるという仮定のもとでの確率分布が得られる。歩行と評価に関連がなければ **表 8.9** のようにすべてのセルの度数が 5 になることが期待され、歩容と評価が完全に一致すれば **表 8.8** で n_{11} と n_{22} が 10 となり、n_{21} と n_{12} が 0 となるはずである。実際の評価ではこの間の値をとることが多いので、確率論を用いて結論づけるのである。

この問題を考えるための準備として、簡単なアナロジーを用いて考えてみよ

う。図 8.5 のように、袋の中に色以外は同じ性質の玉が全部で n 個入っていて、そのうち赤玉が R 個で残りの $(n-R)$ 個が青玉であるとする。この袋から無作為に w 個を取り出すときの赤玉の出現確率を求めることを考える。

まず、無作為に w 個取り出すときの可能な組合せの総数は ${}_nC_w$ である。この組合せの中で、赤玉 R 個の中から X 個が選ばれ、青玉 $(n-R)$ 個の中から $(w-X)$ 個が選ばれる可能な組合せの総数は ${}_RC_X \times {}_{(n-R)}C_{(w-X)}$ となる。無作為抽出では個々の組合せは等確率であるので、取り出された w 個の玉のうち赤玉が X 個である確率 P_X は次の式で表される。

$$P_X = \frac{{}_RC_X \times {}_{(n-R)}C_{(w-X)}}{{}_nC_w} = \frac{R!(n-R)!w!(n-w)!}{X!(R-X)!(w-X)!\{n-R-(w-X)\}!n!} \tag{8.14}$$

ここで、確率変数 X は 0〜10 の整数値をとり、$P = \dfrac{R}{n}$ とすれば、この確率分布の平均と分散が次のようになることが知られている。

$$\text{平均 } \mu = wP$$
$$\text{分散 } \sigma^2 = wP(1-P)\frac{n-w}{n-1} \tag{8.15}$$

超幾何分布（hypergeometric distribution）

この確率分布は**超幾何分布**とよばれている。超幾何分布を用いてクロス集計表の検定を行うことができ、これをフィッシャーの直接確率検定とよぶ。

> **例題 8.7** 例題 8.6 をフィッシャーの直接確率検定を用いて有意水準 0.05 で検定せよ。

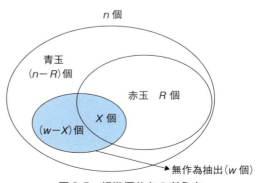

図 8.5　超幾何分布の考え方

フィッシャー直接確率検定を用いて**例題8.6**を考えてみよう。**表8.8**より、前述のアナロジーにおける全玉数 n を全被験者数 $n=20$ に、赤玉数 R を $n_{1\cdot}=10$ に、青玉数（$n-R$）を $n_{2\cdot}=10$ に、w 個を $n_{\cdot1}=10$ に、X 個を $n_{11}=7$ に、（$w-X$）個を $n_{21}=3$ にそれぞれ対応させると、**式8.14**は次のように書き換えることができる。

$$P_X = \frac{{}_RC_X \times {}_{(n-R)}C_{(w-X)}}{{}_nC_w} = \frac{R!(n-R)!w!(n-w)!}{X!(R-X)!(w-X)!\{n-R-(w-X)\}!n!}$$

$$= \frac{n_{1\cdot}!n_{2\cdot}!n_{\cdot1}!n_{\cdot2}!}{n_{11}!n_{12}!n_{21}!n_{22}!n!} \tag{8.16}$$

この式を用いてすべての X について正確な確率を求めることができる。

$$P_0 = \frac{n_{1\cdot}!n_{2\cdot}!n_{\cdot1}!n_{\cdot2}!}{n_{11}!n_{12}!n_{21}!n_{22}!n!} = \frac{10! \times 10! \times 10! \times 10!}{0! \times 10! \times 0! \times 10! \times 20!} = 0.00000$$

$$P_1 = \frac{10! \times 10! \times 10! \times 10!}{1! \times 9! \times 9! \times 1! \times 20!} = 0.00054$$

$$P_2 = \frac{10! \times 10! \times 10! \times 10!}{2! \times 8! \times 8! \times 2! \times 20!} = 0.01096$$

$$P_3 = \frac{10! \times 10! \times 10! \times 10!}{3! \times 7! \times 7! \times 3! \times 20!} = 0.07794$$

$$P_4 = \frac{10! \times 10! \times 10! \times 10!}{4! \times 6! \times 6! \times 4! \times 20!} = 0.23869$$

$$P_5 = \frac{10! \times 10! \times 10! \times 10!}{5! \times 5! \times 5! \times 5! \times 20!} = 0.34372$$

$$P_6 = \frac{10! \times 10! \times 10! \times 10!}{6! \times 4! \times 4! \times 6! \times 20!} = 0.23869$$

$$P_7 = \frac{10! \times 10! \times 10! \times 10!}{7! \times 3! \times 3! \times 7! \times 20!} = 0.07794 \quad \leftarrow 与えられたデータの場合$$

$$P_8 = \frac{10! \times 10! \times 10! \times 10!}{8! \times 2! \times 2! \times 8! \times 20!} = 0.01096$$

$$P_9 = \frac{10! \times 10! \times 10! \times 10!}{9! \times 1! \times 1! \times 9! \times 20!} = 0.00054$$

$$P_{10} = \frac{10! \times 10! \times 10! \times 10!}{10! \times 0! \times 0! \times 10! \times 20!} = 0.00000$$

対立仮説を「義足歩行の歩容と健常者の歩容には違いがある」としているので両側検定を選択し、得られたデータ以上に帰無仮説に反する偏った結果が生じる確率（p 値）を次のように求める。

$$p=P_0+P_1+P_2+P_3+P_7+P_8+P_9+P_{10}$$
$$=0.00000+0.00054+0.01096+0.07794$$
$$+0.07794+0.01096+0.00054+0.00000=0.179$$

得られた p 値が有意水準 0.05 よりも大きいので帰無仮説を採択し、「母集団において義足歩行の歩容と健常者の歩容に違いがあるとはいえない」と結論づける。

ここで求められた p 値は、**例題 8.6** で $\chi_c^2=1.8$ のときに求められた p 値と極めて近い値であり、χ_c^2 による補正が適切であることを示している。

「義足歩行の歩容を健常者の歩容と評価することはありえない」と仮定できる場合には片側検定を選択し、n_{11} と n_{22} が大きくなる向きに棄却域を設定して、p 値を次のように求めればよい。

$$p=P_7+P_8+P_9+P_{10}=0.07794+0.01096+0.00054+0.00000=0.089$$

このように χ^2 検定は、フィッシャーの直接確率検定の両側検定と対応する。

2）2変数とも周辺度数が固定されていない場合

データ収集後に周辺度数が定まる場合を、**例題 8.8** で考えてみよう。

> **例題 8.8**　ある疾患の母集団から無作為に選ばれた 100 人の患者全員に対して検査 A と検査 B を行ったところ、**表 8.10** のような結果になった。この 2 つの検査には関連があるといえるか。有意水準 0.01 で検定せよ。

（1）独立性の χ^2 検定

帰無仮説を「母集団において検査 A と検査 B は独立である（関連がない）」とし、対立仮説を「関連がある」とする。**例題 8.8** では、総度数があらかじめ決定され、標本データにより各条件の度数 n_{ij} が求められ、その結果として周辺度数が定まる。しかし、独立性の検定では、2 変数間の独立性だけを検定するのであり、周辺度数に関していかなる検定や推定を行うものではないので、期待値の周辺度数をデータの周辺度数と一致させて期待度数を求める。求め方は周辺度数があらかじめ固定されている場合と同じであり、1 つの期待度数が求まれば残りの 3 つも自動的に定まるので自由度は 1 である。このように周辺度数の固定され方にかかわらず、同じ検定法を用いる。

式 8.9 を用いて、2 変数（検査 A と検査 B）が独立な場合（関連がない）の期待度数を求めると**表 8.11** のようになる。

2．対応がない場合の2×2クロス集計表の分析

表8.10　例題8.8のデータ

		検査B		周辺度数
		陽性	陰性	
検査A	陽性	$n_{11}=55$	$n_{12}=8$	$n_{1.}=63$
	陰性	$n_{21}=11$	$n_{22}=26$	$n_{2.}=37$
周辺度数		$n_{.1}=66$	$n_{.2}=34$	$n=100$

100人の疾患患者に検査A、Bを実施した結果（各人数）を示す。

表8.11　例題8.8の帰無仮説における期待度数

		検査B		周辺度数
		陽性	陰性	
検査A	陽性	$E_{11}=\dfrac{63}{100}\times\dfrac{66}{100}\times100$ $=41.58$	$E_{12}=\dfrac{63}{100}\times\dfrac{34}{100}\times100$ $=21.42$	63
	陰性	$E_{21}=\dfrac{37}{100}\times\dfrac{66}{100}\times100$ $=24.42$	$E_{22}=\dfrac{37}{100}\times\dfrac{34}{100}\times100$ $=12.58$	37
周辺度数		66	34	100

例題8.8のピアソンのχ^2を**式8.10**で求めると以下のようになる。

$$
\begin{aligned}
\text{ピアソンの}\chi^2 &= \sum_{i=1}^{2}\sum_{j=1}^{2}\frac{(n_{ij}-E_{ij})^2}{E_{ij}} \\
&= \frac{(n_{11}-E_{11})^2}{E_{11}}+\frac{(n_{12}-E_{12})^2}{E_{12}}+\frac{(n_{21}-E_{21})^2}{E_{21}}+\frac{(n_{22}-E_{22})^2}{E_{22}} \\
&= \frac{(55-41.58)^2}{41.58}+\frac{(8-21.42)^2}{21.42}+\frac{(11-24.42)^2}{24.42} \\
&\quad +\frac{(26-12.58)^2}{12.58} \\
&= 34.43
\end{aligned}
$$

　自由度が1で、有意水準が0.01のときのχ^2の臨界値はχ^2分布表（**付表4**）より$\chi^2_{(1),0.01}=6.635$である。求められたピアソンのχ^2が臨界値よりも大きいので、帰無仮説を棄却して「有意水準0.01で2つの変数に関連がある」、すなわち「検査Aと検査Bには関連がある」と結論づける。なお、Excelでp値を求めると$p=4.4\times10^{-9}$となる。

　例題8.8の値を**式8.13**に代入してχ^2_cを求めると、

$$
\chi^2_c=\frac{100\left(\left|55\times26-8\times11\right|-\dfrac{100}{2}\right)^2}{63\times37\times66\times34}=31.91
$$

となり、**式8.10**で求めたピアソンのχ^2よりも少し小さな値である。Excelでp値を求めると$p=1.6\times10^{-8}$が得られる。

（2）フィッシャーの直接確率検定

　周辺度数が固定されていない場合でも、周辺度数が固定されている場合に用

8章　出現頻度と比率

いた直接確率検定とまったく同じ方法で検定し、正確な確率を求めることができる。**例題 8.8** について、統計ソフト EZR を用いて直接確率検定を行うと、$p=7.4\times10^{-8}$ が得られる。

3）一方の周辺度数が固定されている場合

> **例題 8.9**　ある疾患の患者 24 人を 12 人ずつ無作為に実験群（治療あり）と対照群（治療なし）に割り付け、新たに開発された物理療法 TM_2 を実験群にだけ一定期間行った後、一人ひとりについて症状の改善を有・無で評価したところ、**表 8.12** のようになった。TM_2 の効果があるといえるか。有意水準 0.01 で検定せよ。ただし、この 24 人をその疾患患者の母集団からの無作為抽出標本であると仮定する。

例題 8.9 は**例題 8.6** および**例題 8.7** と類似の形式のデータであるが、データの抽出方法が異なる。実験群と対照群の人数は研究者によってあらかじめ決められているため、行の周辺度数があらかじめ決まってしまうが、列の周辺度数はデータ収集後に定まる。

しかし、前述のように、2 変数間の独立性だけを検定する場合には、周辺度数の固定のされ方は関与しないので検定は**例題 8.6** と同じように行うことができる。

（1）独立性の χ^2 検定

帰無仮説を「母集団における症状改善有（あるいは無）の割合は 2 群で差がない」とし、対立仮説を「差がある」とする。この帰無仮説は、治療と症状改善に関連がないことを意味するので**式 8.9** を用いて、2 変数（治療と症状改善）に関連がない（独立な）場合の期待度数を求めると**表 8.13** のようになる。

次に、**式 8.10** を用いてピアソンの χ^2 を求める。

$$\text{ピアソンの } \chi^2 = \sum_{i=1}^{2}\sum_{j=1}^{2}\frac{(n_{ij}-E_{ij})^2}{E_{ij}}$$

$$= \frac{(n_{11}-E_{11})^2}{E_{11}}+\frac{(n_{12}-E_{12})^2}{E_{12}}+\frac{(n_{21}-E_{21})^2}{E_{21}}+\frac{(n_{22}-E_{22})^2}{E_{22}}$$

$$= \frac{(8-5)^2}{5}+\frac{(4-7)^2}{7}+\frac{(2-5)^2}{5}+\frac{(10-7)^2}{7}=6.171$$

自由度 $\nu=(2-1)\times(2-1)=1$、有意水準 0.01 のときの χ^2 の臨界値は χ^2 分布

2. 対応がない場合の 2×2 クロス集計表の分析

表 8.12 例題 8.9 の生データ

		症状改善		周辺度数
		有	無	
治療	あり	$n_{11}=8$	$n_{12}=4$	$n_{1.}=12$
	なし	$n_{21}=2$	$n_{22}=10$	$n_{2.}=12$
周辺度数		$n_{.1}=10$	$n_{.2}=14$	$n=24$

ある疾患患者への物理療法の効果を調べた結果（人数）を示す。

表 8.13 例題 8.9 の 2 変数間に関連がない場合の各条件の期待度数

		症状改善		周辺度数
		有	無	
治療	あり	$E_{11}=\dfrac{12}{24}\times\dfrac{10}{24}\times24=5$	$E_{12}=\dfrac{12}{24}\times\dfrac{14}{24}\times24=7$	12
	なし	$E_{21}=\dfrac{12}{24}\times\dfrac{10}{24}\times24=5$	$E_{22}=\dfrac{12}{24}\times\dfrac{14}{24}\times24=7$	12
周辺度数		10	14	24

表（**付表 4**）より $\chi^2_{(1),0.01}=6.635$ であり、測定値から求められたピアソンの χ^2 が臨界値よりも小さいので帰無仮説を採択し、「有意水準 0.01 で 2 つの変数（治療と症状改善）に関連があるとはいえない」、つまり「物理療法 TM_2 の効果があるとはいえない」と結論づける。$\chi^2_{(1),0.01}=6.171$ のときの p 値を Excel などで求めると $p=0.013$ となり、有意水準 0.01 よりも p 値が大きいことから帰無仮説を採択すると考えてもよい。

例題 8.9 の場合にも**式 8.13** を適用して補正すると、

$$\chi^2_c=\frac{n\left(\left|n_{11}n_{22}-n_{12}n_{21}\right|-\dfrac{n}{2}\right)^2}{n_{1.}\,n_{2.}\,n_{.1}\,n_{.2}}=\frac{24\left(\left|8\times10-4\times2\right|-\dfrac{24}{2}\right)^2}{12\times12\times10\times14}=4.286$$

となり、上記で求めたピアソンの χ^2 よりもやや低い値となる。Excel で p 値を求めると $p=0.038$ であり、補正しない場合よりもやや大きい値となる。この例題では有意水準を 0.01 にしても、0.05 にしても、補正法を用いるか否かで判断に違いを生じないが、一般に補正法を用いるほうが適切な判断ができる。

（2）フィッシャーの直接確率検定

一方の周辺度数が固定されている場合にも直接確率検定が適用できるので、**例題 8.9** を直接確率検定で検定すると、正確な p 値 $p=0.036$ が求められる。前述のイエーツの補正の結果は、この値に近いものである。

4）周辺度数と比率を求めるための条件

周辺度数については、検定以外の点で誤解しやすいことがあるので、ここで指摘しておこう。

193

8章　出現頻度と比率

> **例題 8.10**　ある疾患の発症後 1 年以上経過した 70 歳代の患者から、歩行自立者 100 人と歩行非自立者 100 人を無作為抽出し、地域のサークル活動への参加状況を調査したところ、**表 8.14** のような結果となった。この結果について次のような解析や解釈は適切か。
> ①歩行自立とサークル活動参加の関連性を χ^2 検定で検定する。
> ②歩行自立者におけるサークル活動参加者の標本比率は 60％であり、母比率の推定値（点推定）となる。
> ③サークル活動参加者における歩行自立者の母比率の推定値（点推定）は 75％である。

（1）①について：独立性の χ^2 検定

　対応のない場合の 2 変数のクロス集計表に対する関連性の検定には、χ^2 検定やフィッシャーの直接確率検定を適用することができる。検定の結果、χ^2 検定にイエーツの連続性の補正（**式 8.13**）を加えると $\chi_c^2 = 31.67$（$\nu = 1$）、$p = 1.8 \times 10^{-8}$、直接確率検定では $p = 1.1 \times 10^{-8}$ となる。

（2）②について：歩行自立者におけるサークル活動参加者の標本比率

母比率（population proportion）

標本比率（sample proportion）

　母集団の一部がある性質をもっているとき、この性質をもつものの割合を母比率、標本の中でこの性質をもつ割合を標本比率とよぶ。また、標本比率は母比率の推定量（不偏推定量であり、一致推定量である）であることが知られている。**例題 8.10** では、

$$標本比率 = (60/100) \times 100 = 60\%$$

となる。

　この標本比率 60％は、歩行自立者におけるサークル活動参加者の母比率の推定値（点推定）となる。

（3）③について：サークル活動参加者における歩行自立者の母比率の推定値

　例題 8.10 のデータから、サークル活動参加者における歩行自立者の母比率の推定値（点推定）を求めることはできない。"歩行自立率 75％" は、**表 8.15** のデータ集計から列（サークル活動参加者）の周辺度数 80 を求めて、サークル活動参加者における歩行自立率を $(60/80) \times 100 = 75\%$ として得られたものである。

　例題 8.10 ではデータ収集前に歩行自立者と非自立者のサンプルサイズが決

表 8.14　例題 8.10 のデータ

		サークル活動		周辺度数	参加率
		参加	不参加		
歩行	自立	60	40	100	60%
	非自立	20	80	100	20%

表 8.15　例題 8.10 のための無意味なデータ集計（1）

		サークル活動	
		参加	不参加
歩行	自立	60	40
	非自立	20	80
周辺度数		80	120
歩行自立率		75%	33.3%

表 8.16　例題 8.10 のための無意味なデータ集計（2）

		サークル活動		周辺度数	参加率
		参加	不参加		
歩行	自立	120*	80*	200*	60%
	非自立	20	80	100	20%
周辺度数		140	160	300	
歩行自立率		85.7%	50.0%		

＊歩行自立者のサンプルサイズを 200 とし、歩行自立者におけるサークル活動参加率を表 8.14 と一致させている。歩行非自立者の数値は表 8.14、表 8.15 と同じである。

定され、データ収集後にクロス集計表にまとめられるので、最初に行の周辺度数が定まる「1 変数の周辺度数が固定されている場合」である。このような場合に列の周辺度数を求めて、さらに比率を求めた結果は無意味なのである。

　この理由を**表 8.16** で考えてみよう。**表 8.16** は、**表 8.14** のデータにおける歩行非自立者のデータは変更せずに、歩行自立者のサンプルサイズを 200 に変更し、歩行自立者のサークル活動参加率 60% を**表 8.14** と一致させたものである。このようにして**表 8.15** と同様の計算を行い、サークル活動参加者と非参加者の歩行自立率を求めている。その結果、歩行自立率が**表 8.15** と大きく異なっていることがわかる。**例題 8.10** のような研究デザインではサンプルサイズは研究者によって任意に決められるが、その決め方によって計算される比率が変化してしまうので、求めても意味のないものであることがわかる。

　例題 8.10 で、サークル活動参加者における歩行自立者の標本比率を求めるためには、研究のデザイン（データ収集方法）を考慮する必要がある。**例題 8.8** で取り上げた「2 変数とも周辺度数が固定されていない場合」では、最初に総度数（全被験者数）が決定され、データ収集後にクロス集計表にデータが整理されて行と列の周辺度数が定まる。このような場合には列と行の周辺度数を用いて標本比率を求めると、その標本比率が母比率の推定値となる。症例対照研究で得られるクロス集計表は「1 変数の周辺度数が固定されている場合」である

8章　出現頻度と比率

ので注意する必要がある。

5）検査の診断特性

（1）感度と特異度

カットオフ値（cut off value）

陽性（positive）

陰性（negative）

感度（sensitivity）

特異度（specificity）

真陽性（true positive）

真陰性（true negative）

偽陽性（false positive）

偽陰性（false negative）

　多くの検査では**カットオフ値**を設定して、検査結果がその値を超えるときには**陽性**、超えないときには**陰性**と判断する。検査の信頼性を示す指標として**感度**と**特異度**がある。ある疾患に罹患している集団に対してスクリーニング検査を行ったときに陽性を示す（真陽性 a）割合（真陽性率）を感度とよび、逆に、罹患していない集団に対して検査を行ったときに陰性を示す（真陰性 d）割合（真陰性率）を特異度とよぶ。

　感度と特異度が 1 となるのが理想であるが、現実的には感度と特異度は相反的であり、片方を高めようとするともう片方が低くなってしまう。感度と特異度は 2×2 クロス集計表を用いるとわかりやすく、**表 8.17** のように整理するとよい。感度と特異度は**表 8.17** の記号を用いて次のようになる。

$$\text{感度（真陽性率）} = \frac{a}{a+c} \tag{8.17}$$

$$\text{特異度（真陰性率）} = \frac{d}{b+d} \tag{8.18}$$

　このとき、**例題 8.10** で示したように、周辺度数 $(a+b)$、$(c+d)$、および $(a+b+c+d)$ の計算には注意を要する。

> **例題 8.11**　ある疾患に対して新しいスクリーニング検査が開発され、1,000 人に対して実施されたとき、スクリーニング検査では 120 人が陽性であった。また、医師により疾患ありと診断されたのは 1,000 人のうち 40 人で、その中の 24 人がスクリーニング検査で陽性であった。検査の感度と特異度を求めよ。

表 8.17　疾患と検査結果の 2×2 クロス集計表

	疾患＋	疾患－	計（周辺度数）
検査＋	真陽性 a	偽陽性 b	$a+b$
検査－	偽陰性 c	真陰性 d	$c+d$
計（周辺度数）	$a+c$	$b+d$	$a+b+c+d$

a、b、c、d は度数を示す。

2. 対応がない場合の2×2クロス集計表の分析

表8.18 例題8.11の2×2クロス集計表

	疾患＋	疾患－	計
検査＋	$a=24$	$b=96$	$a+b=120$
検査－	$c=16$	$d=864$	$c+d=880$
計	$a+c=40$	$b+d=960$	$a+b+c+d=1,000$

太字で示した数字は、問題文に提示されている。

例題8.11の結果を整理して、クロス集計表に示す（表8.18）。式8.17、式8.18より、

$$感度＝\frac{a}{a+c}＝\frac{24}{24+16}＝0.60$$

$$特異度＝\frac{d}{b+d}＝\frac{864}{96+864}＝0.90$$

となる。

（2）その他の指標

さらに、検査の診断特性として、次のような指標を求めることができる（記号は表8.17参照）。

$$有病率＝\frac{a+c}{a+b+c+d} \tag{8.19}$$

$$陽性的中率（的中度）＝\frac{a}{a+b} \tag{8.20}$$

陽性的中率（positive predictive value）

$$陰性的中率＝\frac{d}{c+d} \tag{8.21}$$

陰性的中率（negative predictive value）

$$偽陰性率＝\frac{c}{a+c}＝1－感度 \tag{8.22}$$

$$偽陽性率＝\frac{b}{b+d}＝1－特異度 \tag{8.23}$$

$$陽性尤度比＝\frac{感度}{偽陽性率}＝\frac{\dfrac{a}{a+c}}{\dfrac{b}{b+d}} \tag{8.24}$$

MEMO

疾患がないにもかかわらず検査で陽性を示す（偽陽性 b）割合を偽陽性率といい、疾患があるにもかかわらず検査で陰性を示す（偽陰性 c）割合を偽陰性率という。

197

$$\text{陰性尤度比} = \frac{\text{特異度}}{\text{偽陰性率}} = \frac{\dfrac{d}{b+d}}{\dfrac{c}{a+c}} \tag{8.25}$$

> **例題 8.12**　ある疾患に対して新しく開発されたスクリーニング検査を行った。患者 200 人のうちの 150 人、およびこの疾患に罹患していない健常者 200 人のうち 20 人が陽性であったとき、感度、特異度、および**式 8.19〜式 8.25** の指標から可能なものを算出せよ。

クロス集計表に整理した結果を**表 8.19** に示す。この場合には、$(a+b)$、$(c+d)$、および $(a+b+c+d)$ の計算は無意味であるので、有病率、陽性的中率、陰性的中率は算出できないが、以下の指標を算出することができる。

$$\text{感度} = \frac{a}{a+c} = \frac{150}{200} = 0.75$$

$$\text{特異度} = \frac{d}{b+d} = \frac{180}{200} = 0.90$$

$$\text{偽陰性率} = \frac{c}{a+c} = \frac{50}{200} = 0.25$$

$$\text{偽陽性率} = \frac{b}{b+d} = \frac{20}{200} = 0.10$$

$$\text{陽性尤度比} = \frac{\text{感度}}{\text{偽陽性率}} = \frac{\dfrac{a}{a+c}}{\dfrac{b}{b+d}} = \frac{0.75}{0.10} = 7.5$$

$$\text{陰性尤度比} = \frac{\text{特異度}}{\text{偽陰性率}} = \frac{\dfrac{d}{b+d}}{\dfrac{c}{a+c}} = \frac{0.9}{0.25} = 3.6$$

表 8.19　例題 8.12 の 2×2 クロス集計表

	疾患＋	疾患－
検査＋	$a=150$	$b=20$
検査－	$c=50$	$d=180$
計	$a+c=200$	$b+d=200$

6) ROC 曲線

1つの検査値あるいは検査の合計得点にカットオフ値を定めて、1つの事象発生に関する予測（判別）をしたいことがある。このとき、事象（＋）と判断された人達に検査で陽性の割合が多い（感度が高い）ほうがよいし、事象（－）と判断された人達に検査で陰性の割合が多い（特異度が高い）ほうがよい。

しかし、1つのカットオフ値を決めて判断するときには、感度を高くしようとすると特異度が低下し、特異度を高めようとすると感度が低下してしまう。このようなときに、判別のカットオフ値を決めるための1つの手段としてROC 曲線（受信者操作特性曲線）がある。次のような例題で考え方を示そう。

事象（event）

MEMO
ROC 曲線（receiver operating characteristic curve）とは、縦軸に真陽性率（感度）、横軸に偽陽性率（1－特異度）をとり、検査などの性能を曲線で示すものである。

> **例題 8.13** 転倒リスクを予測するために開発されたスクリーニングテスト（得点が低いほど転倒リスクが高い）を、転倒の既往がある高齢者 6 人と既往がない高齢者 10 人に実施した。その結果（テスト得点）を**表 8.20** に、転倒の既往（＋：あり、－：なし）とともに示す。感度と特異度が同時に最適になるようにカットオフ値を決定せよ。

表 8.20 のテスト得点について、仮にカットオフ値を 9 点とし、9 点未満を陽性（＋：転倒リスクあり）、9 点以上を陰性（－：転倒リスクなし）として判別したときの度数分布を**図 8.6** に示す。カットオフ値を境に、転倒群は真陽性 a と偽陰性 c に、非転倒群は偽陽性 b と真陰性 d に分けられる。

棒グラフは人数を示しているので、この結果を 2×2 クロス集計表で示すと**表 8.21** のようになり、感度と特異度が**式 8.17**、**式 8.18** を用いて次のとおり求められる。

$$感度 = \frac{a}{a+c} = \frac{5}{5+1} = 0.83$$

$$特異度 = \frac{d}{b+d} = \frac{8}{2+8} = 0.8$$

同様に、カットオフ値をさまざまに変化させて感度と特異度を求めることができる。得られた 5〜16 点の各得点をカットオフ値として感度と特異度を求め、横軸に"1－特異度"（偽陽性率）、縦軸に"感度"（真陽性率）としてプロットすると、**図 8.7** のように ROC 曲線を描くことができる。

感度と特異度が同時に最適になるのは、ROC 曲線上の点が左上隅に近いと

8章 出現頻度と比率

表 8.20 例題 8.13 の生データ

被験者	テスト得点	転倒*
1	16	−
2	15	−
3	14	−
4	14	−
5	13	−
6	12	−
7	11	+
8	10	−
9	9	−
10	8	+
11	8	−
12	8	+
13	7	+
14	6	+
15	6	+
16	5	+

* ＋：転倒の既往あり（転倒群）
− ：転倒の既往なし（非転倒群）

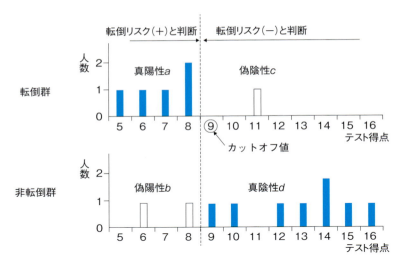

図 8.6 カットオフ値を 9 点（9 点未満を陽性）とした場合の判断結果を示す度数分布
テスト得点が 9 点未満では「転倒リスク（＋）」、9 点以上では「転倒リスク（−）」と判断する。青の棒グラフは正しい予測、白抜きの棒グラフは誤った予測を示す。

表 8.21 例題 8.13 の 2×2 クロス集計表

		転倒 ＋	転倒 −
スクリーニングテスト	＋	$a=5$	$b=2$
スクリーニングテスト	−	$c=1$	$d=8$
計		6	10

き、すなわち感度と特異度が 1 により近くなるときであり、**図 8.7** では点 P がこれに相当する。なお、点 P は**図 8.6** で示した「カットオフ値を 9 点に設定した場合」であることを確認していただきたい。しかし、最終的なカットオフ値の設定は、誤った判断（偽陰性あるいは偽陽性）が与える現実的な影響を勘案して行われるべきである。

曲線下面積（area under curve：AUC）

　ROC 曲線は、**曲線下面積**（曲線よりも下にある面積）が大きいほど検査の性能が高いことを示すので、2 つ以上の検査の性能の比較にも用いることができる。

7）リスク比とオッズ比

リスク比（risk ratio）
オッズ比（odds ratio）

　2×2 クロス集計表で、2 つの変数間の関係の強さを表す指標として**リスク比**（相対リスク）と**オッズ比**がある。リスク要因と疾患の関係を調べる疫学研究

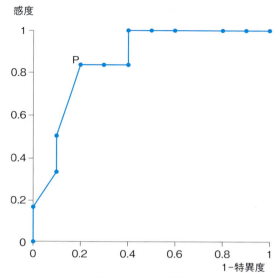

図 8.7 ROC 曲線
感度は真陽性率、"1－特異度"は偽陽性率を示す。点 P は例題 8.13 で感度と特異度が同時に最適になる（1 に近くなる）点である。

表 8.22　疾患とリスク要因の 2×2 クロス集計表

		疾患 有	疾患 無	計
リスク要因	曝露有	a	b	$a+b$
リスク要因	曝露無	c	d	$c+d$
	計	$a+c$	$b+d$	$a+b+c+d$

でよく用いられる方法である。

（1）リスク比

コホート研究（1 章参照）では、最初にその疾患をもたない対象者全員（n）を選択し、その中で病因と想定されるリスク要因への曝露の有無を特定する。一定期間経過後にその疾患の発症の有無を調査して、**表 8.22** に示すような 2×2 クロス集計表に整理することがある。

最初に対象者全員が選択されていれば、本章の 2 の「4）周辺度数と比率を求めるための条件」で述べたように、周辺度数を求めて割合を求めることに制約条件はない。曝露群の疾患発症率（イベント発生率）は $a/(a+b)$、非曝露群の疾患発症率は $c/(c+d)$ であり、曝露群の疾患発症率が非曝露群の疾患発症率の何倍であるかを示す**リスク比**は、次のように定義される。

MEMO

コホートとは「ある共通の特性をもつ人々」という意味で使われ、コホート研究はそのような集団を特定後、継続的に観察する研究である。

8章 出現頻度と比率

$$リスク比 = \frac{曝露群の疾患発症率}{非曝露群の疾患発症率} = \frac{\dfrac{a}{a+b}}{\dfrac{c}{c+d}} \tag{8.26}$$

リスク要因と疾患の関連性の有無を検討するには、帰無仮説を「要因と疾患の発症は独立である（関連がない）」、対立仮説を「関連がある」として、独立性の χ^2 検定やフィッシャーの直接確率検定を用いることができる。

> **例題 8.14** ある要因（曝露の有無）が、ある疾患の発症の原因となるか否かを明らかにするために、ある時点で 100 人の対象者（コホート）を決定し、各対象者について曝露の有無を特定した。10 年後の調査で、その疾患の発症の有無を調査した結果が**表 8.23** に示されている。リスク比（標本リスク比）を求めよ。また、要因と疾患発症の間に関連があるといえるか。有意水準 0.01 で検定せよ。

リスク比を、**式 8.26** に**表 8.23** の値を代入して求めると、

$$リスク比 = \frac{\dfrac{a}{a+b}}{\dfrac{c}{c+d}} = \frac{\dfrac{34}{34+12}}{\dfrac{18}{18+36}} = 2.22$$

となる。

次に、**表 8.23** のデータについて独立性の χ^2 検定を行うことができる。帰無仮説を「要因と疾患の発症は独立である」、対立仮説を「要因と疾患の発症に関連がある」として、**式 8.13** を用いて χ_c^2 を求めると、$\chi_c^2 = 14.80$ となる。自由度が 1 で、有意水準が 0.01 のときの χ^2 の臨界値は χ^2 分布表（**付表 4**）より $\chi_{(1), 0.01}^2 = 6.635$ であり、データから求められた χ_c^2 が臨界値よりも大きいので帰無仮説を棄却し、「要因と疾患の発症に関連がある」と結論づける。

（2）オッズ比

症例対照研究（1 章参照）では、現在の時点で疾患群と対照群（健常群など）を特定し、それぞれの群の過去におけるリスク要因の曝露状況を確認して要因と疾患の関連を検討する。このとき、疾患（有・無）の周辺度数（列の周辺度

2. 対応がない場合の2×2クロス集計表の分析

表8.23　例題8.14のクロス集計表

		疾患		計
		有	無	
リスク要因	曝露有	$a=34$	$b=12$	46
	曝露無	$c=18$	$d=36$	54
計		52	48	100

数）が最初に決定されるので、リスク要因の周辺度数（行の周辺度数）を求める意味がない。このため、リスク比を求めることができない（本章2.4）参照）。

そこでリスク比の代わりに**オッズ比**が用いられる。症例対照研究のデータはコホート研究と同じ形に整理できるので、オッズ比は**表8.22**の記号を用いて次のように定義され、リスク比の近似値として扱われることがある。

$$\text{オッズ比} = \frac{\dfrac{a}{c}}{\dfrac{b}{d}} = \frac{\dfrac{a}{b}}{\dfrac{c}{d}} = \frac{ad}{bc} \tag{8.27}$$

$\dfrac{a}{c}$と$\dfrac{b}{d}$をオッズとよび、それぞれ疾患群と対照群（健常群など）における曝露　　オッズ（odds）
者と非曝露者の度数比を示す。オッズ比が1よりも大きいときには、"疾患群における曝露者の割合"が"対照群における曝露者の割合"よりも大きいことを示す。一般に、対照群のイベント（疾患）発生率が20%以下で、リスク比が0.5〜2の範囲であれば、リスク比とオッズ比は近い値を示すが、その範囲を超えるとオッズ比による近似精度が悪くなる。

オッズ比を用いてリスク要因と疾患の関連性の有無を検討するためには、リスク比の場合とまったく同様に、2×2クロス集計表における独立性の検定を行えばよい。

例題8.15　ある要因（曝露の有無）が、ある疾患の発症の原因となるか否かを明らかにするために、現時点で疾患を有する52人と、疾患を有しない48人を特定した。疾患の原因と想定されるリスク要因の過去10年間の曝露状況を対象者全員について調査したところ、**表8.24**のようになった。オッズ比を求めよ。また、要因と疾患発症の間に関連があるといえるか。有意水準0.01で検定せよ。

表8.24 例題8.15の2×2クロス集計表

		疾患 有	疾患 無
リスク要因	曝露有	$a=34$	$b=12$
リスク要因	曝露無	$c=18$	$d=36$
計		52	48

オッズ比を、**式8.27**に**表8.24**の値を代入して求めると、

$$\text{オッズ比} = \frac{\frac{a}{c}}{\frac{b}{d}} = \frac{\frac{34}{18}}{\frac{12}{36}} = 5.67$$

となる。

次に、**表8.24**のデータについて独立性の検定を行う。**例題8.14**の結果とまったく同じ仮想データとしたので、結論も同様に「要因と疾患の発症に関連がある」となる。

3 対応がない場合の $r \times c$ クロス集計表の分析

MEMO
行の水準数が r、列の水準数が c のクロス集計表を $r \times c$ クロス集計表という。

要因（変数）の水準数が3以上の場合にも、2×2クロス集計表と同様にピアソンの χ^2（**式8.10**）を用いて検定することができる。各要因の水準数を r（行）と c（列）とすれば、このときの χ^2 の自由度 ν は $\nu = (r-1) \times (c-1)$ となる。

例題8.16 ある疾患の患者69人の重症度（A、B、C、D）と歩行自立度（自立、非自立）を評価したところ、**表8.25**のようになった。この疾患患者を、この疾患の母集団からの無作為抽出標本と仮定すると、①母集団において重症度と歩行自立度に関連があるといえるか。②重症度の4つの変数間に頻度（比率）の差があるといえるか。有意水準0.01で検定せよ。

①重症度と歩行自立度の関連の検定

まず、「重症度と歩行自立度に関連がない」という帰無仮説のもとでの期待度数を、**式8.9**を用いて求めると**表8.26**が得られる（**表8.7**参照）。

次に、**式8.10**を用いてピアソンの χ^2 を求める。

3. 対応がない場合の $r \times c$ クロス集計表の分析

$$\text{ピアソンの } \chi^2 = \sum_{i=1}^{r}\sum_{j=1}^{c}\frac{(n_{ij}-E_{ij})^2}{E_{ij}} = \sum_{i=1}^{2}\sum_{j=1}^{4}\frac{(n_{ij}-E_{ij})^2}{E_{ij}}$$

$$= \frac{(9-5.43)^2}{5.43} + \frac{(7-5.43)^2}{5.43} + \frac{(5-3.99)^2}{3.99} + \frac{(4-10.14)^2}{10.14}$$

$$+ \frac{(6-9.57)^2}{9.57} + \frac{(8-9.57)^2}{9.57} + \frac{(6-7.01)^2}{7.01} + \frac{(24-17.86)^2}{17.86}$$

$$= 10.62$$

自由度 $\nu = (2-1) \times (4-1) = 3$、有意水準 0.01 のときの χ^2 の臨界値は χ^2 分布表（**付表 4**）より $\chi^2_{(3),0.01} = 11.34$ であり、求められたピアソンの χ^2 が臨界値以下であるので帰無仮説を棄却することができない。したがって、「有意水準0.01 で、母集団において重症度と歩行自立度の間には関連があるとはいえない」と結論づける。

②重症度による頻度の差の検定

重症度の各水準において、自立度を無視して度数の統合を行い（つまり、**表 8.25** に示されるように列の周辺度数を求める）、周辺度数を用いて「1 変数の頻度（比率）の差の検定（水準数が 3 以上のとき）」を行えばよい。帰無仮説を「母集団における各重症度の頻度に差はない」、対立仮説を「母集団において "頻度の等しくない水準の組合せ" が少なくとも 1 組ある」として、**式 8.3** を用いてピアソンの χ^2 を求める。

表 8.25　例題 8.16 のデータ

		重症度				計
		A	B	C	D	
歩行自立度	自立	$n_{11}=9$	$n_{12}=7$	$n_{13}=5$	$n_{14}=4$	$n_{1.}=25$
	非自立	$n_{21}=6$	$n_{22}=8$	$n_{23}=6$	$n_{24}=24$	$n_{2.}=44$
計		$n_{.1}=15$	$n_{.2}=15$	$n_{.3}=11$	$n_{.4}=28$	$n=69$

表 8.26　例題 8.16 の帰無仮説のもとでの期待度数

		重症度				計
		A	B	C	D	
歩行自立度	自立	$E_{11}=5.43$	$E_{12}=5.43$	$E_{13}=3.99$	$E_{14}=10.14$	25
	非自立	$E_{21}=9.57$	$E_{22}=9.57$	$E_{23}=7.01$	$E_{24}=17.86$	44
計		15	15	11	28	69

8章　出現頻度と比率

> **MEMO**
>
> E_i は帰無仮説のもとでの期待値であり、例題 8.7 では 4 水準の平均度数を求める。

$$\text{ピアソンの } \chi^2 = \sum_{i=1}^{k} \frac{(O_i - E_i)^2}{E_i} = \sum_{i=1}^{4} \frac{(O_i - E_i)^2}{E_i}$$

$$= \frac{(15-17.25)^2}{17.25} + \frac{(15-17.25)^2}{17.25} + \frac{(11-17.25)^2}{17.25} + \frac{(28-17.25)^2}{17.25}$$

$$= 9.55$$

　自由度 $\nu = (4-1) = 3$、有意水準 0.01 のときの χ^2 の臨界値は、①で $\chi^2_{(3),\,0.01} = 11.34$ がすでに求められている。求められたピアソンの χ^2 が臨界値以下であるので、帰無仮説を採択して「有意水準 0.01 で母集団において各重症度の頻度に差があるとはいえない」と結論づける。

4　対応がある場合の頻度（比率）の差の検定

1）2条件の比較：マクニマー検定

　一人ひとりの被験者から 2 つの条件（水準）におけるデータを採取する場合（対応のあるデータ）で、測定される変数が 2 値（例えば 0、1）の名義尺度であるとき、2 つの水準間に母集団比率の差があるかどうかを検定する方法としてマクニマー検定がある。具体例で考えてみよう。

マクニマー検定（McNemar test）

> **例題 8.17**　高齢者の健康への関心を高めることを目的として、ある講演が行われた。その効果を調べるために、講演参加者 30 人に対し、講演に参加する前に健康教室へ参加中か否かを、講演後にその後の健康教室への参加の有無を調査した。その結果が**表 8.27** に示されている。講演の前後で健康への関心に変化があったといえるか。有意水準 0.05 で検定せよ。ただし、講演参加者はある母集団からの無作為抽出標本であり、各参加者は互いに影響しあっていないものとする。

　この例題では、2 つの条件である「講演前」と「講演後」のデータが同じ被験者から得られたものであるため、対応があるデータである。

　被験者の回答は**表 8.27** のように、「不参加→不参加」、「不参加→参加」、「参加→不参加」、「参加→参加」のいずれかに分類される。

　講演前と講演後の参加率は、

4．対応がある場合の頻度（比率）の差の検定

$$\text{講演前}：P_1=\frac{n_c+n_d}{n_t} \qquad \text{講演後}：P_2=\frac{n_b+n_d}{n_t}$$

であり、分母が共通で、分子も n_d が共通であるので、講演前の参加率 P_1 と講演後の参加率 P_2 の違いは n_c と n_b の度数によって決まってしまう。つまり、講演が健康への関心に効果がないとすると、n_c と n_b が等しいことが期待される。マクニマー検定では、「健康教室への参加率が講演前後で差がない（$P_1=P_2$）」、すなわち「$n_c=n_b$」という帰無仮説について、n_c と n_b だけを用いて2項検定により検定する。基本的な考え方は符号検定（4章参照）と同じである。

サンプルサイズが小さい場合（$n≦30$）には、$\Phi=0.5$ の2項分布表（**付表1**）を用いる。ここでは、

$$n=n_b+n_c=9+1=10$$
$$X=9$$

であり、特に前提条件がないので両側検定とすると2項分布表（**付表1**）より $p=(0.001+0.010)×2=0.022$ となる。有意水準を 0.05 に設定しているため、p 値がこれよりも小さいので、帰無仮説を棄却し、「講演の前後で健康教室への参加率に有意差がある」、すなわち講演前後で健康への関心に変化があると結論づける。

サンプルサイズが大きい場合には、**例題8.3** と同様に、**式8.1** あるいは**式8.2** を用いて z 検定を行う。**例題8.17** はサンプルサイズが小さいので上述のように2項分布表を用いるほうがよいが、ここでは検定方法を確認するために、**式8.2** のイエーツの補正を用いた検定を行う。

$$z'=\frac{|X-n\Phi|-0.5}{\sqrt{n\Phi(1-\Phi)}}=\frac{|9-10×0.5|-0.5}{\sqrt{10×0.5×(1-0.5)}}=2.21$$

表8.27　例題8.17のデータ

態度		度数
講演前	講演後	（人数）
不参加	不参加	$n_a=10$
不参加	参加	$n_b=9$
参加	不参加	$n_c=1$
参加	参加	$n_d=10$
30	30	$n_t=30$

講演参加者 30 名の健康教室への参加状況の変化を示す。

8章 出現頻度と比率

両側検定とすると、正規分布表（**付表2**）より p 値は 0.027 であり、2 項分布表による結果に近い値となる。

マクニマー検定の問題点として、2 つのことが指摘されている。1 つは、検定のために n_b と n_c を用いているが、n_a と n_d がまったく考慮されていない点である。このため、講演の前後で変化しなかった被験者数（n_a と n_d）が多い場合には、有意であったとしても効果の大きさ（参加率の変化）は小さい。

もう 1 つは、この実験デザインが対照群を設定していないことである。1 章で述べた、6 つの剰余変数の影響が入り込む可能性があることに注意を要する。

2）3 条件の比較

コクランの Q 検定（Co-chran's Q test）

一人ひとりの被験者から 3 つ以上の条件（水準）におけるデータを採取する場合で、測定される変数が 2 値の名義尺度であるとき、水準間に母集団比率の差があるかどうかを検定する方法としてコクランの Q 検定がある。詳細は他書（岩原[28]、森ら[37]など）を参照していただきたい。

5 正規分布への適合度の検定

正規性検定（normality test）

適合度の χ^2 検定はさまざまな分布の適合度の検定に用いることができるが、ここでは正規分布への適合度の検定（正規性検定）を説明する。

例題 8.18　67 人の体重測定（0.1 kg 単位で測定）の結果を度数分布として整理したものを**表 8.28** に示す。このデータをある母集団からの無作為抽出標本と仮定すると、その母集団分布は正規分布であるといえるか。有意水準 0.05 で検定せよ。ただし、各階級を「下限値 $X_i' \leqq X_i <$ 上限値 X_i''」とするために、0.1 刻みの離散値に対応して、

$$\left(\text{下限値}-\frac{0.1}{2}\right)\sim\left(\text{上限値}-\frac{0.1}{2}\right) \tag{8.28}$$

として示してある。階級の代表値（階級値）が「級中心 X_i」であり、「**式 8.28 の階級**」の平均値として求めた。

表 8.28 に計算手続きに沿って、左から順番にピアソンの χ^2 を求めるのに必要な計算結果を示している。以下に、具体的な手続きを述べていく。

① 「この標本の母集団が正規分布であること」を帰無仮説として検定を行う。

5. 正規分布への適合度の検定

表8.28 例題8.18の度数分布と計算結果

階級 $\bar{X}_i' \sim \bar{X}_i''$	級中心 X_i	度数 f_i	$f_i X_i$	$f_i X_i^2$	z_i	$P_i \|z<z_i\|$	期待確率 p_i	期待度数 E_i	併合された E_i	O_i
1） 34.95～39.95	37.45	0	0	0	−2.83	0.0023	0.0023	0.154		
2） 39.95～44.95	42.45	1	42.45	1802.0	−2.14	0.0162	0.0139	0.931		
3） 44.95～49.95	47.45	5	237.25	11257.5	−1.45	0.0735	0.0573	3.839	4.924	6
4） 49.95～54.95	52.45	7	367.15	19257.0	−0.76	0.2236	0.1501	10.056	10.056	7
5） 54.95～59.95	57.45	16	919.2	52808.0	−0.07	0.4721	0.2485	16.650	16.650	16
6） 59.95～64.95	62.45	25	1561.25	97500.1	0.62	0.7324	0.2603	17.440	17.440	25
7） 64.95～69.95	67.45	6	404.7	27297.0	1.32	0.9066	0.1742	11.671	11.671	6
8） 69.95～74.95	72.45	5	362.25	26245.0	2.01	0.9778	0.0712	4.770	6.237	7
9） 74.95～79.95	77.45	2	154.9	11997.0	2.70	0.9965	0.0187	1.253		
10） 79.95～84.95	82.45	0	0	0	3.39	0.9997	0.0032	0.214		
計		67	4049.2	248163.7			0.9997	66.98	66.98	67

②正規分布の母数（母平均 μ と母分散 σ^2）を推定する。

標本データが与えられても、一般に母集団の平均 μ と分散 σ^2 は未知であるので、与えられた標本データから推定しなければならない。総度数（サンプルサイズ）n と標本平均 $\bar{X}$ は次の式によって求める。f_i は度数（観測度数）である。

$$n = \sum_{i=1}^{k} f_i = 67$$

$$\bar{X} = \frac{\sum_{i=1}^{k} f_i X_i}{n}$$
$$= \frac{0+42.25+237.25+367.15+919.2+1561.25+404.7+362.25+154.9+0}{67}$$
$$= \frac{4049.2}{67} = 60.44$$

不偏分散 $\hat{\sigma}^2$ と不偏標準偏差 $\hat{\sigma}$ は**式3.3**を用いて求める。

$$\hat{\sigma}^2 = \frac{n\sum_{i=1}^{k} f_i X_i^2 - (\sum_{i=1}^{k} f_i X_i)^2}{n(n-1)}$$
$$= \frac{67\sum_{i=1}^{10} f_i X_i^2 - (\sum_{i=1}^{10} f_i X_i)^2}{67 \times (67-1)}$$
$$= \frac{67 \times 248163.7 - 4049.2^2}{67 \times 66} = 52.23 \tag{8.29}$$

209

8章　出現頻度と比率

$$\hat{\sigma}=\sqrt{\hat{\sigma}^2}=\sqrt{52.23}=7.23$$

③データの標準化を行う。

　これらの値を用いて、各階級の上限値 X_i'' を**式3.22**で標準化して z 値を求めれば、標準正規分布との比較が可能となる。ただし母標準偏差 σ が未知であるので、標本の不偏標準偏差 $\hat{\sigma}$ で代用する。これはサンプルサイズ n がある程度大きくなれば $\hat{\sigma}$ が σ とほぼ等しくなること（大数の法則）を利用している。例として階級1）のみ示す。

$$z_i=\frac{X_i''-\bar{X}}{\hat{\sigma}}$$

$$z_1=\frac{X_1''-\bar{X}}{\hat{\sigma}}=\frac{39.95-60.44}{7.23}=-2.83$$

④正規分布を仮定したときの各階級の確率を求める。

　標準正規分布を仮定したときの各上限値までの下側確率 P_i $|z<z_i|$ を、正規分布表（**付表2**）から求める。正規分布を仮定したときの各階級の確率を p_i（期待確率）とすれば、次のように求められる。例として、階級2）の計算を示す。

$$p_i=P_i-P_{i-1}$$

$$p_2=P_2-P_1=0.0162-0.0023=0.0139$$

⑤正規分布を仮定したときの各階級における期待度数 E_i を、総度数に各階級の確率 p_i を掛けて求める。例として、階級2）の計算を示す。

$$E_i=np_i$$

$$E_2=np_2=67\times0.0139=0.931$$

⑥期待度数の小さな階級を併合して1つの階級にする。

　χ^2 検定では、精度のよい近似のための条件として、すべての期待度数 E_i について $E_i>1$、E_i の80％について $E_i>5$ が提案されているため、$E_i<5$ である階級1）、2）、3）および階級8）、9）、10）の E_i をそれぞれ1つの階級にまとめると**表8.28**の右から2列目（併合された E_i）のようになる。これに伴って、これらの階級に対応する度数 f_i（観測度数）もそれぞれ1つの階級にまとめられる（O_i）。

210

⑦ピアソンの χ^2 を求めて検定を行う。

式 8.3 を用いてピアソンの χ^2 を求める。

$$\text{ピアソンの } \chi^2 = \sum_{i=1}^{k} \frac{(O_i - E_i)^2}{E_i}$$

$$= \frac{(6-4.924)^2}{4.924} + \frac{(7-10.056)^2}{10.056} + \frac{(16-16.650)^2}{16.650}$$

$$+ \frac{(25-17.440)^2}{17.440} + \frac{(6-11.671)^2}{11.671} + \frac{(7-6.237)^2}{6.237}$$

$$= 7.315$$

この χ^2 は、自由度 $\nu = k-1-2 = 6-1-2 = 3$ の χ^2 分布に従うことが知られている。ここで、自由度が $k-1$ ではなく $k-1-2$ であるのは、標本データを用いて母平均と母分散を推定したために、その個数（2）だけ自由度が余分に減ることによる。

自由度 $\nu = 3$ の χ^2 分布における有意水準 0.05 のときの臨界値は、χ^2 分布表（**付表 4**）より $\chi^2_{(3),0.05} = 7.815$ であるので、帰無仮説は採択され、有意水準 0.05 では「母集団分布は"正規分布に従っていない"とはいえない（正規分布と差があるとはいえない）」と判断する。

図 8.8 に示すように、標本分布（実測値）と正規分布の間にこの程度の違いがあっても、サンプルサイズが 67 の場合には有意水準 0.05 で正規分布とみなされることになる。

一応、正規分布という判断が下されたが、検定結果はサンプルサイズに依存し、サンプルサイズが小さければ大きく隔たっていないと正規型と判断されてしまうことに注意を要する。

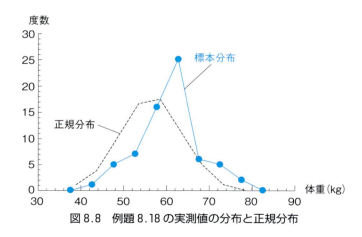

図 8.8　例題 8.18 の実測値の分布と正規分布

母集団分布の正規性を検定するための方法として、χ^2検定以外にシャピロ・ウィルク検定、コルモゴロフ・スミルノフの検定がある。χ^2検定以外は他書を参照していただきたい。

6 母比率の信頼区間の推定

母平均の信頼区間については5章で述べたが、母集団におけるある事象の出現頻度や出現割合（比率）の信頼区間をデータから推定したいこともある。この推定の仕組みを**例題8.19**で考えてみよう。

> **例題8.19** あるスポーツ競技の選手100人のうち、左利きの人が20人であった。この100人を、そのスポーツ競技選手からの無作為抽出標本と仮定して、左利き選手の母比率の95%信頼区間を求めよ。

MEMO
母集団における何らかの事象の出現割合を、母比率という。

例題8.19では、母集団を構成するすべての人は「左利き」と「左利き以外（右利きと両手利き）」のどちらかに分類されるので、確率分布として2項分布を用いることができる。母集団における左利きの割合（母比率）をΦとすると、サンプルサイズnの標本の中に左利きがX人含まれる確率は**式3.17**で求められ、確率変数Xの確率分布は2項分布$B_i(100, \Phi)$となる。その平均μと分散σ^2は**式3.18**と**式3.19**より次のようになる（3章と**付録4**を参照）。

$$P_X = {}_nC_X \times \Phi^X \times (1-\Phi)^{n-X}$$
$$\mu = n\Phi = 100\Phi$$
$$\sigma^2 = n\Phi(1-\Phi) = 100\Phi(1-\Phi)$$

例題8.3でも述べたようにサンプルサイズnが十分に大きいときには、2項分布は正規分布で近似できることが知られているので正規分布は次のように表される。

$$N(\mu, \sigma^2) = N(100\Phi, 100\Phi(1-\Phi))$$

さらに、どんな正規分布も標準偏差σと平均μを用いて標準化すると標準正規分布となるので、Xを標準化してzに変換する（**式3.22**、**式8.1**）。

$$z = \frac{X-\mu}{\sigma} \fallingdotseq \frac{X-100\Phi}{\sqrt{100\Phi(1-\Phi)}}$$

実際にデータとして得られた $X=20$ から標本比率 $\hat{\Phi}=\dfrac{X}{n}=\dfrac{20}{100}=0.2$ が求められるので、$X=0.2$ として上の式に代入すると、

MEMO
標本（データ）における何らかの事象の出現割合を、標本比率という。

$$z \fallingdotseq \frac{0.2-\Phi}{\sqrt{\dfrac{\Phi(1-\Phi)}{100}}}$$

となり、右辺の値が近似的に標準正規分布に従うことを利用して母比率の区間推定を行う。

標準正規分布では、z 値に対応した上側確率を正規分布表（**付表2**）で求めることができる（3章）。95％信頼区間であるので、正規分布の両裾に $\alpha/2=0.025$（2.5％）ずつ上側および下側確率をとる。**図8.9**に示すように、標準正規分布から読み取った「z の95％信頼区間」は $-1.96 \leq z \leq 1.96$ であるので、この式の z に、上式の右辺を代入すれば次のように整理できる。

$$0.2-1.96\sqrt{\frac{\Phi(1-\Phi)}{100}} \leq \Phi \leq 0.2+1.96\sqrt{\frac{\Phi(1-\Phi)}{100}}$$

この不等式の上限値と下限値には母比率 Φ が含まれているので信頼区間が求められないが、サンプルサイズ n が十分に大きい場合には標本比率 $\hat{\Phi}$ が母比率 Φ に近似するので、不等式の上限値と下限値の中の Φ を $\hat{\Phi}$ で置き換える。

$$0.2-1.96\sqrt{\frac{\hat{\Phi}(1-\hat{\Phi})}{100}} \leq \Phi \leq 0.2+1.96\sqrt{\frac{\hat{\Phi}(1-\hat{\Phi})}{100}}$$

標本比率 $\hat{\Phi}=0.2$ を代入すると母比率の95％信頼区間が次のように求められる。

$$0.2-1.96\sqrt{\frac{0.2(1-0.2)}{100}} \leq \Phi \leq 0.2+1.96\sqrt{\frac{0.2(1-0.2)}{100}}$$
$$0.122 \leq \Phi \leq 0.278$$

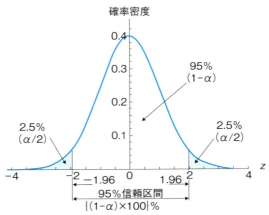

図8.9 母比率の信頼区間推定の考え方
標準正規分布上での95%信頼区間を示す。

このように左利き手選手の母比率の95%信頼区間は、12.2%から27.8%であると推定される。

信頼区間の式を、両側確率 α を用いて一般化した式に整理すると、母比率の「$100(1-\alpha)$%信頼区間」は、

$$\hat{\Phi} - z_{\frac{\alpha}{2}} \sqrt{\frac{\hat{\Phi}(1-\hat{\Phi})}{n}} \leq \Phi \leq \hat{\Phi} + z_{\frac{\alpha}{2}} \sqrt{\frac{\hat{\Phi}(1-\hat{\Phi})}{n}} \tag{8.30}$$

となる。

7 2要因デザインで従属変数が頻度（比率）である場合

2要因のデザインで従属変数が頻度（比率）である場合の主効果と交互作用の検定方法として、2要因が独立である場合には「逆正弦変換法（角変換法）」が、1要因に対応がある場合の検定には「標準得点による検定法」がある。詳細は他書（岩原[28]、森ら[37]）を参照していただきたい。

逆正弦変換法（arcsine transformation method）

9章 2変数間の関連の強さ

2章で1変数の分布の特徴を表す重要な指標を取り上げたが、9章では同時に記録された2つの変数の関連の特徴を記述する代表的な方法と、それらの有意性検定の方法を取り上げる。

1 相関と回帰

2変数（あるいは多変数）の間の関係を考えるとき、変数間に因果関係を考えずに、単に関係の程度や有無を問題にする見方や方法を**相関**という。これに対して、片方の変数から、もう片方の変数が決定される様子や程度を扱う方法を**回帰**という。

相関（correlation）

回帰（regression）

1）散布図

2変数間の関係を知りたいときに行う最も単純な方法は、変数が間隔尺度であれば散布図（相関図）を描くことであろう。散布図とは各ケースのデータを、X–Y平面上にプロットしたものである。

散布図（scatter diagram）

相関図（correlation diagram）

図9.1に4つの例を示す。**図9.1a**は歩行速度をさまざまに変えて歩いたときの歩幅（歩行の進行方向への1歩の長さ）と、ケイデンス（1分間の歩数）をプロットしたものである。歩行速度は歩幅とケイデンスの積であるので、図では右上方にプロットしたものほど速くなり、原点に近いほど遅くなる。ケイデンスと歩幅の関係をみると、ケイデンスが大きくなるほど歩幅が増大し、その関係はほぼ直線的である。このような関係を**正の相関**という。

ケイデンス（cadence：歩行率）

正の相関（positive correlation）

図9.1bは、ステップ時間（1歩に要する時間）と歩幅をプロットした図であり、ステップ時間が増大するにつれて、歩幅が減少する傾向を示している。このような関係を**負の相関**という。

負の相関（negative correlation）

図9.1cは歩行速度をさまざまに変えて歩いたときの、歩行速度と歩幅のばらつきの関係を示している。歩幅のばらつきは歩幅の変動誤差（多数の歩幅計測値の標準偏差）で示している。歩行速度と歩幅のばらつきの関係は直線関係ではなく、曲線関係であることが視覚的に明らかである。このような関係を**曲**

9章　2変数間の関連の強さ

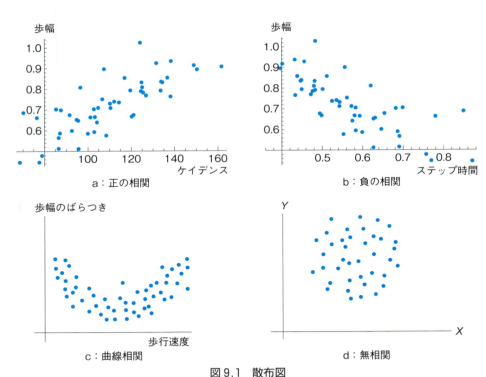

図9.1　散布図
a：歩行速度を変えたときのケイデンスと歩幅との関係、b：ステップ時間と歩幅との関係（aと同じデータ）、c：歩行速度を変えたときの歩行速度と歩幅のばらつきとの関係、d：2変数間に関連がない場合の散布図。

曲線相関（curve correlation）

無相関（uncorrelation）

線相関とよぶ。

2つの変数間に関連がない場合には図9.1dのようになり、Xの大小とYの大小の間に対応関係が認められない（無相関）。

2）ピアソンの相関係数

ピアソンの相関係数 (Pearson's correlation coefficient)

ピアソンの積率相関係数 (Pearson's product moment correlation coefficient)

2変数の関係を散布図で視覚的に確認するだけでは十分ではなく、この関係を指標化すると便利なことが多い。2変数間に直線関係を仮定し、指標化するために用いられる最も一般的な方法が相関係数r（ピアソンの相関係数、ピアソンの積率相関係数）であり、X_iとY_iを2変数として次式で求めることができる。

$$r = \frac{\frac{1}{n}\sum_{i=1}^{n}(X_i-\bar{X})(Y_i-\bar{Y})}{\sqrt{\frac{1}{n}\sum_{i=1}^{n}(X_i-\bar{X})^2}\sqrt{\frac{1}{n}\sum_{i=1}^{n}(Y_i-\bar{Y})^2}} \left(= \frac{X と Y の共分散 S_{xy}}{X の標準偏差 s_x \times Y の標準偏差 s_y} \right)$$

(9.1)

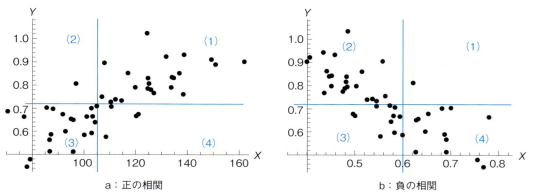

図9.2　相関係数 r の意味
図9.2a は図9.1a と、図9.2b は図9.1b と同じ図を示す。r は、a では正の値をとり、b では負の値をとる。

単に相関係数というときには、この r を示すことが多い。r は共分散 S_{xy} を、変数 X の標準偏差 s_x と変数 Y の標準偏差 s_y（**式2.8**）で除したものである。

分母は2つの標準偏差の積であるので必ず正の値をとり、r の正負は分子の正負だけによって決定される。分子は $(X_i-\bar{X})(Y_i-\bar{Y})$ の各項が正と負の値をとるので、その総和により正負が決まる。

相関係数 r は $-1 \sim +1$ までの数値をとり、$+1$ が完全な正の相関、-1 が完全な負の相関、0 が無相関を示す指標であり、2変数間の直線的関係の強さを定量的に示すことができる。ただし、2変数とも比尺度あるいは間隔尺度である必要があり、順序尺度や名義尺度では用いることはできない（相関係数と回帰の詳細については**付録11**参照）。

式9.1の意味を、**図9.2**の散布図を見ながら考えてみよう。**図9.2**の散布図で2本の青い直線は、X の平均 $\bar{X}$ と Y の平均 $\bar{Y}$ を通り、座標軸と平行な線である。この2本の線を新たな座標軸として4つの象限を青字で示してある。

図9.2aでは第1象限（1）と第3象限（3）のプロットが多く、第2象限（2）と第4象限（4）のプロットはわずかである。第1象限と第3象限では、$(X_i-\bar{X})(Y_i-\bar{Y})$ の値がいつも正の値となるため、r が正の値となり正の相関を示す。逆に、**図9.2b**の場合には、第2象限と第4象限のプロットが多くなるために、$(X_i-\bar{X})(Y_i-\bar{Y})$ の値が負になることが多くなり、r は負の値となる（負の相関を示す）。

図9.1dのように、4つの象限に均等にプロットされる場合には、正と負の値が相殺されて0に近い値となる。散布図のおおむね中央の点を通る、座標軸に平行な2本の線を引いて確認していただきたい。**図9.1c**のように曲線相関を示す場合には、ピアソンの相関係数そのものが直線を前提としているので、計算すること自体に意味がない。計算した場合には4つの象限にばらつくので0

共分散（covariance）

r は、母集団から抽出された標本から算出されるものであり、標本相関係数である。一方、母集団における相関係数は ρ で表される。

に近い値になるが、2変数に関連がないことを示すわけではない。曲線関係（2次関数、3次関数など）を仮定した分析が奏功することがあるが、本書の範囲を超えるので、ここでは扱わない。

3）回帰直線

回帰直線（regression line）

単回帰分析（simple regression analysis）

2つの変数（2組のデータ）間に直線関係が仮定されるとき、2つの変数間の関係を一次式で近似して中心的な分布傾向を示す直線（回帰直線）を求め、1変数からもう1つの変数の予測に用いることができる（単回帰分析）。手続きとしては**式9.2**、**式9.3**に2組のデータを代入して、回帰直線の傾き a と切片 b を求めればよい。

これらの式の導出のプロセスは**付録11**に記載されている。

$$a = \frac{\frac{1}{n}\sum_{i=1}^{n}(X_i-\bar{X})(Y_i-\bar{Y})}{\frac{1}{n}\sum_{i=1}^{n}(X_i-\bar{X})^2} = \frac{S_{xy}}{s_x^2} \tag{9.2}$$

$$b = \bar{Y} - a\bar{X} \tag{9.3}$$

MEMO
予測値と実測値の差を残差（residual）、真値と実測値の差を誤差（error）という。残差は回帰式を用いて計算可能であるが、誤差は求めることができないので残差で推定する。

付録11の図11.3aに示すように、X から Y を予測する場合（X への Y の回帰）には回帰直線から予測される値（予測値）$\hat{Y}_i$ と実測値 Y_i の差 d_i（残差）が全体として最小（d_i の2乗の総和が最小）になるように直線が決定される。

Y から X を予測する場合（Y への X の回帰）にも回帰直線を求めることができるが、一般に、X から Y を予測する場合とは異なる回帰式になる（**付録11**）。

> **例題9.1** 5人の健常若年成人を対象として握力測定を2回連続で行ったところ、1回目（X）と2回目（Y）の測定値（kg）が**表9.1**のようになった。1回目と2回目の測定間の相関係数 r と回帰直線を求めよ。ただし、回帰式は X から Y を予測する式（X への Y の回帰）とする。

式9.1を用いてピアソンの相関係数を計算する。**表9.1**に生データとともに計算のプロセスを示している。共分散 S_{xy} と分散 s_x^2 と s_y^2 を求めて代入すればよい。

1．相関と回帰

表9.1　例題9.1の生データと計算プロセス

被験者	1回目 X	2回目 Y	$X-\bar{X}$	$Y-\bar{Y}$	$(X-\bar{X})^2$	$(Y-\bar{Y})^2$	$(X-\bar{X})(Y-\bar{Y})$
1	50	55	5.2	8	27.04	64	41.6
2	44	46	−0.8	−1	0.64	1	0.8
3	48	49	3.2	2	10.24	4	6.4
4	42	42	−2.8	−5	7.84	25	14
5	40	43	−4.8	−4	23.04	16	19.2
総和	224	235	0	0	$SS_x=68.8$	$SS_y=110$	82
平均	$\bar{X}=44.8$	$\bar{Y}=47.0$	0	0	$s_x^2=13.76$	$s_y^2=22$	$S_{xy}=16.4$

MEMO

X および Y の偏差平方和（SS_x、SS_y）は式2.5より

$$SS_x=\sum_{i=1}^{n}(X_i-\bar{X})^2$$

$$SS_y=\sum_{i=1}^{n}(Y_i-\bar{Y})^2$$

で表される。それらをサンプルサイズ n で除すると分散（s_x^2、s_y^2）が求められる。

$$r=\frac{\frac{1}{n}\sum_{i=1}^{n}(X_i-\bar{X})(Y_i-\bar{Y})}{\sqrt{\frac{1}{n}\sum_{i=1}^{n}(X_i-\bar{X})^2}\sqrt{\frac{1}{n}\sum_{i=1}^{n}(Y_i-\bar{Y})^2}}=\frac{S_{xy}}{\sqrt{s_x^2}\sqrt{s_y^2}}=\frac{16.4}{\sqrt{13.76\times22}}=0.94$$

回帰直線の傾き（回帰係数）a と切片 b は**式9.2、式9.3**より求める。

回帰係数（regression coefficient）

$$a=\frac{\frac{1}{n}\sum_{i=1}^{n}(X_i-\bar{X})(Y_i-\bar{Y})}{\frac{1}{n}\sum_{i=1}^{n}(X_i-\bar{X})^2}=\frac{S_{xy}}{s_x^2}=\frac{16.4}{13.76}=1.19$$

$$b=\bar{Y}-a\bar{X}=47-1.19186\times44.8=-6.40$$

ゆえに、回帰式は、

$$Y=1.19X-6.40$$

となる。これらの結果が**図9.3**に示されている。

4）寄与率

相関係数 r（**式9.1**）を2乗した値 r^2 は、**寄与率**あるいは**決定係数**とよばれる。**式9.1**の両辺を2乗して式を変換して整理すると、次のような関係が示される。この変換プロセスは**付録11**に記載されている。

寄与率（contribution ratio）

決定係数（coefficient of determination）

$$\text{寄与率 } r^2=\frac{s_y^2-s_{y-\hat{y}}^2}{s_y^2}=\frac{s_{\hat{y}}^2}{s_y^2}\left(=\frac{Y\text{の予測値の分散}}{Y\text{の分散}}\right) \tag{9.4}$$

219

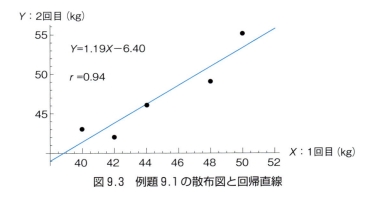

図9.3 例題9.1の散布図と回帰直線

　このように r^2 は「実測値の分散」の中の「予測値の分散」の割合を示すものである。言い換えれば、寄与率（決定係数）は回帰直線による予測の適合度を示すものであり、$r^2 \times 100$（％）は、Y の分散が X により何％説明されるかを示している。

> **例題9.2** 例題9.1について、寄与率が r^2（相関係数 r の2乗）となることを確認せよ。また、Y の分散 s_y^2 が、予測値 $\hat{Y}$ の分散 $s_{\hat{y}}^2$ と残差 $Y-\hat{Y}$ の分散 $s_{y-\hat{y}}^2$ に分割されていることを確認せよ。

　寄与率 r^2 は式9.4のように表されるので、表9.1ですでに求めた Y の分散 s_y^2 以外に、予測値 $\hat{Y}$ の分散 $s_{\hat{y}}^2$ を求めれば計算できる。

　計算のプロセスを表9.2に示す。$\hat{Y}_i$ は式9.2と例題9.1で求めた回帰式 $Y=1.19X-6.40$ を用いて求めればよい。例えば、被験者1については次のように求める。

$$\hat{Y}_1 = 1.19X_1 - 6.40 = 1.19 \times 50 - 6.40 = 53.1$$

　次に、$\hat{Y}$ の分散 $s_{\hat{y}}^2$ を求めると $s_{\hat{y}}^2=19.55$ となる。例題9.1で求めた $s_y^2=22$ とともに式9.4に代入すると寄与率 r^2 が求まる。

$$r^2 = \frac{s_{\hat{y}}^2}{s_y^2} = \frac{19.55}{22} = 0.89$$

となり、例題9.1で求めた $r=0.943$ を2乗した値と一致する。

表9.2　例題9.2の生データと計算プロセス

被験者	X	Y	$\hat{Y}$	$\hat{Y}-\bar{Y}$	$(\hat{Y}-\bar{Y})^2$	$Y-\hat{Y}$	$(Y-\hat{Y})^2$
1	50	55	53.19767	6.19767	38.41111	1.80233	3.248393
2	44	46	46.04651	−0.95349	0.909143	−0.04651	0.002163
3	48	49	50.81395	3.81395	14.54621	−1.81395	3.290415
4	42	42	43.66279	−3.33721	11.13697	−1.66279	2.764871
5	40	43	41.27907	−5.72093	32.72904	1.72093	2.9616
総和	224	235	235	0	97.73248	0	12.26744
平均	$\bar{X}=44.8$	$\bar{Y}=47.0$	47	0	$s_{\hat{y}}^2=19.54649$	0	$s_{y-\hat{y}}^2=2.453488$

$$r^2=0.943^2=0.89$$

次に、$s_y^2=s_{\hat{y}}^2+s_{y-\hat{y}}^2$ となっていることを確認しよう。残差 $(Y-\hat{Y})$ を求め、さらにその2乗和を平均したもの $\left[\dfrac{\sum_{i=1}^{5}(Y-\hat{Y}_i)^2}{5}\right]$ を求めると、それが残差の分散 $s_{y-\hat{y}}^2$ となる。$s_{\hat{y}}^2$ と $s_{y-\hat{y}}^2$ を加えると s_y^2 (**表9.1**) と一致していることが確認できる。

$$s_{\hat{y}}^2+s_{y-\hat{y}}^2=19.54649+2.453488=22=s_y^2$$

5）母相関係数の検定と推定

ある母集団から無作為抽出によって得られた標本（2変数に関する n 対の測定値）を用いて、母集団における相関係数（母相関係数 ρ）の信頼区間を求めることができる。また、母集団における相関の有無を検定することもできる（無相関検定）。さらに、標本から求められた複数の標本相関係数を用いて母相関係数 ρ の大きさの差の検定を行うこともできる（母相関係数の大きさの差の検定）。

MEMO

母集団より抽出された標本から算出される相関係数は、標本相関係数 r とよばれる。r は通常標本相関係数を示す。これに対し、母集団における相関係数は母相関係数 ρ とよばれ、通常標本データから推定される。

（1）母相関係数の信頼区間の推定

2つの変数 X と Y に関して2変量正規分布（**付録13参照**）に従う母集団から、サンプルサイズ n の標本（変数 X と Y の n 対のデータ）を無作為抽出したとする。標本から X、Y 間の相関係数を求めるとき、母相関係数 ρ の信頼区間を推定する方法を説明しよう。

n が十分に大きければ、**式9.5** で求められる変数 G が、**式9.6** で求められる値 ξ（グザイ）のまわりに近似的に正規分布となることが知られている（ξ はその正規分布の平均である）。このときの標準偏差は $\dfrac{1}{\sqrt{n-3}}$ である。

9章 ▎2変数間の関連の強さ

$$G = \frac{1}{2}\log_e\frac{1+r}{1-r} \doteqdot 1.1513\log_{10}\frac{1+r}{1-r} \tag{9.5}$$

$$\xi = \frac{1}{2}\log_e\frac{1+\rho}{1-\rho} \doteqdot 1.1513\log_{10}\frac{1+\rho}{1-\rho} \tag{9.6}$$

式 9.5 と **式 9.6** の変換を**フィッシャーの z' 変換**という。分布の形を正規分布に近似させるための非線形変換（3章）の1手法である。変数 G が平均 ξ のまわりに標準偏差 $\frac{1}{\sqrt{n-3}}$ で正規分布するのであるから、次のように標準化して求められた変数 z は、平均0、標準偏差1の標準正規分布に従う。

$$z = \frac{G-\xi}{\frac{1}{\sqrt{n-3}}} = (G-\xi)\sqrt{n-3} \tag{9.7}$$

図 9.4 に示すように、標準正規分布で信頼区間の下限を z_L、上限を z_U とすれば、信頼区間は $z_L \leqq z \leqq z_U$ となる（**図 8.9** 参照）。この不等式と**式 9.7** より、

$$z_L \leqq (G-\xi)\sqrt{n-3} \leqq z_U \tag{9.8}$$

となり、**式 9.8** よりこの信頼区間のときの ξ の範囲を求めると、

$$G - \frac{z_L}{\sqrt{n-3}} \leqq \xi \leqq G + \frac{z_U}{\sqrt{n-3}} \tag{9.9}$$

となる。

ξ の上限と下限が決まれば、**式 9.6** を用いて母相関係数 ρ の信頼区間を求めることができる。

例題 9.3 健常若年成人 64 人を対象として、身長と「自由歩行における歩幅」を測定した。この 2 変数の相関係数 r は 0.27 であった。母相関係数 ρ の 95％信頼区間を求めよ。ただし、この 64 人が、ある健常若年成人の母集団から無作為抽出されたものと仮定し、さらにこの 2 つの変数が 2 変量正規分布に従うものと仮定する。

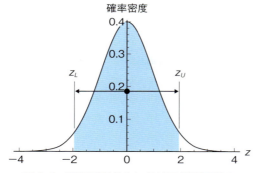

図 9.4　標準正規分布における信頼区間の上限（z_U）と下限（z_L）
図は 95％信頼区間を示している。正規分布表より $-1.96 \leq z \leq 1.96$ となる。

まず、$r=0.27$ を**式 9.5** に代入して G を求める。

$$G=\frac{1}{2}\log_e\frac{1+r}{1-r}\fallingdotseq 1.1513\log_{10}\frac{1+r}{1-r}=1.1513\log_{10}\frac{1+0.27}{1-0.27}=0.276866$$

次に**式 9.9** より、ξ の上限と下限を求める。ここで標準正規分布における z の 95％信頼区間は $-1.96 \leq z \leq 1.96$ である（**図 9.4**）。

下限 ξ_L　　$G-\dfrac{z_L}{\sqrt{n-3}}=0.276866-\dfrac{1.96}{\sqrt{64-3}}=0.0259137$

上限 ξ_U　　$G+\dfrac{z_U}{\sqrt{n-3}}=0.276866+\dfrac{1.96}{\sqrt{64-3}}=0.527818$

式 9.6 に ξ_U と ξ_L の値を代入して、ρ の上限と下限を求める。

下限　　$1.1513\log_{10}\dfrac{1+\rho}{1-\rho}=0.0259133$

上限　　$1.1513\log_{10}\dfrac{1+\rho}{1-\rho}=0.527818$

この 2 式を解くと、母相関係数 ρ の 95％信頼区間は $0.026 \leq \rho \leq 0.484$ となる。

（2）無相関検定

「母相関係数 ρ が 0 である（母集団において、2 変数に相関がない）」という

帰無仮説の検定は、$\rho=0$ のときの標本相関係数 r の分布がわかれば可能である。ここで、標本相関係数 r を用いて計算される次式の t が、自由度 $\nu=n-2$ の t 分布に従うことが知られているので、t 分布を用いて検定することができる。

$$t=\frac{r}{\sqrt{1-r^2}}\sqrt{n-2} \tag{9.10}$$

> **例題 9.4** ある母集団から 29 人の被験者を無作為に抽出し、握力と歩行速度を測定した。この 2 変数の標本相関係数 r は 0.45 であった。母集団において、この 2 変数に相関があるといえるか。有意水準 0.01 で検定せよ。

帰無仮説を「$\rho=0$」とし、特別な前提条件がないので対立仮説を「$\rho\neq0$」とする。対立仮説より、両側検定とする。

式 9.10 より t 値を求める。

$$|t|=\frac{|r|}{\sqrt{1-r^2}}\sqrt{n-2}=\frac{0.45}{\sqrt{1-0.45^2}}\sqrt{29-2}=2.62$$

t 分布表（**付表 3**）より、自由度 $\nu=n-2=29-2=27$、両側検定で有意水準 0.01 のときの t の臨界値は、$t_{(27,両側,0.01)}=2.771$ である。求められた t 値（$|t|$）が臨界値よりも小さいため帰無仮説は棄却されず、「有意水準 0.01 で相関は有意でない（握力と歩行速度に相関があるとはいえない）」と結論づける。

（3）独立な 2 つの母相関係数の大きさの差の検定

互いに独立な 2 つの標本相関係数 r_1 と r_2 が得られたとき、それぞれの母相関係数 ρ_1 と ρ_2 が等しいかどうかを検定することを考えてみよう。

帰無仮説は「$\rho_1=\rho_2$（2 つの母相関係数の大きさに差はない）」である。2 つの標本のサンプルサイズを n_1、n_2 とし、**式 9.5** より G_1 と G_2 を次のように定義する。

$$G_1=\frac{1}{2}\log_e\frac{1+r_1}{1-r_1}\fallingdotseq 1.1513\log_{10}\frac{1+r_1}{1-r_1} \tag{9.11}$$

$$G_2=\frac{1}{2}\log_e\frac{1+r_2}{1-r_2}\fallingdotseq 1.1513\log_{10}\frac{1+r_2}{1-r_2} \tag{9.12}$$

n_1とn_2が十分に大きい場合には、G_1とG_2を含む次の**式9.13**が標準正規分布に近似的に従うことが知られているので、z値を求めて正規分布表を用いた検定を行うことができる。

$$z = \frac{G_1 - G_2}{\sqrt{\dfrac{1}{n_1 - 3} + \dfrac{1}{n_2 - 3}}} \tag{9.13}$$

例題9.5 ある地域の男性50人の身長と体重の相関係数r_mが0.8、同じ地域の女性60人の身長と体重の相関係数r_fが0.7であった。この地域の住民の身長と体重の相関係数には、性差があるといえるか。有意水準0.05で検定せよ。ただし、2つの標本はそれぞれの母集団からの無作為抽出標本であると仮定する。

男性および女性の母相関係数をそれぞれρ_m、ρ_fとすると、帰無仮説は「$\rho_m = \rho_f$」である。特別な前提条件はないので対立仮説は「$\rho_m \neq \rho_f$」であり、両側検定とする。

まず、**式9.11**、**式9.12**を用いてG_mとG_fを求める。

$$G_m = \frac{1}{2}\log_e\frac{1+r_m}{1-r_m} \fallingdotseq 1.1513\log_{10}\frac{1+r_m}{1-r_m} = 1.1513\log_{10}\frac{1+0.8}{1-0.8} = 1.09862$$

$$G_f = \frac{1}{2}\log_e\frac{1+r_f}{1-r_f} \fallingdotseq 1.1513\log_{10}\frac{1+r_f}{1-r_f} = 1.1513\log_{10}\frac{1+0.7}{1-0.7} = 0.867306$$

次に、**式9.13**を用いてz値を求める。

$$|z| = \frac{|G_m - G_f|}{\sqrt{\dfrac{1}{n_m - 3} + \dfrac{1}{n_f - 3}}} = \frac{|1.09862 - 0.867306|}{\sqrt{\dfrac{1}{50-3} + \dfrac{1}{60-3}}} = 1.17$$

有意水準0.05（両側検定）の臨界値は、正規分布表（**付表2**）で上側確率0.025のときのzを求めればよい。臨界値は$z_{(両側,0.05)} = 1.96$であり、求めたz値のほうが小さいので帰無仮説が採択され、「有意水準0.05で2つの母相関係数の大きさに有意差はない（身長と体重の相関係数に性差があるとはいえない）」と結論づける。正規分布表（**付表2**）でp値を求めて結論づけてもよい。

この場合 $p = 0.121 \times 2 = 0.242$ となり、有意水準 0.05 よりも大きいため帰無仮説が採択される。

6) 回帰直線の傾きと切片の検定

(1) 回帰直線の傾きの有意性の検定

意味のある回帰であるかどうかを調べるために、回帰直線の傾きが 0（回帰係数 $a = 0$）ではないことを確認したい場合がある。ここでは手続きを中心に述べる。詳細に理解したい場合には他書を確認していただきたい。

傾きの有意性の検定は、**式 9.14** で求められる t が自由度 $\nu = n - 2$ の t 分布に従うことが知られているので、この式を用いて行うことができる。

$$t = \frac{a}{\sqrt{\dfrac{\mathrm{SS}_y(1-r^2)}{\mathrm{SS}_x(n-2)}}} \tag{9.14}$$

a は回帰直線の傾き、r は標本相関係数、n はサンプルサイズである。SS_x と SS_y はそれぞれ X と Y の偏差平方和であり、**式 2.5** で求められる。

例題 9.6　母集団から無作為に抽出された 10 人の被験者（A 群）を対象として、2 つの変数 X と Y について測定したところ、**表 9.3** の結果が得られた。「X への Y の回帰」の回帰式と相関係数を求めよ。さらに回帰直線の傾きの有意性を有意水準 0.05 で検定せよ。

帰無仮説を「母集団における回帰直線の傾き（回帰係数）は 0 である」とし、特別な前提条件がないので対立仮説を「傾きは 0 ではない」とする。対立仮説より、両側検定とする。

例題 9.1（**表 9.1**）で示したプロセスに従って X と Y の分散（s_x^2、s_y^2）と共分散（S_{xy}）を求めて、**式 9.1**、**式 9.2**、**式 9.3** に当てはめると、回帰式 $Y = 0.449X + 2.67$ と相関係数 $r = 0.842$ が求められる。

図 9.5 に散布図、回帰直線、切片を示す。$a = 0.449$、$r = 0.842$、$n = 10$ であり、**式 2.5**（あるいは**例題 9.1** の手続き）から X の偏差平方和 $\mathrm{SS}_x = 129.6$ と Y の偏差平方和 $\mathrm{SS}_y = 36.9$ が求められるので、**式 9.14** を用いて t 値（$|t|$）を求める。

表9.3　例題9.6のデータ

被験者	X	Y	X^2
1	3	2	9
2	2	4	4
3	4	5	16
4	5	6	25
5	6	5	36
6	8	7	64
7	9	6	81
8	10	8	100
9	12	9	144
10	13	7	169
SS	$SS_x=129.6$	$SS_y=36.9$	
$\sum X_i^2$			648

母集団（A）の標本から得られた変数 X と Y の測定結果を示す。

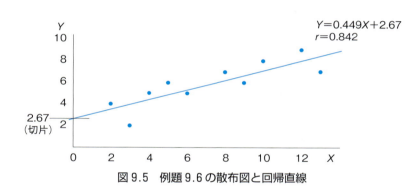

図9.5　例題9.6の散布図と回帰直線

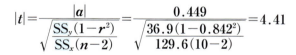

$$|t|=\frac{|a|}{\sqrt{\frac{SS_y(1-r^2)}{SS_x(n-2)}}}=\frac{0.449}{\sqrt{\frac{36.9(1-0.842^2)}{129.6(10-2)}}}=4.41$$

自由度 $\nu=n-2=8$、両側検定、有意水準 0.05 における t の臨界値は t 分布表（**付表3**）より、$t_{(8,両側,0.05)}=2.31$ であり、$|t|$ が臨界値よりも大きいので帰無仮説を棄却し、「有意水準 0.05 で有意差がある」、すなわち母集団において回帰係数（傾き）は 0 より大きいと結論づける。

（2）回帰直線の切片の有意性の検定

相関係数の有意性や回帰直線の傾きの有意性のほかに、切片の有意性を検定したいことがある。言い換えれば回帰直線が原点を通過するかどうかという問題である。

MEMO

例題9.6で相関係数の有意性の検定（無相関検定）を行うと、回帰係数の検定で得られた結果（自由度と t 値）と同じ結果が得られる。付録11の式11.77で、$\sqrt{aa'}=r$ が示されており、回帰係数 $a=0$ であれば $r=0$ となる。このように、単回帰分析においては、回帰係数 0 と無相関は同じことを意味している。

MEMO

回帰直線が原点を通過するときには回帰式は $Y=aX$ となり、常に Y が X の a 倍で 2 変数間の関係を単純なものとして理解できる。

9章　2変数間の関連の強さ

切片の有意性の検定は、**式9.15**で求められる t が自由度 $\nu = n-2$ の t 分布に従うことが知られているので、この式を用いて行うことができる。

$$t = \frac{b}{\sqrt{\dfrac{SS_y (1-r^2) \sum\limits_{i=1}^{n} X_i^2}{n(n-2) SS_x}}} \tag{9.15}$$

b はデータから計算された回帰直線の切片、X_i は変数 X の実測値であり、ほかの変数は**式9.14**と同じである。

例題9.7　**例題9.6**で得られた回帰直線の切片の有意性を有意水準0.05で検定せよ。

帰無仮説を「母集団における回帰直線の切片は0である」とし、特別な前提条件がないので対立仮説を「切片は0ではない」とする。対立仮説より、両側検定とする。

式9.15の中の X の偏差平方和を求めると $\sum\limits_{i=1}^{n} X_i^2 = 648$ が得られ（**表9.3**）、ほかの変数の値はすでに**例題9.6**で得られているので t 値を次のように求めることができる。

$$|t| = \frac{|b|}{\sqrt{\dfrac{SS_y \times (1-r^2) \times \sum\limits_{i=1}^{n} X_i^2}{n(n-2) \times SS_x}}} = \frac{2.67}{\sqrt{\dfrac{36.9 \times (1-0.842^2) \times 648}{10(10-2) \times 129.6}}} = 3.26$$

自由度 $\nu = n-2 = 8$、両側検定、有意水準0.05における t の臨界値は t 分布表（**付表3**）より、$t_{(8, 両側, 0.05)} = 2.31$ であり、t 値が臨界値よりも大きいので帰無仮説を棄却し「有意水準0.05で回帰係数は有意である（母集団において0よりも大きい）」と結論づける。

（3）2つの回帰直線の傾きの差の検定

2つの回帰直線が得られたときに、傾きの差を検討したいことがある。傾きの差の有意性の検定は、**式9.16**で求められる t が自由度 $\nu = n_1 + n_2 - 4$ の t 分布に従うことが知られているので、この式を用いて行うことができる。

$$t = \frac{a_1 - a_2}{\sqrt{\dfrac{\mathrm{SS}_{y_1}(1 - r_1^2) + \mathrm{SS}_{y_2}(1 - r_2^2)}{n_1 + n_2 - 4}\left(\dfrac{1}{\mathrm{SS}_{x_1}} + \dfrac{1}{\mathrm{SS}_{x_2}}\right)}} \tag{9.16}$$

> **例題 9.8** 例題 9.6 で行った変数 X と Y の測定を、別の母集団から無作為に抽出された 9 人の被験者（B 群）に対して行った結果を**表 9.4** に示す。**表 9.3**（A 群）と**表 9.4**（B 群）に示されるデータから得られた散布図と回帰直線を**図 9.6** に示す。2 つの母集団における回帰直線の傾きに差があるといえるか。有意水準 0.05 で検定せよ。

式 9.16 の中の下付き数字 1 を A 群に、2 を B 群に対応させて示す。2 つの母集団における回帰直線の傾きをそれぞれ a_1、a_2 とすると、帰無仮説を「$a_1 = a_2$」、対立仮説を「$a_1 \neq a_2$」として両側検定を行う。

表 9.4 のデータ（B 群のデータ）をもとに必要な変数を求めると、$a_2 = 0.928$、$r_2 = 0.84$、$n_2 = 9$、$\mathrm{SS}_{x_2} = 75.56$、$\mathrm{SS}_{y_2} = 92.22$ が得られる。A 群については、すでに**例題 9.6** と**例題 9.7** で得られているものを用いる。**式 9.16** により t 値（$|t|$）を計算すると次のようになる。

$$|t| = \frac{|a_1 - a_2|}{\sqrt{\dfrac{\mathrm{SS}_{y_1}(1 - r_1^2) + \mathrm{SS}_{y_2}(1 - r_2^2)}{n_1 + n_2 - 4}\left(\dfrac{1}{\mathrm{SS}_{x_1}} + \dfrac{1}{\mathrm{SS}_{x_2}}\right)}}$$

表 9.4　例題 9.8 のデータ

被験者	X	Y
1	1	1
2	2	6
3	4	8
4	5	4
5	6	9
6	7	8
7	8	10
8	9	12
9	10	10
SS	$\mathrm{SS}_x = 75.56$	$\mathrm{SS}_y = 92.22$

B 群の被験者の X と Y の測定結果を示す。

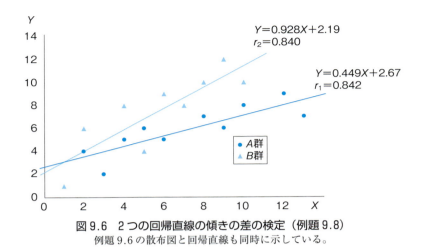

図9.6 2つの回帰直線の傾きの差の検定(例題9.8)
例題9.6の散布図と回帰直線も同時に示している。

$$=\frac{0.928-0.449}{\sqrt{\frac{36.9(1-0.842^2)+92.22(1-0.84^2)}{10+9-4}\left(\frac{1}{129.6}+\frac{1}{75.56}\right)}}=2.08$$

自由度 $\nu=n_1+n_2-4=15$、両側検定、有意水準 0.05 における t の臨界値は t 分布表(**付表3**)より、$t_{(15, 両側, 0.05)}=2.13$ であり、$|t|$ が t の臨界値以下であるので帰無仮説を採択し、「有意水準 0.05 で有意差はない(母集団において2つの回帰直線の傾きの間に差があるとはいえない)」と結論づける。

7)相関係数を用いるときの注意点

相関係数を用いて変数間の関連を明らかにしようとする場合には、いくつかの注意すべき点がある。以下の(1)〜(9)はピアソンの相関係数のための注意点であり、(4)〜(9)は後述のスピアマンの順位相関係数にも当てはまる。

(1)外れ値

外れ値(outlier)

測定値の上側あるいは下側に大きくかけ離れた値を外れ値とよぶが(2章)、サンプルサイズが小さい場合には少数の外れ値によってピアソンの相関係数は大きく変化してしまう。また外れ値は測定上のミスによって生じることもあるので、散布図などを用いてデータを注意深く確認する必要がある。順位相関係数を用いると外れ値の影響が小さくなるので、順位相関係数も視野に入れて検討すべきである。

MEMO

外れ値は散布図を描くことによって確認できるが、その原因を突きとめることは難しい場合が多い。データの採取状況や先行研究などを検討して、可能な限り原因を突きとめる努力が必要である。安易に削除することは許されない。

(2)曲線相関

ピアソンの相関係数は、2つの変数間の直線関係を前提としている。このた

1．相関と回帰

め、2つの変数間に曲線関係が認められる場合（**図9.1c**）には適用できない。したがって、散布図で曲線相関か否かを必ず確認する必要がある。

　曲線関係が認められた場合には、2次曲線や対数曲線などを用いた曲線回帰や、範囲を区切った回帰分析が行われることがある。

（3）尺度の水準

　ピアソンの相関係数を用いる際の尺度の水準については、2つのことが指摘されなければならない。まず、相関係数を求めるためには2つの変数において尺度の水準が間隔尺度または比尺度でなければならないことである。順序尺度ではピアソンの相関係数を用いることができないので、後に述べる順位相関係数を用いる。

　もう1つは、相関係数そのものの尺度の水準は、間隔尺度ではないということである。例えば、$r=0.5$ と $r=0.7$ の間の 0.2 と、$r=0.7$ と $r=0.9$ の間の 0.2 が同じであるわけではない。間隔尺度とみなすための便宜的な方法としてフィッシャーの z' 変換（**式9.5**、**式9.6**）が行われることがある。なお、スピアマンの順位相関係数も間隔尺度ではない。

（4）切断効果

　入学試験の結果と入学後の成績の相関は、必ずしも高くないといわれることがある。これは、入学試験では成績の上位者だけが入学することが多いために起こると考えられている。もし、受験者全員が入学していたら、入学試験の結果と入学後の成績の相関係数はより大きくなっているはずである。

　また、高齢者の運動機能は年齢とともに低下していくことが知られているが、**図9.7**のように幅広い年齢を調べた場合に高い相関が見いだされても、狭い範囲の年齢だけを調べた場合には一般に相関が低くなる。この2例のように、集団の1部のみを使って相関係数を算出したとき、母集団全体の相関より低くなる傾向がある。これを切断効果とよぶ。

切断効果（truncation effect）

　大きな相関係数が生じるためには、入学試験では入試成績のばらつきが大きいことが必要であり、加齢変化をみるためには年齢のばらつきを大きくする必要がある。これは、実験研究で被験者のばらつきを小さくしたほうが明らかな結果を得やすいことと対照的である。

（5）層別相関（分割相関）

　男女混合で相関を調べると相関が明らかではないが、男女別にみると明らかな相関が認められる場合がある（**図9.8**）。このように、被験者をいくつかの層に分けて、層ごとに相関を調べることを層別相関とよぶ。性、職業、疾患の種

層別相関（stratified correlation）

231

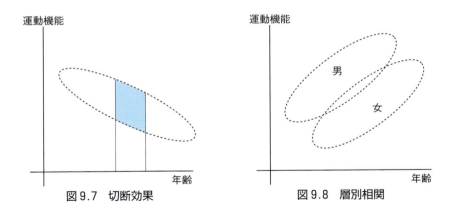

図9.7　切断効果　　　　図9.8　層別相関

類、スポーツ経験など、さまざまな要因が関与することがある。

(6) 相関係数の有意性と関連の強さ

相関係数の有意性が認められたとき、その相関に実用的な意味があると誤って判断してしまうことがある。しかし、無相関検定における有意性とは、母集団における相関係数が「0ではない」という結論に過ぎず、その相関が実用的な意味をもつかどうかは別問題である。相関の強さは相関係数の大きさで表される。

無相関検定でp値が小さいときに関連が強いという誤った判断がされることがあるが、相関係数が同じ大きさならp値はサンプルサイズが増大するほど小さくなるのであって、p値だけで関連の強さを示すことはできない。

(7) 標本相関係数と母相関係数

相関係数には標本相関係数r（**式9.1**）と母相関係数ρ（**式9.6**）がある。2変数間の関連の強さは母相関係数で考えるべきであって、標本相関係数だけで結論づけるべきではない。しかし、母相関係数を直接求めることは一般に困難であるので、標本から推定（区間推定）する。母相関係数の信頼区間はサンプルサイズに依存しており（**式9.9**）、サンプルサイズが小さいほど信頼区間が広くなってしまうことに注意する必要がある。

(8) 擬似相関（見かけ上の相関）と擬似無相関

2変数間の相関係数が有意であっても、そこに真の関係があると直ちに結論づけることはできない。ほかの変数によって、見かけ上の相関が生じている可能性がある。このような場合を**擬似相関**とよぶ。

また、2変数間に相関がある場合でも、ほかの変数が介在して見かけ上の無

擬似相関（spurious correlation）

$X\ :\ X_1\ X_2\ \cdots\ X_i\ \cdots\ X_n$
$Y\ :\ Y_1\ Y_2\ \cdots\ Y_i\ \cdots\ Y_n$
$Z\ :\ Z_1\ Z_2\ \cdots\ Z_i\ \cdots\ Z_n$

図9.9 2変数（X、Y）と第3の変数（Z）

相関（**擬似無相関**）が生じることもある（図9.9）。このような第3の変数が介在している場合、その変数を一定と考えたときの相関を調べる方法がある。3変数 X、Y、Z があるとき、Z を一定としたときの X と Y の間の相関係数を「X と Y の**偏相関係数**」とよび、$r_{xy \cdot z}$ で示す。擬似相関や擬似無相関を引き起こす第3の変数を見いだすためには、その領域に関する深い知識と洞察力が必要である。偏相関係数については次節で詳述する。

擬似無相関（spurious non correlation）

偏相関係数（partial correlation coefficient）

（9）因果関係と相関関係

2変数の相関関係は、それらの変数の同時分布に認められる統計学的特徴である。**因果関係**は片方の変数が原因となって他方の変数が決定されることを意味する。データの採取手続きに依存するため、実験的な手続きを踏まずに、採取されたデータを用いて相関を示すだけでは因果関係に言及することはできない。

因果関係を突きとめるために実験が行われ、そこではほかの要因が入り込まないように実験条件を統制し（剰余変数の統制）、独立変数だけを任意に変化させたとき（独立変数の操作）の従属変数の変化を厳密に計測して、独立変数と従属変数の関係を観察する。このような手続きを踏むと、独立変数以外の要因の混入を阻止できると考えられるため、因果関係に言及できる。しかし、現実には実験が行えない状況もあり、その場合には多変量解析を用いて因果関係の推論が行われることがある（10章参照）。

📝 **MEMO**

因果関係（causal relation）の推論と実験については1章でも述べた。

8）偏相関係数

偏相関係数の詳細は**付録17**に記載されている。ここでは概略と計算手続きを中心に述べる。

2つの変数がともに第3の変数と相関があり、そのことが2変数間の相関に影響しているという状況が現実の中にしばしば見受けられる。このようなときに、第3の変数の影響を取り除いて相関を調べる方法が**偏相関**という方法である。考え方を述べよう。

X、Y、Z の3つの変数に関するサンプルサイズ n の標本があり、X と Y の関係を変数 Z が歪めているとしよう（図9.9）。X および Y を Z から予測する

偏相関（partial correlation）

こと（ZへのXおよびYの回帰）を考え、Zから説明されるXとYの予測値をそれぞれ$\hat{X}$と$\hat{Y}$とすれば、次のように表される。ここで、aとcは回帰直線の傾き、bとdは回帰直線の切片である。

$$Z から X を予測する \quad \hat{X}=aZ+b \tag{9.17}$$
$$Z から Y を予測する \quad \hat{Y}=cZ+d \tag{9.18}$$

式9.17、**式9.18**は、変数Zによって予測される値であるので、実測値X_iとY_iからこの値を差し引いた残差（予測上の誤差）を次のように求める。

$$X_i'=X_i-\hat{X}_i=X_i-aZ_i-b \tag{9.19}$$
$$Y_i'=Y_i-\hat{Y}_i=Y_i-cZ_i-d \tag{9.20}$$

X_i'とY_i'はXとYのそれぞれの実測値からZによる影響を差し引いた値であるので、X_i'とY_i'の相関を求めれば、Zを一定としたとき（Zの影響を除いたとき）のXとYの偏相関係数（$r_{xy \cdot z}$）を求めることができる。実際に偏相関係数を求めるときにはこのような回帰式を用いる必要はなく、3つの変数間のピアソンの相関係数を求めた後に、次の**式9.21**で簡単に計算できる。

偏相関係数の考え方の詳細と**式9.21**の導出は、**付録17**を参照していただきたい。

$$r_{xy \cdot z}=\frac{r_{xy}-r_{xz}\,r_{yz}}{\sqrt{1-r_{xz}^2}\,\sqrt{1-r_{yz}^2}} \tag{9.21}$$

2つ以上の変数の影響を取り除くこともできる。X、Y、Z、Wの4変数があり、ZとWの影響を除いた状態でのXとYの偏相関を求める方法を示そう。まず、Zの影響を取り除いた3つの偏相関係数$r_{xy \cdot z}$、$r_{xw \cdot z}$、$r_{yw \cdot z}$を**式9.21**で求める。次に、これらの3つの偏相関係数を、**式9.21**の単相関係数の代わりに用いると偏相関係数$r_{xy \cdot zw}$が求められる。

$$r_{xy \cdot zw}=\frac{r_{xy \cdot z}-r_{xw \cdot z}\,r_{yw \cdot z}}{\sqrt{1-r_{xw \cdot z}^2}\,\sqrt{1-r_{yw \cdot z}^2}} \tag{9.22}$$

偏相関係数の有意性検定は、ピアソンの相関係数の検定と同様に、**式9.23**で求められるtが自由度$\nu=n-k$のt分布に従うことを利用して行うことができる。ただし、r_pは偏相関係数、nはサンプルサイズ、kは変数の数である。

$$t = \frac{r_p}{\sqrt{1-r_p^2}}\sqrt{\nu} \tag{9.23}$$

> **例題 9.9**　ある母集団から無作為に抽出された 20 人の高齢者を対象とし
> て 2 つの運動機能 A と B を調べたところ、相関係数 r_{ab} が 0.6 であった。
> 年齢 T が介在している可能性があったため年齢との相関を調べたところ、
> $r_{at}=0.4$、$r_{bt}=0.5$ であった。A と B の偏相関係数 $r_{ab\cdot t}$ を求めよ。また、
> 母偏相関係数 $\rho_{ab\cdot t}$ が 0 ではないといえるか。有意水準 0.01 で検定せよ。

式 9.21 を用いて A と B の偏相関係数 $r_{ab\cdot t}$ を求める。

$$r_{ab\cdot t} = \frac{r_{ab}-r_{at}\,r_{bt}}{\sqrt{1-r_{at}^2}\sqrt{1-r_{bt}^2}} = \frac{0.6-0.4\times0.5}{\sqrt{1-0.4^2}\sqrt{1-0.5^2}} = 0.504$$

次に偏相関係数の有意性検定（無相関検定）を行う。帰無仮説を「$\rho_{ab\cdot t}=0$」
とする。特に前提条件はないので対立仮説を「$\rho_{ab\cdot t}\neq0$」とし、両側検定とする。
式 9.23 より、t 値は以下のように求められる。

$$|t| = \frac{|r_{ab\cdot t}|}{\sqrt{1-r_{ab\cdot t}^2}}\sqrt{\nu} = \frac{0.504}{\sqrt{1-0.504^2}}\sqrt{20-3} = 2.41$$

t 分布表（**付表 3**）より自由度 $\nu = n-k = 20-3 = 17$、両側検定、有意水準 0.01
の臨界値は $t_{(17,両側,0.01)} = 2.90$ である。求めた $|t|$ は臨界値よりも小さいので、帰
無仮説を採択し、「有意水準 0.01 で A と B の間に相関があるとはいえない」と
結論づける。

2 変数間の関係を相関係数を用いて検討しようとするときには、常に第 3 の
変数の存在に脅かされることになる。第 3 の変数を見つけだすのは容易なこと
ではなく、その領域に関する十分な理解が不可欠である。ここでは第 3 の変数
を考慮する方法として最も単純な偏相関を取り上げたが、現在までにさまざま
な多変量解析法が開発されて用いられており、相関分析には多変量解析が不可
欠なものになっている（10 章参照）。

9）級内相関係数：比尺度と間隔尺度における測定の信頼性係数

測定の信頼性を確かめる方法として、多数の被験者を対象として同じ測定を

9章 ▍ 2変数間の関連の強さ

再検査法（test-retest method）

級内相関係数（intra-class correlation coefficient： ICC）

✎ **MEMO**
ICC は、量的データの測定の信頼性を示す。

✎ **MEMO**
σ_{tr}^2は母集団における真値の分散を、σ_e^2は母集団における測定誤差の分散を仮定したものである。

2回以上繰り返し、それらの一致度を調べる**再検査法**がある。再検査法を用いた測定の信頼性を示す指標（信頼性係数）として**級内相関係数**（ICC）が用いられる。ピアソンの相関係数が信頼性の指標として用いられることもあるが、この場合には次のような問題が指摘されている。

①測定値の一貫性は示せるが、一致度を示すものではない。

②2回のテストについて用いることができるが、3回以上では用いることができない。

③真の分散と誤差の分散を分けているわけではないので、真の信頼性係数とはいえない。

ICC は同じ対象を複数回測定したときの測定値の一致度を示す指標であり、分散分析を基礎として得られる。ICC は測定値の全分散 σ_t^2に対する真値の分散 σ_{tr}^2の割合で示される。誤差の分散を σ_e^2とすると、ICC は次のようになる。

$$\text{ICC}=\frac{真値の分散}{全分散}=\frac{全分散-誤差の分散}{全分散}=\frac{\sigma_t^2-\sigma_e^2}{\sigma_t^2}=\frac{\sigma_{tr}^2}{\sigma_{tr}^2+\sigma_e^2} \tag{9.24}$$

測定値の"完全な一致"つまり測定誤差が0のときに ICC は1となり、"偶然生じる一致"つまり全分散が誤差の分散と一致するとき（$\sigma_t^2=\sigma_e^2$）ICC は0となるため、ICC は0から1の間の数値をとることになる。

ICC にはいくつかの種類があるが、ここでは用いられることの多い ICC（1, 1）および ICC（2, 1）を取り上げる。

（1）ICC（1, 1）

ICC（1, 1）は、1要因分散分析（変量モデル[注]）を用いて計算される ICC である。**表9.5**のデータをもとに考えてみよう。**表9.5**のデータは6人（$n=6$）の被験者に対して1人の検査者がすべての測定を行い、同じ測定を3回（$k=3$）繰り返したときの測定値（A、B、C）を示している。「被験者」を要因として1

[注]6章と7章で取り上げた分散分析はすべて固定モデル（固定効果モデルあるいは母数モデルともいう）の分散分析法であるが、ICC（1, 1）と ICC（2, 1）を求めるために使われる分散分析は変量モデルの分散分析である。母数モデル（固定モデル）が「取り上げた特定の水準だけに関心がある場合のモデルである」のに対し、無作為モデル（変量モデル）とは、要因の各水準が、ある母集団から無作為に選ばれるということを仮定したモデルである。固定モデルと変量モデルでは平均平方の期待値に違いがある。平均の差の検定に用いる分散分析では、通常、特定の水準間の差に関心があることがほとんどであるので、一般に固定モデルが適用される。しかし、ICC（1, 1）では「被験者」を1つの要因としており、被験者が母集団からの無作為抽出標本であることを前提として一般化するため、無作為モデルとなっている。

表9.5 6人の被験者に対する3回の測定

被験者	測定		
	A	B	C
1	50	40	45
2	45	35	40
3	30	30	35
4	40	35	40
5	50	40	60
6	60	55	65

1人の検査者がすべての測定を行っている。

要因分散分析を行った結果が**表9.6**に分散分析表として示されている。人を対象とした研究では、通常、「被験者」を要因としないことに注意していただきたい。ここで平均平方（分散）の期待値は、

（変動因）　（平均平方）　（平均平方の期待値）

被験者間　　BMS　　→　　$k\sigma_{tr}^2 + \sigma_e^2$

被験者内　　WMS　　→　　σ_e^2
（誤差）

であることが知られているので、$\mathrm{BMS}=k\sigma_{tr}^2+\sigma_e^2$、$\mathrm{WMS}=\sigma_e^2$とおけば、

$$\sigma_{tr}^2 = \frac{\mathrm{BMS}-\mathrm{WMS}}{k}$$

となる。これらを**式9.24**に代入して得られる級内相関係数がICC (1, 1) である。

$$\mathrm{ICC}(1,\ 1) = \frac{\text{真値の分散}}{\text{全分散}} = \frac{\sigma_{tr}^2}{\sigma_{tr}+\sigma_e} = \frac{\mathrm{BMS}-\mathrm{WMS}}{\mathrm{BMS}+(k-1)\mathrm{WMS}} \tag{9.25}$$

表9.6の平均平方を**式9.25**に代入すると次のようになる。

$$\mathrm{ICC}(1,\ 1) = \frac{\mathrm{BMS}-\mathrm{WMS}}{\mathrm{BMS}+(k-1)\mathrm{WMS}} = \frac{295.833-31.944}{295.833+(3-1)\times31.944} = 0.734$$

ICC (1, 1) には2つの用い方が考えられる。1つは、被験者の母集団から無

表 9.6　1 要因分散分析の分散分析表 {ICC (1, 1)}

変動因	偏差平方和 SS	自由度 ν	平均平方 MS	F	p
行間（被験者）	1479.167	$n-1=5$	295.833（BMS）	9.261	0.0008
誤差 e	383.333	$n(k-1)=12$	31.944（WMS）		

検査者内信頼性（intra-rater reliability）

作為に選ばれた n 人の被験者に対し、1 人の検査者がすべての測定を行った場合であり、母集団として「その検査者の無限回の測定」を想定していることになる。この場合には、得られた結果はその検査者だけに当てはまるものであり、ほかの検査者に一般化することはできない。測定を行ったその検査者の信頼性を示すのみである。これを**検査者内信頼性**とよぶ。

もう 1 つは、被験者の母集団から無作為に選ばれた n 人の被験者に対する k 回の測定について、検査者の母集団から選ばれた $(n \times k)$ 人の検査者の一人ひとりが 1 回だけ測定を行う場合である（文献 53））。つまり、すべての測定が異なる検査者によって行われる場合であり、この場合には、結果は検査者の母集団の信頼性（検査者間信頼性）を示すことになる。表 9.5 のデータがこのようにして得られたものと考えれば、18 人の検査者の一人ひとりが被験者の 1 人を 1 回だけ測定した結果ということになる。

検査者間信頼性（inter-rater reliability）

（2）ICC (2, 1)

ICC (2, 1) は異なる検査者の母集団の信頼性（**検査者間信頼性**）を求めるために用いられ、同じ検査者がすべての被験者を 1 回だけ測定するところが ICC (1, 1) と異なる。検査者の母集団から無作為に選ばれた k 人の検査者が、すべての被験者を 1 回ずつ測定する場合がこのモデルに当てはまる。

表 9.5 を、3 人の検査者（A、B、C）の一人ひとりが 6 人の被験者を 1 回ずつ測定した結果として考えると、ICC (2, 1) を適用することができる。ICC (2, 1) は反復測定分散分析（6 章）を用いて計算される。表 9.5 のデータについて、反復測定分散分析を施した結果を分散分析表として**表 9.7** に示す。ここで、平均平方（分散）の期待値は次のようになることが知られている。

MEMO
σ_j^2 は母集団における検査者間の分散を仮定したもの。

（要因）	（平均平方）	（期待値）
被験者間	BMS	$\rightarrow$　$k\sigma_{tr}^2 + \sigma_e^2$
検査者間	JMS	$\rightarrow$　$n\sigma_j^2 + \sigma_e^2$
誤差	EMS	$\rightarrow$　σ_e^2

ここで、BMS$=k\sigma_{tr}^2+\sigma_e^2$、JMS$=n\sigma_j^2+\sigma_e^2$、EMS$=\sigma_e^2$ とおいて、**式 9.24** を変形した次の式に代入して得られる級内相関係数が ICC (2, 1) である。

表9.7　反復測定分散分析の分散分析表 {ICC (2, 1)}

変動因	偏差平方和 SS	自由度 ν	平均平方 MS	F	p
被験者	1479.167	$n-1=5$	295.833（BMS）		
測定	233.333	$k-1=2$	116.667（JMS）	7.778	0.0092
誤差（被験者×測定）	150.000	$(n-1)\times(k-1)=10$	15.000（EMS）		

$$\mathrm{ICC}(2, 1) = \frac{\text{真値の分散}}{\text{全分散}} = \frac{\sigma_{tr}^2}{\sigma_{tr}^2+\sigma_j^2+\sigma_e^2}$$

$$= \frac{\mathrm{BMS}-\mathrm{EMS}}{\mathrm{BMS}+(k-1)\mathrm{EMS}+\dfrac{k(\mathrm{JMS}-\mathrm{EMS})}{n}} \tag{9.26}$$

式9.26に表9.7の値を代入するとICC (2, 1) が求められる。得られた結果は検査者の母集団の信頼性を示す。

$$\mathrm{ICC}(2, 1) = \frac{\mathrm{BMS}-\mathrm{EMS}}{\mathrm{BMS}+(k-1)\mathrm{EMS}+\dfrac{k(\mathrm{JMS}-\mathrm{EMS})}{n}}$$

$$= \frac{295.833-15}{295.833+(3-1)\times 15+\dfrac{3\times(116.667-15)}{6}} = 0.746$$

（3）複数回測定の平均を用いるときの信頼性

（1）と（2）で求めた級内相関係数は1回測定した値を用いるときの信頼性を示すものであるが、k回測定した平均を用いる場合の信頼性は**式9.27**のスピアマン・ブラウンの式で求めることができる。1回測定の信頼性係数をρ、k回測定して平均を用いるときの信頼性係数をρ_kとすると、

$$\rho_k = \frac{k\times\rho}{1+(k-1)\rho} \tag{9.27}$$

である。一般に、ICC (1, 1) を用いて求められたk回測定の級内相関係数はICC (1, k)、ICC (2, 1) の場合にはICC (2, k) と表現される。

（1）のICC (1, 1) で求めた1回測定の級内相関係数を**式9.27**に代入すれば、2回測定（$k=2$）の信頼性を次のように求めることができる。

スピアマン・ブラウン（Spearman-Brown）の式

ここで用いているρとρ_kは信頼係数を表すものであり、母相関係数ではない。

9章 2変数間の関連の強さ

$$\mathrm{ICC}(1,2) = \frac{k \times \rho}{1+(k-1)\rho} = \frac{2 \times 0.734}{1+(2-1) \times 0.734} = 0.847$$

このように、繰り返し測定して平均を用いることにより、測定の信頼性を高めることができる。

2 順位相関係数

1) スピアマンの順位相関係数

ピアソンの相関係数は2つの変数が間隔尺度あるいは比尺度のときに用いることができるが、順序尺度では用いることができない。そこで、順序尺度のときに2変数間の関連の程度を表す指標として、いくつかの順位相関係数が考案されている。

順位相関係数を用いる場合を整理すると、次のようになる。

①データが最初から順位で示されている場合。

②数値で表されていても、間隔尺度とみなせない場合。

③外れ値が存在し、少数の外れ値によって影響を大きく受けてしまう場合。

④正規分布から逸脱していて、2変量正規分布という相関係数の前提条件を満たさない場合。

スピアマンの順位相関係数
(Spearman rank correlation coefficient)

ここでは、スピアマンの順位相関係数（標本では r_s、母集団では ρ_s）について述べる。スピアマンの順位相関係数 r_s は、各変数について小さいデータから順位をつけ、この順位を用いてピアソンの相関係数 r の計算式（式9.1）で計算される値である。もし同順位のデータが複数ある場合には、それらに対しては平均順位を当てる。例えば、4位のデータが3つあった場合には、$(4+5+6)/3=5$ で、3つのデータに順位5を当てる。

同順位のデータがない場合には、それぞれの変数の順位の平均が $(n+1)/2$、分散が $(n^2-1)/12$ であることを利用すると、式9.1を次のように表すことができるので参考までに示しておく。n はサンプルサイズ（データ数）、d_i は i 番目における2つの変数の順位の差である。

2．順位相関係数

$$r_s = \frac{X と Y の共分散}{X の標準偏差 \times Y の標準偏差} = \frac{S_{xy}}{s_x s_y}$$

$$= \frac{\frac{1}{n}\sum_{i=1}^{n}(X_i - \bar{X})(Y_i - \bar{Y})}{\sqrt{\frac{1}{n}\sum_{i=1}^{n}(X_i - \bar{X})^2}\sqrt{\frac{1}{n}\sum_{i=1}^{n}(Y_i - \bar{Y})^2}} = 1 - \frac{6\sum_{i=1}^{n}d_i^2}{n(n^2-1)} \qquad (9.28)$$

> **例題 9.10** **例題 9.1** のデータを用いて、スピアマンの順位相関係数を求めよ。

表 9.8 に計算のプロセスを示す。変数 X と Y のそれぞれについて小さいものから順位をつけ、それぞれ変数 X' と Y' とする。例題 9.1 と同じように、分散 $s_x'^2$ と $s_y'^2$ および共分散 $S_{x'y'}$ を求め、**式 9.1** に代入すれば r_s が求められる。

$$r_s = \frac{X' と Y' の共分散}{X' の標準偏差 \times Y' の標準偏差} = \frac{S_{x'y'}}{s_{x'}s_{y'}} = \frac{S_{x'y'}}{\sqrt{s_{x'}^2}\sqrt{s_{y'}^2}} = \frac{1.8}{\sqrt{2}\sqrt{2}} = 0.9$$

式 9.28 に n と d_i を代入しても同じ結果となる。

$$r_s = 1 - \frac{6\sum_{i=1}^{n}d_i^2}{n(n^2-1)} = 1 - \frac{6\sum_{i=1}^{5}d_i^2}{5(5^2-1)} = 1 - \frac{6 \times \{0^2 + 0^2 + 0^2 + 1^2 + (-1)^2\}}{5 \times (5^2-1)} = 0.9$$

表 9.8　例題 9.10 の生データと計算プロセス

被験者	1 回目 X	2 回目 Y	1 回目順位 X'	2 回目順位 Y'	$X'-\bar{X}'$	$Y'-\bar{Y}'$	$(X'-\bar{X}')^2$	$(Y'-\bar{Y}')^2$	$(X'-\bar{X}')(Y'-\bar{Y}')$	d_i
1	50	55	5	5	2	2	4	4	4	0
2	44	46	3	3	0	0	0	0	0	0
3	48	49	4	4	1	1	1	1	1	0
4	42	42	2	1	-1	-2	1	4	2	1
5	40	43	1	2	-2	-1	4	1	2	-1
総和	224	235	15	15	0	0	$SS_{x'}=10$	$SS_{y'}=10$	9	
平均	$\bar{X}=44.8$	$\bar{Y}=47.0$	$\bar{X}'=3$	$\bar{Y}'=3$	0	0	$s_{x'}^2=2$	$s_{y'}^2=2$	$S_{x'y'}=1.8$	

d_i は $X'-Y'$ を示す。

241

2）順位相関係数の無相関検定

（1）検定の基本的な考え方

「母集団において、順位により表された2変数に相関がない（互いに独立）、$\rho_s = 0$」という帰無仮説を検定するためには、その帰無仮説のもとでの順位相関係数の確率分布が必要である。ここでは、2変数の母集団分布に特定の分布型を仮定しないノンパラメトリックな検定を行う。2変数が互いに独立であれば、2変数の順位の組合せのすべてのパターンが同じ確率で出現すると考えられる。そこで、可能なパターンすべてについて順位相関係数を算出し、これらが出現する確率分布を考えていく。

例題9.11で考えてみよう。

例題9.11 ある母集団から4人の被験者を無作為に抽出し、2つの特性 A と B について測定してスピアマンの相関係数を求めたところ、$r_s = 0.8$ であった。母集団においてこの2変数間に相関があるといえるか。有意水準0.1で検定せよ。

帰無仮説は「母集団における順位相関係数 $\rho_s = 0$」とし、特別な前提条件がないので対立仮説を「$\rho_s \neq 0$」とする。

サンプルサイズ $n = 4$ のときには、片方の変数の順位を固定したうえで、他方の変数の順位との組合せの出現パターンを考えると全部で $4! = 24$ 通りである。2変数が互いに独立な場合、これら24のパターンの1つひとつの出現確率は $1/24$ である。

各 "順位の組合せ（場合）" について**式9.28**で求めた r_s を**表9.9**に示す。表9.9の「場合6」を例にとると、まず順位の差 d_i を次のように求め、**式9.28**に代入すればよい。

変数 X の順位を固定する	:	1	2	3	4
変数 Y の順位（場合6）	:	1	4	2	3
X と Y の順位の差 d_i	:	0	-2	1	1

$$r_s = 1 - \frac{6\sum_{i=1}^{n} d_i^2}{n(n^2-1)} = 1 - \frac{6\sum_{i=1}^{4} d_i^2}{4 \times (4^2-1)} = 1 - \frac{6 \times \{0^2 + (-2)^2 + 1^2 + 1^2\}}{4 \times (4^2-1)} = 0.4$$

表9.9の r_s を小さいものから順番に並べて、それぞれの頻度と確率分布を**表9.10**に示す。この確率分布が $n = 4$ における、帰無仮説 $\rho_s = 0$ の母集団におけ

2．順位相関係数

表9.9　$n=4$ の2変数の標本で生じるすべての順位のパターンと、それぞれの「場合」の順位相関係数

場合	順位の組合せ	スピアマンの相関係数 r_s
1	1，2，3，4	1.0
2	1，2，4，3	0.8
3	1，3，4，2	0.4
4	1，3，2，4	0.8
5	1，4，3，2	0.2
6	1，4，2，3	$1-\dfrac{6\times\{0^2+(-2)^2+1^2+1^2\}}{4\times(4^2-1)}=0.4$
7	2，1，3，4	0.8
8	2，1，4，3	0.6
9	2，3，4，1	-0.2
10	2，3，1，4	0.4
11	2，4，1，3	0.0
12	2，4，3，1	-0.4
13	3，1，2，4	0.4
14	3，1，4，2	0.0
15	3，2，1，4	0.2
16	3，2，4，1	-0.4
17	3，4，1，2	-0.6
18	3，4，2，1	-0.8
19	4，1，2，3	-0.2
20	4，1，3，2	-0.4
21	4，2，1，3	-0.4
22	4，2，3，1	-0.8
23	4，3，1，2	-0.8
24	4，3，2，1	-1.0

固定された変数 X の順位1，2，3，4に対し、変数 Y で考えられるすべての順位の組合せを示している。

る r_s の確率分布となる。

　表9.10 の確率分布を用いて、標本から求められた $r_s=0.8$ 以上に帰無仮説に反する偏った結果が得られる確率を求めると、片側検定で $0.125+0.042=0.167$、両側検定で $(0.125+0.042)\times2=0.334$ となる。対立仮説より両側検定を選ぶと $p=0.334$ となり、有意水準 0.1 よりも大きな値であるので帰無仮説を採択し、「母集団において2変数には相関があるとはいえない」と結論づける。

　$n=4$ の場合には、両側検定で有意水準を 0.084 未満に設定することができないが、n が大きくなればもっと小さな有意水準を設定して検定をすることができる。

9章 2変数間の関連の強さ

表9.10 帰無仮説 $\rho_s=0$ のもとでの r_s の確率分布（$n=4$ の場合）

r_sの確率	$\frac{1}{24}\times1$ =0.042	$\frac{1}{24}\times3$ =0.125	$\frac{1}{24}\times1$ =0.042	$\frac{1}{24}\times4$ =0.167	$\frac{1}{24}\times2$ =0.083	$\frac{1}{24}\times2$ =0.083	$\frac{1}{24}\times2$ =0.083	$\frac{1}{24}\times4$ =0.167	$\frac{1}{24}\times1$ =0.042	$\frac{1}{24}\times3$ =0.125	$\frac{1}{24}\times1$ =0.042
r_sの頻度	1	3	1	4	2	2	2	4	1	3	1
r_s	−1.0	−0.8	−0.6	−0.4	−0.2	0.0	0.2	0.4	0.6	0.8	1.0

（2）実際の検定手続き

　実際の検定では、$n\leqq30$ のときには**付表11**に示されている棄却域の臨界値を用いて検定を行えばよい。$n>50$ の場合には、「順位相関係数の標本分布が、2変量正規分布（**付録13**）に従う母集団からの標本相関係数の分布に近似できる」ことが知られているので、ピアソンの相関係数の検定と同様に、**式9.10**を用いて t 検定を行う。

3 連関係数

名義尺度で表される複数の質的変数（カテゴリー変数）間の関連性を分析する方法は、8章ですでに述べた。ここでは、2つのカテゴリー変数間の関連の強さを示す**連関係数**について取り上げる。連関係数は、関連の強さを一定の範囲の数値で示すものであり、一般に 0～1 の範囲や、−1～＋1 の範囲の数値が用いられる。

連関係数（coefficient of association）

1）Φ 係数（四分点相関係数）

Φ（ファイ）係数（四分点相関係数）は、2×2クロス集計表に適用される連関係数であり、**表8.5**を用いると次のように定義される。

Φ（ファイ）係数（phi coefficient）

四分点相関係数（four fold point correlation coefficient）

$$\Phi=\frac{n_{11}n_{22}-n_{12}n_{21}}{\sqrt{n_{1.}\,n_{2.}\,n_{.1}\,n_{.2}}} \tag{9.29}$$

式9.29 が示すように、$n_{11}n_{22}=n_{12}n_{21}$ つまり $\frac{n_{11}}{n_{12}}=\frac{n_{21}}{n_{22}}$ のときに 0 となり、2変数が独立である（関連がない）ことを示す。2×2クロス集計表における対角要素 $n_{11}=n_{22}=0$、あるいは $n_{12}=n_{21}=0$ のときに完全関連を示し、$\Phi=1$ あるいは $\Phi=-1$ となる。

　$n_{11}=n_{22}=0$ の場合を例にとって示そう。**表9.11**に $n_{11}=n_{22}=0$ とした場合の周辺度数を示す。これらの値を**式9.29**に代入すると次のようになる。

MEMO
完全関連とは、例えば変数 X が X_1 であれば、変数 Y は必ず Y_1 となるような関係である。

3．連関係数

表9.11　完全関連のときの2×2クロス集計表

	Y_1	Y_2	周辺度数
X_1	$n_{11}=0$	n_{12}	$n_{1.}=n_{12}$
X_2	n_{21}	$n_{22}=0$	$n_{2.}=n_{21}$
周辺度数	$n_{.1}=n_{21}$	$n_{.2}=n_{12}$	$n=n_{12}+n_{21}$

$$\Phi=\frac{n_{11}n_{22}-n_{12}n_{21}}{\sqrt{n_{1.}\,n_{2.}\,n_{.1}\,n_{.2}}}=\frac{0\times0-n_{12}\,n_{21}}{\sqrt{n_{12}\times n_{21}\times n_{21}\times n_{12}}}=\frac{-n_{12}\,n_{21}}{\sqrt{n_{12}^2\times n_{21}^2}}=-1$$

　同様に、$n_{12}=n_{21}=0$ の場合には $\Phi=1$ となる。このように、Φ 係数の値のとりうる範囲は $-1\leqq\Phi\leqq+1$ となる。しかし、負の値が意味をもたない場合があるので、その場合には絶対値を用いる。

　また、Φ 係数は「各変数がともに2つの値しかとらない場合の、ピアソンの相関係数」と一致する。つまり、カテゴリー変数に適当な2つの数値を与えて（0と1、1と2など、どんな値でもよい）、式9.1で r を求めると、Φ 係数と同じ値が求められる。

例題9.12　10人の被験者において性別（X）と "あるプログラムへの参加（Y）" の間の関連を調べた結果を**表9.12**に示す。変数 X では1が女性、2が男性を示し、変数 Y では1が参加、2が不参加を示している。**表9.12**のデータを2×2クロス集計表にしたものが**表9.13**である。Φ 係数を求めよ。

　式9.1を用いて Φ 係数を次のように求める。計算のプロセスは**例題9.1**と同様である。

$$\Phi=\frac{\frac{1}{n}\sum_{i=1}^{n}(X_i-\bar{X})(Y_i-\bar{Y})}{\sqrt{\frac{1}{n}\sum_{i=1}^{n}(X_i-\bar{X})^2}\sqrt{\frac{1}{n}\sum_{i=1}^{n}(Y_i-\bar{Y})^2}}=0.816$$

Φ 係数は**式9.29**を用いて求めることもできる。

$$\Phi=\frac{n_{11}n_{22}-n_{12}n_{21}}{\sqrt{n_{1.}\,n_{2.}\,n_{.1}\,n_{.2}}}=\frac{5\times4-0\times1}{\sqrt{5\times5\times6\times4}}=0.816$$

表9.12 例題9.12のデータ

被験者	1	2	3	4	5	6	7	8	9	10
X	1	1	1	1	1	2	2	2	2	2
Y	1	1	1	1	1	1	2	2	2	2

表9.13 例題9.12の2×2クロス集計表

	Y_1	Y_2	周辺度数
X_1	$n_{11}=5$	$n_{12}=0$	$n_{1.}=5$
X_2	$n_{21}=1$	$n_{22}=4$	$n_{2.}=5$
周辺度数	$n_{.1}=6$	$n_{.2}=4$	$n=10$

このように、どちらの方法でも同じ値となる。

2）ユールの連関係数

ユールの連関係数 Q（Yule's coefficient of association）

ユールの連関係数 Q は、Φ 係数と同様に2×2クロス集計表に適用される連関係数であり、表8.5を用いると次の式によって定義される。

$$\text{ユールの連関係数 } Q = \frac{n_{11}n_{22} - n_{12}n_{21}}{n_{11}n_{22} + n_{12}n_{21}} \qquad (9.30)$$

式9.30が示すように、$n_{11}n_{22}=n_{12}n_{21}$ つまり $\frac{n_{11}}{n_{12}}=\frac{n_{21}}{n_{22}}$ のときに0となり、2変数が独立である（関連がない）ことを示す。Φ 係数と同様に、2×2クロス集計表における対角要素 $n_{11}=n_{22}=0$ あるいは $n_{12}=n_{21}=0$ のときに完全関連を示し、$Q=1$ あるいは $Q=-1$ となる。式9.30に代入すると次のようになる。

$$Q = \frac{0 \times 0 - n_{12}n_{21}}{0 \times 0 + n_{12}n_{21}} = -1 \qquad Q = \frac{n_{11}n_{22} - 0 \times 0}{n_{11}n_{22} + 0 \times 0} = 1$$

さらに、Φ 係数とは異なり、要素の1つだけが0である場合にも+1あるいは-1となる。$n_{11}=0$ の場合で考えてみよう。$n_{11}=0$ を式9.30に代入すると次のようになる。

$$Q = \frac{0 \times n_{22} - n_{12}n_{21}}{0 \times n_{22} + n_{12}n_{21}} = \frac{-n_{12}n_{21}}{n_{12}n_{21}} = -1$$

MEMO
関連の極限状態とは、2変数間の関連の強さが理論上、これ以上強いことは起こりえないことをいう。（詳細は文献61）参照）

同様に、$n_{12}=0$ のときには $Q=+1$、$n_{21}=0$ のときには $Q=+1$、$n_{22}=0$ のときには $Q=-1$ となる。

2×2クロス集計表において、関連の極限状態でも対角要素が同時に0にはな

表 9.14　最大関連のときの 2×2 クロス集計表

	B_1	B_2	周辺度数
A_1	c	d	$c+d$
A_2	e	0	e
周辺度数	$c+e$	d	$c+d+e$

らず、**表 9.14** のような状況が起こることがある。このような状況を**最大関連**という。ユールの連関係数を用いると、完全関連だけでなく最大関連のときにも $Q=+1$ あるいは $Q=-1$ として示すことができる。要素の 1 つだけが 0 のときに $Q=+1$ あるいは $Q=-1$ になることは、対角要素が同時に 0 になりえない場合に、ユールの連関係数 Q が有用であることを示している。

> **例題 9.13**　**例題 8.8** で、検査 A と検査 B の関連の強さをユールの連関係数 Q で示せ。

表 8.10 のデータを用いて、**式 9.30** より、

$$Q=\frac{n_{11}n_{22}-n_{12}n_{21}}{n_{11}n_{22}+n_{12}n_{21}}=\frac{55\times26-8\times11}{55\times26+8\times11}=0.884$$

3）クラメールの連関係数

　2 変数の 1 つあるいは両方の水準が 3 以上の場合の関連を示す指標として、**クラメールの連関係数 V** が用いられる。$r\times c$（$r\leqq c$）のクロス集計表の場合、クラメールの連関係数 V は次のように定義される。r は行の数、n はクロス集計表の総度数、χ^2 はピアソンの χ^2 である。

クラメールの連関係数
(Cramer's coefficient of association)

$$\textbf{クラメールの連関係数}\,V=\sqrt{\frac{\chi^2}{n(r-1)}} \tag{9.31}$$

　クロス集計表において、2 つのカテゴリー変数の関連の強さの程度（独立な状態から離れる程度）は χ^2 の大きさによって示されるが、χ^2 の大きさは変数の水準数と総度数が大きいほど大きくなってしまう。そこで、χ^2 のとりうる最大値 n（$r-1$）を用いて、最大値が 1 となるように標準化したものがクラメールの連関係数 V である。

9章　2変数間の関連の強さ

表 9.15　完全関連の場合の 3×3 クロス集計表

	B_1	B_2	B_3	周辺度数
A_1	n_{11}	0	0	$n_{1.}=n_{11}$
A_2	0	n_{22}	0	$n_{2.}=n_{22}$
A_3	0	0	n_{33}	$n_{3.}=n_{33}$
周辺度数	$n_{.1}=n_{11}$	$n_{.2}=n_{22}$	$n_{.3}=n_{33}$	$n=n_{11}+n_{22}+n_{33}$

　完全関連の 3×3 クロス集計表（**表 9.15**）を用いて、χ^2 の取りうる最大値が n（$r-1$）となることを示そう。**式 8.10** は周辺度数を用いて次のように変形できるため（**付録 10** 参照）、これを用いて**表 9.15** の完全関連の場合の χ^2 を求める。

$$\text{完全関連の場合の } \chi^2 = \sum_{i=1}^{r}\sum_{j=1}^{c}\frac{(n_{ij}-E_{ij})^2}{E_{ij}}$$
$$= n\left(\sum_{i=1}^{r}\sum_{j=1}^{c}\frac{n_{ij}^2}{n_{i.}\,n_{.j}}-1\right)$$
$$= n\left(\frac{n_{11}^2}{n_{11}\times n_{11}}+\frac{n_{22}^2}{n_{22}\times n_{22}}+\frac{n_{33}^2}{n_{33}\times n_{33}}-1\right)=2n$$

　この $2n$ は、$r=3$ を**式 9.31** の分母の n（$r-1$）に代入した値と一致する。

> **例題 9.14**　**例題 8.16** のデータを用いてクラメールの連関係数 V を求めよ。

　例題 8.16 より、$\chi^2=10.62$、$r=2$、$n=69$ であるので、**式 9.31** を用いて次のように求める。

$$V=\sqrt{\frac{\chi^2}{n(r-1)}}=\sqrt{\frac{10.62}{69(2-1)}}=0.392$$

4）κ 統計量と κ_w 統計量：順序尺度と名義尺度における信頼性係数

（1）κ 統計量

κ 統計量（kappa statistic）

一致率（percent agreement）

　比尺度や間隔尺度における "測定の信頼性" は級内相関係数（ICC）を用いて表されるが、順序尺度や名義尺度の場合には κ（カッパ）**統計量**（κ 係数）が用いられる。順位相関係数、χ^2 値、ユールの連関係数 Q、単純な一致率などが用

248

3．連関係数

表9.16　2人の検査者による被験者91人の測定結果
（観察度数）

		検査者B			計
		自立	一部介助	全介助	
検査者A	自立	**20**	7	4	31
	一部介助	6	**20**	9	35
	全介助	3	6	**16**	25
計		29	33	29	91

太字は2人の検査者の測定結果が完全に一致した被験者数（人数）
を示している。

いられることもあるが、統計学的に最も適切と考えられているのが κ 統計量である。**表9.16**のデータをもとに考え方を示そう。

　表9.16は、2人の検査者が91人の対象者（被験者）の日常生活動作を、3件法（自立、一部介助、全介助）で1回ずつ測定した結果（観察度数）を示している。2人の検査者の測定結果が完全に一致した数（観察された一致度数）は太字で示した右下がりの対角線上にある被験者数であり、可能な一致度数は全被験者数 n である。観察された一致率（一致係数 P_0）は次のように求められる。

一致係数（coefficient of agreement）

$$一致係数\ P_0 = \frac{観察された一致度数}{可能な一致度数} \tag{9.32}$$

　表9.16の値を**式9.32**に代入すると、次のようになる。

$$一致係数\ P_0 = \frac{20+20+16}{91} = 0.615$$

　一致係数によれば、2人の検査者の測定結果のうち、約62%が一致したことになる。

　しかし、一致係数を信頼性の指標とすることは適切でない。2人の測定結果が独立である（関連がない）場合でも、偶然によって2人の測定結果の一致が生じる可能性があるためである。

　8章では、**表8.5**の2×2クロス集計表から、2変数間に関連がない場合の期待度数を**式8.9**で求めたが、この考え方を3×3クロス集計表に拡張して、2人の検査者がまったくでたらめに測定した場合（2人の検査に関連がない場合）の期待度数、つまり偶然によって期待される一致の数（偶然の一致度数）を求める。**表9.17**に、**表8.5**を3×3に拡張したクロス集計表を示す。**式8.9**と同様に、**式9.33**を用いて期待度数（偶然の一致度数）を求めることができる。

249

9章 2変数間の関連の強さ

表9.17 3×3 クロス集計表

		B			周辺度数
		B_1	B_2	B_3	
A	A_1	n_{11}	n_{12}	n_{13}	$n_{1.}=n_{11}+n_{12}+n_{13}$
	A_2	n_{21}	n_{22}	n_{23}	$n_{2.}=n_{21}+n_{22}+n_{23}$
	A_3	n_{31}	n_{32}	n_{33}	$n_{3.}=n_{31}+n_{32}+n_{33}$
周辺度数		$n_{.1}=n_{11}+n_{21}+n_{31}$	$n_{.2}=n_{12}+n_{22}+n_{32}$	$n_{.3}=n_{13}+n_{23}+n_{33}$	$n=n_{11}+n_{12}+n_{13}$ $+n_{21}+n_{22}+n_{23}$ $+n_{31}+n_{32}+n_{33}$

表9.18 偶然によって期待される一致の数

		検査者B			計
		自立	一部介助	全介助	
検査者A	自立	**9.88**	11.24	9.88	31
	一部介助	11.15	**12.69**	11.15	35
	全介助	7.97	9.07	**7.97**	25
計		29	33	29	91

太字は偶然によって期待される一致の数を示している。

$$E_{11}=\frac{n_{1.}}{n}\times\frac{n_{.1}}{n}\times n \qquad E_{12}=\frac{n_{1.}}{n}\times\frac{n_{.2}}{n}\times n \qquad E_{13}=\frac{n_{1.}}{n}\times\frac{n_{.3}}{n}\times n$$

$$E_{21}=\frac{n_{2.}}{n}\times\frac{n_{.1}}{n}\times n \qquad E_{22}=\frac{n_{2.}}{n}\times\frac{n_{.2}}{n}\times n \qquad E_{23}=\frac{n_{2.}}{n}\times\frac{n_{.3}}{n}\times n$$

$$E_{31}=\frac{n_{3.}}{n}\times\frac{n_{.1}}{n}\times n \qquad E_{32}=\frac{n_{3.}}{n}\times\frac{n_{.2}}{n}\times n \qquad E_{33}=\frac{n_{3.}}{n}\times\frac{n_{.3}}{n}\times n \qquad (9.33)$$

例として、**表9.18** で「自立」の期待度数 E_{11} を算出すると次のようになる。

$$E_{11}=\frac{n_{1.}}{n}\times\frac{n_{.1}}{n}\times n=\frac{31}{91}\times\frac{29}{91}\times 91=9.88$$

表9.18 の「偶然によって期待される一致の数」（2人の検査者に関連がない場合の期待度数）を用いて一致係数 P_0 を求めると、次のように0にはならない。

$$\frac{9.88+12.69+7.97}{91}=0.336$$

この結果は、一致係数 P_0 が信頼性の指標として適切ではないことを示している。ここで、関連がない場合の期待度数を用いて求めた一致係数を、偶然の一

250

致率 P_c と定義する。

$$偶然の一致率\ P_c = \frac{偶然の一致度数}{可能な一致度数} \tag{9.34}$$

さらに、一致係数 P_0 と偶然の一致率 P_c を用いて κ 統計量を次のように定義する。このように κ 統計量は偶然の一致率を考慮した信頼性係数である。

$$\kappa = \frac{P_0 - P_c}{1 - P_c} \tag{9.35}$$

式 9.35 の分子は「真の一致率」を示し、分母は「偶然によらない可能な最大の一致率」を示す。P_0 と P_c が等しいとき、つまり 2 人の検査者の測定結果が独立である（関連がない）場合に 0 となり、完全に一致する場合に 1 となる。κ は $P_0 < P_c$ のときに 0 付近の負の値となることがあるが、実際の信頼性研究で $\kappa = 0$ 付近の信頼性を問題とすることはほとんどない。

すでに求めた P_0 と P_c を**式 9.35** に代入して κ を求めると、次のようになる。

$$\kappa = \frac{P_0 - P_c}{1 - P_c} = \frac{0.615 - 0.336}{1 - 0.336} = 0.421$$

このように偶然の一致を補正することにより、観察された一致率 P_0 よりも小さな値を示す。

（2）κ_w（重みづけカッパ）統計量

水準数が 3 以上の順序尺度変数を用いて評価する場合、2 人の検査者の測定結果が一致しない（不一致）ときの評価のずれの大きさが、1 水準の場合と 2 水準以上の場合がある。前述の κ 統計量ではこの違いを区別せずに単に「不一致」として扱われるが、1 水準のずれよりも 2 水準以上のずれのほうが現実的な重大さが大きい場合や、同じ 1 水準のずれでも水準の組合せによって重大さが異なると考えられる場合がある。このようなときに、「判断の不一致で生じる現実的重大さに応じた重みづけ」によって調整される信頼性係数 κ_w を用いる。

κ_w は重みづけの仕方によって大きさが変化し、重みづけは研究者によって任意に決定されるので、理論的見地から慎重に重みづけを決定する必要がある。また、報告に際しては、重みづけの理論背景を明確に述べる必要がある。詳細については、本書の範囲を超えるので文献 9) などを参照していただきたい。

重みづけ κ 統計量（weighted kappa statistic）

10章 その他の有用な方法

　4章から9章まで、基本的で重要な推測統計の方法を取り上げてきたが、このほかにも有用な多くの方法がある。説明の都合で前章までに取り上げることができなかった方法と、人を対象とする研究にとって重要なその他の方法を本章で概説する。

1 母分散の信頼区間の推定

　母平均、母比率および母相関係数の信頼区間の推定について、それぞれ5章、8章、9章ですでに取り上げたので、ここでは χ^2 分布を用いた母分散の信頼区間について述べる。

> **例題 10.1** ある疾患に罹患した20歳代の患者20人の最高血圧が平均128 mmHg（標本標準偏差 $s=9.3$）であったとき、最高血圧の母分散 σ^2（この疾患に罹患した20歳代の患者の母集団の分散）の95%信頼区間を求めよ。ただし、この20人はその疾患患者の母集団からの無作為抽出標本であり、母集団分布が正規分布であると仮定する。

　図10.1に母分散の信頼区間推定の考え方のプロセスを示す。図10.1aに示すように、母集団分布は未知であるので母平均を μ、母分散を σ^2 とする。この母集団からサンプルサイズ $n=20$ のデータを無作為抽出して不偏分散 $\hat{\sigma}^2$ を求め、これを無限に繰り返すことを今までと同様に思考実験として考えてみよう。この不偏分散から求められる $\dfrac{(n-1)\hat{\sigma}^2}{\sigma^2}$ は、自由度 $\nu=n-1$ の χ^2 分布に従う（**式3.32**）ことが知られている。つまり、不偏分散 $\hat{\sigma}^2$ とサンプルサイズ n が決まれば確率分布が1つに定まるので、$\chi^2_{(n-1)} = \dfrac{(n-1)\hat{\sigma}^2}{\sigma^2}$ の関係を用いて母分散の信頼区間の推定を行うことができる。

MEMO
式3.2より
$\hat{\sigma}^2 = \dfrac{n}{n-1}s^2$ である

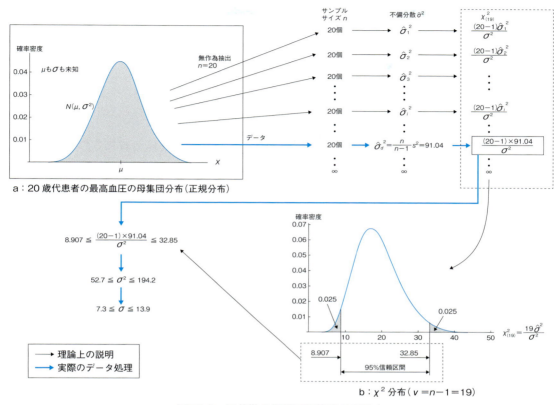

図 10.1　母分散の信頼区間推定の考え方

図 3.12 と図 10.1 に示すように、自由度が 3 以上の χ^2 分布は、χ^2 値が極端に大きいときと、極端に小さいとき（0 に近いとき）に確率が小さくなる「非対称な釣鐘型」の分布である。χ^2 分布の両裾の確率 2.5％ずつを除いた中央の 95％の範囲を信頼区間とする。**付表 4** に χ^2 分布の上側確率が自由度ごとに示されているので、これを用いて上側 2.5％点の χ^2 値と上側 97.5％点（下側 2.5％点と一致する）の χ^2 値を求めると、次のようになる。

上側 2.5％点：$\chi^2_{(19),\,0.025}=32.85$, **上側 97.5％点**：$\chi^2_{(19),\,0.975}=8.91$

$\chi^2_{(n-1)}=\dfrac{(n-1)\hat{\sigma}^2}{\sigma^2}$ は 95％の確率でこの 2 点間に入るので、次のような不等式が成り立つ。

$$8.91 \leq \dfrac{(n-1)\hat{\sigma}^2}{\sigma^2} \leq 32.85$$

$n=20$、式 3.2 より不偏分散 $\hat{\sigma}^2=\dfrac{n}{n-1}s^2=91.04$ を代入して不等式を整理すると、母分散の 95％信頼区間と母標準偏差の 95％信頼区間は

母分散の信頼区間：$52.7 \leq \sigma^2 \leq 194.2$

母標準偏差の信頼区間：$7.3 \leq \sigma \leq 13.9$

となる。

母分散の「$100(1-\alpha)$％信頼区間」は次のように一般化された形で表現される。

$$\frac{(n-1)\hat{\sigma}^2}{\chi^2_{(n-1),\frac{\alpha}{2}}} \leq \sigma^2 \leq \frac{(n-1)\hat{\sigma}^2}{\chi^2_{(n-1),1-\frac{\alpha}{2}}}$$

2　3つ以上の母分散の差（均一性）の検定

5章で取り上げた F 検定を用いて 2 条件間の母分散の差の検定を行うことができるが、3 群以上の群間比較に用いると検定の多重性の問題（6 章）が生じる。3 水準以上の母分散の差の検定方法はいくつか提案されているが、ここでは考え方がわかりやすく、各群のサンプルサイズが異なる場合にも用いることができる**ルビン検定**と**ブラウン・フォーサイス検定**を取り上げる。等分散検定それ自体が研究目的のために必要な場合と、分散分析を行うときの前提条件である「母分散の均一性」の確認のために必要な場合がある。

ルビン検定（Levene test）

ブラウン・フォーサイス検定（Brown-Forsyth test）

MEMO
等分散を示す用語として、分散の均一性、等質性、斉一性、一様性などの用語が用いられている。

1）ルビン検定

例題 10.2 で考え方を示そう。

> **例題 10.2**　表 10.1 に 3 つの条件下で得られた 12 人の被験者の得点（表の左側）が示されている。各条件には 4 人ずつ被験者が配置されている。3 つの条件間に母分散の差があるといえるか。ルビン検定を用いて有意水準 0.05 で検定せよ。

ルビン検定では、各条件において「各測定値（X_{ij}）から各条件の平均（$\bar{X}_{\cdot j}$）を差し引いた値の絶対値（偏差）」を変換値（X'_{ij}）として用いる。式で表すと次のようになる。

表 10.1　例題 10.2 の各条件におけるデータと変換値

	生データ X_{ij}			変換値（偏差）$X'_{ij}=|X_{ij}-\bar{X}_{.j}|$		
	条件1	条件2	条件3	条件1	条件2	条件3
	4	4	4	1.5	3	4.5
	5	6	7	0.5	1	1.5
	6	8	10	0.5	1	1.5
	7	10	13	1.5	3	4.5
平均	$\bar{X}_1=5.5$	$\bar{X}_2=7.0$	$\bar{X}_3=8.5$	$z_{11}=1.0$	$z_{12}=2.0$	$z_{13}=3.0$

偏差：各条件の平均との差の絶対値

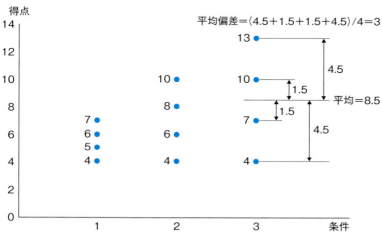

図 10.2　ルビン検定による母分散の差の検定の考え方

$$X'_{ij}=|X_{ij}-\bar{X}_{.j}|$$

図 10.2 は、表 10.1 の生データをプロットし、条件 3 における変換値の求め方を示している。同様にして求められた変換値のすべてが表 10.1 の右部分に記載されている。この変換値の平均は「平均偏差」（式 2.4）に相当するものであり、散布度の指標の 1 つである。

ルビン検定では変換値の母平均の差を、1 要因分散分析（6 章）により検定する。帰無仮説は「$\sigma_1^2=\sigma_2^2=\sigma_3^2$」であり、対立仮説は「"母分散が等しくない水準の組合せ"が少なくとも 1 つある」である。ここでは検定の結果を分散分析表として表 10.2 に示す。水準数を k、全データ数を n とすると、要因の自由度は $k-1=3-1=2$、誤差の自由度は $n-k=12-3=9$ であるので、有意水準 0.05 のときの F の臨界値は、F 分布表（付表 5）より $F_{(2/9,\,0.05)}=4.256$ となる。データから得られた F 値が 2.57 であり、臨界値よりも小さいので帰無仮説が採択され、「母分散に差があるとはいえない」と結論づける。

このように、ルビン検定は平均偏差をばらつきの指標として、その大きさに

10章　その他の有用な方法

表10.2　例題10.2の分散分析表

変動因	偏差平方和SS	自由度 ν	平均平方MS	F	F 臨界値（0.05）
級間（要因 a）	SS$_a$ = 8	$k-1$ = 2	4	2.57	$F_{(2/9, 0.05)}$ = 4.26
級内（誤差 e）	SS$_e$ = 14	$n-k$ = 9	1.556		
全体 t	SS$_t$ = 22	$n-1$ = 11			

関して1要因分散分析により検定する方法である。6章で述べたように、分散分析は各水準の母分散の均一性を仮定しているため、この仮定が満たされない場合には推定誤差が増大する。しかし、各水準のサンプルサイズの差が小さいほど推定誤差が小さくなることが知られているので、研究計画の段階で各水準のサンプルサイズの差を可能な限り小さくしておくべきである。

2）ブラウン・フォーサイス検定

ルビン検定では変換値として平均からの偏差を求めたが、ブラウン・フォーサイス検定では、平均ではなく中央値からの偏差を求める。ほかの手続きはルビン検定とまったく同じである。ルビン検定よりも頑健性が高いといわれている。

3 メディアン検定

メディアン検定（median test）

メディアン検定は、互いに独立な2つの標本（対応のない2群のデータ）が、ともに同一な中央値（母中央値、μ_e）をもつ母集団からの無作為抽出標本と考えられるかどうかを検定する方法である。ウィルコクソン・マン・ホイットニー検定（4章参照）で母中央値の差の検定をするためには、「2群の母集団分布がその位置以外は等しい」という仮定が必要であったが、メディアン検定ではこの仮定は不要であるので、母集団分布の形に差がある場合にも母中央値の差の検定として用いることができる。

1）2標本の場合（2群間比較）

例題4.4（4章）にメディアン検定を適用して、その考え方を説明しよう。帰無仮説を「2つの標本（実験群 A と対照群 B）が同一の中央値をもつ母集団分布からの無作為抽出標本である（2標本の母中央値が等しい）」とし、対立仮説をここでは「2標本の母中央値に差がある」とする。

まず、2つの標本をあわせた中央値（標本中央値、Me）を求める。**例題4.4**では、**表4.4**より中央値は2.0である。次に、標本ごとに（群ごとに）、求められた中央値よりも大きい測定値（＋）と、中央値以下の測定値（−）の数を数

表 10.3 例題 4.4 から求めた 2 × 2 クロス集計表

	A 群	B 群	計
＋（測定値＞中央値）	2	0	2
－（測定値≦中央値）	0	3	3
計	2	3	5

2群あわせた標本の中央値を求め、各群の測定値と比べる。中央値よりも大きい測定値（＋）の数とそれ以下の測定値（－）の数を求める。

えて 2×2 クロス集計表を作る。**例題 4.4** では**表 10.3** のクロス集計表が求められる。

　検定としては、このクロス集計表に対してフィッシャーの直接（正確）確率検定（8 章）を行えばよい。サンプルサイズが十分に大きい場合には自由度 1 の独立性の χ^2 検定（8 章）を用いることもできる。フィッシャーの直接確率検定の結果では $p = 0.100$（両側検定）となるので、有意水準 0.2 で帰無仮説を棄却し、有意差があると結論づける。フィッシャーの直接確率検定では片側検定を行うこともできる。

　独立性の χ^2 検定でイエーツの補正（**式 8.13**）を行った場合には $p = 0.192$ となり、サンプルサイズが小さいために、やや誤差が大きい結果となる。

　この**例題 4.4** では中央値と一致する測定値を「（－）のカテゴリー（測定値≦中央値）」に含めたが、サンプルサイズが十分に大きい場合には中央値と一致する測定値を削除してもよい。

2）3 標本以上の場合（多群間比較）

　例題 4.4 を用いて 2 標本のためのメディアン検定を説明したが、3 標本以上の場合でもメディアン検定を行うことができる。k 組の独立な標本（対応のないデータ）があるとすると、まず k 組の標本をあわせた中央値を求める。次に、中央値を超える測定値を（＋）のカテゴリーに、中央値以下の測定値を（－）のカテゴリーに分類し、各群について（＋）と（－）に含まれる測定値の数を数えて、$k \times 2$（あるいは $2 \times k$）のクロス集計表に整理する。2 標本の場合と同様に、サンプルサイズが大きい場合には中央値と一致する測定値を削除してもよい。得られたクロス集計表について、フィッシャーの直接確率検定あるいは自由度 $k-1$ の独立性の χ^2 検定を行えばよい。

10章　その他の有用な方法

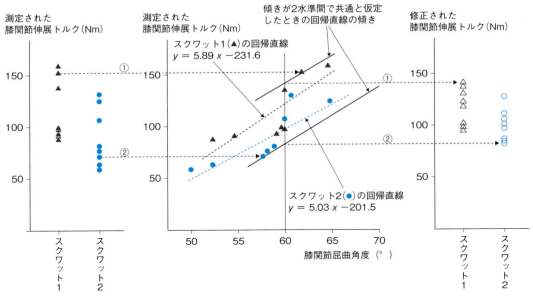

a：通常の2群間比較　　b：膝関節屈曲角度と膝関節伸展トルクの関係　　c：膝関節屈曲60°における予測値を用いた2群間比較

図10.3　共分散分析の考え方
8人の被験者が2つのスクワット課題を行った結果を示している。

4　共分散分析

共分散分析 (analysis of covariance：ANCOVA)

　母平均の差の検定を5章から7章で述べたが、取り上げられている従属変数（測定される変数）が独立変数以外の変数と関連しているときには、ある条件を満たせば、より正確な検定が可能である。**共分散分析**とよばれるこの方法は分散分析と回帰分析を組み合わせたものである。ここで詳細を述べることはできないので、簡単な例を用いて概略を述べる。

　8人の被験者に行った2つのスクワット課題（立位から膝関節を60°屈曲して、すぐに立位に戻る運動を1秒間で行う）において、生じる膝関節トルクにどの程度の違いがあるのかを調べた研究を例に説明する（**図10.3**）。**図10.3a**は、スクワット課題遂行中に膝関節に生じた最大伸展トルク（Nm）を示している。8人の被験者がスクワット1とスクワット2を行っているので、通常、対応のあるt検定（5章）や符号付順位和検定（4章）を用いて検定を行う。しかし、実際のスクワット課題では膝関節屈曲角度が正確に60°にはならずにばらつきが生じた。そのときの膝関節屈曲角度と膝関節伸展トルクとの関係を示したものが**図10.3b**である。共分散分析では、第一段階として水準（条件）ごとに膝関節屈曲角度と伸展トルクの回帰分析を行い、回帰直線の傾きの有意性を

確認する。有意でない場合には共分散分析を行うことができないので、通常の母平均の差の検定を行う。

　回帰が有意である場合には、第二段階として回帰直線の傾きの差（平行性）の検定（9章）を行う。共分散分析では「回帰直線の傾きが水準間で等しい」という仮定が必要なのである。回帰直線の平行性の仮定が棄却されなかった場合には、「回帰直線の傾きが水準間で等しい」と仮定して、すべての水準に共通な回帰直線の傾きを求める。平行性の仮定が棄却された場合には共分散分析を行うことはできない。

　図 10.3b では、共通な回帰直線の傾きを用いて、測定された伸展トルクを「膝関節屈曲角度 60° における伸展トルク（予測値）」として修正する手続きを示している（①、②）。修正されたすべてのデータが図 10.3c に示されている。このデータを用いて母平均の差の検定を行えばよい。「膝関節屈曲角度 60° における伸展トルク」として修正するという説明をしたが、このような修正はどの角度で行っても、2 つの水準間の相対的な差は変化しない。このため、通常、Y 軸切片（この例では膝関節屈曲 0° でのトルク）を求めて検定を行う。従属変数に影響を与える第 3 の変数（上述の例では膝関節屈曲角度）を取り上げて、その影響を取り除く方法が共分散分析であるが、このような第 3 の変数を**共変量**とよんでいる。

共変量（covariate）

　2 つの水準間の比較の例を取り上げたが、3 つ以上の水準間でも、複数の要因を含む研究デザインでも可能である。詳細は他書を参照していただきたい。

5　生存分析（生存時間解析）

　生存分析は、明確に定義できる 1 つの時点（原点）から、ある**イベント（事象）**が発現するまでの時間を従属変数（目的変数）とする統計手法である。イベントとしては、「死亡」だけではなく、病気の治癒や寛解、非自立から自立への変化、機器の場合には故障の発生など、原点とイベント発生時点が定義できればさまざまな場面で用いることができる。

生存分析（survival analysis）

事象（event）

　また、イベントが発現する前に観測が打ち切られてイベントの発現を確認できないことを**打ち切り**というが、打ち切りがあるデータでも生存分析は可能である。生存分析の目的としては、①生存曲線（「全症例に対する生存している症例の割合」を時間軸に対して表す）の推定、②複数の治療方法間の生存率の差の検定、③生存率に影響する要因（共変量）の検討がある。

打ち切り（censoring）

カプラン・マイヤー法（Kaplan–Meier method）

　①に対してカプラン・マイヤー法、②に対してログランク検定、③に対してコックス比例ハザードモデルなどを用いることができる。コックス比例ハザードモデルは 2 つ以上の独立変数を同時に用いるもので、後述の多変量解析の 1

ログランク検定（log-rank test）

コックス比例ハザードモデル（Cox's proportional hazard model）

6 相関研究（調査研究、観察研究）と多変量解析

1）多変量解析とは

　近代科学はさまざまな事象の中に存在する法則を、実験の繰り返しで明らかにすることにより作られてきたが、人間科学においても実験は重要な役割を果たしてきた。しかし、人を対象とした研究では、ある事象の生起にたくさんの変数が関与していて、少数の変数だけを取り上げて検討すること自体に意義がない場合があるし、多くの要因を一定にコントロールすることが困難な場合も多い。

　このような場合には、その事象への関与が考えられる変数を人為的にコントロールするのではなく、関与が予想されるさまざまな変数をなんらかの方法で計測し、数学的にコントロールすることによって、その事象を規定している要因を明らかにしようとする方法が用いられる。このためのさまざまな解析方法が考案され、それらを総称して**多変量解析**とよんでいる。

　多変量解析は3つ以上の変数を同時に取り扱う統計処理の方法であり、その多くは、実験手続きを含まない相関研究（調査研究、観察研究）で用いられる。7章で取り上げた多要因（2要因以上）の分散分析も3つ以上の変数を同時に扱う方法であり、多変量解析に分類されることもあるが、多要因分散分析は実験計画法として取り上げられることが多い。

2）多変量解析の目的と分類

(1) 目的

　多変量解析の目的には「予測」と「情報の要約（圧縮）」の2つがある。ここで「予測」とは、ある事象に関する将来予測だけではなく、1つの変数（従属変数）を、ほかの変数（独立変数）で説明することも含んでいる。1つの変数をほかの1つの変数で予測する方法については、すでに9章で単回帰分析として取り上げたが、予測を目的とする多変量解析は2つ以上の独立変数（説明変数）で説明する場合である。

　「情報の要約」とは、複数の変数を新しい1つの変数に要約する、あるいは複数の変数をそれよりも少ない数の変数で説明することである。例えば、数学、理科、英語、国語の4科目のテスト結果を用いて、数学と理科の類似性や、国語と英語の類似性から、理系の能力と文系の能力として要約する場合などがある。

実験は、ある事象の発現に関係すると考えられるさまざまな要因（剰余変数）が入り込まないように条件を一定にコントロールし、因果関係を検討したい1つあるいは数個の要因（独立変数）だけを変化させて、従属変数と独立変数の因果関係を導き出す方法である。

多変量解析（multivariate analysis）

多変量解析では独立変数のことを説明変数（あるいは予測変数）、従属変数のことを目的変数（あるいは基準変数）とよぶことが多いが、ここでは混乱を避けるために、独立変数と従属変数という用語を用いる。

6．相関研究（調査研究、観察研究）と多変量解析

表 10.4　変数の尺度の水準による多変量解析の分類

			従属変数*	
			量的	質的
変数間の独立・従属の関係	あり	量的独立変数	重回帰分析 パス解析 正準相関分析	判別分析 ロジスティック回帰分析
		質的独立変数	数量化理論Ⅰ類 多要因分散分析 共分散分析	数量化理論Ⅱ類 対数線形モデル
	なし （情報の要約）		因子分析 主成分分析	数量化理論Ⅲ類 数量化理論Ⅳ類 クラスター分析 多次元尺度法

*独立・従属関係がないときは観測変数
量的変数（間隔尺度・比尺度）、質的変数（名義尺度・順序尺度）

(2) 分類

10 章までに取り上げた手法と同様に、多変量解析で用いる変数には定性的な尺度（質的変数：名義尺度と順序尺度）と、定量的な尺度（量的変数：間隔尺度と比尺度）がある。代表的な多変量解析を、目的（予測か要約か）および、変数（独立変数と従属変数）の種類（量的か質的か）によって分類すると**表 10.4** のようになる。

独立変数と従属変数という用語を用いているが、ここで扱うデータは通常、実験手続きを経て得られるものではなく、調査や観察によって、同一被験者から複数の変数を同時測定（あるいは経時的測定）して得られたデータである。このため、変数間の相関を明らかにすることはできるが、相関だけで因果関係を明らかにできるわけではない。

調査や観察によるデータから、ある変数 X が、もう 1 つの変数 Y の原因であるということを確認するためには、さらに以下の 4 点が必要である。

①Y に影響する可能性がある諸要因を多変量解析を用いて、可能な限り数学的に取り除き、X と Y の関連を明らかにすること。

②その関連に不偏性があること。

③X が Y に時間的に先行していること。

④X と Y の関連に、各々の科学領域における論理的整合性が示されること。

多変量解析では複雑な計算が行われるためコンピュータソフトウェアを用いることが一般的であり、手計算で行うことは現実的ではない。

説明変数（explanatory variable）

予測変数（predictive variable）

目的変数（object variable）

基準変数（criterion variable）

10章　その他の有用な方法

3）独立変数（説明変数）と従属変数（目的変数）がある多変量解析

(1) 独立変数、従属変数ともに量的変数の場合

①重回帰分析

重回帰分析（multiple regression analysis）

重回帰分析は、1つの従属変数を複数の独立変数で予測する最も基本的な方法であり、従属変数も独立変数も量的変数（後述するダミー変数でも可能）の場合に適用される。

単回帰分析では、変数 Y と X に直線関係が予想されるとき、X から Y を予測する式 $Y＝aX＋b$ の定数 a と b を、誤差を最小にするようにして求めた（最小二乗法）。このとき Y が従属変数、X が独立変数である。

標準偏回帰係数（standardized partial regression coefficient）

重回帰分析は独立変数が2つ以上の場合に拡張したものであり、独立変数として X_1、$X_2 \cdots X_n$ が考えられるとき、回帰式 $Y＝a_1 X_1＋a_2 X_2＋\cdots＋a_n X_n＋b$ の定数 a_1、$a_2 \cdots a_n$ および b を求める。各々の独立変数の影響の大きさを、ほかの独立変数の影響を取り除いて表す標準偏回帰係数や、独立変数全体での影響の大きさを表す重相関係数を求めることができ、統計的検定も可能である。

重相関係数（multiple correlation coefficient）

②パス解析

パス解析（path analysis）

パス解析は、ある事象の成立に複数の要因が複雑に関わっていることが予想されるときに用いられる。因果関係のモデル（パス図）を作成したうえで重回帰分析を反復することにより、その事象発生の因果関係を明らかにするために用いられる。

📝**MEMO**

パス図（path diagram）
変数間の因果関係や相関関係を矢印で結び、関係性を示す（図10.4）。

③正準相関分析

正準相関分析（canonical correlation analysis）

重回帰分析では1つの従属変数を複数の独立変数で説明しようとするが、正準相関分析は1組の「複数の変数」と、もう1組の「複数の変数」の間の関係を求めたい場合に用いられる手法である。言い換えれば、n 個の変数があり、その中の m 個の変数と残りの $(n-m)$ 個の変数の関係を明らかにしたい場合に用いられる。

(2) 独立変数が質的変数で従属変数が量的変数の場合

①数量化理論Ⅰ類

数量化理論（quantification methods）

数量化理論Ⅰ類は1つの従属変数を複数の独立変数で予測する方法であるが、独立変数が質的変数であるところが重回帰分析と異なる。交互作用や共変量（第3の変数）は考慮されず、また独立変数の影響について統計学的検定を行えない。

②多要因分散分析、共分散分析

多要因分散分析と共分散分析も、独立変数が質的変数（量的変数の場合もある）で、従属変数が量的変数の場合に用いられる方法である。交互作用の検討

262

6．相関研究（調査研究、観察研究）と多変量解析

が可能であり、共分散分析では共変量を考慮することができる。

（3）独立変数が量的変数で従属変数が質的変数の場合

性（男・女）、転帰（死亡・生存）、試験結果（合格・不合格）など、従属変数が名義尺度で2値（水準数が2）の場合、複数の独立変数を用いて従属変数が2値のうちどちらになるのかを判別することになる。

2値の変数は計算上"0"と"1"など、数値に置き換えて計算される。次のような方法が適用できる。

①判別分析

判別分析は、複数の量的変数を独立変数として用いて、1つの質的変数を予測する方法である。例えば、複数の検査データを用いて1つの疾患の発生（＋・－）を予測する場合などがある。

判別分析（discriminant analysis）

独立変数が従属変数に及ぼす影響を示す標準化された判別係数、独立変数による説明の有意性、および的中率を示すことができる。判別分析は従属変数が3値（3水準）以上のときにも使用することができ、重判別分析とよばれることがある。

②ロジスティック回帰分析

ロジスティック回帰分析は、判別分析と同様に量的変数（後述するダミー変数でも可能）から質的変数（カテゴリー変数）を予測する方法であるが、従属変数の分布に大きな偏りがある場合(つまり0と1の頻度が大きく異なる場合)にも用いることができるという長所がある。3対7以上に分布が偏っている場合には、判別分析ではなくロジスティック回帰分析を用いるべきといわれている。

ロジスティック回帰分析（logistic regression analysis）

各独立変数の従属変数への影響の有無を検定すること、各独立変数のオッズ比（優比）を求めてその影響の大きさを示すこと、および従属変数の予測値（事象が起こる確率）を求めることができる。従属変数が3水準以上の場合にも使用可能であり、多項ロジスティック解析とよばれることがある。

（4）従属変数、独立変数ともに質的変数の場合

独立変数が量的変数の場合には、判別分析やロジスティック回帰分析が用いられるが、独立変数が質的変数の場合には以下の方法が適用できる。いずれも従属変数が3水準以上でも可能である。

①数量化理論Ⅱ類

数量化理論Ⅱ類は、独立変数の主効果を明らかにできるが交互作用は考慮されず、共分散分析のように共変量を調整することもできない。

263

10章　その他の有用な方法

表 10.5　質的変数のダミー変数化

カテゴリー	ダミー変数	
	X_1	X_2
A	1	0
B	0	1
C	0	0

対数線形モデル（loglinear model）

②対数線形モデル

　対数線形モデルは、各々の変数の主効果、交互作用を明らかにすることができ、またオッズ比により、その影響の大きさを示すことができる。さらに、従属変数の値を予測して、事象が起こる確率が得られる。

(5)　ダミー変数

　用いる変数が量的変数か質的変数かによって多変量解析を分類したが、質的変数が 2 水準の場合には、ダミー変数（0 か 1 しかとらない変数）として表すことができる。例えば、変数が"性"のとき、男性を 0、女性を 1 として表すことができる。ダミー変数化して、ほかの量的変数やダミー変数との相関係数を求め、量的変数のための多変量解析に用いることがある。また、3 水準以上の場合にもダミー変数化することができるので、3 水準の場合を例に説明しよう。

　ある変数の水準が A、B、C の 3 水準であったとすると（例えば、変数が"疾患"で、水準が A：中枢神経疾患、B：末梢神経疾患、C：運動器疾患など）、**表10.5** に示すように、水準数よりも 1 つ少ない 2 つのダミー変数（X_1 と X_2）を設定する。X_1 には A に該当する被験者にだけ 1 を与え、X_2 には B に該当する被験者にだけ 1 を与え、C に該当する被験者には X_1 と X_2 の両方に 0 を与えると、3 水準のカテゴリー変数を 2 つのダミー変数（X_1 と X_2）で表すことができ、ほかの変数との相関係数を算出できるようになる。ダミー変数を重回帰分析やロジスティック回帰分析で用いると、X_1 により「従属変数への A の影響の程度を、C を基準として」、X_2 により「従属変数への B の影響の程度を、C を基準として」示すことができる。4 水準以上の場合にも同様の手続きで、水準数よりも 1 つ少ないダミー変数を用いて表現できる。

4）情報の要約を目的とする多変量解析：独立変数のない多変量解析

　変数間に独立変数と従属変数の関係が設定されない場合には、すべての変数間の関係を分析することが目的となるが、変数の数が n であるときに単純に 2 変数間の相関係数を算出すると、$\{n(n-1)/2\}$ 個の相関係数が算出されるので、情報を圧縮する必要が生じる。このようなときに、データが量的変数であれば因子分析などを、質的変数であればクラスター分析などを用いることができる。

因子分析（factor analysis）

クラスター分析（cluster analysis）

（1）量的変数の場合

　因子分析は複数の変数間に共通する因子を仮定し、相関係数をもとに、多数の変数を少数のいくつかの因子（直接測定することができない潜在的な変数）に集約して、情報を圧縮する方法である。抽出されたそれぞれの因子が何を示すかは研究者によって解釈・命名される。各因子について求められた因子得点を用いて、さまざまな統計処理を行うことができる。因子分析と類似した方法として主成分分析がある。

因子得点（factor score）

（2）質的変数の場合

　データが質的変数の場合、変数間の関係を視覚的に把握できるようにするための方法としてクラスター分析、多次元尺度構成法、数量化理論Ⅲ類、数量化理論Ⅳ類など、さまざまな方法が考案されている。因子分析における因子得点と同様に、数量化理論Ⅲ類ではサンプルスコアとよばれる得点を求めることができ、ほかのさまざまな統計処理を行うことができる。

多次元尺度構成法（multidimensional scaling：MDS）

サンプルスコア（sample score）

5）共分散構造分析

　従来の多変量解析を統合した形で、調査データを用いて因果関係を含むさまざまな変数間の関係の分析を行うことを目的とする多変量解析として、共分散構造分析（構造方程式モデリング）とよばれる方法がある。共分散構造分析では、複数の観測変数から潜在変数を推定し、潜在変数を含む諸変数間の「想定された因果関係」の適切さを示すことができる。具体例で概略を示そう。

共分散構造分析（covariance structure analysis）

構造方程式モデリング（structural equation modeling：SEM）

　図 10.4 は、在宅脳卒中患者の心理的 QOL が、IADL と社会参加によってどのように規定されているのかを明らかにしようとした研究の結果である。脳卒中患者 134 人を対象として、心理的 QOL（9 項目）、IADL（5 項目）、および社会的活動（7 項目）がアンケート調査で測定され、これらのデータを用いて**図 10.4** に示される因果関係が共分散構造分析で検証された。

　変数と矢印で構成される図はパス図とよばれ、矢印の根本の変数が原因で、先端の変数が結果であることを示す。観測変数は四角の枠で、潜在変数は楕円の枠で囲まれている。矢印に付されている数値は、原因となる変数の直接効果の大きさを表す因果係数（0 から 1 の間の値をとり、1 に近いほど関係が強い）である。

　解析の結果、IADL から社会的活動への因果係数（直接効果）は 0.7、社会的活動から心理的 QOL への直接効果は 0.344 で共に有意であったが、IADL から心理的 QOL への因果係数は 0.025 で有意ではなかった。IADL が社会的活動を介して心理的 QOL に及ぼす影響の強さは間接効果とよばれ、2 つの因果係数の積として求めることができる。

✐MEMO

「観測変数」とは、測定によって値が直接定まる変数をいう。「潜在変数」とは、直接測定が困難だが、複数の観測変数の測定値を用いて統計学的に推定される構成概念を表す変数をいう。

IADL（instrumental activities of daily living：手段的日常生活動作）

QOL（quality of life：生活の質）

10章 その他の有用な方法

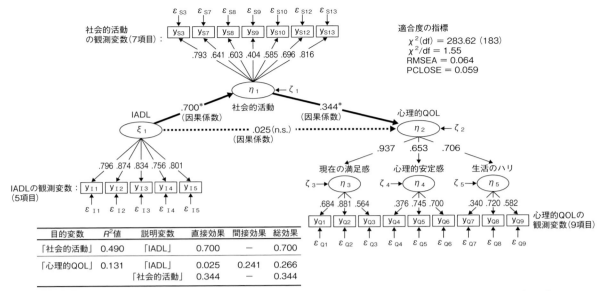

図 10.4　在宅脳卒中患者の心理的 QOL を規定する要因に関する共分散構造分析の結果（原田ら（2001）より引用・改変）
ξ_1, η_1, η_2 は、それぞれ 3 つの構成概念（IADL、社会的活動、心理的 QOL）を表す潜在変数、ε_{ij} は観測変数に影響を与える誤差変数、ζ_i は潜在変数から潜在変数への因果関係を考えるときの誤差変数を示す。
（原田和宏，他：在宅脳卒中患者における心理的 QOL と障害に関する検討，理学療法学 28：211-219，2001 より引用・改変）

IADL から心理的 QOL への間接効果＝0.7×0.344＝0.241

因果モデルがデータに適合しているかどうかを示すいくつかの適合度指標が考案されているが、ここでは χ^2 値を自由度で割った χ^2/df と RMSEA が記載されている。いずれも正の値をとり、0 に近いほど適合度がよいことを示すが、絶対的な適合度を示す基準というわけではない。χ^2/df は 2 未満で当てはまりがよい、RMSEA は 0.05 以下で当てはまりがよく、0.1 以上では当てはまりが悪いと判断されることがある。

RMSEA（root mean square error of approximation）

多変量解析について、おおよそどんなものがあり、どのようなことができるのかを手短に説明したが、それらの数学的背景はかなり複雑である。数学的な説明を省いて、各々の方法でどんなことを明らかにできるのか、結果からどのように解釈するのかに焦点をあてて解説する入門書も多数出版されている。数学を専門としていない方は、このようなテキストから学び始めるのがよいだろう。

7 研究の統合とメタ分析

　同一の研究課題に関して独立に（別々に）行われた複数の研究結果を統合し、その研究課題に関するより一般化された結論を導く必要が時々生じる。このようなときに個々の研究で行われた統計解析の結果をデータとして用い、さらに統計解析を行って新たな結論を導き出す手続きを**メタ分析**という。メタ分析を用いて行われたレビューは、系統的レビューあるいは研究の統合とよばれ、従来行われてきた記述的なレビューよりも、正確な推定値を用いて結論を下すことができる。

　メタ分析という用語を系統的レビューと同義語として用いることもあるが、ここでは系統的レビューのうち統計解析の部分をメタ分析として扱い（狭義のメタ分析）、概略を述べる。具体的な方法や手続きについては他書を参照していただきたい。

メタ分析（meta-analysis）

系統的レビュー（systematic review）

研究の統合（research synthesis）

記述的なレビュー（narrative review）

1）系統的レビューの手順

　系統的レビューは一般に次のような手順で進められる。
①問題の定式化：メタ分析で取り上げる変数を概念的および操作的に（測定できる形で）定義し、明らかにすべき変数間の関係を決定する。
②データ収集：ここで扱うデータはすでに公表（出版）された研究であり、母集団は限られていると考えられるので、文献データベース検索を中心にあらゆる方法で網羅的に検索を行う。
③データのコーディング：コーディングマニュアルを事前に作成して準備し、収集した論文を丁寧に読みながら必要な情報をデータとして取り出す。
④研究の質の評価：取り上げた問題に対する研究方法の適切さに基づいて、解析に含める研究を選択する。
⑤分析と解釈（狭義のメタ分析）：系統的レビューにおける統計解析の部分については後述する。
⑥公表：レビューの過程の詳細な記述を含めて論文化する。

2）メタ分析

(1) 効果量

　メタ分析では、効果量という概念を用いる。効果量とは、独立変数の効果の大きさを表す総称的用語であり、換言すれば2つの変数間の関係の強さを表す用語である。メタ分析で用いられる効果量には**標準化された平均値差**、オッズ比（8章）、リスク比（8章）、リスク差、相関係数（9章）などがある。

効果量（effect size）

平均値差（mean difference）

10章　その他の有用な方法

　標準化された平均値差は、2つの群の平均の差を標準偏差で除して標準化したものであり、測定単位に依存しないため、同じ概念を異なるテストで測定した場合でも統合することができる。オッズ比、リスク比、リスク差、および相関係数は測定単位に関係がなく、そのまま効果量として扱うことができる。

　標準化された平均値差の標本推定量として、次の3つの効果量が用いられている。

グラス（Glass）の Δ（デルタ）

$$\text{グラスの } \Delta = \frac{\text{実験群の平均} - \text{対照群の平均}}{\text{対照群の標準偏差}}$$

コーエン（Cohen）の d

$$\text{コーエンの } d = \frac{\text{群1の平均} - \text{群2の平均}}{\text{2群を合併した標準偏差}}$$

$$\text{2群を合併した標準偏差} = \sqrt{\frac{(n_1 - 1)\hat{\sigma}_1^2 + (n_2 - 1)\hat{\sigma}_2^2}{n_1 + n_2 - 2}}$$

ヘッジス（Hedges）の g

$$\text{ヘッジスの } g = d \times \left(1 - \frac{3}{4(n_1 + n_2 - 2) - 1}\right)$$

　コーエンの d は、サンプルサイズが小さいときに効果量を過大に推定するバイアスがあるため、これをサンプルサイズで修正したものがヘッジスの g である。

　メタ分析の最も基本的な方法は、同一の研究課題について行われた複数の研究結果から、それぞれの効果量の推定値を求め、統合することである。つまり、取り上げられた複数の研究の「重みつき平均効果量」とその分散を求めれば、複数の研究の平均的な効果量とその信頼区間を推定することができる。

平均的な効果量（summary effect）

(2) 固定効果モデルと変量効果モデル

　メタ分析の方法には2つのモデル（固定効果モデルと変量効果モデル）が存在することに注意を要する。固定効果モデルでは、真の効果量は1つの定まった値（つまり母集団における効果量は一定の値）であり、各研究の真の効果量もこれに等しいと仮定する。実際に算出される効果量の推定値は研究ごとにばらつきがあるが、このばらつきは標本誤差だけによるものと仮定する。

固定効果モデル（fixed effect model）

変量効果モデル（random effect model）

　これに対して変量効果モデルでは、真の効果量は1つの固定された値ではなく、研究ごとに異なる値をもつものと仮定する。固定効果モデルでは、個々の研究の効果量にばらつきが生じる原因として標本誤差だけを考えたが、変量効

268

果モデルでは、標本誤差に加えて、個々の研究の効果量のばらつきを考えるのである。2系統のばらつきを考慮するため、効果量の計算手続きが固定効果モデルに比べてやや複雑で煩雑になる。

　Borenstein ら[5]によれば、固定効果モデルを用いることができるのは、メタ分析に用いる各研究が機能的に同等で（同等な母集団、実験者、処理、測定手段など）、その母集団における共通な効果量を求める場合に限られる。大多数のメタ分析にとって変量効果モデルを用いることが適切である。

(3) 異質性の検定とメタ分析

　メタ分析では、取り上げられた各研究の効果量のばらつきの程度を異質性とよぶ。異質性は Q 検定や I^2 統計量により確認することができる。異質性の原因には、母集団の違いや研究デザインの違いなど、さまざまなバイアスが考えられる。異質性が認められた場合には、未知の変数の関与を明らかにするためにサブグループ解析やメタ回帰などの方法がある。

異質性（heterogeneity）

(4) その他の方法

　このほかに、p 値を用いた研究の統合、公表バイアスを確認し修正する方法（漏斗プロット、fail-safe N、trim and fill method）、一事例実験の統合、構造方程式モデリングによる統合、ベイズ型メタ分析などがある。詳細は他書を参照していただきたい。

付　録

1　基本的な計算ルールと公式

1）ルート計算

$$\sqrt{a^2}=a$$

$$\sqrt{a}\sqrt{b}=\sqrt{ab}$$

$$\frac{\sqrt{a}}{\sqrt{b}}=\sqrt{\frac{a}{b}}$$

$$\frac{\sqrt{a}}{\sqrt{b}}=\frac{\sqrt{a}\sqrt{b}}{\sqrt{b}\sqrt{b}}=\frac{\sqrt{a}\sqrt{b}}{b}$$

2）指数

$$a^{-n}=\frac{1}{a^n}$$

$$a^m a^n=a^{m+n}$$

$$\frac{a^n}{a^m}=a^{n-m}$$

$$(a^n)^m=a^{nm}=(a^m)^n$$

$$a^{\frac{n}{m}}=\sqrt[m]{a^n}$$

3）対数

$$a^b=c \quad ならば \quad \log_a c=b$$

$$\log_a 1=0 \quad (a^0=1)$$

$$\log_a bc=\log_a b+\log_a c$$

$$\log_a \frac{b}{c}=\log_a b-\log_a c$$

$$\log_a b^c=c \log_a b$$

自然対数 $\log_e b=\ln b$

常用対数 $\log_{10} b$

$$\log_e b=c \quad \rightarrow \quad e^c=b \quad \rightarrow \quad \log_{10} e^c=\log_{10} b \quad \rightarrow \quad c \log_{10} e=\log_{10} b$$

$$\rightarrow \quad c=\frac{1}{\log_{10} e}\log_{10} b=2.30529 \log_{10} b$$

4）順列と組合せ

階乗 $a!=a\times(a-1)\times(a-2)\times\cdots\times2\times1$

順列（n 個の中から r 個を取り出すときの並べ方の数） ${}_nP_r=\dfrac{n!}{(n-r)!}$

組合せ（n 個の中から r 個を取り出すときの組合せ） ${}_nC_r=\dfrac{n!}{(n-r)!\,r!}$

2　$\sum$（シグマ）の使い方と行列でデータを示す方法

1）1次元の場合

表 11.1 のようなデータがあるとき、一般化して表 11.2 のように表す。表 11.2 のデータの総和と平均は次のように表す。

$$\text{総和 } X.=X_1+X_2+X_3+\cdots+X_n=\sum_{i=1}^{n}X_i \tag{11.1}$$

$$\sum_{i=1}^{n}i=1+2+3+\cdots+n=\frac{n(n+1)}{2} \tag{11.2}$$

$$\text{平均 } \bar{X}.=(X_1+X_2+X_3+\cdots+X_n)/n=\frac{\sum_{i=1}^{n}X_i}{n} \tag{11.3}$$

$$\text{2 乗和 } \sum_{i=1}^{n}X_i^2=X_1^2+X_2^2+X_3^2+\cdots+X_n^2 \tag{11.4}$$

$$\text{偏差平方和（変動）} \sum_{i=1}^{n}(X_i-\bar{X})^2=(X_1-\bar{X})^2+(X_2-\bar{X})^2+\cdots+(X_n-\bar{X})^2 \tag{11.5}$$

表 11.1　1次元のデータ

被験者	1	2	3	4	5	6	7	8	9	10	総和	平均
測定値	56	80	46	55	61	52	66	75	69	60	620	62

表 11.2　一般化された1次元のデータ配列

被験者	1	2	3	4	5	6	7	8	9	10	総和	平均
X	X_1	X_2	X_3	X_4	X_5	X_6	X_7	X_8	X_9	X_{10}	$X.$	$\bar{X}.$

付録

2）2次元の場合

2次元（$n \times m$、n行m列）の一般化されたデータ配列を**表11.3**に示す。

行あるいは列の総和と平均は1次元の場合と同様に求める。ここではi行の場合と、j列の場合を示す。

$$i\text{行の総和 } X_{i.} = \sum_{j=1}^{m} X_{ij} = X_{i1} + X_{i2} + X_{i3} + \cdots + X_{im} \tag{11.6}$$

$$i\text{行の平均 } \bar{X}_{i.} = \frac{\sum_{j=1}^{m} X_{ij}}{m} \tag{11.7}$$

$$j\text{列の総和 } X_{.j} = \sum_{i=1}^{n} X_{ij} = X_{1j} + X_{2j} + X_{3j} + \cdots + X_{nj} \tag{11.8}$$

$$j\text{列の平均 } \bar{X}_{.j} = \frac{\sum_{i=1}^{n} X_{ij}}{n} \tag{11.9}$$

全体の総和と平均は次のように求める。

$$
\begin{aligned}
\text{総和 } X_{..} &= \sum_{i=1}^{n} \sum_{j=1}^{m} X_{ij} \\
&= X_{11} + X_{12} + X_{13} + \cdots + X_{1j} + \cdots + X_{1m} \\
&+ X_{21} + X_{22} + X_{23} + \cdots + X_{2j} + \cdots + X_{2m} \\
&\ \ \vdots \\
&+ X_{i1} + X_{i2} + X_{i3} + \cdots + X_{ij} + \cdots + X_{im} \\
&\ \ \vdots \\
&+ X_{n1} + X_{n2} + X_{n3} + \cdots + X_{nj} + \cdots + X_{nm}
\end{aligned}
\tag{11.10}
$$

表11.3　一般化された2次元のデータ配列

A		B				B_j		B_{m-1}	B_m	総和	平均
		B_1	B_2	B_3		B_j		B_{m-1}	B_m	総和	平均
	A_1	X_{11}	X_{12}	X_{13}		X_{1j}		$X_{1(m-1)}$	X_{1m}	$X_{1.}$	$\bar{X}_{1.}$
	A_2	X_{21}	X_{22}	X_{23}		X_{2j}		$X_{2(m-1)}$	X_{2m}	$X_{2.}$	$\bar{X}_{2.}$
	A_3	X_{31}	X_{32}	X_{33}		X_{3j}		$X_{3(m-1)}$	X_{3m}	$X_{3.}$	$\bar{X}_{3.}$
A	A_i	X_{i1}	X_{i2}	X_{i3}		X_{ij}		$X_{i(m-1)}$	X_{im}	$X_{i.}$	$\bar{X}_{i.}$
	A_{n-1}	$X_{(n-1)1}$	$X_{(n-1)2}$	$X_{(n-1)3}$		$X_{(n-1)j}$		$X_{(n-1)(m-1)}$	$X_{(n-1)m}$	$X_{(n-1).}$	$\bar{X}_{(n-1).}$
	A_n	X_{n1}	X_{n2}	X_{n3}		X_{nj}		$X_{n(m-1)}$	X_{nm}	$X_{n.}$	$\bar{X}_{n.}$
	総和	$X_{.1}$	$X_{.2}$	$X_{.3}$		$X_{.j}$		$X_{.(m-1)}$	$X_{.m}$	$X_{..}$	
	平均	$\bar{X}_{.1}$	$\bar{X}_{.2}$	$\bar{X}_{.3}$		$\bar{X}_{.j}$		$\bar{X}_{.(m-1)}$	$\bar{X}_{.m}$		$\bar{X}_{..}$

各データを一般化すると X_{ij} となる。iは変数Aの水準を示し、jは変数Bの水準を示す。

$$\text{平均 } \bar{X}_{..}=\frac{\displaystyle\sum_{i=1}^{n}\sum_{j=1}^{m}X_{ij}}{nm} \tag{11.11}$$

ここで、2重になっている $\sum$ の順序は入れ替えてもよい。

$$\sum_{i=1}^{n}\sum_{j=1}^{m}X_{ij}=\sum_{j=1}^{m}\sum_{i=1}^{n}X_{ij} \tag{11.12}$$

また、c を定数とするとき、以下のようになる。

$$\sum_{i=1}^{n}c=c+c+c+\cdots+c=n\times c \tag{11.13}$$

3）3次元の場合

表7.4のような3次元データは、一般化すると**表11.4**のように表される。さらに、各データを一般化すると X_{ijk} となる。n_{ij} は i 行、j 列のセルのサンプルサイズを示す。各列の総和は次のように表される。

$$\begin{aligned}
\text{1 列の総和 } X_{.1.} &=\sum_{i=1}^{2}\sum_{k=1}^{n_{i1}}X_{i1k}\\
&=X_{111}+X_{112}+X_{113}+X_{114}+X_{115}\\
&\quad+X_{211}+X_{212}+X_{213}+X_{214}+X_{215}
\end{aligned}$$

$$\begin{aligned}
\text{2 列の総和 } X_{.2.} &=\sum_{i=1}^{2}\sum_{k=1}^{n_{i2}}X_{i2k}\\
&=X_{121}+X_{122}+X_{123}+X_{124}+X_{125}+X_{126}\\
&\quad+X_{221}+X_{222}+X_{223}+X_{224}+X_{225}+X_{226}
\end{aligned}$$

$$\begin{aligned}
\text{3 列の総和 } X_{.3.} &=\sum_{i=1}^{2}\sum_{k=1}^{n_{i3}}X_{i3k}\\
&=X_{131}+X_{132}+X_{133}+X_{134}+X_{135}\\
&\quad+X_{231}+X_{232}+X_{233}+X_{234}+X_{235}+X_{236}
\end{aligned}$$

これらを一般化して表すと次のようになる。

表11.4　一般化された3次元のデータ配列

	b_1					b_2						b_3					総和	平均
a_1	X_{111},	X_{112},	X_{113},	X_{114},	X_{115}	X_{121},	X_{122},	X_{123},	X_{124},	X_{125},	X_{126}	X_{131},	X_{132},	X_{133},	X_{134},	X_{135}	$X_{1..}$	$\bar{X}_{1..}$
a_2	X_{211},	X_{212},	X_{213},	X_{214},	X_{215}	X_{221},	X_{222},	X_{223},	X_{224},	X_{225},	X_{226}	X_{231},	X_{232},	X_{233},	X_{234},	X_{235}, X_{236}	$X_{2..}$	$\bar{X}_{2..}$
総和	$X_{.1.}$					$X_{.2.}$						$X_{.3.}$					$X_{...}$	
平均	$\bar{X}_{.1.}$					$\bar{X}_{.2.}$						$\bar{X}_{.3.}$						$\bar{X}_{...}$

X_{ijk}：i は変数 a の水準を示し、行として区別される。j は変数 b の水準を示し、列として区別される。k は各セルの中のデータの順番を示す。

付録

$$j \text{ 列の総和 } X_{\cdot j \cdot} = \sum_{i=1}^{2} \sum_{k=1}^{n_{ij}} X_{ijk} \tag{11.14}$$

各行の総和も同様に次のように表される。

$$i \text{ 行の総和 } X_{i \cdot \cdot} = \sum_{j=1}^{3} \sum_{k=1}^{n_{ij}} X_{ijk} \tag{11.15}$$

全体の総和は次のようになる。

$$X_{\cdot \cdot \cdot} = \sum_{i=1}^{2} \sum_{j=1}^{3} \sum_{k=1}^{n_{ij}} X_{ijk} \tag{11.16}$$

4）その他の重要な公式

$$\text{変数の和 } \sum_{i=1}^{n} (X_i + Y_i) = \sum_{i=1}^{n} X_i + \sum_{i=1}^{n} Y_i \tag{11.17}$$

$$\text{変数 }(X_i \text{ と } Y_j) \text{ の積 } \sum_{i=1}^{n} \sum_{j=1}^{p} X_i Y_j = \sum_{i=1}^{n} X_i (Y_1 + Y_2 \cdots + Y_p) = \sum_{i=1}^{n} X_i \sum_{j=1}^{p} Y_i = \left(\sum_{i=1}^{n} X_i \right) \left(\sum_{j=1}^{p} Y_j \right) \tag{11.18}$$

3　期待値

1）期待値とは

　期待値は標本抽出を無限回繰り返したときの、ある統計量の理論的平均（標本分布の平均）である。数学的に記述すると、確率変数 X のとる値 X_i に、その生起確率 $P(X_i)$ を掛けて合計した重みつき平均（加重平均）であり、確率変数 X が飛び飛びの値をとる離散分布と、連続の値をとる連続分布について次のようになる。

①**離散変数の期待値**：確率変数 X が特定の値（X_1、X_2、$X_3 \cdots X_n$）をとり、それぞれの値をとる確率（それぞれ P_1、P_2、$P_3 \cdots P_n$）がわかっているとき、期待値 $E(X)$ は次のようになる。

$$E(X) = X_1 P_1 + X_2 P_2 + X_3 P_3 + \cdots + X_n P_n = \sum_{i=1}^{n} X_i P_i \tag{11.19}$$

②**連続変数の期待値**：確率が確率密度関数 $f(X)$ で表される場合には、期待値 $E(X)$ は次のようになる。

$$E(X) = \int_{-\infty}^{\infty} X f(X) \, dX \tag{11.20}$$

2）期待値の計算のための重要な公式

以下の公式が**付録8、付録9**で用いられる。

①**定数 c の期待値**：次のように定数 c の期待値は定数 c そのものである。

$$E(c) = c \tag{11.21}$$

②**確率変数 X と定数 c の和の期待値**：X が確率変数で c が定数であるときの期待値は次のようになる。

$$E(X+c) = E(X) + c \tag{11.22}$$

③**複数の確率変数の和と差の期待値**：X と Y が確率変数であるなら、$(X+Y)$ および $(X-Y)$ の期待値は次のようになる。

$$E(X+Y) = E(X) + E(Y) \tag{11.23}$$
$$E(X-Y) = E(X) - E(Y) \tag{11.24}$$

④**確率変数 X と定数 c の積の期待値**：

$$E(cX) = cE(Y) \tag{11.25}$$

⑤**複数の確率変数の積の期待値**：X と Y が確率変数であるなら、それらの積 XY の期待値は次のようになる。

$$E(XY) = E(X)E(Y) \tag{11.26}$$

もし、$E(XY) \neq E(X)E(Y)$ であるなら、X と Y は互いに独立ではない。

4 　2項分布の平均と分散

離散分布の平均 μ と分散 σ^2 は次のように求めることができる。平均 μ は**式 11.19** の「離散変数の期待値」と同じである。

付録

$$\mu = \sum_{i=1}^{n} X_i P_i \tag{11.27}$$

$$\sigma^2 = \sum_{i=1}^{n} (X_i - \mu)^2 P_i \tag{11.28}$$

この式を用いて**図3.5**の2項分布〔$B_i(5,\ 0.25)$〕の平均と分散を求めると、次のようになる。

$$
\begin{aligned}
\mu &= \sum_{i=0}^{n} X_i P_i \\
&= 0 \times 0.237 + 1 \times 0.396 + 2 \times 0.264 + 3 \times 0.088 + 4 \times 0.015 + 5 \times 0.001 \\
&= 1.25 \\
\sigma^2 &= \sum_{i=0}^{n} (X_i - \mu)^2 P_i \\
&= (0-1.25)^2 \times 0.237 + (1-1.25)^2 \times 0.396 + (2-1.25)^2 \times 0.264 + (3-1.25)^2 \times 0.088 + (4-1.25)^2 \\
&\quad \times 0.015 + (5-1.25)^2 \times 0.001 \\
&= 0.94
\end{aligned}
$$

2項分布の平均と分散は、次の式を用いても求めることができる（3章参照）。

$$\mu = n\Phi \tag{3.18}$$

$$\sigma^2 = n\Phi(1-\Phi) \tag{3.19}$$

この式を用いて**図3.5**の2項分布の平均と分散を求めると、**式11.27**、**式11.28**で求めた結果と一致することが確認できる。

$$
\begin{aligned}
\mu &= n\Phi = 5 \times 0.25 = 1.25 \\
\sigma^2 &= n\Phi(1-\Phi) = 5 \times 0.25 \times (1-0.25) = 0.94
\end{aligned}
$$

5　母平均の不偏推定量（$n=2$の場合）

標本平均が母平均の不偏推定量であることを、具体的な数値で示してみよう（3章参照）。

表11.5は6つの数値からなる有限母集団 ¦9、10、12、14、15、18¦ と、その母集団からサンプルサイズ2の標本（$n=2$）を無作為抽出したときの標本平均の起こりうるすべての場合を示している。標本の無作為抽出は6つの数値からなる有限母集団からの復元抽出と考えるか、あるいはそれぞれの数値が1/6ずつ入っている無限母集団からの無作為抽出と考えてもよい。

母集団は**表11.5**の1行目と1列目に枠で囲まれた数値で示され、それぞれの数値の行と列が交差する位置に2つの数値の標本平均が示されている。したがって、水色の背景をもつ数値が「**標本平均の標本分布**」であ

表11.5 母集団と標本平均 $\bar{X}$（$n=2$の場合）

	9	10	12	14	15	18
9	9	9.5	10.5	11.5	12	13.5
10	9.5	10	11	12	12.5	14
12	10.5	11	12	13	13.5	15
14	11.5	12	13	14	14.5	16
15	12	12.5	13.5	14.5	15	16.5
18	13.5	14	15	16	16.5	18

1行目と1列目に6つの数値からなる母集団を示す。
水色の背景をもつ数値は「標本平均の標本分布」を示す。

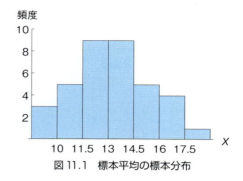

図11.1 標本平均の標本分布

り、1つひとつの出現確率が同じと考えられる。図11.1に「標本平均の標本分布」をヒストグラムで示す。母平均と「標本平均の標本分布」の平均を求めてみると「13」となり、「標本平均の標本分布」の平均は母平均と一致する。

このように、推定量の期待値（推定量の標本分布の平均）が母数と一致するとき、その推定量を母数の**不偏推定量**とよぶ。一般化された証明は**付録8**を参照していただきたい。

6　母分散の不偏推定量（$n=2$の場合）

表11.5と同じ母集団を用いて、母集団の分散（母分散 σ^2）の不偏推定量が、分散 s^2 ではなく不偏分散 $\hat{\sigma}^2$ であることを示そう。分散 s^2 と不偏分散 $\hat{\sigma}^2$ はそれぞれ次のように示される。$\sum_{i=1}^{n}(X_i-\bar{X})^2$ は偏差平方和 SS を示す。

$$s^2=\frac{\sum_{i=1}^{n}(X_i-\bar{X})^2}{n} \tag{2.6}$$

$$\hat{\sigma}^2=\frac{\sum_{i=1}^{n}(X_i-\bar{X})^2}{n-1} \tag{3.1}$$

表11.6では、母集団が1行目と1列目に枠で囲まれた数値で示され、行と列の交差する位置には対応する2つの数値の分散（式2.6で求めたもの）が示されている。したがって水色の背景をもつ数値が、「分散 s^2 の標本分布」である。母分散を式2.6で求めると9.333、「分散 s^2 の標本分布」の平均を求めると4.667となって両者は一致せず、標本から求めた分散 s^2 は母分散の不偏推定量とはならない。

表11.7には分散 s^2 の代わりに、式3.1で求めた不偏分散 $\hat{\sigma}^2$ を示す。水色の背景をもつ数値が、「不偏分散の標本分布」である。この「不偏分散の標本分布」の平均を求めると9.333となり、母分散と一致する。このように、母分散の不偏推定量は分散ではなく、不偏分散であることがわかる。

標本平均 $\bar{X}$ を用いて求められた偏差平方和 SS（変動）を $n-1$ で除して求めた不偏分散 $\hat{\sigma}^2$ が母分散の不偏

付録

表11.6　母集団と分散 s^2（$n=2$ の場合）

	9	10	12	14	15	18
9	0	0.25	2.25	6.25	9	20.25
10	0.25	0	1	4	6.25	16
12	2.25	1	0	1	2.25	9
14	6.25	4	1	0	0.25	4
15	9	6.25	2.25	0.25	0	2.25
18	20.25	16	9	4	2.25	0

表11.7　母集団と不偏分散 $\hat{\sigma}^2$（$n=2$ の場合）

	9	10	12	14	15	18
9	0	0.5	4.5	12.5	18	40.5
10	0.5	0	2	8	12.5	32
12	4.5	2	0	2	4.5	18
14	12.5	8	2	0	0.5	8
15	18	12.5	4.5	0.5	0	4.5
18	40.5	32	18	8	4.5	0

表11.8　母平均 μ を用いて求められた分散 $\tilde{\sigma}^2$（$n=2$ の場合）

	9	10	12	14	15	18
9	16	12.5	8.5	8.5	10	20.5
10	12.5	9	5	5	6.5	17
12	8.5	5	1	1	2.5	13
14	8.5	5	1	1	2.5	13
15	10	6.5	2.5	2.5	4	14.5
18	20.5	17	13	13	14.5	25

推定量であったが、母平均 μ を用いると次の式により求められた分散（$\tilde{\sigma}^2$）が不偏推定量となる。

$$\tilde{\sigma}^2 = \frac{\sum_{i=1}^{n}(X_i-\mu)^2}{n} \tag{11.29}$$

式2.6 との違いは、標本平均の代わりに母平均を用いることにある。母平均が既知であることは稀ではあるが、理論的に理解するうえで重要である。

表11.5 と同じ母集団の例を用いて確認してみよう。**表11.5〜11.7** と同様に、**表11.8** の1行目と1列目に枠で囲まれた数値が母集団である。それぞれの数値の行と列の交差する位置に、対応する2つの数値について**式11.29** で求めた分散 $\tilde{\sigma}^2$ が示されている。水色の背景をもつ数値が $\tilde{\sigma}^2$ の標本分布である。その平均を求めると9.333となり、母分散と一致する。一般化された証明は**付録8** を参照していただきたい。

なお、不偏分散 $\hat{\sigma}^2$ の平方根が不偏標準偏差 $\hat{\sigma}$ であるが、$\hat{\sigma}$ の標本分布の平均は母標準偏差とは一致しないこ

8．標本統計量の期待値と不偏推定量

とに注意する必要がある。

7 「標本平均の標本分布」の分散

ある母集団からサンプルサイズ n の標本を無作為抽出して標本平均を求めるとする。この操作を無限に繰り返すと「標本平均の標本分布」ができる。この分布の分散は**式3.24**で示したように、

$$\sigma_{\bar{X}}^2 = \frac{\sigma^2}{n} \qquad \left(\sigma_{\bar{X}} = \frac{\sigma}{\sqrt{n}} \right) \tag{3.24}$$

となることを、**付録5**、**付録6**で用いた「6つの値からなる母集団」を用いて確認しよう。

サンプルサイズ $n=2$ のときの「標本平均の標本分布」は、**表11.5** の水色の背景をもつ数値から構成されるので、これらの数値の分散を求めればよい。この分布は**図11.1**にヒストグラムで示されている。**式2.6**を用いてこの分布の分散を求めると 4.667 となる。この数値は母分散 $\sigma^2 = 9.333$ をサンプルサイズ $n=2$ で割った値と一致し、**式3.24** が確認される。

この「標本平均の標本分布」の分散 $\sigma_{\bar{X}}^2$ の平方根をとったものは「標本平均の標本分布」の標準偏差であり、**標準誤差 SE** とよばれる（**式3.25**）。「標本平均の標本分布」を標準誤差と平均を用いて標準化すると、平均が 0 で標準偏差が 1 の分布となる。「標本平均の標本分布」が正規分布であれば、このようにして標準化された分布は、唯一無二の標準正規分布となる。一般化された証明は**付録8**を参照していただきたい。

8 標本統計量の期待値と不偏推定量

付録5〜7で数値例を用いて示したことを、ここでは一般化した形で概略を示してみよう。詳細は数理統計学の文献を参照していただきたい。

1）2つの確率変数の和の期待値と分散

図11.2 は、2つの確率変数の和の期待値（和の標本分布の平均）と分散を求めるプロセスを示している。2つの確率変数 X_1 と X_2 が互いに独立で、それぞれの期待値（平均）と分散が (μ_1, σ_1^2)、(μ_2, σ_2^2) であるなら、それらの和 $Y = X_1 + X_2$ も確率変数であり、その期待値 $E[Y]$ と分散 $V[Y]$ は次のようになる。また X_1 と X_2 が互いに独立であれば、$E[(X_1 - \mu_1)(X_2 - \mu_2)] = 0$ である。

付録

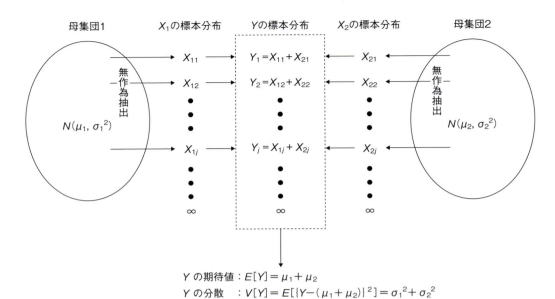

Yの期待値：$E[Y] = \mu_1 + \mu_2$
Yの分散　：$V[Y] = E[\{Y-(\mu_1+\mu_2)\}^2] = \sigma_1^2 + \sigma_2^2$

図 11.2　2つの確率変数（X_1、X_2）の和 Y の期待値と分散

$$E[Y] = E[X_1+X_2] = E[X_1]+E[X_2] = \mu_1+\mu_2 \tag{11.30}$$
$$\begin{aligned}V[Y] &= E[\{Y-(\mu_1+\mu_2)\}^2] = E[\{X_1+X_2-(\mu_1+\mu_2)\}^2]\\&= E[\{(X_1-\mu_1)+(X_2-\mu_2)\}^2]\\&= E[(X_1-\mu_1)^2] + 2E[(X_1-\mu_1)(X_2-\mu_2)] + E[(X_2-\mu_2)^2]\\&= E[(X_1-\mu_1)^2] + 0 + E[(X_2-\mu_2)^2]\\&= \sigma_1^2 + \sigma_2^2\end{aligned} \tag{11.31}$$

2）倍率の法則

　ある変数の測定値の桁数や小数点以下の桁数が大きすぎて扱いにくい場合に、適当な定数を掛けて扱いやすくしたいことがある。このような場合の期待値と分散が必要となる。

　確率変数 X の期待値を μ、分散を σ^2、定数を C とすると、$X'=CX$ の期待値 $E[X']$ と分散 $V[X']$ は次のようになる。

$$E[X'] = E[CX] = CE[X] = C\mu \tag{11.32}$$
$$V[X'] = V[CX] = E[(CX-C\mu)^2] = E[C^2(X-\mu)^2] = C^2E[(X-\mu)^2] = C^2\sigma^2 \tag{11.33}$$

3）互いに独立な n 個の確率変数の和 $T = X_1 + X_2 + \cdots + X_n$ の期待値と分散

　各々の確率変数（$X_1 \sim X_n$）の期待値と分散がいずれも（μ, σ^2）であれば（つまり n 個の母集団が等しく $N(\mu, \sigma^2)$ であれば）、和の法則を反復適用して、「n 個の確率変数の和 T の期待値と分散」が求められる。ま

ず、$T=X_1+X_2+X_3$ について確認してみよう。

$$E[T]=E[X_1+X_2+X_3]=E[X_1]+E[X_2]+E[X_3]=\mu_1+\mu_2+\mu_3=3\mu$$

$$V[T]=E[\{X_1+X_2+X_3-(\mu_1+\mu_2+\mu_3)\}^2]$$
$$=E[\{X_1+X_2-(\mu_1+\mu_2)+(X_3-\mu_3)\}^2]$$
$$=E[\{X_1+X_2-(\mu_1+\mu_2)\}^2-2\{X_1+X_2-(\mu_1+\mu_2)\}(X_3-\mu_3)+(X_3-\mu_3)^2]$$
$$=E[\{X_1+X_2-(\mu_1+\mu_2)\}^2]-2E[\{X_1+X_2-(\mu_1+\mu_2)\}(X_3-\mu_3)]+E[(X_3-\mu_3)^2]$$
$$=\sigma_1^2+\sigma_2^2-0+\sigma_3^2$$
$$=3\sigma^2$$

一般化した記述では $T=X_1+X_2+\cdots+X_n$ の期待値 $E[T]$ と分散 $V[T]$ は次のようになる。

$$E[T]=E[X_1+X_2+\cdots+X_n]=E[X_1]+E[X_2]+\cdots+E[X_n]=\mu_1+\mu_2+\cdots+\mu_n=n\mu \tag{11.34}$$

$$V[T]=E[\{X_1+X_2+\cdots+X_n-(\mu_1+\mu_2+\cdots+\mu_n)\}^2]=\sigma_1^2+\sigma_2^2+\cdots+\sigma_n^2=n\sigma^2 \tag{11.35}$$

4）標本平均 $\bar{X}$ の期待値 $E[\bar{X}]$ と分散 $\sigma_{\bar{X}}^2$

$T=X_1+X_2+\cdots+X_n$ の場合、$\bar{X}=\dfrac{T}{n}$ であるので、標本平均の期待値 $E[\bar{X}]$ と分散 $\sigma_{\bar{X}}^2$ は、2）と 3）を用いて次のように求められる。

$$E[\bar{X}]=E\left[\frac{T}{n}\right]=E[(X_1+X_2+\cdots+X_n)/n]=\frac{n\mu}{n}=\mu \tag{11.36}$$

$$\sigma_{\bar{X}}^2=V[\bar{X}]=E[\{(X_1+X_2+\cdots+X_n)/n-(\mu_1+\mu_2+\cdots+\mu_n)/n\}^2]$$
$$=\frac{1}{n^2}E[\{X_1+X_2+\cdots+X_n-(\mu_1+\mu_2+\cdots+\mu_n)\}^2]=\frac{n\sigma^2}{n^2}=\frac{\sigma^2}{n} \tag{11.37}$$

5）2 つの確率変数の差の期待値と分散

2 つの確率変数 X_1 と X_2 が互いに独立で、それぞれの期待値と分散が (μ_1, σ_1^2)、(μ_2, σ_2^2) であるなら、差 $u=X_1-X_2$ の期待値 $E[u]$ と分散 $V[u]$ は、$u=X_1+(-1)X_2$ と書き換えて、1）と 2）を適用すれば求められる。

$$E[u]=E[X_1+(-1)X_2]=E[X_1]-E[X_2]=\mu_1-\mu_2 \tag{11.38}$$

付録

$$\begin{aligned}
V[u] &= E[\{X_1 + (-1)X_2 - (\mu_1 - \mu_2)\}^2] = E[\{(X_1 - \mu_1) + (-1)(X_2 - \mu_2)\}^2] \\
&= E[(X_1 - \mu_1)^2 + 2(-1)(X_1 - \mu_1)(X_2 - \mu_2) + \{(-1)(X_2 - \mu_2)\}^2] \\
&= E[(X_1 - \mu_1)^2] - 2E[(X_1 - \mu_1)(X_2 - \mu_2)] + (-1)^2 E[(X_2 - \mu_2)^2] \\
&= E[(X_1 - \mu_1)^2] + 0 + E[(X_2 - \mu_2)^2] \\
&= \sigma_1^2 + \sigma_2^2
\end{aligned} \tag{11.39}$$

6) 2つの標本平均間の差の期待値と分散

2つの標本平均 $\bar{X}_1$ と $\bar{X}_2$ のサンプルサイズがそれぞれ n_1 と n_2 であるとすれば、差 $d = \bar{X}_1 - \bar{X}_2$ の期待値 $E[d]$ と分散 $V[d]$ は、4)と5)を用いて次のように求められる。

$$E[d] = E[\bar{X}_1 - \bar{X}_2] = \mu_1 - \mu_2 \tag{11.40}$$

$$V[d] = V[\bar{X}_1 - \bar{X}_2] = \frac{\sigma_1^2}{n_1} + \frac{\sigma_2^2}{n_2} \tag{11.41}$$

7) 不偏分散の期待値

互いに独立な n 個の確率変数 X_1、$X_2 \cdots X_n$ があり、いずれも期待値と分散が (μ, σ^2) とすると〔つまり、X_i（X_1、$X_2 \cdots X_n$）は、同じ母集団からの無作為抽出標本〕、不偏分散 $\hat{\sigma}^2$ の期待値が σ^2 となることが次のように証明される。SS は偏差平方和である。

$$\begin{aligned}
\sum_{i=1}^{n}(X_i - \mu)^2 &= \sum_{i=1}^{n}\{(X_i - \bar{X}) + (\bar{X} - \mu)\}^2 \\
&= \sum_{i=1}^{n}(X_i - \bar{X})^2 + \sum_{i=1}^{n}2(X_i - \bar{X})(\bar{X} - \mu) + \sum_{i=1}^{n}(\bar{X} - \mu)^2 \\
&= SS + 2(\bar{X} - \mu)\sum_{i=1}^{n}(\bar{X} - \mu) + n(\bar{X} - \mu)^2 \\
&= SS + 0 + n(\bar{X} - \mu)^2 \\
&= SS + n(\bar{X} - \mu)^2
\end{aligned}$$

ここで、得られた $\sum_{i=1}^{n}(X_i - \mu)^2 = SS + n(\bar{X} - \mu)^2$ の両辺の期待値を求めると次のようになる。

$$E[\sum_{i=1}^{n}(X_i - \mu)^2] = E[SS + n(\bar{X} - \mu)^2]$$

式 11.29 の $\hat{\sigma}^2$ は母分散 σ^2 の不偏推定量であるので、その期待値は σ^2 であり、次のように表すことができる。

$$E\left[\frac{\sum\limits_{i=1}^{n}(X_i-\mu)^2}{n}\right]=E[\tilde{\sigma}^2]=\sigma^2$$

上記の2つの式を用いると、σ^2を次のように表すことができる。

$$
\begin{aligned}
n\sigma^2 &= E[\mathrm{SS}]+nE[(\bar{X}-\mu)^2]\\
&= E[\mathrm{SS}]+nV[\bar{X}]\\
&= E[\mathrm{SS}]+n\frac{\sigma^2}{n}\\
&= E[\mathrm{SS}]+\sigma^2\\
(n-1)\sigma^2 &= E[\mathrm{SS}]\\
\sigma^2 &= \frac{E[\mathrm{SS}]}{n-1}=E\left[\frac{\mathrm{SS}}{n-1}\right]=E[\hat{\sigma}^2]
\end{aligned}
\tag{11.42}
$$

このように、不偏分散 $\hat{\sigma}^2$ の期待値が σ^2 であることが示された。

9　分散分析の理論

　分散分析の理論背景がやや複雑なため、6章と7章では計算手続きを中心に述べた。ここでは、1要因分散分析（母数モデル）の理論背景を述べる。

1）1要因分散分析の理論的説明

　6章では3水準の1要因分散分析の例（**例題6.1**）をあげて説明したが、**表11.9**には k 水準（a_1、$a_2\cdots a_k$）の場合のデータ配列を一般化された記号で示している。X_{ij} は各データ、n_i は各水準のサンプルサイズ（データ数）、n_t は全データ数、$\bar{X}_{\cdot j}$ は各水準の平均、$\bar{X}_{\cdot\cdot}$ は全データの平均を示している。

（1）偏差平方和の分解

　全偏差平方和 SS_t が、要因 a の偏差平方和 SS_a と誤差の偏差平方和 SS_e に次のように分解されることを、6章では数値例で示した。

$$\mathrm{SS}_t=\mathrm{SS}_a+\mathrm{SS}_\mathrm{e} \tag{6.9}$$

　この式は一般化された形で次のように示すことができる。なお、$\sum\limits_i$ と $\sum\limits_j$ は、それぞれ $\sum\limits_{i=1}^{n_j}$ と $\sum\limits_{j=1}^{k}$ を簡略化したものである。

付録

表 11.9　1 要因分散分析のデータ配列と記号

	要因 a					全体
	a_1	a_2	・	a_j	・	a_k	
	X_{11}	X_{12}	・	・	・	X_{1k}	
	X_{21}	X_{22}			・	X_{2k}	
	・	・				・	
	・	・		X_{ij}		・	
	・	・				・	
平均	$\bar{X}_{.1}$	$\bar{X}_{.2}$		$\bar{X}_{.j}$	・	$\bar{X}_{.k}$	$\bar{X}_{..}$
サンプルサイズ	n_1	n_2	・	n_j		n_k	n_t

$$
\begin{aligned}
SS_t &= \sum_i \sum_j (X_{ij}-\bar{X}_{..})^2 \\
&= \sum_i \sum_j \{(X_{ij}-\bar{X}_{.j})+(\bar{X}_{.j}-\bar{X}_{..})\}^2 \\
&= \sum_i \sum_j (X_{ij}-\bar{X}_{.j})^2+2\sum_i \sum_j \{(X_{ij}-\bar{X}_{.j})(\bar{X}_{.j}-\bar{X}_{..})\}+\sum_i \sum_j (\bar{X}_{.j}-\bar{X}_{..})^2 \\
&= \sum_i \sum_j (X_{ij}-\bar{X}_{.j})^2+0+\sum_j n_j(\bar{X}_{.j}-\bar{X}_{..})^2 \\
&= SS_e+SS_a
\end{aligned}
\tag{6.8}
$$

これは、**式 6.8** の 3 行目の第 2 項が次のように 0 になるからである。

$$
\begin{aligned}
2\sum_i \sum_j (X_{ij}-\bar{X}_{.j})(\bar{X}_{.j}-\bar{X}_{..}) &= 2\sum_j \{(\bar{X}_{.j}-\bar{X}_{..})\sum_i (X_{ij}-\bar{X}_{.j})\} \\
&= 2\sum_j \{(\bar{X}_{.j}-\bar{X}_{..})\times 0\}=0
\end{aligned}
$$

（2）偏差平方和と「平均平方の期待値」

①データおよびデータ平均の構造モデル

分散分析ではデータ X_{ij} を**式 11.43** のような構造モデルとして表現するとデータ構造がわかりやすくなる。

$$
X_{ij}=\mu_j+e_{ij}=\mu+\alpha_j+e_{ij}
\tag{11.43}
$$

ここで、μ_j は水準 j の母平均、μ は一般平均（各水準の母平均の平均 $\frac{1}{k}\sum_{j=1}^{k}\mu_j$）、$\alpha_j$ は水準 j の処理効果（一般平均 μ を基準にしたときの水準の効果）、e_{ij} は誤差を示す。e_{ij} は「平均が 0 で分散が σ^2 の正規分布に従う」と仮定されるので、次のように表される。

$$
e_{ij}\sim N(0,\sigma^2)
\tag{11.44}
$$

$$
\text{誤差分散の期待値 } E[e_{ij}^2]=\sigma^2
\tag{11.45}
$$

9．分散分析の理論

同様に、水準 j の平均 $\bar{X}_{.j}$ は次のような構造モデルになる。ただし、$\bar{e}_{.j}=\sum\limits_{i=1}^{n_j}\dfrac{e_{ij}}{n_j}$ である。

$$\bar{X}_{.j}=\mu+\alpha_j+\bar{e}_{.j} \tag{11.46}$$

ここで、水準 j における「誤差平均 $\bar{e}_{.j}$ の標本分布」は、平均が 0 で分散は $\dfrac{\sigma^2}{n_j}$ となるので（**付録7、付録8**）、次のように表される。

$$\bar{e}_{.j}\sim N\left(0,\frac{\sigma^2}{n_j}\right) \tag{11.47}$$

誤差分散の期待値 $E[\bar{e}_{.j}{}^2]=\dfrac{\sigma^2}{n_j}$ $\tag{11.48}$

同様に全平均 $\bar{X}_{..}$ は次のような構造モデルになる。ただし、$\bar{e}_{..}=\dfrac{1}{n_t}\sum\limits_{i=1}^{n_j}\sum\limits_{j=1}^{k}e_{ij}$ である。

$$\bar{X}_{..}=\mu+\bar{e}_{..} \tag{11.49}$$

ここで、「誤差平均 $\bar{e}_{..}$ の標本分布」は、平均が 0 で分散は $\dfrac{\sigma^2}{n_t}$ となるので（**付録7、付録8**）、次のように表される。

$$\bar{e}_{..}\sim N\left(0,\frac{\sigma^2}{n_t}\right) \tag{11.50}$$

誤差分散の期待値 $E[\bar{e}_{..}{}^2]=\dfrac{\sigma^2}{n_t}$ $\tag{11.51}$

②誤差の偏差平方和 SS_e の期待値と誤差の平均平方 MS_e の期待値

式6.3、式6.4、式6.5 を一般化した式である

$$SS_e=\sum_i\sum_j(X_{ij}-\bar{X}_{.j})^2 \tag{11.52}$$

を用いて SS_e の期待値 $E[SS_e]$ を次のように求める。式を変形する過程で**式11.43、式11.45、式11.46、式11.48** を用いている。

285

付録

$$E[\mathrm{SS_e}] = E\left[\sum_i \sum_j (X_{ij} - \bar{X}_{.j})^2\right] = E\left[\sum_i \sum_j (\mathrm{e}_{ij} - \bar{\mathrm{e}}_{.j})^2\right] = \sum_j E\left[\sum_i (\mathrm{e}_{ij}{}^2 - 2\mathrm{e}_{ij}\bar{\mathrm{e}}_{.j} + \bar{\mathrm{e}}_{.j}{}^2)\right]$$

$$= \sum_j E\left[\sum_i \mathrm{e}_{ij}{}^2 - 2\sum_i \mathrm{e}_{ij}\bar{\mathrm{e}}_{.j} + n_j \bar{\mathrm{e}}_{.j}{}^2\right] = \sum_j E\left[\sum_i \mathrm{e}_{ij}{}^2 - 2n_j\bar{\mathrm{e}}_{.j}{}^2 + n_j\bar{\mathrm{e}}_{.j}{}^2\right]$$

$$= \sum_j \left\{\sum_i E[\mathrm{e}_{ij}{}^2] - n_j E[\bar{\mathrm{e}}_{.j}{}^2]\right\} = \sum_i \sum_j \sigma^2 - \sum_j n_j \frac{\sigma^2}{n_j} = n_t \sigma^2 - k\sigma^2$$

$$= (n_t - k)\sigma^2 \tag{11.53}$$

ここで、上式の n_t-k は誤差の自由度なので、上式の両辺を n_t-k で除すると、誤差の平均平方 $\mathrm{MS_e}$ の期待値 $E[\mathrm{MS_e}]$ が求められる。

$$E[\mathrm{MS_e}] = \frac{E[\mathrm{SS_e}]}{n_t - k} = \frac{(n_t - k)\sigma^2}{n_t - k} = \sigma^2 \tag{11.54}$$

③級間偏差平方和 SS_a の期待値と級間平均平方 MS_a の期待値

式 6.7 を用いて SS_a の期待値 $E[\mathrm{SS}_a]$ を求める。式の変形の過程で式 11.46、式 11.48、式 11.49、式 11.51 を用いる。

$$E[\mathrm{SS}_a] = E\left[\sum_j n_j (\bar{X}_{.j} - \bar{X}_{..})^2\right] = E\left[\sum_j n_j \{\alpha_j + (\bar{\mathrm{e}}_{.j} - \bar{\mathrm{e}}_{..})\}^2\right]$$

$$= E\left[\sum_j n_j \{\alpha_j{}^2 + 2\alpha_j(\bar{\mathrm{e}}_{.j} - \bar{\mathrm{e}}_{..}) + (\bar{\mathrm{e}}_{.j} - \bar{\mathrm{e}}_{..})^2\}\right]$$

$$= \sum_j n_j \alpha_j{}^2 + \sum_j n_j E[(\bar{\mathrm{e}}_{.j} - \bar{\mathrm{e}}_{..})^2] = \sum_j n_j \alpha_j{}^2 + \sum_j n_j \{E[\bar{\mathrm{e}}_{.j}{}^2] - E[\bar{\mathrm{e}}_{..}{}^2]\}$$

$$= \sum_j n_j \alpha_j{}^2 + \sum_j n_j \frac{\sigma^2}{n_j} - \sum_j n_j \frac{\sigma^2}{n_t} = \sum_j n_j \alpha_j{}^2 + k\sigma^2 - \sigma^2 = \sum_j n_j \alpha_j{}^2 + (k-1)\sigma^2 \tag{11.55}$$

ここで、上式の $k-1$ は級間（要因 a）の自由度なので、上式の両辺を $k-1$ で除すると級間平均平方 MS_a の期待値 $E[\mathrm{MS}_a]$ が求められる。

$$E[\mathrm{MS}_a] = \frac{E[\mathrm{SS}_a]}{k-1} = \frac{\sum_j n_j \alpha_j{}^2 + (k-1)\sigma^2}{k-1} = \frac{1}{k-1}\sum_j n_j \alpha_j{}^2 + \sigma^2 \tag{11.56}$$

以上の結果が、表 11.10 の分数分析表に示されている。

（3）帰無仮説のもとでの F 値の分布と検定

1要因分散分析モデルにおける帰無仮説は「すべての水準の母平均が等しいこと」、言い換えればすべての処理効果 α_j が 0 であること（$\alpha_1 = \alpha_2 = \cdots = \alpha_k = 0$）である。すべての処理効果 α_j が 0 の場合には、式 11.56 より、級間の平均平方 MS_a の期待値 $E[\mathrm{MS}_a]$ は σ^2 となり、式 11.54 に示す誤差（級内）平均平方 $\mathrm{MS_e}$ の期待値 $E[\mathrm{MS_e}]$ と一致する。

9. 分散分析の理論

表11.10　1要因分散分析の分散分析表

変動	偏差平方和 SS	自由度 ν	平均平方 MS	F	F 臨界値	平均平方 MS の期待値
級間（要因 a）	SS_a	$\nu_a = k-1$	$MS_a = SS_a/(k-1)$	MS_a/MS_e	$F_{(\nu_a/\nu_e,\ \alpha)}$	$\{1/(k-1)\}\sum_j n_j\alpha_j^2 + \sigma^2$
級内（誤差 e）	SS_e	$\nu_e = n_t - k$	$MS_e = SS_e/(n_t-k)$			σ^2
全体 t	$SS_t = SS_a + SS_e$	$\nu_t = n_t - 1 = (k-1)+(n_t-k)$				

「3章の4の8）F分布」で示したように、分散が等しい2つの正規母集団から無作為抽出された2つの標本から求められる2つの不偏分散（分散分析では平均平方 MS とよぶ）の比 F は、同じ自由度をもつ F 分布に従う。分散分析では要因の平均平方 MS_a を分子に、誤差の平均平方 MS_e を分母にとって F を次のように求めて検定を行う。

$$F_{\{(k-1)/(n_t-k)\}} = \frac{MS_a}{MS_e} = \frac{SS_a/(k-1)}{SS_e/(n_t-k)} \tag{11.57}$$

式 11.57 に平均平方の期待値を代入して F を求めると $F = \dfrac{\sigma^2 + \{1/(k-1)\}\sum_j n_j\alpha_j^2}{\sigma^2}$ となる。帰無仮説のもとでは $F=1$ となり帰無仮説が成り立たない場合（0 ではない α_j が少なくとも1つある）には $F>1$ となる。また α_j の絶対値が大きいほど F が大きくなる。**図 3.15** や**図 6.3** の F 分布から明らかなように、p 値を求めるためには、標本データから求められた F 値以上に大きな F 値が得られる確率を、F 分布の上側確率として求めればよい。2要因以上の分散分析でも基本的な考え方は同様である。

2）無作為モデルと母数モデル

分散分析のモデルには無作為モデル（random model）（変量モデル）と母数モデル（fixed model）（固定モデル）がある。無作為モデルとは、要因の各水準が、ある母集団から無作為に選ばれることを仮定したモデルであり、研究の関心は取り上げられた水準の母集団にある。これに対して母数モデルとは、取り上げた特定の水準だけに関心がある場合のモデルである。

モデルによって平均平方の期待値が異なることがあり、F を求めるときに考慮する必要はあるが、一般に研究の関心は取り上げられた特定の水準にあることが多いので、6章と7章に記載されている要因はすべて母数モデルである。詳細は本書の範囲を超えるので、他書を参照していただきたい。

287

付録

10　ピアソンの χ^2 の簡便な計算法

$r \times c$ 分割表を用いてピアソンの χ^2（8章参照）を求める場合、次のように変形された式を用いると便利なことがある。r と c は各要因の水準数、n は総度数、n_{ij} は各セルの度数、E_{ij} は2変数間に関連がない場合（帰無仮説）の期待度数、$n_{i.}$ は i 行の度数の和（周辺度数）、$n_{.j}$ は j 列の度数の和（周辺度数）である。

$$\text{ピアソンの } \chi^2 = \sum_{i=1}^{r} \sum_{j=1}^{c} \frac{(n_{ij} - E_{ij})^2}{E_{ij}} = n\left(\sum_{i=1}^{r} \sum_{j=1}^{c} \frac{n_{ij}^2}{n_{i.} n_{.j}} - 1 \right) \tag{8.11}$$

この式は次のようなプロセスで得られる。

$$
\begin{aligned}
\text{ピアソンの } \chi^2 &= \sum_{i=1}^{r} \sum_{j=1}^{c} \frac{(n_{ij} - E_{ij})^2}{E_{ij}} \qquad\qquad \leftarrow \text{表 8.5}\\
&= \sum_{i=1}^{r} \sum_{j=1}^{c} \frac{\left(n_{ij} - \dfrac{n_{i.} n_{.j}}{n}\right)^2}{\dfrac{n_{i.} n_{.j}}{n}} \\
&= \sum_{i=1}^{r} \sum_{j=1}^{c} \frac{(n n_{ij} - n_{i.} n_{.j})^2}{n n_{i.} n_{.j}} \\
&= \sum_{i=1}^{r} \sum_{j=1}^{c} \frac{n^2 n_{ij}^2 - 2 n n_{ij} n_{i.} n_{.j} + n_{i.}^2 n_{.j}^2}{n n_{i.} n_{.j}} \\
&= n \sum_{i=1}^{r} \sum_{j=1}^{c} \frac{n_{ij}^2}{n_{i.} n_{.j}} - 2 \sum_{i=1}^{r} \sum_{j=1}^{c} n_{ij} + \sum_{i=1}^{r} \sum_{j=1}^{c} \frac{n_{i.} n_{.j}}{n} \\
&= n \sum_{i=1}^{r} \sum_{j=1}^{c} \frac{n_{ij}^2}{n_{i.} n_{.j}} - 2n + n \\
&= n \left(\sum_{i=1}^{r} \sum_{j=1}^{c} \frac{n_{ij}^2}{n_{i.} n_{.j}} - 1 \right)
\end{aligned}
$$

11　回帰直線とピアソンの相関係数

図 11.3 を用いて相関係数と回帰の考え方を示そう。次のような変数 X と変数 Y に関する n 対の測定値があるとする。

288

$$S \; : \; 1 \qquad 2 \qquad 3 \qquad 4 \qquad\qquad n$$
$$X \; : \; X_1 \quad X_2 \quad X_3 \quad X_4 \quad \cdots \quad X_n$$
$$Y \; : \; Y_1 \quad Y_2 \quad Y_3 \quad Y_4 \quad \cdots \quad Y_n$$

2変数間の直線関係が想定できる場合には、片方の変数の一次式により、もう一方の変数の値を予測することになる（単回帰分析）。X から Y を予測する場合と、Y から X を予測する場合が考えられ、それぞれ次の式のようになる。**図11.3** に概念図を示す。

$$\hat{Y}_1 = aX_1 + b \qquad \hat{Y}_2 = aX_2 + b \quad \cdots \quad \hat{Y}_i = aX_i + b \quad \cdots \quad \hat{Y}_n = aX_n + b \tag{11.58}$$
$$\hat{X}_1 = a'Y_1 + b' \qquad \hat{X}_2 = a'Y_2 + b' \quad \cdots \quad \hat{X}_i = a'Y_i + b' \quad \cdots \quad \hat{X}_n = a'Y_n + b' \tag{11.59}$$

$\hat{Y}_i$ は変数 X の実測値 X_i を用いて**式11.58** で予測される予測値であり、$\hat{X}_i$ は変数 Y の実測値 Y_i を用いて**式11.59** で予測される予測値である。2変数間の関係が完全に直線関係であれば簡単に回帰係数 a と切片 b（あるいは a' と b'）を求めることができるが、**図11.3** に示すように、実際のデータでは必ず誤差を伴う。そこで、誤差を最小にするような直線を、数学的に導く必要がある。

1）変数 *X* から変数 *Y* を予測する（*X* への *Y* の回帰）

（1）予測上の誤差 d_i

最初に変数 X から変数 Y を予測することを考えてみよう（**図11.3a**）。Y の実測値 Y_i と "**式11.58** で予測される予測値 $\hat{Y}_i$" の差（$Y_i - \hat{Y}_i = d_i$）を考え、さらに式11.58 を代入すると次のようになる。

$$d_1 = Y_1 - \hat{Y}_1 = Y_1 - aX_1 - b$$
$$d_2 = Y_2 - \hat{Y}_2 = Y_2 - aX_2 - b$$
$$\vdots$$
$$d_i = Y_i - \hat{Y}_i = Y_i - aX_i - b$$
$$\vdots$$
$$d_n = Y_n - \hat{Y}_n = Y_n - aX_n - b \tag{11.60}$$

この差（d_i）は実測値と予測値の差（残差）である。この誤差の2乗和（$D = \sum_{i=1}^{n} d_i^2$、**式11.61**）が最小になるように係数（回帰係数 a と切片 b）を決定する。この方法を**最小2乗法**（method of least squares）とよぶ。概略を説明しよう。

（2）最小2乗法について

まず、d_i の2乗和 D を求める。

付録

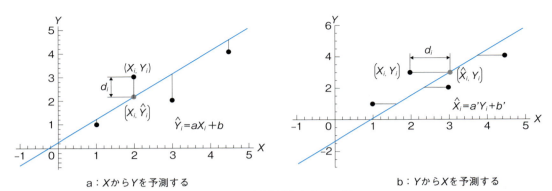

a：XからYを予測する　　　　b：YからXを予測する

図 11.3　相関係数と直線回帰

$$\begin{aligned}D&=\sum_{i=1}^{n}d_i^2\\&=d_1^2+d_2^2+d_3^2+\cdots+d_n^2\\&=(Y_1-\hat{Y}_1)^2+(Y_2-\hat{Y}_2)^2+(Y_3-\hat{Y}_3)^2+\cdots+(Y_n-\hat{Y}_n)^2\\&=(Y_1-aX_1-b)^2+(Y_2-aX_2-b)^2+(Y_3-aX_3-b)^2+\cdots+(Y_n-aX_n-b)^2\\&=\sum_{i=1}^{n}(Y_i-aX_i-b)^2\end{aligned} \tag{11.61}$$

この式は 2 次式であるので、変数 a と b で偏微分し、その値を 0 とおいてできる連立一次方程式を、a と b について解けばよい。このとき、X_i と Y_i は定数として扱われる。

$$\frac{\partial}{\partial a}D=\frac{\partial}{\partial a}\sum_{i=1}^{n}(Y_i-aX_i-b)^2=0 \tag{11.62}$$

$$\frac{\partial}{\partial b}D=\frac{\partial}{\partial b}\sum_{i=1}^{n}(Y_i-aX_i-b)^2=0 \tag{11.63}$$

変数 a に関する偏微分では b を定数とみなして微分する。

$$\begin{aligned}\frac{\partial}{\partial a}D=\frac{\partial}{\partial a}\sum_{i=1}^{n}(Y_i-aX_i-b)^2&=\sum_{i=1}^{n}2(Y_i-aX_i-b)\frac{\partial}{\partial a}(Y_i-aX_i-b)\\&=2\sum_{i=1}^{n}(Y_i-aX_i-b)(-X_i)\\&=2\sum_{i=1}^{n}(-X_iY_i+aX_i^2+bX_i)\\&=0\end{aligned} \tag{11.64}$$

変数 b に関する偏微分では a を定数とみなして微分する。

$$\begin{aligned}\frac{\partial}{\partial b}D=\frac{\partial}{\partial b}\sum_{i=1}^{n}(Y_i-aX_i-b)^2&=\sum_{i=1}^{n}2(Y_i-aX_i-b)\frac{\partial}{\partial b}(Y_i-aX_i-b)\\&=2\sum_{i=1}^{n}(Y_i-aX_i-b)(-1)\\&=2\sum_{i=1}^{n}(-Y_i+aX_i+b)\\&=0\end{aligned} \tag{11.65}$$

式 11.64 と式 11.65 を整理すると、

$$a\sum_{i=1}^{n}X_i^2+b\sum_{i=1}^{n}X_i-\sum_{i=1}^{n}X_iY_i=0 \tag{11.66}$$

$$a\sum_{i=1}^{n}X_i-\sum_{i=1}^{n}Y_i+\sum_{i=1}^{n}b=0 \qquad \rightarrow \qquad a\sum_{i=1}^{n}X_i-\sum_{i=1}^{n}Y_i+nb=0 \tag{11.67}$$

a と b を変数として式 11.66、式 11.67 を解いて a を求める。

$$a=\frac{\sum_{i=1}^{n}X_iY_i-\dfrac{\left(\sum_{i=1}^{n}X_i\right)\left(\sum_{i=1}^{n}Y_i\right)}{n}}{\sum_{i=1}^{n}X_i^2-\dfrac{\left(\sum_{i=1}^{n}X_i\right)^2}{n}}$$

さらに、次に述べる式 11.70 と式 11.71 を用いて変形すると次式になる。

$$a=\frac{\sum_{i=1}^{n}(X_i-\bar{X})(Y_i-\bar{Y})}{\sum_{i=1}^{n}(X_i-\bar{X})^2}=\frac{\mathrm{SP}_{xy}}{\mathrm{SS}_x}=\frac{\dfrac{\mathrm{SP}_{xy}}{n}}{\dfrac{\mathrm{SS}_x}{n}}=\frac{S_{xy}}{s_x^2} \tag{11.68}$$

ここで、

$$\mathrm{SP}_{xy}=\sum_{i=1}^{n}(X_i-\bar{X})(Y_i-\bar{Y}) \tag{11.69}$$

であり、SP_{xy} は**偏差積和**（sum of products of deviation）（**共変動**、covariation）とよばれる。偏差積和を n で除したものが**共分散**（covariance）S_{xy} である。SP_{xy} は次のように変形される。

$$\begin{aligned}
\mathrm{SP}_{xy}&=\sum_{i=1}^{n}(X_i-\bar{X})(Y_i-\bar{Y})\\
&=\sum_{i=1}^{n}(X_iY_i-X_i\bar{Y}-\bar{X}Y_i+\bar{X}\bar{Y})\\
&=\sum_{i=1}^{n}X_iY_i-\bar{Y}\sum_{i=1}^{n}X_i-\bar{X}\sum_{i=1}^{n}Y_i+\sum_{i=1}^{n}\bar{X}\bar{Y}\\
&=\sum_{i=1}^{n}X_iY_i-\bar{Y}n\bar{X}-\bar{X}n\bar{Y}+n\bar{X}\bar{Y}\\
&=\sum_{i=1}^{n}X_iY_i-n\bar{X}\bar{Y}\\
&=\sum_{i=1}^{n}X_iY_i-n\left(\frac{1}{n}\sum_{i=1}^{n}X_i\right)\left(\frac{1}{n}\sum_{i=1}^{n}Y_i\right)\\
&=\sum_{i=1}^{n}X_iY_i-\frac{1}{n}\left(\sum_{i=1}^{n}X_i\right)\left(\sum_{i=1}^{n}Y_i\right) \tag{11.70}
\end{aligned}$$

また、SS_x は X の偏差平方和であり、**式 2.5** より次のように表され、さらに変換される。

付録

$$SS_x = \sum_{i=1}^{n}(X_i - \bar{X})^2 = \sum_{i=1}^{n}X_i^2 - 2\bar{X}\sum_{i=1}^{n}X_i + \sum_{i=1}^{n}\bar{X}^2$$

$$= \sum_{i=1}^{n}X_i^2 - 2n\bar{X}^2 + n\bar{X}^2$$

$$= \sum_{i=1}^{n}X_i^2 - n\bar{X}^2$$

$$= \sum_{i=1}^{n}X_i^2 - n\left(\frac{\sum_{i=1}^{n}X_i}{n}\right)^2$$

$$= \sum_{i=1}^{n}X_i^2 - \frac{\left(\sum_{i=1}^{n}X_i\right)^2}{n} \tag{11.71}$$

式 11.68 の変形の中で、**式 11.70** と **式 11.71** が用いられている。

次に、$\sum_{i=1}^{n}X_i = n\bar{X}$、$\sum_{i=1}^{n}Y_i = n\bar{Y}$ であるので、**式 11.67** に代入して整理すると b が次のように求められる。

$$b = \bar{Y} - a\bar{X} \tag{11.72}$$

$Y = aX + b$ を $b = Y - aX$ と書き換えて**式 11.72** の b に代入して整理すると、

$$Y - \bar{Y} = a(X - \bar{X}) \quad \text{あるいは} \quad X - \bar{X} = \frac{1}{a}(Y - \hat{Y}) \tag{11.73}$$

となる。**式 11.73** は、点 $(\bar{X},\ \bar{Y})$ を通る、傾き a の直線である。この直線が、X から Y を予測するときの回帰直線である。

2）変数 Y から変数 X を予測する（Y への X の回帰）

変数 Y から変数 X を予測する場合も考え方はまったく同じであるので結果のみ示す。回帰係数（傾き）a' と切片 b' は次のようになる。

$$a' = \frac{\dfrac{1}{n}\sum_{i=1}^{n}(X_i - \bar{X})(Y_i - \bar{Y})}{\dfrac{1}{n}\sum_{i=1}^{n}(Y_i - \bar{Y})^2} = \frac{S_{xy}}{s_y^2} \tag{11.74}$$

$$b' = \bar{X} - a'\bar{Y} \tag{11.75}$$

$X = a'Y + b'$ を $b' = X - a'Y$ と書き換えて**式 11.75** に代入して整理すると、

$$X - \bar{X} = a'(Y - \bar{Y}) \quad \text{あるいは} \quad Y - \bar{Y} = \frac{1}{a'}(X - \bar{X}) \tag{11.76}$$

292

となる。これは Y から X を予測するときの回帰直線である。この直線は**式 11.73** の直線と同じ点 $(\bar{X}, \bar{Y})$ で交わるが、通常、傾きは異なる。

3）相関係数 r

次に係数 a と a' の幾何平均（**式 2.2**）を求め、r とする。このようにして**式 9.1** が求められる。

$$\sqrt{aa'} = \sqrt{\frac{S_{xy}^{\,2}}{s_x^{\,2} s_y^{\,2}}} = \frac{S_{xy}}{s_x s_y} = \frac{X と Y の共分散}{X の標準偏差 \times Y の標準偏差}$$

$$= \frac{\dfrac{1}{n}\sum_{i=1}^{n}(X_i - \bar{X})(Y_i - \bar{Y})}{\sqrt{\dfrac{1}{n}\sum_{i=1}^{n}(X_i - \bar{X})^2}\sqrt{\dfrac{1}{n}\sum_{i=1}^{n}(Y_i - \bar{Y})^2}} = r \tag{11.77}$$

4）寄与率

式 9.1 を 2 乗すると、**式 11.69**、**式 2.5** より、r^2 は次のように表される。

$$r^2 = \frac{\left\{\dfrac{1}{n}\sum_{i=1}^{n}(X_i - \bar{X})(Y_i - \bar{Y})\right\}^2}{\dfrac{1}{n}\sum_{i=1}^{n}(X_i - \bar{X})^2 \dfrac{1}{n}\sum_{i=1}^{n}(Y_i - \bar{Y})^2} = \frac{\left\{\sum_{i=1}^{n}(X_i - \bar{X})(Y_i - \bar{Y})\right\}^2}{\sum_{i=1}^{n}(X_i - \bar{X})^2 \sum_{i=1}^{n}(Y_i - \bar{Y})^2} = \frac{SP_{xy}^{\,2}}{SS_x SS_y} \tag{11.78}$$

残差（実測値 Y_i と予測値 $\hat{Y}_i$ の差）の 2 乗和を次のようなプロセスで変形すると、寄与率 r^2 の意味がわかりやすくなる。

$$\sum_{i=1}^{n}(Y_i - \hat{Y}_i)^2 = \sum_{i=1}^{n}(Y_i - aX_i - b)^2 \qquad \leftarrow \hat{Y}_i = aX_i + b \quad (\textbf{式 11.58})$$

$$= \sum_{i=1}^{n}(Y_i - aX_i - \bar{Y} + a\bar{X})^2 \qquad \leftarrow \bar{Y} = a\bar{X} + b \quad つまり \quad b = \bar{Y} - a\bar{X} \quad (\textbf{式 11.72})$$

$$= \sum_{i=1}^{n}\{(Y_i - \bar{Y}) - a(X_i - \bar{X})\}^2$$

$$= \sum_{i=1}^{n}\{(Y_i - \bar{Y})^2 - 2a(X_i - \bar{X})(Y_i - \bar{Y}) + a^2(X_i - \bar{X})^2\}$$

$$= SS_y - 2aSP_{xy} + a^2 SS_x \qquad \leftarrow \sum_{i=1}^{n}(X_i - \bar{X})^2 = SS_x \quad (\textbf{式 11.71})$$

$$\sum_{i=1}^{n}(Y_i - \bar{Y})^2 = SS_y$$

$$\sum_{i=1}^{n}(X_i - \bar{X})(Y_i - \bar{Y}) = SP_{xy} \quad (\textbf{式 11.69})$$

付録

$$= SS_y - 2a SP_{xy} + a^2 \frac{SP_{xy}}{a}$$

$$= SS_y - a SP_{xy}$$

$$= SS_y - \frac{{SP_{xy}}^2}{SS_x} \qquad\qquad \leftarrow \frac{SP_{xy}}{SS_x} = a \quad (\text{式 11.68})$$

$$= SS_y \left(1 - \frac{{SP_{xy}}^2}{SS_x SS_y} \right)$$

$$= SS_y (1 - r^2) \qquad\qquad \leftarrow r^2 = \frac{{SP_{xy}}^2}{SS_x SS_y} \quad (\text{式 11.78})$$

ゆえに、次のような関係になる。

$$r^2 = 1 - \frac{\sum_{i=1}^{n}(Y_i - \hat{Y}_i)^2}{SS_y} = 1 - \frac{\frac{1}{n}\sum_{i=1}^{n}(Y_i - \hat{Y}_i)^2}{\frac{1}{n}SS_y} = 1 - \frac{{s_{y-\hat{y}}}^2}{{s_y}^2}$$

$$= 1 - \frac{残差の分散}{Y の分散} = \frac{Y の分散 - 残差の分散}{Y の分散}$$

$$= \frac{{s_y}^2 - {s_{y-\hat{y}}}^2}{{s_y}^2}$$

ここで、${s_y}^2 - {s_{y-\hat{y}}}^2 = {s_{\hat{y}}}^2$（**付録 12 参照**）であるので、寄与率 r^2 は

$$r^2 = \frac{{s_y}^2 - {s_{y-\hat{y}}}^2}{{s_y}^2} = \frac{{s_{\hat{y}}}^2}{{s_y}^2} = \frac{Y の予測値の分散}{Y の分散} \tag{9.4}$$

となる。

---

12 線形回帰における予測値、実測値、および残差の関係

　線形回帰において、回帰直線によって変数 X から変数 Y を予測するとき（X への Y の回帰）、実測値の分散 ${s_y}^2$、予測値の分散 ${s_{\hat{y}}}^2$、および残差（予測誤差）の分散 ${s_{y-\hat{y}}}^2$ の関係は次のようになることを説明しよう。

$$s_y^2 - {s_{y-\hat{y}}}^2 = {s_{\hat{y}}}^2 \tag{11.79}$$

　分散は偏差平方和 SS（変動）をサンプルサイズ n で除したものであるため（**式 2.6**）、**式 11.79** は**式 11.80** のようになる。**式 11.80** を証明すれば、**式 11.79** が証明される。

12. 線形回帰における予測値、実測値、および残差の関係

$$\frac{\mathrm{SS}_y}{n} - \frac{\mathrm{SS}_{y-\hat{y}}}{n} = \frac{\mathrm{SS}_{\hat{y}}}{n} \quad \rightarrow \quad \mathrm{SS}_y - \mathrm{SS}_{y-\hat{y}} = \mathrm{SS}_{\hat{y}} \tag{11.80}$$

SS_yを次のように変形すると、

$$
\begin{aligned}
\mathrm{SS}_y &= \sum_{i=1}^{n}(Y_i - \bar{Y})^2 = \sum_{i=1}^{n}\{(Y_i - \hat{Y}_i) + (\hat{Y}_i - \bar{Y})\}^2 \\
&= \sum_{i=1}^{n}\{(Y_i - \hat{Y}_i)^2 + 2(Y_i - \hat{Y}_i)(\hat{Y}_i - \bar{Y}) + (\hat{Y}_i - \bar{Y})^2\} \\
&= \sum_{i=1}^{n}(Y_i - \hat{Y}_i)^2 + \sum_{i=1}^{n}2(Y_i - \hat{Y}_i)(\hat{Y}_i - \bar{Y}) + \sum_{i=1}^{n}(\hat{Y}_i - \bar{Y})^2 \\
&= \mathrm{SS}_{y-\hat{y}} + \sum_{i=1}^{n}2(Y_i - \hat{Y}_i)(\hat{Y}_i - \bar{Y}) + \mathrm{SS}_{\hat{y}}
\end{aligned}
$$

となるので、上の式の3行目第2項が$\sum_{i=1}^{n}2(Y_i - \hat{Y}_i)(\hat{Y}_i - \bar{Y}) = 0$であれば、**式11.80**が成り立つ。$\sum_{i=1}^{n}(Y_i - \hat{Y}_i)(\hat{Y}_i - \bar{Y}) = 0$は次のように証明される。

$$
\begin{aligned}
\sum_{i=1}^{n}(Y_i - \hat{Y}_i)(\hat{Y}_i - \bar{Y}) &= \sum_{i=1}^{n}Y_i\hat{Y}_i - \sum_{i=1}^{n}Y_i\bar{Y} - \sum_{i=1}^{n}\hat{Y}_i^2 + \sum_{i=1}^{n}\hat{Y}_i\bar{Y} \\
&= \sum_{i=1}^{n}Y_i\hat{Y}_i - \bar{Y}\sum_{i=1}^{n}Y_i - \sum_{i=1}^{n}\hat{Y}_i^2 + \bar{Y}\sum_{i=1}^{n}\hat{Y}_i
\end{aligned}
$$

ここで、$\bar{Y}\sum_{i=1}^{n}Y_i = \bar{Y}\sum_{i=1}^{n}\hat{Y}_i$であるので、

$$
\begin{aligned}
&= \sum_{i=1}^{n}Y_i\hat{Y}_i - \sum_{i=1}^{n}\hat{Y}_i^2 \\
&= \sum_{i=1}^{n}\hat{Y}_i(Y_i - \hat{Y}_i)
\end{aligned}
$$

$\hat{Y}_i = aX_i + b$（**式11.58**）を代入すると、

$$
\begin{aligned}
&= \sum_{i=1}^{n}(aX_i + b)(Y_i - aX_i - b) \\
&= \sum_{i=1}^{n}aX_i(Y_i - aX_i - b) + \sum_{i=1}^{n}b(Y_i - aX_i - b) \\
&= a\sum_{i=1}^{n}(Y_i - aX_i - b)X_i - b\sum_{i=1}^{n}(-Y_i + aX_i + b) \\
&= 0 \qquad\qquad\qquad\qquad\qquad\qquad ←\text{式 11.64、式 11.65}
\end{aligned}
$$

以上で、

$$\sum_{i=1}^{n}(Y_i - \hat{Y}_i)(\hat{Y}_i - \bar{Y}) = 0$$

が証明され、これによって**式 11.80** および**式 11.79** が証明された。

13　2変量正規分布

　図 11.4 に 2 変量正規分布の例を 3 次元グラフで示す。変数 X と変数 Y の各組合せのときの確率密度が、縦軸に曲面として示されている。2 変量正規分布では変数 X、Y ともに分布が正規型である。**図 11.4a** は母相関係数 ρ が 0 の場合、**図 11.4b** は母相関係数 ρ が 0.7 の場合であり、いずれも変数 X と Y が標準化されている（$\mu_x=0$、$\sigma_x^2=1$、$\mu_y=0$、$\sigma_y^2=1$）。分布の横断面の形状は、$\rho=0$ のときには円形であり、$\rho=0.7$ のときには楕円形である。X-Y 平面（確率密度＝0 の平面）と、曲面の作る容積（確率）は 1 になる。

　現実に得られている 2 変数データが、2 変量正規分布に従う母集団からの無作為抽出標本であると仮定できるときに、標本相関係数を用いて母相関係数 ρ の推定や無相関検定が可能となる。参考までに 2 変量正規分布の確率密度関数を示すが、通常の検定や推定でこの関数が必要になることはほとんどない。

$$f(x, y) = \frac{1}{2\pi\sigma_x\sigma_y\sqrt{1-\rho^2}} e^{-Q(x, y)} \tag{11.81}$$

ただし、

$$Q(x, y) = \frac{1}{2(1-\rho^2)}(u^2 - 2\rho uv + v^2) \quad \left(u = \frac{X-\mu_x}{\sigma_x},\ v = \frac{Y-\mu_y}{\sigma_y}\right)$$

である。

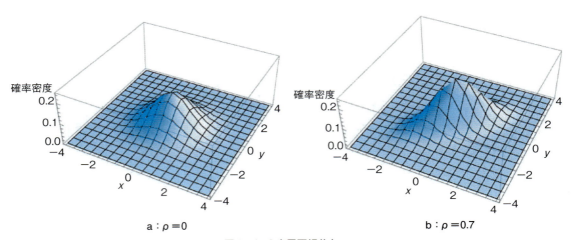

図 11.4　2 変量正規分布

14　直線補間の方法

　数表を用いるとき、必要な桁数まで数値が示されていないことがある。数表よりも精度の高い値を得たいときに、数表に記載されている2点間が直線的に変化していると仮定して、近似的に計算で求めることができる。

　例えば、標準正規分布で $z=2.133$ のときの上側確率を求めたい場合、まず正規分布表（**付表2**）で $P_{(z \geq 2.13)}=0.016586$ および $P_{(z \geq 2.14)}=0.016177$ を求める。次に、**図11.5**に示すように2点間が直線的に変化するものと仮定して、次式により $P_{(z \geq 2.133)}$ を求める。

$$P_{(z \geq 2.133)} = 0.016177 + (0.016586 - 0.016177) \times \frac{2.14 - 2.133}{2.14 - 2.13} = 0.016463 \tag{11.82}$$

　正規分布、t 分布、F 分布、χ^2 分布などについては表計算ソフト"Microsoft Excel"で正確な値を簡単に求めることができる（**付録15**）。

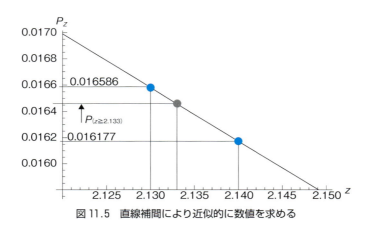

図11.5　直線補間により近似的に数値を求める

15　Excelによる統計量の計算式（関数）

　Excelを用いて統計量を計算するための代表的な関数を取り上げる。式をセルの中に直接書き込み、カッコの中にはセルの範囲や指定されたパラメータを入力する。

付録

1) 総和

   ＝sum（データ配列）　　　　　　　例）　＝sum（a1：a10）

2) 平均

   ＝average（データ配列）　　　　　例）　＝average（a1：a10）

3) 中央値

   ＝median（データ配列）

4) 幾何平均（相乗平均）

   ＝geomean（データ配列）

5) 調和平均

   ＝harmean（データ配列）

6) 偏差平方和（変動）

   ＝devsq（データ配列）

7) 標準偏差 s

   ＝stdev.p（データ配列）

8) 不偏標準偏差 $\hat{\sigma}$

   ＝stdev.s（データ配列）

9) 分散 s^2

   ＝var.p（データ配列）

10) 不偏分散 $\hat{\sigma}^2$

   ＝var.s（データ配列）

11) 2項分布における確率

   ＝binom. dist$(X, n, \Phi,$ true or false$)$

   X は出現数、n は試行数、Φ は母集団における確率を入力する。true を指定すると累積確率が、false を指定すると出現数 X のときの確率が出力される。

   　例1)　＝binom. dist$(1,$　$4,$　$0.5,$　true$)$　　　　　→　　　　　0.3125

   　例2)　＝binom. dist$(1,$　$4,$　$0.5,$　false$)$　　　　→　　　　　0.25

12) 標準正規分布において、z 値以下の下側確率を求める

   ＝norm. s. dist$(z$ true or false$)$

   　例1)　＝norm. s. dist$(1.96,$　true$)$　　　→　　　0.975

   　例2)　＝norm. s. dist$(1.96,$　false$)$　　　→　　　0.058（確率密度を表す）

13) 標準正規分布において、下側確率 P に対応する z 値を求める

   ＝norm. s. inv(P)

   　例1)　＝norm. s. inv(0.025)　　　　　→　　　-1.96

   　例2)　＝norm. s. inv(0.975)　　　　　→　　　1.96

14) t 分布において、t 値と自由度 ν に対応する両側確率を求める

   ＝t. dist. 2t$(t,$　$\nu)$

15. Excel による統計量の計算式（関数）

例）＝t. dist. 2t(1.812, 10)　　　　→　　0.100

15) t 分布において、t 値と自由度 ν に対応する上側確率を求める

＝t. dist. rt(t,　ν)

例）＝t. dist. rt(1.812, 10)　　　　→　　0.050

16) t 分布において、下側確率 P と自由度 ν に対応する t 値を求める

＝t. inv(P,　ν)

例1）＝t. inv(0.025, 10)　　　　→　　-2.228

例2）＝t. inv(0.975, 10)　　　　→　　2.228

17) t 分布において、両側確率 P と自由度 ν に対応する t 値（プラスの値のみ）を求める

＝t. inv. 2t(P,　ν)

例）＝t. inv. 2t(0.05, 10)　　　　→　　2.228

18) F 分布において、F 値、自由度 ν_1（分子）、自由度 ν_2（分母）に対応する下側確率を求める

＝f. dist(F,　ν_1,　ν_2, true)

例）＝f. dist(3.326, 5, 10, true)　　　→　　0.950

19) F 分布において、F 値、自由度 ν_1（分子）、自由度 ν_2（分母）に対応する上側確率を求める

＝f. dist. rt(F,　ν_1,　ν_2)

例）＝f. dist. rt(3.326, 5, 10)　　　→　　0.050

20) F 分布において、下側確率 P、自由度 ν_1（分子）、自由度 ν_2（分母）に対応する F 値を求める

＝f. inv(P,　ν_1,　ν_2)

例）　f. inv(0.95, 5, 10)　　　→　　3.326

21) F 分布において、上側確率 P、自由度 ν_1（分子）、自由度 ν_2（分母）に対応する F 値を求める

＝f. inv. rt(P,　ν_1,　ν_2)

例）　f. inv. rt(0.05, 5, 10)　　　→　　3.326

22) χ^2 分布において、χ^2 値と自由度 ν に対応する下側確率を求める

＝chisq. dist(χ^2,　ν,　true)

例）＝chisq. dist(18.31, 10, true)　　　→　　0.950

23) χ^2 分布において、χ^2 値と自由度 ν に対応する上側確率を求める

＝chisq. dist. rt(χ^2,　ν)

例）＝chisq. dist. rt(18.31, 10)　　　→　　0.050

24) χ^2 分布において、下側確率 P と自由度 ν に対応する χ^2 値を求める

＝chisq. inv(P,　ν)

例）＝chisq. inv(0.95, 10)　　　→　　18.31

25) χ^2 分布において、上側確率 P と自由度 ν に対応する χ^2 値を求める

＝chisq. inv. rt(P,　ν)

例）＝chisq. inv. rt(0.05, 10)　　　→　　18.31

付録

26) ピアソンの相関係数を求める。

=correl(データ配列 1, データ配列 2)

27) フィッシャーの z' 変換を行う。

=fisher(r)　　r は相関係数である。

例) =fisher(0.5)　→　0.549306

28) ある変数 X が正規分布 $N(\mu, \sigma^2)$ に従っているとき、その分布の下側確率 P に対応する X の値を求める。

=norm. inv(P, μ, σ^2)

例) =norm. inv$(0.975, 50, 10)$　　→　69.600

Excel の"分析ツール"を用いると、さらに次のような統計処理が可能である。本書で用いた名称との対応関係を**表 11.11** に示す。

表 11.11　本書と Excel の名称との対応関係

Excel	本書
分散分析：一元配置	1 要因分散分析（6 章）
分散分析：繰り返しのある二元配置	2 要因とも対応がない 2 要因分散分析（7 章）
分散分析：繰り返しのない二元配置	1 要因反復測定分散分析（6 章）
相関	ピアソンの相関係数（9 章）
共分散	共分散（9 章、付録 11）
F 検定：2 標本を使った分散の検定	ばらつきの差の検定（5 章）
ヒストグラム	ヒストグラム（2 章）
回帰分析	回帰（9 章）
t 検定：一対の標本による平均の検定	対応のある t 検定（5 章）
t 検定：等分散を仮定した 2 標本による検定	母分散に差がない場合：対応のない t 検定（5 章）
t 検定：分散が等しくないと仮定した 2 標本による検定	母分散に差がある場合：ウェルチの t 検定（5 章）

16　ボンフェローニの不等式

　ボンフェローニの方法（6 章）を、3 水準（$k=3$）の場合を例に説明しよう。**図 11.6** には、3 つの事象（E_1、E_2、E_3）がベン図で示されている。3 つの事象のうち、少なくとも 1 つが成り立つ確率は $P(E_1 \cup E_2 \cup E_3)$ と表される。

　3 つの事象が独立であれば $P(E_1 \cup E_2 \cup E_3) = P(E_1) + P(E_2) + P(E_3)$ であるが（**図 11.6a**）、独立でなければ $P(E_1 \cup E_2 \cup E_3) < P(E_1) + P(E_2) + P(E_3)$ である（**図 11.6b**）。したがって次の式が成り立ち、ボンフェローニの不等式とよばれている。

$$P(E_1 \cup E_2 \cup E_3) \leqq P(E_1) + P(E_2) + P(E_3) \tag{11.83}$$

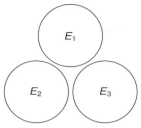
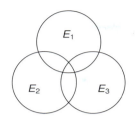

a : $P(E_1 \cup E_2 \cup E_3)$
　　$= P(E_1) + P(E_2) + P(E_3)$

b : $P(E_1 \cup E_2 \cup E_3)$
　　$< P(E_1) + P(E_2) + P(E_3)$

図 11.6　ベン図を用いて示される 3 つの事象（E_1、E_2、E_3）
a と b を統合すると、$P(E_1 \cup E_2 \cup E_3) \leq P(E_1) + P(E_2) + P(E_3)$ となる。

　ここで、E_1、E_2、E_3 の 1 つひとつを「正しい帰無仮説が誤って棄却される事象」と考えると、**式 11.83** の左辺は「正しい帰無仮説のうち、少なくとも 1 つの帰無仮説が誤って棄却される確率（α'）」を示すことになり、その確率は右辺の「1 つひとつの検定で設定された有意水準の総和」以下である。それぞれの検定の有意水準を $P(E_1) = P(E_2) = P(E_3) = \alpha$ とすると、$\alpha' \leq \alpha + \alpha + \alpha = 3\alpha$ である。この式は、1 つひとつの検定の有意水準を、設定したい有意水準（帰無仮説が正しいのにもかかわらず、少なくとも 1 つの検定で有意と判断してしまう確率：ファミリーワイズエラー率）の 1/3 にすればよいことを示している。n_h 回の検定として一般化すれば、次のようになる。

$$\alpha_B = \alpha / \boldsymbol{n_h} \tag{6.26}$$

17　偏相関係数

　9 章で偏相関係数の求め方を取り上げたが、ここではその意味と導出方法を説明しよう。**表 11.12** に小学生 6 人の足長 X、知能年齢 Y、暦年齢 Z を示す（仮想データ）。3 変数間の相関係数は以下のようになる。いずれも 0.9 前後の比較的高い値を示す。

　　足長 X と知能年齢 Y の相関係数　　$r_{xy} = 0.869$
　　知能年齢 Y と暦年齢 Z の相関係数　　$r_{yz} = 0.961$
　　足長 X と暦年齢 Z の相関係数　　$r_{xz} = 0.864$

　また、**図 11.7** に、この 3 変数間の関係を散布図と回帰直線で示す。**図 11.7a** には足長 X と知能年齢 Y の関係が、**図 11.7b** には暦年齢 Z と足長 X の関係が示されている。**図 11.7b** の回帰直線は暦年齢 Z から予測される"足長の予測値 $\hat{X}$"を示すものであり、足長 X と予測値 $\hat{X}$ との差（残差 X'）は暦年齢 Z の影響を取り

付録

表11.12 3変数の生データと算出された残差（X'とY'）

被験者	足長X	知能年齢Y	暦年齢Z	X'	Y'
1	15	6	6	1.543	0.391
2	16	7	8	−1.239	−0.652
3	15	8	8	−2.239	0.348
4	19	8	9	−0.130	−0.674
5	24	10	10	2.978	0.304
6	22	11	11	−0.913	0.283

XとYからZの影響を取り除いたものをそれぞれX'、Y'とする。X'とY'の相関係数が「Zで調整したXとYの偏相関係数$r_{xy \cdot z}$」となる。

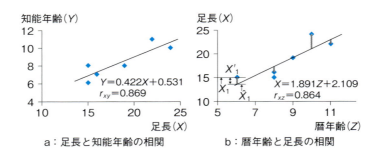

a：足長と知能年齢の相関　　b：暦年齢と足長の相関

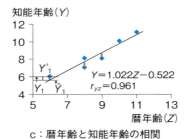

c：暦年齢と知能年齢の相関

図11.7　偏相関の考え方

除いた"足長の個人差"を示すと考えられる。同様に、**図11.7c**には暦年齢Zと知能年齢Yの関係が示されており、知能年齢Yと"暦年齢Zから予測される知能年齢の予測値$\hat{Y}$"との差（残差Y'）は、暦年齢Zの影響を取り除いた"知能年齢の個人差"を示すと考えられる。

ここで、6人について足長Xと知能年齢Yの残差（X'、Y'）を求め、**式9.1**を用いて残差間の相関係数を求めると偏相関係数$r_{xy \cdot z}$が求められる。残差X'とY'は、それぞれの測定値からZによる影響を差し引いた値である。この偏相関係数は、**式9.21**を用いて暦年齢Zで調整された（暦年齢の影響を取り除いた）「足長と知能年齢の関係」を示す。

暦年齢Zで調整された"足長と知能年齢の偏相関係数"$r_{xy \cdot z} = 0.275$

これは相関係数r_{xy}よりもかなり小さくなる。

1）偏相関係数の数値計算

　最初に、前述の説明に基づいて偏相関係数を求めてみよう。3つの変数をX、Y、Zとして、XとYからZの影響を取り除いたものをそれぞれX'、Y'とすると、前述のようにX'とY'の相関係数が「Zで調整されたXとYの偏相関係数$r_{xy \cdot z}$」となる。XへのZの影響を取り除くために、まず**図11.7b**に示されるようなZへのXの回帰を考えて回帰直線を求める。次に、回帰直線による「ZからのXの予測値$\hat{X}$」をXから差し引いて残差X'を求める。被験者1について求めると次のようになる（**表11.12**、**図11.7b**）。

$$X'_1 = X_1 - \hat{X}_1 = 15 - (1.891Z_1 + 2.109) = 15 - (1.891 \times 6 + 2.109) = 1.543$$

　同様にすべての被験者についてX'を求めた結果が、**表11.12**に示されている。

　次にYへのZの影響を取り除くために、**図11.7c**に示されるようなZへのYの回帰を考え、回帰直線による「ZからのYの予測値$\hat{Y}$」をYから差し引いて残差Y'を求める。被験者1について求めると次のようになる（**表11.12**、**図11.7c**）。

$$Y'_1 = Y_1 - \hat{Y}_1 = 6 - (1.022Z_1 - 0.522) = 6 - (1.022 \times 6 - 0.522) = 0.391$$

　同様に、すべての被験者についてY'を求めた結果が**表11.12**に示されている。X'とY'の相関係数を**式9.1**を用いて求めると、偏相関係数$r_{xy \cdot z} = 0.275$が求められる。

2）偏相関係数の計算式の導出

　今度は、**式9.21**の導出をしよう。ZへのXの回帰における傾きをa、切片をb、ZへのYの回帰における傾きをc、切片をdとするとX'とY'は次のように表される（式の見やすさのために$\sum\limits_{i=1}^{n}$を簡略に$\sum$で表す）。

$$X' = X - \hat{X} = X - (aZ + b) = X - aZ - b \tag{11.84}$$
$$Y' = Y - \hat{Y} = Y - (cZ + b) = Y - cZ - d \tag{11.85}$$

　式2.5より、

$$X \text{の偏差平方和 } SS_x = \sum(X_i - \bar{X})^2 \tag{11.86}$$
$$Y \text{の偏差平方和 } SS_y = \sum(Y_i - \bar{Y})^2 \tag{11.87}$$
$$Z \text{の偏差平方和 } SS_z = \sum(Z_i - \bar{Z})^2 \tag{11.88}$$

　式11.69より、

$$X \text{と} Y \text{の偏差積和 } SP_{xy} = \sum(X_i - \bar{X})(Y_i - \bar{Y}) \tag{11.89}$$

付録

Y と Z の偏差積和 $\mathrm{SP}_{yz} = \sum(Y_i - \bar{Y})(Z_i - \bar{Z})$　　　　　　　　(11.90)

X と Z の偏差積和 $\mathrm{SP}_{xz} = \sum(X_i - \bar{X})(Z_i - \bar{Z})$　　　　　　　　(11.91)

式 11.68 と式 11.72 より、

$$a = \frac{\dfrac{1}{n}\sum(X_i - \bar{X})(Z_i - \bar{Z})}{\dfrac{1}{n}\sum(Z_i - \bar{Z})^2} = \frac{\sum(X_i - \bar{X})(Z_i - \bar{Z})}{\sum(Z_i - \bar{Z})^2} = \frac{\mathrm{SP}_{xz}}{\mathrm{SS}_z} \tag{11.92}$$

$$b = \bar{X} - a\bar{Z} \tag{11.93}$$

同様に、

$$c = \frac{\dfrac{1}{n}\sum(Y_i - \bar{Y})(Z_i - \bar{Z})}{\dfrac{1}{n}\sum(Z_i - \bar{Z})^2} = \frac{\sum(Y_i - \bar{Y})(Z_i - \bar{Z})}{\sum(Z_i - \bar{Z})^2} = \frac{\mathrm{SP}_{yz}}{\mathrm{SS}_z} \tag{11.94}$$

$$d = \bar{Y} - c\bar{Z} \tag{11.95}$$

X' の偏差平方和 SS_x は次のように求められる。

$$\begin{aligned}
\mathrm{SS}_x &= \sum(X_i' - \bar{X}')^2 = \sum\left\{(X_i - aZ_i - b) - \frac{\sum(X_i - aZ_i - b)}{n}\right\}^2 \\
&= \sum\{(X_i - aZ_i - b) - \bar{X} + a\bar{Z} + b\}^2 = \sum\{(X_i - \bar{X}) - a(Z_i - \bar{Z})\}^2 \\
&= \sum(X_i - \bar{X})^2 - 2a\sum(X_i - \bar{X})(Z_i - \bar{Z}) + a^2\sum(Z_i - \bar{Z})^2 \\
&= \mathrm{SS}_x - 2\frac{\mathrm{SP}_{xz}^2}{\mathrm{SS}_z} + \frac{\mathrm{SP}_{xz}^2}{\mathrm{SS}_z} \\
&= \mathrm{SS}_x - \frac{\mathrm{SP}_{xz}^2}{\mathrm{SS}_z}
\end{aligned} \tag{11.96}$$

同様に Y' の偏差平方和 SS_y は次のように求められる。

$$\mathrm{SS}_y = \mathrm{SS}_y - \frac{\mathrm{SP}_{yz}^2}{\mathrm{SS}_z} \tag{11.97}$$

次に X' と Y' の偏差積和 $\mathrm{SP}_{x'y'}$ を求める。

304

$$\mathrm{SP}_{x'y'} = \sum \left\{ (X_i - aZ_i - b) - \frac{1}{n} \sum (X_i - aZ_i - b) \right\} \left\{ (Y_i - cZ_i - d) - \frac{1}{n} \sum (Y_i - cZ_i - d) \right\}$$

$$= \sum \{ X_i - aZ_i - b - \bar{X} + a\bar{Z} + b \} \{ Y_i - cZ_i - d - \bar{Y} + c\bar{Z} + d \}$$

$$= \sum \{ (X_i - \bar{X}) - a(Z_i - \bar{Z}) \} \{ (Y_i - \bar{Y}) - c(Z_i - \bar{Z}) \}$$

$$= \sum \{ (X_i - \bar{X})(Y_i - \bar{Y}) - c(X_i - \bar{X})(Z_i - \bar{Z}) - a(Y_i - \bar{Y})(Z_i - \bar{Z}) + ac(Z_i - \bar{Z})^2 \}$$

$$= \mathrm{SP}_{xy} - c\mathrm{SP}_{xz} - a\mathrm{SP}_{yz} + ac\mathrm{SS}_z$$

$$= \mathrm{SP}_{xy} - \frac{\mathrm{SP}_{yz}}{\mathrm{SS}_z}\mathrm{SP}_{xz} - \frac{\mathrm{SP}_{xz}}{\mathrm{SS}_z}\mathrm{SP}_{yz} + \frac{\mathrm{SP}_{xz}}{\mathrm{SS}_z}\frac{\mathrm{SP}_{yz}}{\mathrm{SS}_z}\mathrm{SS}_z$$

$$= \mathrm{SP}_{xy} - \frac{\mathrm{SP}_{yz}}{\mathrm{SS}_z}\mathrm{SP}_{xz} \tag{11.98}$$

次に、**式9.1**を次のように変形して X と Y の相関係数 r_{xy} を求めることができる。

$$r_{xy} = \frac{\frac{1}{n}\sum (X_i - \bar{X})(Y_i - \bar{Y})}{\sqrt{\frac{1}{n}\sum (X_i - \bar{X})^2}\sqrt{\frac{1}{n}\sum (Y_i - \bar{Y})^2}} = \frac{\sum (X_i - \bar{X})(Y_i - \bar{Y})}{\sqrt{\sum (X_i - \bar{X})^2 \sum (Y_i - \bar{Y})^2}}$$

$$= \frac{\mathrm{SP}_{xy}}{\sqrt{\mathrm{SS}_x \mathrm{SS}_y}} \tag{11.99}$$

X' と Y' の相関係数が「Z で調整された X と Y の偏相関係数 $r_{xy\cdot z}$」であるので、**式11.99** の X を X' に、Y を Y' に変えて**式11.96**、**式11.97**、**式11.98** を代入すれば、次のように**式9.21** が導出される。

$$r_{xy\cdot z} = r_{x'y'} = \frac{\mathrm{SP}_{x'y'}}{\sqrt{\mathrm{SS}_x \mathrm{SS}_y}} = \frac{\mathrm{SP}_{xy} - \frac{\mathrm{SP}_{yz}}{\mathrm{SS}_z}\mathrm{SP}_{xz}}{\sqrt{\mathrm{SS}_x - \frac{\mathrm{SP}_{xz}^2}{\mathrm{SS}_z}}\sqrt{\mathrm{SS}_y - \frac{\mathrm{SP}_{yz}^2}{\mathrm{SS}_z}}}$$

$$= \frac{\frac{\mathrm{SP}_{xy}}{\sqrt{\mathrm{SS}_x \mathrm{SS}_y}} - \frac{\mathrm{SP}_{xz}\mathrm{SP}_{yz}}{\sqrt{\mathrm{SS}_x \mathrm{SS}_y}\mathrm{SS}_z}}{\sqrt{\frac{1}{\mathrm{SS}_x}\left(\mathrm{SS}_x - \frac{\mathrm{SP}_{xz}^2}{\mathrm{SS}_z}\right)}\sqrt{\frac{1}{\mathrm{SS}_y}\left(\mathrm{SS}_y - \frac{\mathrm{SP}_{yz}^2}{\mathrm{SS}_z}\right)}} = \frac{r_{xy} - r_{xz}r_{yz}}{\sqrt{1 - r_{xz}^2}\sqrt{1 - r_{yz}^2}} \tag{11.100}$$

18 パラメトリック検定の仮定と頑健性

1）母集団分布の正規性の仮定

母集団分布が正規分布でない場合にパラメトリック検定を用いると正しい確率が計算されないため、本書

付録

ではノンパラメトリック検定を用いることを述べてきた。パラメトリック検定かノンパラメトリック検定かを決定するために母集団分布の正規性検定が行われることがあるが、正規性検定で正規分布に従うという判断がされても、必ずしも母集団分布の正規性が保証されるわけではない。正規性検定では、正規分布からの逸脱の程度だけではなくサンプルサイズの大きさが検定結果に影響するので、小サンプルでは正規分布と判断されやすくなることを考慮しなければならない。

中心極限定理によれば、母集団分布が正規性から逸脱していてもサンプルサイズを十分に大きくすれば標本平均の標本分布は正規分布に近づくので、パラメトリック検定を適用しても実用上問題にならない程度の精度での検定が可能となる。検定の仮定（前提条件）が満たされなくても検定結果に大きな影響を与えないという性質は検定の頑健性とよばれ、t検定や分散分析は一般に頑健性が高い検定といわれている。しかし、頑健性は正規性からの逸脱の質、程度、サンプルサイズによって変化するので、それらを考慮した定量的扱いが望ましい。また、ノンパラメトリック検定には、①パラメトリック検定に比べて検定の種類が少ないため適用できない場合がある、②一般にノンパラメトリック検定はパラメトリック検定と比較して検定力が低い、③順位に変換することが研究目的に照らして妥当でない場合があるなどの問題があるので、定量的な検討によって可能な条件が揃えばパラメトリック検定を用いるほうが有利である。

コンピュータシミュレーションを用いた多くの研究（モンテカルロシミュレーションとよばれている）が行われ、t検定や分散分析について、母集団分布の分布型、歪度、尖度、サンプルサイズ、母分散、検定方式（両側か片側か）などをさまざまに変化させて、それらの影響が明らかにされてきた。

2）1 標本 t 検定と"対応のある t 検定"

正規分布に従う母集団をコンピュータ上で作成し、この母集団からサンプルサイズ 20 の標本の無作為抽出を 10 万回繰り返す"1 標本検定のシミュレーション"（図 5.2 で、理論上無限回行われる標本抽出を 10 万回で近似的に行うことを意味する）を行うことを考えてみよう。得られた 10 万個の標本からそれぞれ t 値を算出し、10 万個の t 値のヒストグラムを描くと自由度 $\nu = n - 1 = 19$ の t 分布によく近似した図が描かれる。t 検定で t 分布の右裾に $\alpha = 0.05$ の棄却域を設定するとき〔名目の α、あるいは公称の $\alpha(\alpha_n)$；nominal-α〕の理論上の t は付表 3 から 1.729 であるが、シミュレーションで得られた t のヒストグラムについて 1.729 以上の値を示す確率〔実際の $\alpha(\alpha_a)$；actual-α〕を求めると、0.05 にかなり近い値が得られるはずである。一方で、正規分布から大きく逸脱した母集団分布（例えば指数分布：歪度 2）を設定して同様の手続きを行うと、α_a は 0.05 からかなり離れた値を示すであろう。母集団分布の歪度や尖度が、正規分布のそれらから大きく逸脱しているほど、「α_n からの α_a の逸脱」の程度も大きくなる。α_a が α_n より大きくなれば第 1 種の誤りが増大する。

表 11.13 に、サンプルサイズ n で 10 万回の無作為抽出を反復し、n および母集団分布の歪度 g_1 と尖度 g_2 を独立変数、α_a を従属変数として行われた 1 標本 t 検定のモンテカルロシミュレーションの結果（Posten[49]）の一部を示す。表 11.13 には、両側検定、$\alpha_n = 0.05$、歪度 g_1 を 0.0～2.0 の範囲で、尖度 g_2 を 1.4～7.8 の範囲で、サンプルサイズ n を 5～30 の範囲で変化させた場合の各条件における α_a の値が示されている。歪度 g_1 が大きくなるほど α_a が大きくなるが、サンプルサイズが大きくなるほど α_a が小さく、さらに α_a への歪度 g_1 の影響が小さくなることが読み取れる。α_a への尖度 g_2 の影響は、正規分布の尖度（$g_2 = 3$）より大きい場合には α_a が小さくなり、$g_2 = 3$ より小さい場合に α_a が大きくなるが、その影響は歪度 g_1 と比べて小さい。また、g_1 と

表 11.13 1標本 t 検定のモンテカルロシミュレーションにおける実際の有意水準 α_a：α_θ への歪度 g_1、尖度 g_2、サンプルサイズ n の影響

(両側検定、名目の有意水準 $\alpha_n = 0.05$ の場合)

n	g_1 \ g_2	1.4	1.8	2.2	2.6	3.0	3.4	3.8	4.2	4.6	5.0	5.4	5.8	6.2	6.6	7.0	7.4	7.8
$n=5$	0.0	0.0760	0.0667	0.0589	0.0541	0.0510	0.0492	0.0478	0.0469	0.0463	0.0458	0.0453	0.0450	0.0447	0.0445	0.0442	0.0441	0.0439
	0.4		0.1050	0.0859	0.0728	0.0644	0.0591	0.0557	0.0533	0.0518	0.0505	0.0493	0.0487	0.0481	0.0477	0.0472	0.0468	0.0464
	0.8			0.1340	0.1062	0.0885	0.0771	0.0695	0.0635	0.0600	0.0572	0.0550	0.0535	0.0523	0.0514	0.0505	0.0497	0.0493
	1.2				0.1624	0.1274	0.1055	0.0911	0.0809	0.0738	0.0685	0.0644	0.0614	0.0588	0.0572	0.0556	0.0544	0.0535
	1.6					0.1905	0.1497	0.1231	0.1056	0.0933	0.0846	0.0777	0.0728	0.0687	0.0653	0.0630	0.0610	0.0592
	2.0						0.2185	0.1708	0.1414	0.1208	0.1064	0.0961	0.0880	0.0818	0.0766	0.0730	0.0696	0.0669
$n=10$	0.0	0.0549	0.0538	0.0527	0.0511	0.0497	0.0487	0.0479	0.0474	0.0469	0.0464	0.0461	0.0458	0.0456	0.0454	0.0453	0.0453	0.0451
	0.4		0.0632	0.0633	0.0606	0.0579	0.0557	0.0539	0.0525	0.0513	0.0504	0.0497	0.0491	0.0483	0.0481	0.0479	0.0477	0.0474
	0.8			0.0737	0.0738	0.0694	0.0656	0.0624	0.0601	0.0577	0.0561	0.0547	0.0535	0.0526	0.0519	0.0514	0.0509	0.0505
	1.2				0.0859	0.0847	0.0793	0.0741	0.0701	0.0663	0.0638	0.0616	0.0600	0.0583	0.0570	0.0558	0.0549	0.0541
	1.6					0.0997	0.0960	0.0892	0.0829	0.0780	0.0738	0.0702	0.0672	0.0649	0.0632	0.0618	0.0602	0.0592
	2.0						0.1134	0.1077	0.0992	0.0917	0.0860	0.0809	0.0772	0.0737	0.0708	0.0685	0.0664	0.0647
$n=15$	0.0	0.0522	0.0515	0.0510	0.0501	0.0493	0.0486	0.0481	0.0476	0.0472	0.0470	0.0467	0.0465	0.0463	0.0462	0.0460	0.0458	0.0457
	0.4		0.0584	0.0576	0.0565	0.0553	0.0541	0.0529	0.0519	0.0512	0.0507	0.0500	0.0495	0.0491	0.0488	0.0486	0.0482	0.0479
	0.8			0.0655	0.0644	0.0631	0.0609	0.0591	0.0577	0.0563	0.0550	0.0541	0.0532	0.0525	0.0520	0.0513	0.0510	0.0508
	1.2				0.0719	0.0711	0.0697	0.0672	0.0647	0.0627	0.0609	0.0596	0.0584	0.0574	0.0562	0.0555	0.0548	0.0542
	1.6					0.0774	0.0780	0.0763	0.0734	0.0705	0.0679	0.0658	0.0641	0.0624	0.0611	0.0600	0.0591	0.0583
	2.0						0.0814	0.0847	0.0829	0.0799	0.0764	0.0735	0.0709	0.0687	0.0669	0.0653	0.0639	0.0625
$n=20$	0.0	0.0532	0.0530	0.0528	0.0523	0.0515	0.0512	0.0507	0.0503	0.0500	0.0497	0.0495	0.0492	0.0490	0.0489	0.0488	0.0487	0.0487
	0.4		0.0580	0.0578	0.0570	0.0560	0.0554	0.0545	0.0539	0.0534	0.0531	0.0526	0.0523	0.0520	0.0518	0.0516	0.0514	0.0511
	0.8			0.0632	0.0623	0.0615	0.0607	0.0596	0.0587	0.0577	0.0571	0.0564	0.0556	0.0549	0.0544	0.0541	0.0537	0.0534
	1.2				0.0676	0.0674	0.0665	0.0650	0.0637	0.0621	0.0614	0.0604	0.0594	0.0586	0.0581	0.0575	0.0569	0.0564
	1.6					0.0725	0.0720	0.0713	0.0702	0.0685	0.0665	0.0650	0.0635	0.0623	0.0616	0.0610	0.0604	0.0597
	2.0						0.0774	0.0765	0.0757	0.0743	0.0728	0.0711	0.0695	0.0677	0.0661	0.0649	0.0638	0.0629
$n=25$	0.0	0.0511	0.0514	0.0512	0.0506	0.0502	0.0497	0.0493	0.0489	0.0486	0.0484	0.0482	0.0481	0.0480	0.0479	0.0478	0.0478	0.0478
	0.4		0.0548	0.0550	0.0546	0.0541	0.0535	0.0526	0.0519	0.0515	0.0510	0.0506	0.0504	0.0501	0.0499	0.0497	0.0497	0.0495
	0.8			0.0596	0.0587	0.0582	0.0574	0.0567	0.0557	0.0550	0.0544	0.0539	0.0536	0.0531	0.0528	0.0524	0.0519	0.0517
	1.2				0.0636	0.0629	0.0620	0.0610	0.0602	0.0591	0.0581	0.0573	0.0567	0.0561	0.0554	0.0547	0.0544	0.0542
	1.6					0.0673	0.0663	0.0656	0.0644	0.0634	0.0624	0.0613	0.0603	0.0594	0.0586	0.0580	0.0574	0.0568
	2.0						0.0709	0.0705	0.0695	0.0680	0.0670	0.0656	0.0645	0.0635	0.0624	0.0613	0.0604	0.0600
$n=30$	0.0	0.0516	0.0513	0.0508	0.0504	0.0500	0.0499	0.0497	0.0495	0.0493	0.0492	0.0491	0.0491	0.0490	0.0488	0.0487	0.0486	0.0486
	0.4		0.0549	0.0547	0.0544	0.0540	0.0534	0.0529	0.0524	0.0521	0.0519	0.0516	0.0514	0.0512	0.0509	0.0508	0.0507	0.0505
	0.8			0.0582	0.0579	0.0576	0.0567	0.0561	0.0552	0.0546	0.0542	0.0539	0.0536	0.0534	0.0531	0.0529	0.0527	0.0525
	1.2				0.0614	0.0610	0.0607	0.0598	0.0590	0.0581	0.0575	0.0568	0.0561	0.0556	0.0551	0.0546	0.0544	0.0542
	1.6					0.0648	0.0644	0.0633	0.0630	0.0623	0.0612	0.0601	0.0593	0.0586	0.0582	0.0576	0.0571	0.0566
	2.0						0.0679	0.0681	0.0672	0.0664	0.0654	0.0643	0.0631	0.0621	0.0612	0.0605	0.0600	0.0594

(Posten HO：The robustness of the one-sample t test over the Pearson system. J $Stat$ $Comput$ $Simul$ 9：133-149, 1979 より引用・改変)

付録

同様に、サンプルサイズが大きくなるほど α_a への尖度 g_2 の影響が小さくなることが読み取れる。

頑健性を定量的に論じる方法の一つとして α_a の許容範囲を設定する方法がある。普遍的な許容範囲を一つに定めることはできないが、許容範囲として次のような基準が用いられることがある。

・緩い基準（誤差50％以内）：$\alpha_a = \alpha_n \pm 0.5\alpha_n$

・中等度の基準（誤差20％以内）：$\alpha_a = \alpha_n \pm 0.2\alpha_n$

・厳格な基準（誤差10％以内）：$\alpha_a = \alpha_n \pm 0.1\alpha_n$

正規分布からの逸脱の程度が想定でき、シミュレーション研究の結果を用いて、定めた許容範囲に α_a がおさまるようにサンプルサイズを決定すれば、通常の1標本 t 検定を使用することができるはずである。ここでは、**表11.13** を用いて、α_n が0.05で、中等度の許容範囲（$\alpha_a = 0.04 \sim 0.06$）の場合に「$\alpha_a$ が許容範囲内におさまるために必要なサンプルサイズ」を示してみよう。例として、母集団分布の推定値が $g_1 = 1.2$、$g_2 = 5$ の場合、$n = 25$ では $\alpha_a = 0.0581$ で許容範囲（中等度：$0.04 \sim 0.06$）内にあるが、$n = 20$ では $\alpha_a = 0.0614$ となり、許容範囲を超えてしまうため、n が約25以上であればよいと判断できる。

両側検定に限定して論じたのは、一般に、片側検定は両側検定に比べて母集団分布の正規性からの逸脱の影響が大きいので、母集団分布の正規性を仮定できない場合には両側検定が推奨されるためである。一般によく用いられる $\alpha_n = 0.05$ の場合を示したが、検定の仮定が破られることによる影響は、誤差の割合（％）で示す場合には α_n が小さいほど大きくなる。

3）2標本 t 検定（"対応のない t 検定"と"ウェルチの t 検定"）

2標本検定の場合には2つの母集団を想定するので、正規分布からの逸脱の程度（歪度や尖度）だけでなく逸脱程度の群間差、母分散の群間差（一般に比で表される）、およびサンプルサイズの不均衡（一般に比で表される）の程度が関係する。シミュレーション研究の結果から次のようなことが知られている。

①片側検定と比較して両側検定では、正規性からの逸脱が α_a に与える影響は小さい。

②サンプルサイズが大きいほど、またサンプルサイズの群間差が小さいほど、正規性からの逸脱が α_a に与える影響は小さい。

③2つの母集団分布が正規分布に従わないが2つの分布型が等しい場合、歪度が大きいほど α_a への影響は大きくなるが、尖度の影響は比較的小さい。2つの母集団分布が等しい場合を考えるのは、**図5.5** に示されるように、対応のない t 検定の帰無仮説が「2つの標本は同じ正規母集団から無作為抽出されたもの」として検定するためである。Posten[48] の結果では、母集団分布の歪度を $0 \sim 2$、尖度を $1.4 \sim 7.8$、サンプルサイズ（2群は等サンプルサイズ）を $5 \sim 30$ の範囲で変化させた結果、$\alpha_n = 0.05$ のシミュレーションでは、サンプルサイズが10以上であれば α_a が誤差10％以内（$0.045 \sim 0.055$）であった。このように、母集団分布が正規分布からかなり逸脱していても、2つの母集団分布型が等しいときには α_n への影響は比較的小さい。

④2つの母集団分布の形が異なる場合、それらの歪度の差が大きいほど、α_a に大きな影響を与える。このように、母集団分布の正規性の問題は、単に正規分布か否かの問題ではなく、歪度の程度、および歪度の差の程度を考慮する必要がある。

⑤母集団分布が正規分布に従う場合でも、2つの母分散の差が大きい（両者の比が1から離れる）ほど α_a へ

の影響が大きくなるが、2つのサンプルサイズの差が小さいほど α_a への母分散の差の影響が小さくなる。

特に、母分散の比がサンプルサイズの比と逆向きの大きさを示すときに母分散の差の影響が大きくなる。

5章では対応のある t 検定の前に母分散の差の検定を行う方法を説明したが、この方法には、①検定の多重性や、②サンプルサイズの大きさによって検定結果が左右されるなどの問題が指摘されている。対応のない2群の母平均の差の検定には常にウェルチの t 検定を用いるべきという意見もあるが、ウェルチの t 検定は近似的な検定である。また、分散の差が比較的小さく、かつサンプルサイズに大きな差がある場合にウェルチの t 検定を用いると、対応のない t 検定よりも検定力が低下する。

母分散の差、サンプルサイズの不均衡、ウェルチの t 検定の関係については文献38)に丁寧な説明がある。その中で次のような目安が提案されている。ⅰ)サンプルサイズがほぼ等しいなら対応のない t 検定を用いる。ⅱ)2つのサンプルサイズの比と、2つの分散の比がいずれも2以上（2倍以上）のときにはウェルチの t 検定を用いる。

4）分散分析

t 検定と同様の方法で分散分析に関する多くのシミュレーション研究が行われ、いくつかのレビュー研究[17),18),35)]も報告されている。また、2つの比較的新しい研究[3),4)]は網羅的であり研究デザインを検討するときに有用であろう。分散分析は t 検定よりもさらに条件が増えて複雑であり、本書の範囲を超えるため内容を紹介することはできないので、文献を参照していただきたい。

母分散の不均一があり、サンプルサイズも均一でない場合には、近似的な方法としてウェルチの分散分析[65)]を用いることができる。

5）母集団の歪度、尖度、および"母分散の差（比）"の推定法

正規分布からの逸脱の程度や2つの母分散の差が想定できることを前提に話を進めてきたが、当該変数の分布に関する先行研究が十分でなければ、最適なサンプルサイズ（最低限必要なサンプルサイズ）を事前に決定することができない。このような場合には測定データ収集後にデータから推測することになるので、正規分布からの逸脱の程度を確認することは可能であるが、当該検定のサンプルサイズ決定には用いることができない。また、サンプルサイズが小さいときには高い精度での（ピンポイントの）推定は困難である。このことは以下に示す信頼区間の推定式から明らかである。

（1）歪度と尖度の推定

2章で示した歪度 g_1（式2.11）と尖度 g_2（式2.12）は、得られたデータそのものの分布に関心がある場合の歪度と尖度であるので、母集団における歪度と尖度の推定値（標本歪度 G_1、標本超過尖度 G_2）を**式11.101**と**式11.102**で求める。

付録

$$\text{標本歪度} \qquad G_1 = \frac{\sqrt{n(n-1)}}{n-2} g_1 \tag{11.101}$$

$$\text{標本超過尖度} \quad G_2 = \frac{n-1}{(n-2)(n-3)} \{(n+1)(g_2-3)+6\} \tag{11.102}$$

区間推定では、式 11.103 と 11.104 を用いて歪度と尖度の標準誤差の推定値（それぞれ、$\widehat{SE_1}$、$\widehat{SE_2}$）を求める。

$$\widehat{SE_1} = \sqrt{\frac{6n(n-1)}{(n-2)(n+1)(n+3)}} \tag{11.103}$$

$$\widehat{SE_2} = \sqrt{\frac{4(n^2-1)\widehat{SE_1}^2}{(n-3)(n+5)}} \tag{11.104}$$

これらの結果を用いて、以下の式で $\{(1-\alpha) \times 100\}$ ％信頼区間を推定することができる。

$$\text{歪度の区間推定} \qquad G_1 - Z_{\frac{\alpha}{2}} \widehat{SE_1} \leq \text{母集団歪度} \leq G_1 + Z_{\frac{\alpha}{2}} \widehat{SE_1} \tag{11.105}$$

$$\text{超過尖度の区間推定} \quad G_2 - Z_{\frac{\alpha}{2}} \widehat{SE_2} \leq \text{母集団超過尖度} \leq G_2 + Z_{\frac{\alpha}{2}} \widehat{SE_2} \tag{11.106}$$

（2）2つの母分散の差（比）の推定

2つの母分散の差の大きさは一般に両者の比で表される。2つの母集団 A と B の母分散をそれぞれ σ_A^2 と σ_B^2、標本不偏分散を $\hat{\sigma}_A^2$ と $\hat{\sigma}_B^2$ とすれば、F 分布を用いて次式で母分散の比 $\frac{\sigma_B^2}{\sigma_A^2}$ の $\{(1-\alpha) \times 100\}$ ％信頼区間が推定できる。

$$F_{(n_A-1)/(n_B-1),\, 1-\frac{\alpha}{2}} \times \frac{\hat{\sigma}_B^2}{\hat{\sigma}_A^2} \leq \frac{\sigma_B^2}{\sigma_A^2} \leq F_{(n_A-1)/(n_B-1),\, \frac{\alpha}{2}} \times \frac{\hat{\sigma}_B^2}{\hat{\sigma}_A^2}$$

付　表

付表1　$\phi=0.5$ の2項分布

n \ X	0	1	2	3	4	5	6	7	8	9	10	11	12	13	14	15
4	.063	.250	.375	.250	.063											
5	.031	.156	.313	.313	.156	.031										
6	.016	.094	.234	.313	.234	.094	.016									
7	.008	.055	.164	.273	.273	.164	.055	.008								
8	.004	.031	.109	.219	.273	.219	.109	.031	.004							
9	.002	.018	.070	.164	.246	.246	.164	.070	.018	.002						
10	.001	.010	.044	.117	.205	.246	.205	.117	.044	.010	.001					
11	.000	.005	.027	.081	.161	.226	.226	.161	.081	.027	.005	.000				
12	.000	.003	.016	.054	.121	.193	.226	.193	.121	.054	.016	.003	.000			
13	.000	.002	.010	.035	.087	.157	.209	.209	.157	.087	.035	.010	.002	.000		
14	.000	.001	.006	.022	.061	.122	.183	.209	.183	.122	.061	.022	.006	.001	.000	
15		.000	.003	.014	.042	.092	.153	.196	.196	.153	.092	.042	.014	.003	.000	
16		.000	.002	.009	.028	.067	.122	.175	.196	.175	.122	.067	.028	.009	.002	.000
17		.000	.001	.005	.018	.047	.094	.148	.185	.185	.148	.094	.047	.018	.005	.001
18		.000	.001	.003	.012	.033	.071	.121	.167	.185	.167	.121	.071	.033	.012	.003
19			.000	.002	.007	.022	.052	.096	.144	.176	.176	.144	.096	.052	.022	.007
20			.000	.001	.005	.015	.037	.074	.120	.160	.176	.160	.120	.074	.037	.015
21			.000	.001	.003	.010	.026	.055	.097	.140	.168	.168	.140	.097	.055	.026
22				.000	.002	.006	.018	.041	.076	.119	.154	.168	.154	.119	.076	.041
23				.000	.001	.004	.012	.029	.058	.097	.136	.161	.161	.136	.097	.058
24				.000	.001	.003	.008	.021	.044	.078	.117	.149	.161	.149	.117	.078
25					.000	.002	.005	.014	.032	.061	.097	.133	.155	.155	.133	.097
26					.000	.001	.003	.010	.023	.047	.079	.115	.144	.155	.144	.115
27						.000	.001	.002	.007	.017	.035	.063	.097	.130	.149	.149	.130
28							.000	.001	.004	.012	.026	.049	.080	.113	.139	.149	.139
29							.000	.001	.003	.008	.019	.037	.064	.097	.126	.144	.144
30							.000	.001	.002	.005	.013	.028	.051	.081	.112	.135	.144

(芝祐順，南風原朝和：行動科学における統計解析法．東京大学出版会，1990 より引用)

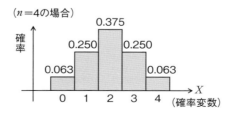

($n=4$ の場合)

付表

付表2 正規分布の上側確率

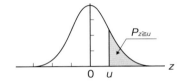

u	.00	.01	.02	.03	.04	.05	.06	.07	.08	.09
.0	.50000	.49601	.49202	.48803	.48405	.48006	.47608	.47210	.46812	.46414
.1	.46017	.45620	.45224	.44828	.44433	.44038	.43644	.43251	.42858	.42465
.2	.42074	.41683	.41294	.40905	.40517	.40129	.39743	.39358	.38974	.38591
.3	.38209	.37828	.37448	.37070	.36693	.36317	.35942	.35569	.35197	.34827
.4	.34458	.34090	.33724	.33360	.32997	.32636	.32276	.31918	.31561	.31207
.5	.30854	.30503	.30153	.29806	.29460	.29116	.28774	.28434	.28096	.27760
.6	.27425	.27093	.26763	.26435	.26109	.25785	.25463	.25143	.24825	.24510
.7	.24196	.23885	.23576	.23270	.22965	.22663	.22363	.22065	.21770	.21476
.8	.21186	.20897	.20611	.20327	.20045	.19766	.19489	.19215	.18943	.18673
.9	.18406	.18141	.17879	.17619	.17361	.17106	.16853	.16602	.16354	.16109
1.0	.15866	.15625	.15386	.15151	.14917	.14686	.14457	.14231	.14007	.13786
1.1	.13567	.13350	.13136	.12924	.12714	.12507	.12302	.12100	.11900	.11702
1.2	.11507	.11314	.11123	.10935	.10749	.10565	.10383	.10204	.10027	.098525
1.3	.096800	.095098	.093418	.091759	.090123	.088508	.086915	.085343	.083793	.082264
1.4	.080757	.079270	.077804	.076359	.074934	.073529	.072145	.070781	.069437	.068112
1.5	.066807	.065522	.064255	.063008	.061780	.060571	.059380	.058208	.057053	.055917
1.6	.054799	.053699	.052616	.051551	.050503	.049471	.048457	.047460	.046479	.045514
1.7	.044565	.043633	.042716	.041815	.040930	.040059	.039204	.038364	.037538	.036727
1.8	.035930	.035148	.034380	.033625	.032884	.032157	.031443	.030742	.030054	.029379
1.9	.028717	.028067	.027429	.026803	.026190	.025588	.024998	.024419	.023852	.023295
2.0	.022750	.022216	.021692	.021178	.020675	.020182	.019699	.019226	.018763	.018309
2.1	.017864	.017429	.017003	.016586	.016177	.015778	.015386	.015003	.014629	.014262
2.2	.013903	.013553	.013209	.012874	.012545	.012224	.011911	.011604	.011304	.011011
2.3	.010724	.010444	.010170	.0^{2}99031	.0^{2}96419	.0^{2}93867	.0^{2}91375	.0^{2}88940	.0^{2}86563	.0^{2}84242
2.4	.0^{2}81975	.0^{2}79763	.0^{2}77603	.0^{2}75494	.0^{2}73436	.0^{2}71428	.0^{2}69469	.0^{2}67557	.0^{2}65691	.0^{2}63872
2.5	.0^{2}62097	.0^{2}60366	.0^{2}58677	.0^{2}57031	.0^{2}55426	.0^{2}53861	.0^{2}52336	.0^{2}50849	.0^{2}49400	.0^{2}47988
2.6	.0^{2}46612	.0^{2}45271	.0^{2}43965	.0^{2}42692	.0^{2}41453	.0^{2}40246	.0^{2}39070	.0^{2}37926	.0^{2}36811	.0^{2}35726
2.7	.0^{2}34670	.0^{2}33642	.0^{2}32641	.0^{2}31667	.0^{2}30720	.0^{2}29798	.0^{2}28901	.0^{2}28028	.0^{2}27179	.0^{2}26354
2.8	.0^{2}25551	.0^{2}24771	.0^{2}24012	.0^{2}23274	.0^{2}22557	.0^{2}21860	.0^{2}21182	.0^{2}20524	.0^{2}19884	.0^{2}19262
2.9	.0^{2}18658	.0^{2}18071	.0^{2}17502	.0^{2}16948	.0^{2}16411	.0^{2}15889	.0^{2}15382	.0^{2}14890	.0^{2}14412	.0^{2}13949
3.0	.0^{2}13499	.0^{2}13062	.0^{2}12639	.0^{2}12228	.0^{2}11829	.0^{2}11442	.0^{2}11067	.0^{2}10703	.0^{2}10350	.0^{2}10008
3.1	.0^{3}96760	.0^{3}93544	.0^{3}90426	.0^{3}87403	.0^{3}84474	.0^{3}81635	.0^{3}78885	.0^{3}76219	.0^{3}73638	.0^{3}71136
3.2	.0^{3}68714	.0^{3}66367	.0^{3}64095	.0^{3}61895	.0^{3}59765	.0^{3}57703	.0^{3}55706	.0^{3}53774	.0^{3}51904	.0^{3}50094
3.3	.0^{3}48342	.0^{3}46648	.0^{3}45009	.0^{3}43423	.0^{3}41889	.0^{3}40406	.0^{3}38971	.0^{3}37584	.0^{3}36243	.0^{3}34946
3.4	.0^{3}33693	.0^{3}32481	.0^{3}31311	.0^{3}30179	.0^{3}29086	.0^{3}28029	.0^{3}27009	.0^{3}26023	.0^{3}25071	.0^{3}24151
3.5	.0^{3}23263	.0^{3}22405	.0^{3}21577	.0^{3}20778	.0^{3}20006	.0^{3}19262	.0^{3}18543	.0^{3}17849	.0^{3}17180	.0^{3}16534
3.6	.0^{3}15911	.0^{3}15310	.0^{3}14730	.0^{3}14171	.0^{3}13632	.0^{3}13112	.0^{3}12611	.0^{3}12128	.0^{3}11662	.0^{3}11213
3.7	.0^{3}10780	.0^{3}10363	.0^{4}99611	.0^{4}95740	.0^{4}92010	.0^{4}88417	.0^{4}84957	.0^{4}81624	.0^{4}78414	.0^{4}75324
3.8	.0^{4}72348	.0^{4}69483	.0^{4}66726	.0^{4}64072	.0^{4}61517	.0^{4}59059	.0^{4}56694	.0^{4}54418	.0^{4}52228	.0^{4}50122
3.9	.0^{4}48096	.0^{4}46148	.0^{4}44274	.0^{4}42473	.0^{4}40741	.0^{4}39076	.0^{4}37475	.0^{4}35936	.0^{4}34458	.0^{4}33037
4.0	.0^{4}31671	.0^{4}30359	.0^{4}29099	.0^{4}27888	.0^{4}26726	.0^{4}25609	.0^{4}24536	.0^{4}23507	.0^{4}22518	.0^{4}21569
4.1	.0^{4}20658	.0^{4}19783	.0^{4}18944	.0^{4}18138	.0^{4}17365	.0^{4}16624	.0^{4}15912	.0^{4}15230	.0^{4}14575	.0^{4}13948
4.2	.0^{4}13346	.0^{4}12769	.0^{4}12215	.0^{4}11685	.0^{4}11176	.0^{4}10689	.0^{4}10221	.0^{5}97736	.0^{5}93447	.0^{5}89337
4.3	.0^{5}85399	.0^{5}81627	.0^{5}78015	.0^{5}74555	.0^{5}71241	.0^{5}68069	.0^{5}65031	.0^{5}62123	.0^{5}59340	.0^{5}56675
4.4	.0^{5}54125	.0^{5}51685	.0^{5}49350	.0^{5}47117	.0^{5}44979	.0^{5}42935	.0^{5}40980	.0^{5}39110	.0^{5}37322	.0^{5}35612
4.5	.0^{5}33977	.0^{5}32414	.0^{5}30920	.0^{5}29492	.0^{5}28127	.0^{5}26823	.0^{5}25577	.0^{5}24386	.0^{5}23249	.0^{5}22162
4.6	.0^{5}21125	.0^{5}20133	.0^{5}19187	.0^{5}18283	.0^{5}17420	.0^{5}16597	.0^{5}15810	.0^{5}15060	.0^{5}14344	.0^{5}13660
4.7	.0^{5}13008	.0^{5}12386	.0^{5}11792	.0^{5}11226	.0^{5}10686	.0^{5}10171	.0^{6}96796	.0^{6}92113	.0^{6}87648	.0^{6}83391
4.8	.0^{6}79333	.0^{6}75465	.0^{6}71779	.0^{6}68267	.0^{6}64920	.0^{6}61731	.0^{6}58693	.0^{6}55799	.0^{6}53043	.0^{6}50418
4.9	.0^{6}47918	.0^{6}45538	.0^{6}43272	.0^{6}41115	.0^{6}39061	.0^{6}37107	.0^{6}35247	.0^{6}33476	.0^{6}31792	.0^{6}30190

表の左の見出し（第1列）と上の見出し（第1行）から正の偏差 u の値を読み，その交差点で上側確率 $P_{z \geq u}$ を得る。
例：$u=2.96$ に対する $P_{z \geq u}$ は，左の見出しの 2.9 と，上の見出しの .06 の交差点を見る。.0^{2}15382 は 0.0015382 を意味する。
（山内二郎（編）：統計数値表—JSA1972．日本規格協会，1972 より引用）

付表3 t分布

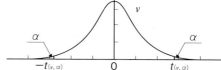

ν \ α (2α)	.250 (.500)	.200 (.400)	.150 (.300)	.100 (.200)	.050 (.100)	.025 (.050)	.010 (.020)	.005 (.010)	.0005 (.0010)
1	1.000	1.376	1.963	3.078	6.314	12.706	31.821	63.657	636.619
2	.816	1.061	1.386	1.886	2.920	4.303	6.965	9.925	31.599
3	.765	.978	1.250	1.638	2.353	3.182	4.541	5.841	12.924
4	.741	.941	1.190	1.533	2.132	2.776	3.747	4.604	8.610
5	.727	.920	1.156	1.476	2.015	2.571	3.365	4.032	6.869
6	.718	.906	1.134	1.440	1.943	2.447	3.143	3.707	5.959
7	.711	.896	1.119	1.415	1.895	2.365	2.998	3.499	5.408
8	.706	.889	1.108	1.397	1.860	2.306	2.896	3.355	5.041
9	.703	.883	1.100	1.383	1.833	2.262	2.821	3.250	4.781
10	.700	.879	1.093	1.372	1.812	2.228	2.764	3.169	4.587
11	.697	.876	1.088	1.363	1.796	2.201	2.718	3.106	4.437
12	.695	.873	1.083	1.356	1.782	2.179	2.681	3.055	4.318
13	.694	.870	1.079	1.350	1.771	2.160	2.650	3.012	4.221
14	.692	.868	1.076	1.345	1.761	2.145	2.624	2.977	4.140
15	.691	.866	1.074	1.341	1.753	2.131	2.602	2.947	4.073
16	.690	.865	1.071	1.337	1.746	2.120	2.583	2.921	4.015
17	.689	.863	1.069	1.333	1.740	2.110	2.567	2.898	3.965
18	.688	.862	1.067	1.330	1.734	2.101	2.552	2.878	3.922
19	.688	.861	1.066	1.328	1.729	2.093	2.539	2.861	3.883
20	.687	.860	1.064	1.325	1.725	2.086	2.528	2.845	3.850
21	.686	.859	1.063	1.323	1.721	2.080	2.518	2.831	3.819
22	.686	.858	1.061	1.321	1.717	2.074	2.508	2.819	3.792
23	.685	.858	1.060	1.319	1.714	2.069	2.500	2.807	3.768
24	.685	.857	1.059	1.318	1.711	2.064	2.492	2.797	3.745
25	.684	.856	1.058	1.316	1.708	2.060	2.485	2.787	3.725
26	.684	.856	1.058	1.315	1.706	2.056	2.479	2.779	3.707
27	.684	.855	1.057	1.314	1.703	2.052	2.473	2.771	3.690
28	.683	.855	1.056	1.313	1.701	2.048	2.467	2.763	3.674
29	.683	.854	1.055	1.311	1.699	2.045	2.462	2.756	3.659
30	.683	.854	1.055	1.310	1.697	2.042	2.457	2.750	3.646
31	.682	.853	1.054	1.309	1.696	2.040	2.453	2.744	3.633
32	.682	.853	1.054	1.309	1.694	2.037	2.449	2.738	3.622
33	.682	.853	1.053	1.308	1.692	2.035	2.445	2.733	3.611
34	.682	.852	1.052	1.307	1.691	2.032	2.441	2.728	3.601
35	.682	.852	1.052	1.306	1.690	2.030	2.438	2.724	3.591
36	.681	.852	1.052	1.306	1.688	2.028	2.434	2.719	3.582
37	.681	.851	1.051	1.305	1.687	2.026	2.431	2.715	3.574
38	.681	.851	1.051	1.304	1.686	2.024	2.429	2.712	3.566
39	.681	.851	1.050	1.304	1.685	2.023	2.426	2.708	3.558
40	.681	.851	1.050	1.303	1.684	2.021	2.423	2.704	3.551
41	.681	.850	1.050	1.303	1.683	2.020	2.421	2.701	3.544
42	.680	.850	1.049	1.302	1.682	2.018	2.418	2.698	3.538
43	.680	.850	1.049	1.302	1.681	2.017	2.416	2.695	3.532
44	.680	.850	1.049	1.301	1.680	2.015	2.414	2.692	3.526
45	.680	.850	1.049	1.301	1.679	2.014	2.412	2.690	3.520
46	.680	.850	1.048	1.300	1.679	2.013	2.410	2.687	3.515
47	.680	.849	1.048	1.300	1.678	2.012	2.408	2.685	3.510
48	.680	.849	1.048	1.299	1.677	2.011	2.407	2.682	3.505
49	.680	.849	1.048	1.299	1.677	2.010	2.405	2.680	3.500
50	.679	.849	1.047	1.299	1.676	2.009	2.403	2.678	3.496
60	.679	.848	1.045	1.296	1.671	2.000	2.390	2.660	3.460
80	.678	.846	1.043	1.292	1.664	1.990	2.374	2.639	3.416
120	.677	.845	1.041	1.289	1.658	1.980	2.358	2.617	3.373
240	.676	.843	1.039	1.285	1.651	1.970	2.342	2.596	3.332
∞	.674	.842	1.036	1.282	1.645	1.960	2.326	2.576	3.291

自由度 ν（左の見出し）の t 分布で，上側確率 α（上の見出し）に対する t 値を与える。上の見出しの α は片側検定，(2α) は両側検定を示す。ν=∞ のところは正規分布と一致する。
例：片側で ν=20，α=0.05 に対しては $t_{(20,\text{片側},0.05)}=1.725$ を得る。
例：両側で ν=20，α=0.05 のときは，$t_{(20,\text{両側},0.05)}=2.086$ を得る。

（山内二郎（編）：統計数値表—JSA1972. 日本規格協会，1972 より引用）

付表

付表4 χ²分布

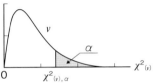

ν \ α	.995	.990	.975	.950	.900	.750
1	.0⁴3927	.0³1571	.0³9821	.0²3932	.01579	.1015
2	.01003	.02010	.05064	.1026	.2107	.5754
3	.07172	.1148	.2158	.3518	.5844	1.213
4	.2070	.2971	.4844	.7107	1.064	1.923
5	.4117	.5543	.8312	1.145	1.610	2.675
6	.6757	.8721	1.237	1.635	2.204	3.455
7	.9893	1.239	1.690	2.167	2.833	4.255
8	1.344	1.646	2.180	2.733	3.490	5.071
9	1.735	2.088	2.700	3.325	4.168	5.899
10	2.156	2.558	3.247	3.940	4.865	6.737
11	2.603	3.053	3.816	4.575	5.578	7.584
12	3.074	3.571	4.404	5.226	6.304	8.438
13	3.565	4.107	5.009	5.892	7.042	9.299
14	4.075	4.660	5.629	6.571	7.790	10.17
15	4.601	5.229	6.262	7.261	8.547	11.04
16	5.142	5.812	6.908	7.962	9.312	11.91
17	5.697	6.408	7.564	8.672	10.09	12.79
18	6.265	7.015	8.231	9.390	10.86	13.68
19	6.844	7.633	8.907	10.12	11.65	14.56
20	7.434	8.260	9.591	10.85	12.44	15.45
21	8.034	8.897	10.28	11.59	13.24	16.34
22	8.643	9.542	10.98	12.34	14.04	17.24
23	9.260	10.20	11.69	13.09	14.85	18.14
24	9.886	10.86	12.40	13.85	15.66	19.04
25	10.52	11.52	13.12	14.61	16.47	19.94
26	11.16	12.20	13.84	15.38	17.29	20.84
27	11.81	12.88	14.57	16.15	18.11	21.75
28	12.46	13.56	15.31	16.93	18.94	22.66
29	13.12	14.26	16.05	17.71	19.77	23.57
30	13.79	14.95	16.79	18.49	20.60	24.48
31	14.46	15.66	17.54	19.28	21.43	25.39
32	15.13	16.36	18.29	20.07	22.27	26.30
33	15.82	17.07	19.05	20.87	23.11	27.22
34	16.50	17.79	19.81	21.66	23.95	28.14
35	17.19	18.51	20.57	22.47	24.80	29.05
36	17.89	19.23	21.34	23.27	25.64	29.97
37	18.59	19.96	22.11	24.07	26.49	30.89
38	19.29	20.69	22.88	24.88	27.34	31.81
39	20.00	21.43	23.65	25.70	28.20	32.74
40	20.71	22.16	24.43	26.51	29.05	33.66
50	27.99	29.71	32.36	34.76	37.69	42.94
60	35.53	37.48	40.48	43.19	46.46	52.29
70	43.28	45.44	48.76	51.74	55.33	61.70
80	51.17	53.54	57.15	60.39	64.28	71.14
90	59.20	61.75	65.65	69.13	73.29	80.62
100	67.33	70.06	74.22	77.93	82.36	90.13
110	75.55	78.46	82.87	86.79	91.47	99.67
120	83.85	86.92	91.57	95.70	100.6	109.2
130	92.22	95.45	100.3	104.7	109.8	118.8
140	100.7	104.0	109.1	113.7	119.0	128.4
150	109.1	112.7	118.0	122.7	128.3	138.0
160	117.7	121.3	126.9	131.8	137.5	147.6
170	126.3	130.1	135.8	140.8	146.8	157.2
180	134.9	138.8	144.7	150.0	156.2	166.9
190	143.5	147.6	153.7	159.1	165.5	176.5
200	152.2	156.4	162.7	168.3	174.8	186.2

自由度 ν と上側確率 α を与えて、対応する χ^2 値($\chi^2_{(\nu),\alpha}$)を読みとる表である。

例：$\nu=20$、$\alpha=.050$ に対しては、$\chi^2_{(20),0.05}=31.41$ が読みとれる。自由度 20 の χ^2 分布では、$\Pr[\chi^2_{(20)} \geqq 31.41]=0.05$ であることを意味する。

付表

.500	.250	.100	.050	.025	.010	.005	α \ ν
.4549	1.323	2.706	3.841	5.024	6.635	7.879	1
1.386	2.773	4.605	5.991	7.378	9.210	10.60	2
2.366	4.108	6.251	7.815	9.348	11.34	12.84	3
3.357	5.385	7.779	9.488	11.14	13.28	14.86	4
4.351	6.626	9.236	11.07	12.83	15.09	16.75	5
5.348	7.841	10.64	12.59	14.45	16.81	18.55	6
6.346	9.037	12.02	14.07	16.01	18.48	20.28	7
7.344	10.22	13.36	15.51	17.53	20.09	21.95	8
8.343	11.39	14.68	16.92	19.02	21.67	23.59	9
9.342	12.55	15.99	18.31	20.48	23.21	25.19	10
10.34	13.70	17.28	19.68	21.92	24.72	26.76	11
11.34	14.85	18.55	21.03	23.34	26.22	28.30	12
12.34	15.98	19.81	22.36	24.74	27.69	29.82	13
13.34	17.12	21.06	23.68	26.12	29.14	31.32	14
14.34	18.25	22.31	25.00	27.49	30.58	32.80	15
15.34	19.37	23.54	26.30	28.85	32.00	34.27	16
16.34	20.49	24.77	27.59	30.19	33.41	35.72	17
17.34	21.60	25.99	28.87	31.53	34.81	37.16	18
18.34	22.72	27.20	30.14	32.85	36.19	38.58	19
19.34	23.83	28.41	31.41	34.17	37.57	40.00	20
20.34	24.93	29.62	32.67	35.48	38.93	41.40	21
21.34	26.04	30.81	33.92	36.78	40.29	42.80	22
22.34	27.14	32.01	35.17	38.08	41.64	44.18	23
23.34	28.24	33.20	36.42	39.36	42.98	45.56	24
24.34	29.34	34.38	37.65	40.65	44.31	46.93	25
25.34	30.43	35.56	38.89	41.92	45.64	48.29	26
26.34	31.53	36.74	40.11	43.19	46.96	49.64	27
27.34	32.62	37.92	41.34	44.46	48.28	50.99	28
28.34	33.71	39.09	42.56	45.72	49.59	52.34	29
29.34	34.80	40.26	43.77	46.98	50.89	53.67	30
30.34	35.89	41.42	44.99	48.23	52.19	55.00	31
31.34	36.97	42.58	46.19	49.48	53.49	56.33	32
32.34	38.06	43.75	47.40	50.73	54.78	57.65	33
33.34	39.14	44.90	48.60	51.97	56.06	58.96	34
34.34	40.22	46.06	49.80	53.20	57.34	60.27	35
35.34	41.30	47.21	51.00	54.44	58.62	61.58	36
36.34	42.38	48.36	52.19	55.67	59.89	62.88	37
37.34	43.46	49.51	53.38	56.90	61.16	64.18	38
38.34	44.54	50.66	54.57	58.12	62.43	65.48	39
39.34	45.62	51.81	55.76	59.34	63.69	66.77	40
49.33	56.33	63.17	67.50	71.42	76.15	79.49	50
59.33	66.98	74.40	79.08	83.30	88.38	91.95	60
69.33	77.58	85.53	90.53	95.02	100.4	104.2	70
79.33	88.13	96.58	101.9	106.6	112.3	116.3	80
89.33	98.65	107.6	113.1	118.1	124.1	128.3	90
99.33	109.1	118.5	124.3	129.6	135.8	140.2	100
109.3	119.6	129.4	135.5	140.9	147.4	151.9	110
119.3	130.1	140.2	146.6	152.2	159.0	163.6	120
129.3	140.5	151.0	157.6	163.5	170.4	175.3	130
139.3	150.9	161.8	168.6	174.6	181.8	186.8	140
149.3	161.3	172.6	179.6	185.8	193.2	198.4	150
159.3	171.7	183.3	190.5	196.9	204.5	209.8	160
169.3	182.0	194.0	201.4	208.0	215.8	221.2	170
179.3	192.4	204.7	212.3	219.0	227.1	232.6	180
189.3	202.8	215.4	223.2	230.1	238.3	244.0	190
199.3	213.1	226.0	234.0	241.1	249.4	255.3	200

(山内二郎（編）：統計数値表—JSA1972. 日本規格協会，1972 より引用)

付表

付表5　上側確率 α のときの F の臨界値

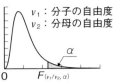

【α＝0.05】

ν_2 \ ν_1	1	2	3	4	5	6	7	8	9
1	161.448	199.500	215.707	224.583	230.162	233.986	236.768	238.883	240.543
2	18.513	19.000	19.164	19.247	19.296	19.330	19.353	19.371	19.385
3	10.128	9.552	9.277	9.117	9.013	8.941	8.887	8.845	8.812
4	7.709	6.944	6.591	6.388	6.256	6.163	6.094	6.041	5.999
5	6.608	5.786	5.409	5.192	5.050	4.950	4.876	4.818	4.772
6	5.987	5.143	4.757	4.534	4.387	4.284	4.207	4.147	4.099
7	5.591	4.737	4.347	4.120	3.972	3.866	3.787	3.726	3.677
8	5.318	4.459	4.066	3.838	3.687	3.581	3.500	3.438	3.388
9	5.117	4.256	3.863	3.633	3.482	3.374	3.293	3.230	3.179
10	4.965	4.103	3.708	3.478	3.326	3.217	3.135	3.072	3.020
11	4.844	3.982	3.587	3.357	3.204	3.095	3.012	2.948	2.896
12	4.747	3.885	3.490	3.259	3.106	2.996	2.913	2.849	2.796
13	4.667	3.806	3.411	3.179	3.025	2.915	2.832	2.767	2.714
14	4.600	3.739	3.344	3.112	2.958	2.848	2.764	2.699	2.646
15	4.543	3.682	3.287	3.056	2.901	2.790	2.707	2.641	2.588
16	4.494	3.634	3.239	3.007	2.852	2.741	2.657	2.591	2.538
17	4.451	3.592	3.197	2.965	2.810	2.699	2.614	2.548	2.494
18	4.414	3.555	3.160	2.928	2.773	2.661	2.577	2.510	2.456
19	4.381	3.522	3.127	2.895	2.740	2.628	2.544	2.477	2.423
20	4.351	3.493	3.098	2.866	2.711	2.599	2.514	2.447	2.393
21	4.325	3.467	3.072	2.840	2.685	2.573	2.488	2.420	2.366
22	4.301	3.443	3.049	2.817	2.661	2.549	2.464	2.397	2.342
23	4.279	3.422	3.028	2.796	2.640	2.528	2.442	2.375	2.320
24	4.260	3.403	3.009	2.776	2.621	2.508	2.423	2.355	2.300
25	4.242	3.385	2.991	2.759	2.603	2.490	2.405	2.337	2.282
26	4.225	3.369	2.975	2.743	2.587	2.474	2.388	2.321	2.265
27	4.210	3.354	2.960	2.728	2.572	2.459	2.373	2.305	2.250
28	4.196	3.340	2.947	2.714	2.558	2.445	2.359	2.291	2.236
29	4.183	3.328	2.934	2.701	2.545	2.432	2.346	2.278	2.223
30	4.171	3.316	2.922	2.690	2.534	2.421	2.334	2.266	2.211
31	4.160	3.305	2.911	2.679	2.523	2.409	2.323	2.255	2.199
32	4.149	3.295	2.901	2.668	2.512	2.399	2.313	2.244	2.189
33	4.139	3.285	2.892	2.659	2.503	2.389	2.303	2.235	2.179
34	4.130	3.276	2.883	2.650	2.494	2.380	2.294	2.225	2.170
35	4.121	3.267	2.874	2.641	2.485	2.372	2.285	2.217	2.161
36	4.113	3.259	2.866	2.634	2.477	2.364	2.277	2.209	2.153
37	4.105	3.252	2.859	2.626	2.470	2.356	2.270	2.201	2.145
38	4.098	3.245	2.852	2.619	2.463	2.349	2.262	2.194	2.138
39	4.091	3.238	2.845	2.612	2.456	2.342	2.255	2.187	2.131
40	4.085	3.232	2.839	2.606	2.449	2.336	2.249	2.180	2.124
41	4.079	3.226	2.833	2.600	2.443	2.330	2.243	2.174	2.118
42	4.073	3.220	2.827	2.594	2.438	2.324	2.237	2.168	2.112
43	4.067	3.214	2.822	2.589	2.432	2.318	2.232	2.163	2.106
44	4.062	3.209	2.816	2.584	2.427	2.313	2.226	2.157	2.101
45	4.057	3.204	2.812	2.579	2.422	2.308	2.221	2.152	2.096
46	4.052	3.200	2.807	2.574	2.417	2.304	2.216	2.147	2.091
47	4.047	3.195	2.802	2.570	2.413	2.299	2.212	2.143	2.086
48	4.043	3.191	2.798	2.565	2.409	2.295	2.207	2.138	2.082
49	4.038	3.187	2.794	2.561	2.404	2.290	2.203	2.134	2.077
50	4.034	3.183	2.790	2.557	2.400	2.286	2.199	2.130	2.073
60	4.001	3.150	2.758	2.525	2.368	2.254	2.167	2.097	2.040
80	3.960	3.111	2.719	2.486	2.329	2.214	2.126	2.056	1.999
120	3.920	3.072	2.680	2.447	2.290	2.175	2.087	2.016	1.959
240	3.880	3.033	2.642	2.409	2.252	2.136	2.048	1.977	1.919
∞	3.841	2.996	2.605	2.372	2.214	2.099	2.010	1.938	1.880

自由度（ν_1, ν_2）の F 分布における上側確率 α のときの F 値を与える。
　例：$\nu_1=5$、$\nu_2=20$ に対する α＝0.05 の F 値は、2.711 であり、本書では $F_{(5/20,\ 0.05)}=2.711$ と記載する。

【$\alpha=0.05$】

10	12	15	20	24	30	40	60	120	∞	ν_1 / ν_2
241.882	243.906	245.950	248.013	249.052	250.095	251.143	252.196	253.253	254.314	1
19.396	19.413	19.429	19.446	19.454	19.462	19.471	19.479	19.487	19.496	2
8.786	8.745	8.703	8.660	8.639	8.617	8.594	8.572	8.549	8.526	3
5.964	5.912	5.858	5.803	5.774	5.746	5.717	5.688	5.658	5.628	4
4.735	4.678	4.619	4.558	4.527	4.496	4.464	4.431	4.398	4.365	5
4.060	4.000	3.938	3.874	3.841	3.808	3.774	3.740	3.705	3.669	6
3.637	3.575	3.511	3.445	3.410	3.376	3.340	3.304	3.267	3.230	7
3.347	3.284	3.218	3.150	3.115	3.079	3.043	3.005	2.967	2.928	8
3.137	3.073	3.006	2.936	2.900	2.864	2.826	2.787	2.748	2.707	9
2.978	2.913	2.845	2.774	2.737	2.700	2.661	2.621	2.580	2.538	10
2.854	2.788	2.719	2.646	2.609	2.570	2.531	2.490	2.448	2.404	11
2.753	2.687	2.617	2.544	2.505	2.466	2.426	2.384	2.341	2.296	12
2.671	2.604	2.533	2.459	2.420	2.380	2.339	2.297	2.252	2.206	13
2.602	2.534	2.463	2.388	2.349	2.308	2.266	2.223	2.178	2.131	14
2.544	2.475	2.403	2.328	2.288	2.247	2.204	2.160	2.114	2.066	15
2.494	2.425	2.352	2.276	2.235	2.194	2.151	2.106	2.059	2.010	16
2.450	2.381	2.308	2.230	2.190	2.148	2.104	2.058	2.011	1.960	17
2.412	2.342	2.269	2.191	2.150	2.107	2.063	2.017	1.968	1.917	18
2.378	2.308	2.234	2.155	2.114	2.071	2.026	1.980	1.930	1.878	19
2.348	2.278	2.203	2.124	2.082	2.039	1.994	1.946	1.896	1.843	20
2.321	2.250	2.176	2.096	2.054	2.010	1.965	1.916	1.866	1.812	21
2.297	2.226	2.151	2.071	2.028	1.984	1.938	1.889	1.838	1.783	22
2.275	2.204	2.128	2.048	2.005	1.961	1.914	1.865	1.813	1.757	23
2.255	2.183	2.108	2.027	1.984	1.939	1.892	1.842	1.790	1.733	24
2.236	2.165	2.089	2.007	1.964	1.919	1.872	1.822	1.768	1.711	25
2.220	2.148	2.072	1.990	1.946	1.901	1.853	1.803	1.749	1.691	26
2.204	2.132	2.056	1.974	1.930	1.884	1.836	1.785	1.731	1.672	27
2.190	2.118	2.041	1.959	1.915	1.869	1.820	1.769	1.714	1.654	28
2.177	2.104	2.027	1.945	1.901	1.854	1.806	1.754	1.698	1.638	29
2.165	2.092	2.015	1.932	1.887	1.841	1.792	1.740	1.683	1.622	30
2.153	2.080	2.003	1.920	1.875	1.828	1.779	1.726	1.670	1.608	31
2.142	2.070	1.992	1.908	1.864	1.817	1.767	1.714	1.657	1.594	32
2.133	2.060	1.982	1.898	1.853	1.806	1.756	1.702	1.645	1.581	33
2.123	2.050	1.972	1.888	1.843	1.795	1.745	1.691	1.633	1.569	34
2.114	2.041	1.963	1.878	1.833	1.786	1.735	1.681	1.623	1.558	35
2.106	2.033	1.954	1.870	1.824	1.776	1.726	1.671	1.612	1.547	36
2.098	2.025	1.946	1.861	1.816	1.768	1.717	1.662	1.603	1.537	37
2.091	2.017	1.939	1.853	1.808	1.760	1.708	1.653	1.594	1.527	38
2.084	2.010	1.931	1.846	1.800	1.752	1.700	1.645	1.585	1.518	39
2.077	2.003	1.924	1.839	1.793	1.744	1.693	1.637	1.577	1.509	40
2.071	1.997	1.918	1.832	1.786	1.737	1.686	1.630	1.569	1.500	41
2.065	1.991	1.912	1.826	1.780	1.731	1.679	1.623	1.561	1.492	42
2.059	1.985	1.906	1.820	1.773	1.724	1.672	1.616	1.554	1.485	43
2.054	1.980	1.900	1.814	1.767	1.718	1.666	1.609	1.547	1.477	44
2.049	1.974	1.895	1.808	1.762	1.713	1.660	1.603	1.541	1.470	45
2.044	1.969	1.890	1.803	1.756	1.707	1.654	1.597	1.534	1.463	46
2.039	1.965	1.885	1.798	1.751	1.702	1.649	1.591	1.528	1.457	47
2.035	1.960	1.880	1.793	1.746	1.697	1.644	1.586	1.522	1.450	48
2.030	1.956	1.876	1.789	1.742	1.692	1.639	1.581	1.517	1.444	49
2.026	1.952	1.871	1.784	1.737	1.687	1.634	1.576	1.511	1.438	50
1.933	1.917	1.836	1.748	1.700	1.649	1.594	1.534	1.467	1.389	60
1.951	1.875	1.793	1.703	1.654	1.602	1.545	1.482	1.411	1.325	80
1.910	1.834	1.750	1.659	1.608	1.554	1.495	1.429	1.352	1.254	120
1.870	1.793	1.708	1.614	1.563	1.507	1.445	1.375	1.290	1.170	240
1.831	1.752	1.666	1.571	1.517	1.459	1.394	1.318	1.221	1.000	∞

（山内二郎（編）：統計数値表―JSA1972. 日本規格協会，1972 より引用）

付表

付表5 上側確率 α のときの F の臨界値（つづき）

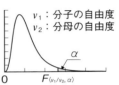

【α=0.025】

ν_2 \ ν_1	1	2	3	4	5	6	7	8	9
1	647.789	799.500	864.163	899.583	921.848	937.111	948.217	956.656	963.285
2	38.506	39.000	39.165	39.248	39.298	39.331	39.355	39.373	39.387
3	17.443	16.044	15.439	15.101	14.885	14.735	14.624	14.540	14.473
4	12.218	10.649	9.979	9.605	9.364	9.197	9.074	8.980	8.905
5	10.007	8.434	7.764	7.388	7.146	6.978	6.853	6.757	6.681
6	8.813	7.260	6.599	6.227	5.988	5.820	5.695	5.600	5.523
7	8.073	6.542	5.890	5.523	5.285	5.119	4.995	4.899	4.823
8	7.571	6.059	5.416	5.053	4.817	4.652	4.529	4.433	4.357
9	7.209	5.715	5.078	4.718	4.484	4.320	4.197	4.102	4.026
10	6.937	5.456	4.826	4.468	4.236	4.072	3.950	3.855	3.779
11	6.724	5.256	4.630	4.275	4.044	3.881	3.759	3.664	3.588
12	6.554	5.096	4.474	4.121	3.891	3.728	3.607	3.512	3.436
13	6.414	4.965	4.347	3.996	3.767	3.604	3.483	3.388	3.312
14	6.298	4.857	4.242	3.892	3.663	3.501	3.380	3.285	3.209
15	6.200	4.765	4.153	3.804	3.576	3.415	3.293	3.199	3.123
16	6.115	4.687	4.077	3.729	3.502	3.341	3.219	3.125	3.049
17	6.042	4.619	4.011	3.665	3.438	3.277	3.156	3.061	2.985
18	5.978	4.560	3.954	3.608	3.382	3.221	3.100	3.005	2.929
19	5.922	4.508	3.903	3.559	3.333	3.172	3.051	2.956	2.880
20	5.871	4.461	3.859	3.515	3.289	3.128	3.007	2.913	2.837
21	5.827	4.420	3.819	3.475	3.250	3.090	2.969	2.874	2.798
22	5.786	4.383	3.783	3.440	3.215	3.055	2.934	2.839	2.763
23	5.750	4.349	3.750	3.408	3.183	3.023	2.902	2.808	2.731
24	5.717	4.319	3.721	3.379	3.155	2.995	2.874	2.779	2.703
25	5.686	4.291	3.694	3.353	3.129	2.969	2.848	2.753	2.677
26	5.659	4.265	3.670	3.329	3.105	2.945	2.824	2.729	2.653
27	5.633	4.242	3.647	3.307	3.083	2.923	2.802	2.707	2.631
28	5.610	4.221	3.626	3.286	3.063	2.903	2.782	2.687	2.611
29	5.588	4.201	3.607	3.267	3.044	2.884	2.763	2.669	2.592
30	5.568	4.182	3.589	3.250	3.026	2.867	2.746	2.651	2.575
31	5.549	4.165	3.573	3.234	3.010	2.851	2.730	2.635	2.558
32	5.531	4.149	3.557	3.218	2.995	2.836	2.715	2.620	2.543
33	5.515	4.134	3.543	3.204	2.981	2.822	2.701	2.606	2.529
34	5.499	4.120	3.529	3.191	2.968	2.808	2.688	2.593	2.516
35	5.485	4.106	3.517	3.179	2.956	2.796	2.676	2.581	2.504
36	5.471	4.094	3.505	3.167	2.944	2.785	2.664	2.569	2.492
37	5.458	4.082	3.493	3.156	2.933	2.774	2.653	2.558	2.481
38	5.446	4.071	3.483	3.145	2.923	2.763	2.643	2.548	2.471
39	5.435	4.061	3.473	3.135	2.913	2.754	2.633	2.538	2.461
40	5.424	4.051	3.463	3.126	2.904	2.744	2.624	2.529	2.452
41	5.414	4.042	3.454	3.117	2.895	2.736	2.615	2.520	2.443
42	5.404	4.033	3.446	3.109	2.887	2.727	2.607	2.512	2.435
43	5.395	4.024	3.438	3.101	2.879	2.719	2.599	2.504	2.427
44	5.386	4.016	3.430	3.093	2.871	2.712	2.591	2.496	2.419
45	5.377	4.009	3.422	3.086	2.864	2.705	2.584	2.489	2.412
46	5.369	4.001	3.415	3.079	2.857	2.698	2.577	2.482	2.405
47	5.361	3.994	3.409	3.073	2.851	2.691	2.571	2.476	2.399
48	5.354	3.987	3.402	3.066	2.844	2.685	2.565	2.470	2.393
49	5.347	3.981	3.396	3.060	2.838	2.679	2.559	2.464	2.387
50	5.340	3.975	3.390	3.054	2.883	2.674	2.553	2.458	2.381
60	5.286	3.925	3.343	3.008	2.786	2.627	2.507	2.412	2.334
80	5.218	3.864	3.284	2.950	2.730	2.571	2.450	2.355	2.277
120	5.152	3.805	3.227	2.894	2.674	2.515	2.395	2.299	2.222
240	5.088	3.746	3.171	2.839	2.620	2.461	2.341	2.245	2.167
∞	5.024	3.689	3.116	2.786	2.567	2.408	2.288	2.192	2.114

【α=0.025】

10	12	15	20	24	30	40	60	120	∞	ν_1 / ν_2
968.627	976.708	984.867	993.103	997.249	1001.414	1005.598	1009.800	1014.020	1018.258	1
39.398	39.415	39.431	39.448	39.456	39.465	39.473	39.481	39.490	39.498	2
14.419	14.337	14.253	14.167	14.124	14.081	14.037	13.992	13.947	13.902	3
8.844	8.751	8.657	8.560	8.511	8.461	8.411	8.360	8.309	8.257	4
6.619	6.525	6.428	6.329	6.278	6.227	6.175	6.123	6.069	6.015	5
5.461	5.366	5.269	5.168	5.117	5.065	5.012	4.959	4.904	4.849	6
4.761	4.666	4.568	4.467	4.415	4.362	4.309	4.254	4.199	4.142	7
4.295	4.200	4.101	3.999	3.947	3.894	3.840	3.784	3.728	3.670	8
3.964	3.868	3.769	3.667	3.614	3.560	3.505	3.449	3.392	3.333	9
3.717	3.621	3.522	3.419	3.365	3.311	3.255	3.198	3.140	3.080	10
3.526	3.430	3.330	3.226	3.173	3.118	3.061	3.004	2.944	2.883	11
3.374	3.277	3.177	3.073	3.019	2.963	2.906	2.848	2.787	2.725	12
3.250	3.153	3.053	2.948	2.893	2.837	2.780	2.720	2.659	2.595	13
3.147	3.050	2.949	2.844	2.789	2.732	2.674	2.614	2.552	2.487	14
3.060	2.963	2.862	2.756	2.701	2.644	2.585	2.524	2.461	2.395	15
2.986	2.889	2.788	2.681	2.625	2.568	2.509	2.447	2.383	2.316	16
2.922	2.825	2.723	2.616	2.560	2.502	2.442	2.380	2.315	2.247	17
2.866	2.769	2.667	2.559	2.503	2.445	2.384	2.321	2.256	2.187	18
2.817	2.720	2.617	2.509	2.452	2.394	2.333	2.270	2.203	2.133	19
2.774	2.676	2.573	2.464	2.408	2.349	2.287	2.223	2.156	2.085	20
2.735	2.637	2.534	2.425	2.368	2.308	2.246	2.182	2.114	2.042	21
2.700	2.602	2.498	2.389	2.331	2.272	2.210	2.145	2.076	2.003	22
2.668	2.570	2.466	2.357	2.299	2.239	2.176	2.111	2.041	1.968	23
2.640	2.541	2.437	2.327	2.269	2.209	2.146	2.080	2.010	1.935	24
2.613	2.515	2.411	2.300	2.242	2.182	2.118	2.052	1.981	1.906	25
2.590	2.491	2.387	2.276	2.217	2.157	2.093	2.026	1.954	1.878	26
2.568	2.469	2.364	2.253	2.195	2.133	2.069	2.002	1.930	1.853	27
2.547	2.448	2.344	2.232	2.174	2.112	2.048	1.980	1.907	1.829	28
2.529	2.430	2.325	2.213	2.154	2.092	2.028	1.959	1.886	1.807	29
2.511	2.412	2.307	2.195	2.136	2.074	2.009	1.940	1.866	1.787	30
2.495	2.396	2.291	2.178	2.119	2.057	1.991	1.922	1.848	1.768	31
2.480	2.381	2.275	2.163	2.103	2.041	1.975	1.905	1.831	1.750	32
2.466	2.366	2.261	2.148	2.088	2.026	1.960	1.890	1.815	1.733	33
2.453	2.353	2.248	2.135	2.075	2.012	1.946	1.875	1.799	1.717	34
2.440	2.341	2.235	2.122	2.062	1.999	1.932	1.861	1.785	1.702	35
2.429	2.329	2.223	2.110	2.049	1.986	1.919	1.848	1.772	1.687	36
2.418	2.318	2.212	2.098	2.038	1.974	1.907	1.836	1.759	1.674	37
2.407	2.307	2.201	2.088	2.027	1.963	1.896	1.824	1.747	1.661	38
2.397	2.298	2.191	2.077	2.017	1.953	1.885	1.813	1.735	1.649	39
2.388	2.288	2.182	2.068	2.007	1.943	1.875	1.803	1.724	1.637	40
2.379	2.279	2.173	2.059	1.998	1.933	1.866	1.793	1.714	1.626	41
2.371	2.271	2.164	2.050	1.989	1.924	1.856	1.783	1.704	1.615	42
2.363	2.263	2.156	2.042	1.980	1.916	1.848	1.774	1.694	1.605	43
2.355	2.255	2.149	2.034	1.972	1.908	1.839	1.766	1.685	1.596	44
2.348	2.248	2.141	2.026	1.965	1.900	1.831	1.757	1.677	1.586	45
2.341	2.241	2.134	2.019	1.957	1.893	1.824	1.750	1.668	1.578	46
2.335	2.234	2.127	2.012	1.951	1.885	1.816	1.742	1.661	1.569	47
2.329	2.228	2.121	2.006	1.944	1.879	1.809	1.735	1.653	1.561	48
2.323	2.222	2.115	1.999	1.937	1.872	1.803	1.728	1.646	1.553	49
2.317	2.216	2.109	1.993	1.931	1.866	1.796	1.721	1.639	1.545	50
2.270	2.169	2.061	1.944	1.882	1.815	1.744	1.667	1.581	1.482	60
2.213	2.111	2.003	1.884	1.820	1.752	1.679	1.599	1.508	1.400	80
2.157	2.055	1.945	1.825	1.760	1.690	1.614	1.530	1.433	1.310	120
2.102	1.999	1.888	1.766	1.700	1.628	1.549	1.460	1.354	1.206	240
2.048	1.945	1.833	1.708	1.640	1.566	1.484	1.388	1.268	1.000	∞

（山内二郎（編）：統計数値表—JSA1972.　日本規格協会，1972 より引用）

付表5 上側確率αのときのFの臨界値（つづき）

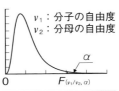

v_1：分子の自由度
v_2：分母の自由度

【α=0.01】

v_2 \ v_1	1	2	3	4	5	6	7	8	9
1	4052.181	4999.500	5403.352	5624.583	5763.650	5858.986	5928.356	5981.070	6022.473
2	98.503	99.000	99.166	99.249	99.299	99.333	99.356	99.374	99.388
3	34.116	30.817	29.457	28.710	28.237	27.911	27.672	27.489	27.345
4	21.198	18.000	16.694	15.977	15.522	15.207	14.976	14.799	14.659
5	16.258	13.274	12.060	11.392	10.967	10.672	10.456	10.289	10.158
6	13.745	10.925	9.780	9.148	8.746	8.466	8.260	8.102	7.976
7	12.246	9.547	8.451	7.847	7.460	7.191	6.993	6.840	6.719
8	11.259	8.649	7.591	7.006	6.632	6.371	6.178	6.029	5.911
9	10.561	8.022	6.992	6.422	6.057	5.802	5.613	5.467	5.351
10	10.044	7.559	6.552	5.994	5.636	5.386	5.200	5.057	4.942
11	9.646	7.206	6.217	5.668	5.316	5.069	4.886	4.744	4.632
12	9.330	6.927	5.953	5.412	5.064	4.821	4.640	4.499	4.388
13	9.074	6.701	5.739	5.205	4.862	4.620	4.441	4.302	4.191
14	8.862	6.515	5.564	5.035	4.695	4.456	4.278	4.140	4.030
15	8.683	6.359	5.417	4.893	4.556	4.318	4.142	4.004	3.895
16	8.531	6.226	5.292	4.773	4.437	4.202	4.026	3.890	3.780
17	8.400	6.112	5.185	4.669	4.336	4.102	3.927	3.791	3.682
18	8.285	6.013	5.092	4.579	4.248	4.015	3.841	3.705	3.597
19	8.185	5.926	5.010	4.500	4.171	3.939	3.765	3.631	3.523
20	8.096	5.849	4.938	4.431	4.103	3.871	3.699	3.564	3.457
21	8.017	5.780	4.874	4.369	4.042	3.812	3.640	3.506	3.398
22	7.945	5.719	4.817	4.313	3.988	3.758	3.587	3.453	3.346
23	7.881	5.664	4.765	4.264	3.939	3.710	3.539	3.406	3.299
24	7.823	5.614	4.718	4.218	3.895	3.667	3.496	3.363	3.256
25	7.770	5.568	4.675	4.177	3.855	3.627	3.457	3.324	3.217
26	7.721	5.526	4.637	4.140	3.818	3.591	3.421	3.288	3.182
27	7.677	5.488	4.601	4.106	3.785	3.558	3.388	3.256	3.149
28	7.636	5.453	4.568	4.074	3.754	3.528	3.358	3.226	3.120
29	7.598	5.420	4.538	4.045	3.725	3.499	3.330	3.198	3.092
30	7.562	5.390	4.510	4.018	3.699	3.473	3.304	3.173	3.067
31	7.530	5.362	4.484	3.993	3.675	3.449	3.281	3.149	3.043
32	7.499	5.336	4.459	3.969	3.652	3.427	3.258	3.127	3.021
33	7.471	5.312	4.437	3.948	3.630	3.406	3.238	3.106	3.000
34	7.444	5.289	4.416	3.927	3.611	3.386	3.218	3.087	2.981
35	7.419	5.268	4.396	3.908	3.592	3.368	3.200	3.069	2.963
36	7.396	5.248	4.377	3.890	3.574	3.351	3.183	3.052	2.946
37	7.373	5.229	4.360	3.873	3.558	3.334	3.167	3.036	2.930
38	7.353	5.211	4.343	3.858	3.542	3.319	3.152	3.021	2.915
39	7.333	5.194	4.327	3.843	3.528	3.305	3.137	3.006	2.901
40	7.314	5.179	4.313	3.828	3.514	3.291	3.124	2.993	2.888
41	7.296	5.163	4.299	3.815	3.501	3.278	3.111	2.980	2.875
42	7.280	5.149	4.285	3.802	3.488	3.266	3.099	2.968	2.863
43	7.264	5.136	4.273	3.790	3.476	3.254	3.087	2.957	2.851
44	7.248	5.123	4.261	3.778	3.465	3.243	3.076	2.946	2.840
45	7.234	5.110	4.249	3.767	3.454	3.232	3.066	2.935	2.830
46	7.220	5.099	4.238	3.757	3.444	3.222	3.056	2.925	2.820
47	7.207	5.087	4.228	3.747	3.434	3.213	3.046	2.916	2.811
48	7.194	5.077	4.218	3.737	3.425	3.204	3.037	2.907	2.802
49	7.182	5.066	4.208	3.728	3.416	3.195	3.028	2.898	2.793
50	7.171	5.057	4.199	3.720	3.408	3.186	3.020	2.890	2.785
60	7.077	4.977	4.126	3.649	3.339	3.119	2.953	2.823	2.718
80	6.963	4.881	4.036	3.563	3.255	3.036	2.871	2.742	2.637
120	6.851	4.787	3.949	3.480	3.174	2.956	2.792	2.663	2.559
240	6.742	4.695	3.864	3.398	3.094	2.878	2.714	2.586	2.482
∞	6.635	4.605	3.782	3.319	3.017	2.802	2.639	2.511	2.407

【α=0.01】

10	12	15	20	24	30	40	60	120	∞	ν_1 / ν_2
6055.847	6106.321	6157.285	6208.730	6234.631	6260.649	6286.782	6313.030	6339.391	6365.864	1
99.399	99.416	99.433	99.449	99.458	99.466	99.474	99.482	99.491	99.499	2
27.229	27.052	26.872	26.690	26.598	26.505	26.411	26.316	26.221	26.125	3
14.546	14.374	14.198	14.020	13.929	13.838	13.745	13.652	13.558	13.463	4
10.051	9.888	9.722	9.553	9.466	9.379	9.291	9.202	9.112	9.020	5
7.874	7.718	7.559	7.396	7.313	7.229	7.143	7.057	6.969	6.880	6
6.620	6.469	6.314	6.155	6.074	5.992	5.908	5.824	5.737	5.650	7
5.814	5.667	5.515	5.359	5.279	5.198	5.116	5.032	4.946	4.859	8
5.257	5.111	4.962	4.808	4.729	4.649	4.567	4.483	4.398	4.311	9
4.849	4.706	4.558	4.405	4.327	4.247	4.165	4.082	3.996	3.909	10
4.539	4.397	4.251	4.099	4.021	3.941	3.860	3.776	3.690	3.602	11
4.296	4.155	4.010	3.858	3.780	3.701	3.619	3.535	3.449	3.361	12
4.100	3.960	3.815	3.665	3.587	3.507	3.425	3.341	3.255	3.165	13
3.939	3.800	3.656	3.505	3.427	3.348	3.266	3.181	3.094	3.004	14
3.805	3.666	3.522	3.372	3.294	3.214	3.132	3.047	2.959	2.868	15
3.691	3.553	3.409	3.259	3.181	3.101	3.018	2.933	2.845	2.753	16
3.593	3.455	3.312	3.162	3.084	3.003	2.920	2.835	2.746	2.653	17
3.508	3.371	3.227	3.077	2.999	2.919	2.835	2.749	2.660	2.566	18
3.434	3.297	3.153	3.003	2.925	2.844	2.761	2.674	2.584	2.489	19
3.368	3.231	3.088	2.938	2.859	2.778	2.695	2.608	2.517	2.421	20
3.310	3.173	3.030	2.880	2.801	2.720	2.636	2.548	2.457	2.360	21
3.258	3.121	2.978	2.827	2.749	2.667	2.583	2.495	2.403	2.305	22
3.211	3.074	2.931	2.781	2.702	2.620	2.535	2.447	2.354	2.256	23
3.168	3.032	2.889	2.738	2.659	2.577	2.492	2.403	2.310	2.211	24
3.129	2.993	2.850	2.699	2.620	2.538	2.453	2.364	2.270	2.169	25
3.094	2.958	2.815	2.664	2.585	2.503	2.417	2.327	2.233	2.131	26
3.062	2.926	2.783	2.632	2.552	2.470	2.384	2.294	2.198	2.097	27
3.032	2.896	2.753	2.602	2.522	2.440	2.354	2.263	2.167	2.064	28
3.005	2.868	2.726	2.574	2.495	2.412	2.325	2.234	2.138	2.034	29
2.979	2.843	2.700	2.549	2.469	2.386	2.299	2.208	2.111	2.006	30
2.955	2.820	2.677	2.525	2.445	2.362	2.275	2.183	2.086	1.980	31
2.934	2.798	2.655	2.503	2.423	2.340	2.252	2.160	2.062	1.956	32
2.913	2.777	2.634	2.482	2.402	2.319	2.231	2.139	2.040	1.933	33
2.894	2.758	2.615	2.463	2.383	2.299	2.211	2.118	2.019	1.911	34
2.876	2.740	2.597	2.445	2.364	2.281	2.193	2.099	2.000	1.891	35
2.859	2.723	2.580	2.428	2.347	2.263	2.175	2.082	1.981	1.872	36
2.843	2.707	2.564	2.412	2.331	2.247	2.159	2.065	1.964	1.854	37
2.828	2.692	2.549	2.397	2.316	2.232	2.143	2.049	1.947	1.837	38
2.814	2.678	2.535	2.382	2.302	2.217	2.128	2.034	1.932	1.820	39
2.801	2.665	2.522	2.369	2.288	2.203	2.114	2.019	1.917	1.805	40
2.788	2.652	2.509	2.356	2.275	2.190	2.101	2.006	1.903	1.790	41
2.776	2.640	2.497	2.344	2.263	2.178	2.088	1.993	1.890	1.776	42
2.764	2.629	2.485	2.332	2.251	2.166	2.076	1.981	1.877	1.762	43
2.754	2.618	2.475	2.321	2.240	2.155	2.065	1.969	1.865	1.750	44
2.743	2.608	2.464	2.311	2.230	2.144	2.054	1.958	1.853	1.737	45
2.733	2.598	2.454	2.301	2.220	2.134	2.044	1.947	1.842	1.726	46
2.724	2.588	2.445	2.291	2.210	2.124	2.034	1.937	1.832	1.714	47
2.715	2.579	2.436	2.282	2.201	2.115	2.024	1.927	1.822	1.704	48
2.706	2.571	2.427	2.274	2.192	2.106	2.015	1.918	1.812	1.693	49
2.698	2.562	2.419	2.265	2.183	2.098	2.007	1.909	1.803	1.683	50
2.632	2.496	2.352	2.198	2.115	2.028	1.936	1.836	1.726	1.601	60
2.551	2.415	2.271	2.115	2.032	1.944	1.849	1.746	1.630	1.494	80
2.472	2.336	2.192	2.035	1.950	1.860	1.763	1.656	1.533	1.381	120
2.395	2.260	2.114	1.956	1.870	1.778	1.677	1.565	1.432	1.250	240
2.321	2.185	2.039	1.878	1.791	1.696	1.592	1.473	1.325	1.000	∞

（山内二郎（編）：統計数値表—JSA1972. 日本規格協会，1972 より引用）

付表5 上側確率 α のときの F の臨界値（つづき）

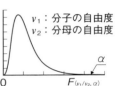

v_1：分子の自由度
v_2：分母の自由度

【α＝0.005】

v_2 \ v_1	1	2	3	4	5	6	7	8	9
1	16210.723	19999.500	21614.741	22499.583	23055.798	23437.111	23714.566	23925.406	24091.004
2	198.501	199.000	199.166	199.250	199.300	199.333	199.357	199.375	199.388
3	55.552	49.799	47.467	46.195	45.392	44.838	44.434	44.126	43.882
4	31.333	26.284	24.259	23.155	22.456	21.975	21.622	21.352	21.139
5	22.785	18.314	16.530	15.556	14.940	14.513	14.200	13.961	13.772
6	18.635	14.544	12.917	12.028	11.464	11.073	10.786	10.566	10.391
7	16.236	12.404	10.882	10.050	9.522	9.155	8.885	8.678	8.514
8	14.688	11.042	9.596	8.805	8.302	7.952	7.694	7.496	7.339
9	13.614	10.107	8.717	7.956	7.471	7.134	6.885	6.693	6.541
10	12.826	9.427	8.081	7.343	6.872	6.545	6.302	6.116	5.968
11	12.226	8.912	7.600	6.881	6.422	6.102	5.865	5.682	5.537
12	11.754	8.510	7.226	6.521	6.071	5.757	5.525	5.345	5.202
13	11.374	8.186	6.926	6.233	5.791	5.482	5.253	5.076	4.935
14	11.060	7.922	6.680	5.998	5.562	5.257	5.031	4.857	4.717
15	10.798	7.701	6.476	5.803	5.372	5.071	4.847	4.674	4.536
16	10.575	7.514	6.303	5.638	5.212	4.913	4.692	4.521	4.384
17	10.384	7.354	6.156	5.497	5.075	4.779	4.559	4.389	4.254
18	10.218	7.215	6.028	5.375	4.956	4.663	4.445	4.276	4.141
19	10.073	7.093	5.916	5.268	4.853	4.561	4.345	4.177	4.043
20	9.944	6.986	5.818	5.174	4.762	4.472	4.257	4.090	3.956
21	9.830	6.891	5.730	5.091	4.681	4.393	4.179	4.013	3.880
22	9.727	6.806	5.652	5.017	4.609	4.322	4.109	3.944	3.812
23	9.635	6.730	5.582	4.950	4.544	4.259	4.047	3.882	3.750
24	9.551	6.661	5.519	4.890	4.486	4.202	3.991	3.826	3.695
25	9.475	6.598	5.462	4.835	4.433	4.150	3.939	3.776	3.645
26	9.406	6.541	5.409	4.785	4.384	4.103	3.893	3.730	3.599
27	9.342	6.489	5.361	4.740	4.340	4.059	3.850	3.687	3.557
28	9.284	6.440	5.317	4.698	4.300	4.020	3.811	3.649	3.519
29	9.230	6.396	5.276	4.659	4.262	3.983	3.775	3.613	3.483
30	9.180	6.355	5.239	4.623	4.228	3.949	3.742	3.580	3.450
31	9.133	6.317	5.204	4.590	4.196	3.918	3.711	3.549	3.420
32	9.090	6.281	5.171	4.559	4.166	3.889	3.682	3.521	3.392
33	9.050	6.248	5.141	4.531	4.138	3.861	3.655	3.495	3.366
34	9.012	6.217	5.113	4.504	4.112	3.836	3.630	3.470	3.341
35	8.976	6.188	5.086	4.479	4.088	3.812	3.607	3.447	3.318
36	8.943	6.161	5.062	4.455	4.065	3.790	3.585	3.425	3.296
37	8.912	6.135	5.038	4.433	4.043	3.769	3.564	3.404	3.276
38	8.882	6.111	5.016	4.412	4.023	3.749	3.545	3.385	3.257
39	8.854	6.088	4.995	4.392	4.004	3.731	3.526	3.367	3.239
40	8.828	6.066	4.976	4.374	3.986	3.713	3.509	3.350	3.222
41	8.803	6.046	4.957	4.356	3.969	3.696	3.492	3.334	3.206
42	8.779	6.027	4.940	4.339	3.953	3.680	3.477	3.318	3.191
43	8.757	6.008	4.923	4.324	3.937	3.665	3.462	3.304	3.176
44	8.735	5.991	4.907	4.308	3.923	3.651	3.448	3.290	3.162
45	8.715	5.974	4.892	4.294	3.909	3.638	3.435	3.276	3.149
46	8.695	5.958	4.877	4.280	3.896	3.625	3.422	3.264	3.137
47	8.677	5.943	4.864	4.267	3.883	3.612	3.410	3.252	3.125
48	8.659	5.929	4.850	4.255	3.871	3.601	3.398	3.240	3.113
49	8.642	5.915	4.838	4.243	3.860	3.589	3.387	3.229	3.102
50	8.626	5.902	4.826	4.232	3.849	3.579	3.376	3.219	3.092
60	8.495	5.795	4.729	4.140	3.760	3.492	3.291	3.134	3.008
80	8.335	5.665	4.611	4.029	3.652	3.387	3.188	3.032	2.907
120	8.179	5.539	4.497	3.921	3.548	3.285	3.087	2.933	2.808
240	8.027	5.417	4.387	3.816	3.447	3.187	2.991	2.837	2.713
∞	7.879	5.298	4.279	3.715	3.350	3.091	2.897	2.744	2.621

【α＝0.005】

10	12	15	20	24	30	40	60	120	∞	v_1 / v_2
24224.487	24426.366	24630.205	24835.971	24939.565	25043.628	25148.153	25253.137	25358.573	25464.458	1
199.400	199.416	199.433	199.450	199.458	199.466	199.475	199.483	199.491	199.500	2
43.686	43.387	43.085	42.778	42.622	42.466	42.308	42.149	41.989	41.828	3
20.967	20.705	20.438	20.167	20.030	19.892	19.752	19.611	19.468	19.325	4
13.618	13.384	13.146	12.903	12.780	12.656	12.530	12.402	12.274	12.144	5
10.250	10.034	9.814	9.589	9.474	9.358	9.241	9.122	9.001	8.879	6
8.380	8.176	7.968	7.754	7.645	7.534	7.422	7.309	7.193	7.076	7
7.211	7.015	6.814	6.608	6.503	6.396	6.288	6.177	6.065	5.951	8
6.417	6.227	6.032	5.832	5.729	5.625	5.519	5.410	5.300	5.188	9
5.847	5.661	5.471	5.274	5.173	5.071	4.966	4.859	4.750	4.639	10
5.418	5.236	5.049	4.855	4.756	4.654	4.551	4.445	4.337	4.226	11
5.085	4.906	4.721	4.530	4.431	4.331	4.228	4.123	4.015	3.904	12
4.820	4.643	4.460	4.270	4.173	4.073	3.970	3.866	3.758	3.647	13
4.603	4.428	4.247	4.059	3.961	3.862	3.760	3.655	3.547	3.436	14
4.424	4.250	4.070	3.883	3.786	3.687	3.585	3.480	3.372	3.260	15
4.272	4.099	3.920	3.734	3.638	3.539	3.437	3.332	3.224	3.112	16
4.142	3.971	3.793	3.607	3.511	3.412	3.311	3.206	3.097	2.984	17
4.030	3.860	3.683	3.498	3.402	3.303	3.201	3.096	2.987	2.873	18
3.933	3.763	3.587	3.402	3.306	3.208	3.106	3.000	2.891	2.776	19
3.847	3.678	3.502	3.318	3.222	3.123	3.022	2.916	2.806	2.690	20
3.771	3.602	3.427	3.243	3.147	3.049	2.947	2.841	2.730	2.614	21
3.703	3.535	3.360	3.176	3.081	2.982	2.880	2.774	2.663	2.545	22
3.642	3.475	3.300	3.116	3.021	2.922	2.820	2.713	2.602	2.484	23
3.587	3.420	3.246	3.062	2.967	2.868	2.765	2.658	2.546	2.428	24
3.537	3.370	3.196	3.013	2.918	2.819	2.716	2.609	2.496	2.377	25
3.492	3.325	3.151	2.968	2.873	2.774	2.671	2.563	2.450	2.330	26
3.450	3.284	3.110	2.928	2.832	2.733	2.630	2.522	2.408	2.287	27
3.412	3.246	3.073	2.890	2.794	2.695	2.592	2.483	2.369	2.247	28
3.377	3.211	3.038	2.855	2.759	2.660	2.557	2.448	2.333	2.210	29
3.344	3.179	3.006	2.823	2.727	2.628	2.524	2.415	2.300	2.176	30
3.314	3.149	2.976	2.793	2.697	2.598	2.494	2.385	2.269	2.144	31
3.286	3.121	2.948	2.766	2.670	2.570	2.466	2.356	2.240	2.114	32
3.260	3.095	2.922	2.740	2.644	2.544	2.440	2.330	2.213	2.087	33
3.235	3.071	2.898	2.716	2.620	2.520	2.415	2.305	2.188	2.060	34
3.212	3.048	2.876	2.693	2.597	2.497	2.392	2.282	2.164	2.036	35
3.191	3.027	2.854	2.672	2.576	2.475	2.371	2.260	2.141	2.013	36
3.171	3.007	2.834	2.652	2.556	2.455	2.350	2.239	2.120	1.991	37
3.152	2.988	2.816	2.633	2.537	2.436	2.331	2.220	2.100	1.970	38
3.134	2.970	2.798	2.615	2.519	2.418	2.313	2.201	2.081	1.950	39
3.117	2.953	2.781	2.598	2.502	2.401	2.296	2.184	2.064	1.932	40
3.101	2.937	2.765	2.583	2.486	2.385	2.280	2.167	2.047	1.914	41
3.086	2.922	2.750	2.567	2.471	2.370	2.264	2.152	2.030	1.897	42
3.071	2.908	2.736	2.553	2.457	2.356	2.250	2.137	2.015	1.881	43
3.057	2.894	2.722	2.540	2.443	2.342	2.236	2.123	2.000	1.866	44
3.044	2.881	2.709	2.527	2.430	2.329	2.222	2.109	1.987	1.851	45
3.032	2.869	2.697	2.514	2.418	2.316	2.210	2.096	1.973	1.837	46
3.020	2.857	2.685	2.502	2.406	2.304	2.198	2.084	1.960	1.824	47
3.009	2.846	2.674	2.491	2.394	2.293	2.186	2.072	1.948	1.811	48
2.998	2.835	2.663	2.480	2.384	2.282	2.175	2.061	1.937	1.798	49
2.988	2.825	2.653	2.470	2.373	2.272	2.164	2.050	1.925	1.786	50
2.904	2.742	2.570	2.387	2.290	2.187	2.079	1.962	1.834	1.689	60
2.803	2.641	2.470	2.286	2.188	2.084	1.974	1.854	1.720	1.563	80
2.705	2.544	2.373	2.188	2.089	1.984	1.871	1.747	1.606	1.431	120
2.610	2.450	2.278	2.093	1.993	1.886	1.770	1.640	1.488	1.281	240
2.519	2.358	2.187	2.000	1.898	1.789	1.669	1.533	1.364	1.000	∞

（山内二郎（編）：統計数値表—JSA1972. 日本規格協会，1972 より引用）

付表

付表6　符号付順位和検定における T の臨界値

n	両側検定　.01 片側検定　.005	.02 .01	.05 .025	.10 .05	.20 .10
1	—	—	—	—	—
2	—	—	—	—	—
3	—	—	—	—	—
4	—	—	—	—	0　(.0625)
5	—	—	—	0　(.0312)	2　(.0938)
6	—	—	0　(.0156)	2　(.0469)	3　(.0781)
7	—	0　(.0078)	2　(.0234)	3　(.0391)	5　(.0781)
8	0　(.0039)	1　(.0078)	3　(.0195)	5　(.0391)	8　(.0977)
9	1　(.0039)	3　(.0098)	5　(.0195)	8　(.0488)	10　(.0820)
10	3　(.0049)	5　(.0098)	8　(.0244)	10　(.0420)	14　(.0967)
11	5　(.0049)	7　(.0093)	10　(.0210)	13　(.0415)	17　(.0874)
12	7　(.0046)	9　(.0081)	13　(.0212)	17　(.0461)	21　(.0881)
13	9　(.0040)	12　(.0085)	17　(.0239)	21　(.0471)	26　(.0955)
14	12　(.0043)	15　(.0083)	21　(.0247)	25　(.0453)	31　(.0969)
15	15　(.0042)	19　(.0090)	25　(.0240)	30　(.0473)	36　(.0938)
16	19　(.0046)	23　(.0091)	29　(.0222)	35　(.0467)	
17	23　(.0047)	27　(.0087)	34　(.0224)	41　(.0492)	
18	27　(.0045)	32　(.0091)	40　(.0241)	47　(.0494)	
19	32　(.0047)	37　(.0090)	46　(.0247)	53　(.0478)	
20	37　(.0047)	43　(.0096)	52　(.0242)	60　(.0487)	
21	42　(.0045)	49　(.0097)	58　(.0230)	67　(.0479)	
22	48　(.0046)	55　(.0095)	65　(.0231)	75　(.0492)	
23	54　(.0046)	62　(.0098)	73　(.0242)	83　(.0490)	
24	61　(.0048)	69　(.0097)	81　(.0245)	91　(.0475)	
25	68　(.0048)	76　(.0094)	89　(.0241)	100　(.0479)	
26	75　(.0047)	84　(.0095)	98　(.0247)	110　(.0497)	
27	83　(.0048)	92　(.0093)	107　(.0246)	119　(.0477)	
28	91　(.0048)	101　(.0096)	116　(.0239)	130　(.0496)	
29	100　(.0049)	110　(.0095)	126　(.0240)	140　(.0482)	
30	109　(.0050)	120　(.0098)	137　(.0249)	151　(.0481)	
31	118　(.0049)	130　(.0099)	147　(.0239)	163　(.0491)	
32	128　(.0050)	140　(.0097)	159　(.0249)	175　(.0492)	
33	138　(.0049)	151　(.0099)	170　(.0242)	187　(.0485)	
34	148　(.0048)	162　(.0098)	182　(.0242)	200　(.0488)	
35	159　(.0048)	173　(.0096)	195　(.0247)	213　(.0484)	
36	171　(.0050)	185　(.0096)	208　(.0248)	227　(.0489)	
37	182　(.0048)	198　(.0099)	221　(.0245)	241　(.0487)	
38	194　(.0048)	211　(.0099)	235　(.0247)	256　(.0493)	
39	207　(.0049)	224　(.0099)	249　(.0246)	271　(.0493)	
40	220　(.0049)	238　(.0100)	264　(.0249)	286　(.0486)	
41	233　(.0048)	252　(.0100)	279　(.0248)	302　(.0488)	
42	247　(.0049)	266　(.0098)	294　(.0245)	319　(.0496)	
43	261　(.0048)	281　(.0098)	310　(.0245)	336　(.0498)	
44	276　(.0049)	296　(.0097)	327　(.0250)	353　(.0495)	
45	291　(.0049)	312　(.0098)	343　(.0244)	371　(.0498)	
46	307　(.0050)	328　(.0098)	361　(.0249)	389　(.0497)	
47	322　(.0048)	345　(.0099)	378　(.0245)	407　(.0490)	
48	339　(.0050)	362　(.0099)	396　(.0244)	426　(.0490)	
49	355　(.0049)	379　(.0098)	415　(.0247)	446　(.0495)	
50	373　(.0050)	397　(.0098)	434　(.0247)	466　(.0495)	

両側検定と片側検定について、n ごとに、各有意水準 α に対応する T の臨界値を示す。
データから得られた T の値が臨界値以下のときに帰無仮説を棄却する。
カッコ内の数値は T の臨界値に対応する正確な片側確率である。

（山内二郎（編）：統計数値表—JSA1972．日本規格協会，1972 より引用、一部追加）

付表7　ウィルコクソン・マン・ホイットニー検定における U の臨界値

【片側検定 $\alpha=0.10$ あるいは両側検定 $\alpha=0.20$】

n_B \ n_A	1	2	3	4	5	6	7	8	9	10	11	12	13	14	15	16	17	18	19	20
1	—																			
2	—	—																		
3	—	0	1																	
4	—	0	1	3																
5	—	1	2	4	5															
6	—	1	3	5	7	9														
7	—	1	4	6	8	11	13													
8	—	2	5	7	10	13	16	19												
9	0	2	5	9	12	15	18	22	25											
10	0	3	6	10	13	17	21	24	28	32										
11	0	3	7	11	15	19	23	27	31	36	40									
12	0	4	8	12	17	21	26	30	35	39	44	49								
13	0	4	9	13	18	23	28	33	38	43	48	53	58							
14	0	5	10	15	20	25	31	36	41	47	52	58	63	69						
15	0	5	10	16	22	27	33	39	45	51	57	63	68	74	80					
16	0	5	11	17	23	29	36	42	48	54	61	67	74	80	86	93				
17	0	6	12	18	25	31	38	45	52	58	65	72	79	85	92	99	106			
18	0	6	13	20	27	34	41	48	55	62	69	77	84	91	98	106	113	120		
19	1	7	14	21	28	36	43	51	58	66	73	81	89	97	104	112	120	128	135	
20	1	7	15	22	30	38	46	54	62	70	78	86	94	102	110	119	127	135	143	151

【片側検定 $\alpha=0.05$ あるいは両側検定 $\alpha=0.10$】

n_B \ n_A	1	2	3	4	5	6	7	8	9	10	11	12	13	14	15	16	17	18	19	20
1	—																			
2	—	—																		
3	—	—	0																	
4	—	—	0	1																
5	—	0	1	2	4															
6	—	0	2	3	5	7														
7	—	0	2	4	6	8	11													
8	—	1	3	5	8	10	13	15												
9	—	1	4	6	9	12	15	18	21											
10	—	1	4	7	11	14	17	20	24	27										
11	—	1	5	8	12	16	19	23	27	31	34									
12	—	2	5	9	13	17	21	26	30	34	38	42								
13	—	2	6	10	15	19	24	28	33	37	42	47	51							
14	—	3	7	11	16	21	26	31	36	41	46	51	56	61						
15	—	3	7	12	18	23	28	33	39	44	50	55	61	66	72					
16	—	3	8	14	19	25	30	36	42	48	54	60	65	71	77	83				
17	—	3	9	15	20	26	33	39	45	51	57	64	70	77	83	89	96			
18	—	4	9	16	22	28	35	41	48	55	61	68	75	82	88	95	102	109		
19	0	4	10	17	23	30	37	44	51	58	65	72	80	87	94	101	109	116	123	
20	0	4	11	18	25	32	39	47	54	62	69	77	84	92	100	107	115	123	130	138

片側検定と両側検定の各有意水準（α）における U の臨界値を示す。
データから得られた U の値が臨界値以下のときに帰無仮説を棄却する。

付表7 ウィルコクソン・マン・ホイットニー検定における U の臨界値（つづき）

【片側検定 $\alpha=0.025$ あるいは両側検定 $\alpha=0.05$】

n_B \ n_A	1	2	3	4	5	6	7	8	9	10	11	12	13	14	15	16	17	18	19	20
1	—																			
2	—	—																		
3	—	—	—																	
4	—	—	—	0																
5	—	—	0	1	2															
6	—	—	1	2	3	5														
7	—	—	1	3	5	6	8													
8	—	0	2	4	6	8	10	13												
9	—	0	2	4	7	10	12	15	17											
10	—	0	3	5	8	11	14	17	20	23										
11	—	0	3	6	9	13	16	19	23	26	30									
12	—	1	4	7	11	14	18	22	26	29	33	37								
13	—	1	4	8	12	16	20	24	28	33	37	41	45							
14	—	1	5	9	13	17	22	26	31	36	40	45	50	55						
15	—	1	5	10	14	19	24	29	34	39	44	49	54	59	64					
16	—	1	6	11	15	21	26	31	37	42	47	53	59	64	70	75				
17	—	2	6	11	17	22	28	34	39	45	51	57	63	69	75	81	87			
18	—	2	7	12	18	24	30	36	42	48	55	61	67	74	80	86	93	99		
19	—	2	7	13	19	25	32	38	45	52	58	65	72	78	85	92	99	106	113	
20	—	2	8	14	20	27	34	41	48	55	62	69	76	83	90	98	105	112	119	127

【片側検定 $\alpha=0.01$ あるいは両側検定 $\alpha=0.02$】

n_B \ n_A	1	2	3	4	5	6	7	8	9	10	11	12	13	14	15	16	17	18	19	20
1	—																			
2	—	—																		
3	—	—	—																	
4	—	—	—	—																
5	—	—	—	0	1															
6	—	—	—	1	2	3														
7	—	—	0	1	3	4	6													
8	—	—	0	2	4	6	7	9												
9	—	—	1	3	5	7	9	11	14											
10	—	—	1	3	6	8	11	13	16	19										
11	—	—	1	4	7	9	12	15	18	22	25									
12	—	—	2	5	8	11	14	17	21	24	28	31								
13	—	0	2	5	9	12	16	20	23	27	31	35	39							
14	—	0	2	6	10	13	17	22	26	30	34	38	43	47						
15	—	0	3	7	11	15	19	24	28	33	37	42	47	51	56					
16	—	0	3	7	12	16	21	26	31	36	41	46	51	56	61	66				
17	—	0	4	8	13	18	23	28	33	38	44	49	55	60	66	71	77			
18	—	0	4	9	14	19	24	30	36	41	47	53	59	65	70	76	82	88		
19	—	1	4	9	15	20	26	32	38	44	50	56	63	69	75	82	88	94	101	
20	—	1	5	10	16	22	28	34	40	47	53	60	67	73	80	87	93	100	107	114

付表7　ウィルコクソン・マン・ホイットニー検定における U の臨界値（つづき）

【片側検定 $\alpha=0.005$ あるいは両側検定 $\alpha=0.01$】

n_B \ n_A	1	2	3	4	5	6	7	8	9	10	11	12	13	14	15	16	17	18	19	20
1	—																			
2	—	—																		
3	—	—	—																	
4	—	—	—	—																
5	—	—	—	—	0															
6	—	—	—	0	1	2														
7	—	—	—	0	1	3	4													
8	—	—	—	1	2	4	6	7												
9	—	—	0	1	3	5	7	9	11											
10	—	—	0	2	4	6	9	11	13	16										
11	—	—	0	2	5	7	10	13	16	18	21									
12	—	—	1	3	6	9	12	15	18	21	24	27								
13	—	—	1	3	7	10	13	17	20	24	27	31	34							
14	—	—	1	4	7	11	15	18	22	26	30	34	38	42						
15	—	—	2	5	8	12	16	20	24	29	33	37	42	46	51					
16	—	—	2	5	9	13	18	22	27	31	36	41	45	50	55	60				
17	—	—	2	6	10	15	19	24	29	34	39	44	49	54	60	65	70			
18	—	—	2	6	11	16	21	26	31	37	42	47	53	58	64	70	75	81		
19	—	0	3	7	12	17	22	28	33	39	45	51	57	63	69	74	81	87	93	
20	—	0	3	8	13	18	24	30	36	42	48	54	60	67	73	79	86	92	99	105

【片側検定 $\alpha=0.001$ あるいは両側検定 $\alpha=0.002$】

n_B \ n_A	1	2	3	4	5	6	7	8	9	10	11	12	13	14	15	16	17	18	19	20
1	—																			
2	—	—																		
3	—	—	—																	
4	—	—	—	—																
5	—	—	—	—	—															
6	—	—	—	—	—	—														
7	—	—	—	—	—	0	1													
8	—	—	—	—	0	1	2	4												
9	—	—	—	—	1	2	3	5	7											
10	—	—	—	0	1	3	5	6	8	10										
11	—	—	—	0	2	4	6	8	10	12	15									
12	—	—	—	0	2	4	7	9	12	14	17	20								
13	—	—	—	1	3	5	8	11	14	17	20	23	26							
14	—	—	—	1	3	6	9	12	15	19	22	25	29	32						
15	—	—	—	1	4	7	10	14	17	21	24	28	32	36	40					
16	—	—	—	2	5	8	11	15	19	23	27	31	35	39	43	48				
17	—	—	0	2	5	9	13	17	21	25	29	34	38	43	47	52	57			
18	—	—	0	3	6	10	14	18	23	27	32	37	42	46	51	56	61	66		
19	—	—	0	3	7	11	15	20	25	29	34	40	45	50	55	60	66	71	77	
20	—	—	0	3	7	12	16	21	26	32	37	42	48	54	59	65	70	76	82	88

（山内二郎（編）：統計数値表—JSA1972．日本規格協会，1972 より引用）

付表8 スチューデント化された範囲 q の臨界値

$Pr[q \geq q_{(k, \nu, \alpha)}] = \alpha$

(例) $q_{(2, 10 : 0.05)} = 3.1511$

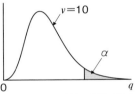

【$\alpha = 0.05$】

k ν	2	3	4	5	6	8	10	15	20	30
1	17.9693	26.9755	32.8187	37.0815	40.4076	45.3973	49.0710	55.3607	59.5576	65.1490
2	6.0849	8.3308	9.7980	10.8811	11.7343	13.0273	13.9885	15.6503	16.7688	18.2690
3	4.5007	5.9096	6.8245	7.5017	8.0371	8.8525	9.4620	10.5222	11.2400	12.2073
4	3.9265	5.0402	5.7571	6.2870	6.7064	7.3465	7.8263	8.6640	9.2334	10.0034
5	3.6354	4.6017	5.2183	5.6731	6.0329	6.5823	6.9947	7.7163	8.2080	8.8747
6	3.4605	4.3392	4.8956	5.3049	5.6284	6.1222	6.4931	7.1428	7.5864	8.1889
7	3.3441	4.1649	4.6813	5.0601	5.3591	5.8153	6.1579	6.7586	7.1691	7.7275
8	3.2612	4.0410	4.5288	4.8858	5.1672	5.5962	5.9183	6.4831	6.8694	7.3953
9	3.1992	3.9485	4.4149	4.7554	5.0235	5.4319	5.7384	6.2758	6.6435	7.1444
10	3.1511	3.8768	4.3266	4.6543	4.9120	5.3042	5.5984	6.1141	6.4670	6.9480
12	3.0813	3.7729	4.1987	4.5077	4.7502	5.1187	5.3946	5.8780	6.2089	6.6600
14	3.0332	3.7014	4.1105	4.4066	4.6385	4.9903	5.2534	5.7139	6.0290	6.4586
16	2.9980	3.6491	4.0461	4.3327	4.5568	4.8962	5.1498	5.5932	5.8963	6.3097
18	2.9712	3.6093	3.9970	4.2763	4.4944	4.8243	5.0705	5.5006	5.7944	6.1950
20	2.9500	3.5779	3.9583	4.2319	4.4452	4.7676	5.0079	5.4273	5.7136	6.1039
24	2.9188	3.5317	3.9013	4.1663	4.3727	4.6838	4.9152	5.3186	5.5936	5.9682
30	2.8882	3.4864	3.8454	4.1021	4.3015	4.6014	4.8241	5.2114	5.4750	5.8335
40	2.8582	3.4421	3.7907	4.0391	4.2316	4.5205	4.7345	5.1056	5.3575	5.6996
60	2.8288	3.3987	3.7371	3.9774	4.1632	4.4411	4.6463	5.0011	5.2412	5.5663
120	2.8000	3.3561	3.6846	3.9169	4.0960	4.3630	4.5595	4.8979	5.1259	5.4336
∞	2.7718	3.3145	3.6332	3.8577	4.0301	4.2863	4.4741	4.7959	5.0117	5.3013

【$\alpha = 0.01$】

k ν	2	3	4	5	6	8	10	15	20	30
1	90.0242	135.0407	164.2577	185.5753	202.2097	227.1663	245.5416	277.0034	297.9972	325.9682
2	14.0358	19.0189	22.2937	24.7172	26.6290	29.5301	31.6894	35.4261	37.9435	41.3221
3	8.2603	10.6185	12.1695	13.3243	14.2407	15.6410	16.6908	18.5219	19.7648	21.4429
4	6.5112	8.1198	9.1729	9.9583	10.5832	11.5418	12.2637	13.5298	14.3939	15.5662
5	5.7023	6.9757	7.8042	8.4215	8.9131	9.6687	10.2393	11.2436	11.9318	12.8688
6	5.2431	6.3305	7.0333	7.5560	7.9723	8.6125	9.0966	9.9508	10.5378	11.3393
7	4.9490	5.9193	6.5424	7.0050	7.3730	7.9390	8.3674	9.1242	9.6454	10.3586
8	4.7452	5.6354	6.2038	6.6248	6.9594	7.4738	7.8632	8.5517	9.0265	9.6773
9	4.5960	5.4280	5.9567	6.3473	6.6574	7.1339	7.4945	8.1323	8.5726	9.1767
10	4.4820	5.2702	5.7686	6.1361	6.4275	6.8749	7.2133	7.8121	8.2256	8.7936
12	4.3198	5.0459	5.5016	5.8363	6.1011	6.5069	6.8136	7.3558	7.7305	8.2456
14	4.2099	4.8945	5.3215	5.6340	5.8808	6.2583	6.5432	7.0466	7.3943	7.8726
16	4.1306	4.7855	5.1919	5.4885	5.7223	6.0793	6.3483	6.8233	7.1512	7.6023
18	4.0707	4.7034	5.0942	5.3788	5.6028	5.9443	6.2013	6.6546	6.9673	7.3973
20	4.0239	4.6392	5.0180	5.2933	5.5095	5.8389	6.0865	6.5226	6.8232	7.2366
24	3.9555	4.5456	4.9068	5.1684	5.3735	5.6850	5.9187	6.3296	6.6123	7.0008
30	3.8891	4.4549	4.7992	5.0476	5.2418	5.5361	5.7563	6.1423	6.4074	6.7710
40	3.8247	4.3672	4.6951	4.9308	5.1145	5.3920	5.5989	5.9606	6.2083	6.5471
60	3.7622	4.2822	4.5944	4.8178	4.9913	5.2525	5.4466	5.7845	6.0149	6.3290
120	3.7016	4.1999	4.4970	4.7085	4.8722	5.1176	5.2992	5.6138	5.8272	6.1168
∞	3.6428	4.1203	4.4028	4.6028	4.7570	4.9872	5.1566	5.4485	5.6452	5.9106

(山内二郎 (編)：統計数値表—JSA1972. 日本規格協会, 1972 より引用)

付表9　クラスカル・ウォリス検定における種々の有意水準の "H の臨界値"

【条件数 k が 3 の場合】

n_1	n_2	n_3	有意水準 .10	.05	.01
2	2	2	4.57 (.067)		
3	2	2	4.50 (.067)	4.71 (.048)	
3	3	2	4.56 (.100)	5.36 (.032)	
3	3	3	4.62 (.100)	5.60 (.050)	7.20 (.004)
4	2	2	4.46 (.100)	5.33 (.033)	
4	3	2	4.51 (.098)	5.44 (.046)	6.44 (.008)
4	3	3	4.71 (.092)	5.79 (.046)	6.75 (.010)
4	4	2	4.56 (.098)	5.46 (.046)	7.04 (.006)
4	4	3	4.55 (.099)	5.60 (.049)	7.14 (.010)
4	4	4	4.65 (.097)	5.69 (.049)	7.65 (.008)
5	2	2	4.37 (.090)	5.16 (.034)	6.53 (.008)
5	3	2	4.65 (.091)	5.25 (.049)	6.91 (.009)
5	3	3	4.53 (.097)	5.65 (.049)	7.08 (.009)
5	4	2	4.54 (.098)	5.27 (.049)	7.21 (.009)
5	4	3	4.55 (.099)	5.66 (.049)	7.45 (.010)
5	4	4	4.67 (.098)	5.66 (.049)	7.76 (.009)
5	5	2	4.62 (.097)	5.34 (.047)	7.34 (.010)
5	5	3	4.55 (.100)	5.71 (.046)	7.58 (.010)
5	5	4	4.52 (.099)	5.67 (.049)	7.82 (.010)
5	5	5	4.56 (.100)	5.78 (.049)	8.00 (.009)
6	2	2	4.55 (.089)	5.35 (.038)	6.66 (.008)
6	3	2	4.68 (.085)	5.35 (.046)	6.97 (.009)
6	3	3	4.59 (.098)	5.62 (.050)	7.41 (.008)
6	4	2	4.49 (.100)	5.34 (.049)	7.34 (.010)
6	4	3	4.60 (.100)	5.61 (.049)	7.50 (.010)
6	4	4	4.60 (.098)	5.68 (.049)	7.80 (.010)
6	5	2	4.60 (.098)	5.34 (.047)	7.38 (.010)
6	5	3	4.54 (.099)	5.60 (.050)	7.59 (.010)
6	5	4	4.52 (.100)	5.66 (.050)	7.94 (.010)
6	5	5	4.55 (.098)	5.73 (.050)	8.03 (.010)
6	6	2	4.44 (.098)	5.41 (.050)	7.47 (.010)
6	6	3	4.56 (.099)	5.63 (.050)	7.73 (.010)
6	6	4	4.55 (.100)	5.72 (.050)	8.00 (.010)
6	6	5	4.54 (.100)	5.77 (.050)	8.12 (.010)
6	6	6	4.64 (.099)	5.80 (.049)	8.22 (.010)
7	7	7	4.59 (.099)	5.82 (.049)	8.38 (.010)
8	8	8	4.60 (.099)	5.81 (.050)	8.47 (.010)

付表

付表9 クラスカル・ウォリス検定における種々の有意水準の "H の臨界値"（つづき）

【条件数 k が4の場合】

n_1	n_2	n_3	n_4	有意水準		
				.10	.05	.01
2	2	2	2	5.67（.076）	6.17（.038）	6.67（.010）
3	2	2	2	5.64（.100）	6.33（.048）	7.13（.008）
3	3	2	2	5.75（.099）	6.53（.049）	7.64（.010）
3	3	3	2	5.88（.100）	6.73（.049）	8.02（.010）
3	3	3	3	6.03（.098）	7.00（.044）	8.54（.008）
4	2	2	2	5.76（.093）	6.55（.049）	7.39（.009）
4	3	2	2	5.75（.100）	6.62（.049）	7.87（.010）
4	3	3	2	5.87（.099）	6.80（.049）	8.33（.010）
4	3	3	3	6.02（.098）	6.98（.049）	8.66（.010）
4	4	2	2	5.81（.099）	6.73（.049）	8.35（.009）
4	4	3	2	5.90（.100）	6.87（.050）	8.62（.010）
4	4	3	3	6.02（.099）	7.04（.050）	8.88（.010）
4	4	4	2	5.91（.099）	6.96（.050）	8.87（.010）
4	4	4	3	6.04（.100）	7.14（.050）	9.08（.010）
4	4	4	4	6.09（.099）	7.24（.049）	9.29（.010）

【条件数 k が5の場合】

n_1	n_2	n_3	n_4	n_5	有意水準		
					.10	.05	.01
2	2	2	2	2	6.98（.091）	7.42（.049）	8.29（.010）
3	2	2	2	2	6.96（.099）	7.68（.047）	8.68（.010）
3	3	2	2	2	7.03（.099）	7.91（.049）	9.12（.010）
3	3	3	2	2	7.12（.100）	8.04（.049）	9.51（.010）
3	3	3	3	2	7.21（.100）	8.20（.049）	9.88（.010）
3	3	3	3	3	7.33（.099）	8.33（.050）	10.20（.010）

標本から算出された H の値が、表中の該当する有意水準での臨界値以上であれば、その有意水準で帰無仮説を棄却する。カッコ内は、H の値に対応する正確な確率である。
(Iman RL, Quade D, Alexander DA：Exact probability levels for the Kruskal-Wallis test. in Harter HL, Owen DB（eds）：*Selected Tables in Mathematical Statistics*. 1975, pp 329-384 より引用)

付表

付表 10　フリードマン検定における種々の有意水準の "F_r の臨界値"

【k＝3】

n \ α	.20	.10	.05	.025	.01	.005
2	4.00（.167）					
3	4.67（.194）	6.00（.0278）	6.00（.0278）			
4	4.50（.125）	6.00（.0694）	6.50（.0417）	8.00（.00463）	8.00（.00463）	8.00（.00463）
5	3.60（.182）	5.20（.0934）	6.40（.0394）	7.60（.0239）	8.40（.00848）	10.00（.0³772）
6	4.00（.184）	5.33（.0722）	7.00（.0290）	8.33（.0120）	9.00（.00810）	10.33（.00167）
7	3.71（.192）	5.43（.0854）	7.14（.0272）	7.71（.0207）	8.86（.00842）	10.29（.00362）
8	4.00（.150）	5.25（.0789）	6.25（.0470）	7.75（.0179）	9.00（.00990）	9.75（.00477）
9	3.56（.187）	5.56（.0689）	6.22（.0476）	8.00（.0190）	9.56（.00602）	10.68（.00354）
∞	3.22	4.61	5.99	7.38	9.21	10.60

【k＝4】

n \ α	.20	.10	.05	.025	.01	.005
2	5.40（.167）	6.00（.0417）	6.00（.0417）			
3	5.40（.175）	6.60（.0747）	7.40（.0330）	8.20（.0174）	9.00（.00174）	9.00（.00174）
4	4.80（.200）	6.30（.0944）	7.80（.0364）	8.40（.0190）	9.60（.00687）	10.20（.00275）
5	5.16（.162）	6.36（.0934）	7.80（.0443）	8.76（.0226）	9.96（.00874）	10.92（.00314）
∞	4.64	6.25	7.81	9.35	11.34	12.84

標本から算出された F_r の値が、該当する有意水準での表中の臨界値以上であれば、その有意水準で帰無仮説を棄却する。カッコ内は F_r の臨界値に対応する正確な上側確率である。

　例：$n＝4$、$k＝4$ に対する F_r の5パーセント点は7.80であり、この値に対する正確な上側確率は .0364 である。なお、自由度 $k-1＝3$ の χ^2 分布の5パーセント点は7.81である。

（山内二郎（編）：統計数値表―JSA1972．日本規格協会，1972 より引用）

331

付表

付表 11　スピアマンの順位相関係数の無相関検定における臨界値

n	両側検定 0.20 片側検定 0.10	0.10 0.05	0.05 0.025	0.02 0.01	0.01 0.005
4	1.000	1.000			
5	0.800	0.900	1.000	1.000	
6	0.657	0.829	0.886	0.943	1.000
7	0.571	0.714	0.786	0.893	0.929
8	0.524	0.643	0.738	0.833	0.881
9	0.483	0.600	0.700	0.783	0.833
10	0.455	0.564	0.648	0.745	0.794
11	0.427	0.536	0.618	0.709	0.755
12	0.406	0.503	0.587	0.671	0.727
13	0.385	0.484	0.560	0.648	0.703
14	0.367	0.464	0.538	0.622	0.675
15	0.354	0.443	0.521	0.604	0.654
16	0.341	0.429	0.503	0.582	0.635
17	0.328	0.414	0.485	0.566	0.615
18	0.317	0.401	0.472	0.550	0.600
19	0.309	0.391	0.460	0.535	0.584
20	0.299	0.380	0.447	0.520	0.570
21	0.292	0.370	0.435	0.508	0.556
22	0.284	0.361	0.425	0.496	0.544
23	0.278	0.353	0.415	0.486	0.532
24	0.271	0.344	0.406	0.476	0.521
25	0.265	0.337	0.398	0.466	0.511
26	0.259	0.331	0.390	0.457	0.501
27	0.255	0.324	0.382	0.448	0.491
28	0.250	0.317	0.375	0.440	0.483
29	0.245	0.312	0.368	0.433	0.475
30	0.240	0.306	0.362	0.425	0.467
31	0.236	0.301	0.356	0.418	0.459
32	0.232	0.296	0.350	0.412	0.452
33	0.229	0.291	0.345	0.405	0.446
34	0.225	0.287	0.340	0.399	0.439
35	0.222	0.283	0.335	0.394	0.433
36	0.219	0.279	0.330	0.388	0.427
37	0.216	0.275	0.325	0.383	0.421
38	0.212	0.271	0.321	0.378	0.415
39	0.210	0.267	0.317	0.373	0.410
40	0.207	0.264	0.313	0.368	0.405
41	0.204	0.261	0.309	0.364	0.400
42	0.202	0.257	0.305	0.359	0.395
43	0.199	0.254	0.301	0.355	0.391
44	0.197	0.251	0.298	0.351	0.386
45	0.194	0.248	0.294	0.347	0.382
46	0.192	0.246	0.291	0.343	0.378
47	0.190	0.243	0.288	0.340	0.374
48	0.188	0.240	0.285	0.336	0.370
49	0.186	0.238	0.282	0.333	0.366
50	0.184	0.235	0.279	0.329	0.363

標本から算出された r_s が表の値よりも大きいときに帰無仮説 $\rho_s=0$ を棄却する。
Jerrold HZ：Significance Testing of the Spearman Rank Correlation Coefficient. J Am Stat Assoc　67：578-580, 1972 より引用

参考文献

1) Armitage P, Berry G（椿美智子, 椿広計 共訳）：医学研究のための統計的方法. サイエンティスト社, 2001

2) Barber TX（古崎敬 訳）：人間科学の方法—研究・実験における 10 のピットフォール. サイエンス社, 1980

3) Blanca MJ, Alarcón R, Arnau J, Bono R, Bendayan R：Non-normal data；Is ANOVA still a valid option?. *Psicothema* 29：552-557, 2017

4) Blanca MJ, Alarcón R, Arnau J, Bono R, Bendayan R：Effect of variance ratio on ANOVA robustness；Might 1.5 be the limit?. *Behav Res Methods* 50：937-962, 2018

5) Borenstein M, Hedges LV, Higgins JPT, Rothstein HR：*Introduction to Meta-Analysis*. Wiley, New York, 2009

6) Bork CE：*Research in Physical Therapy*. Lippincott Williams & Wilkins, Philadelphia, 1993

7) Chaffin WW, Rhiel SG：The effect of skewness and kurtosis on the one-sample T test and the impact of knowledge of the population standard deviation. *J Stat Comput Simul* 46：79-90, 1993

8) Cook TD, Campbell DT：*Quasi-Experimentation；Design and Analysis Issues for Field Settings*. Houghton Mifflin, Boston, 1979

9) Cohen J：Weighted kappa；Nominal scale agreement provision for scaled disagreement or partial credit. *Psychol Bull* 70：213-220, 1968

10) Cooper H, Hedges LV, Valentine JC：*The Handbook of Research Synthesis and Meta-Analysis*, 3rd ed. Russell Sage Foundation, New York, 2019

11) Cramer AO, van Ravenzwaaij D, Matzke D, Steingroever H, Wetzels R, Grasman RP, Waldorp LJ, Wagenmakers EJ：Hidden multiplicity in exploratory multiway ANOVA；Prevalence and remedies. *Psychon Bull Rev* 23：640-647, 2016

12) Delaney HD, Vargha A：The Effect of Nonnormality on Student's Two-Sample T Test. *Annual Meeting of the American Educational Research Association* 81st, New Orleans, LA, 2000

13) 近藤良夫, 舟阪渡：技術者のための統計的方法. 共立出版, 1967

14) Fisher RA（遠藤健児, 鍋谷清治 共訳）：実験計画法. 森北出版, 1971

15) Fisher RA（遠藤健児, 鍋谷清治 共訳）：研究者のための統計的方法. 森北出版, 1970

16) Frane AV：Experiment-wise type Ⅰ error control；A focus on 2×2 designs. *Adv Methods Pract Psychol Sci* 4：1-20, 2021

17) Glass G, Peckham P, Sanders J：Consequences of Failure to Meet Assumptions Underlying the Fixed Effects Analyses of Variance and Covariance. *Rev Educ Res* 42：237-288, 1972

18) Harwell MR, Rubinstein EN, Hayes WS, Olds CC：Summarizing Monte Carlo Results in Methodological Research；The One- and Two-Factor Fixed Effects ANOVA Cases. *Journal of educational statistics* 17：315-339, 1992

19) Havlicek LL, Peterson NL：Robustness of the t test；A guide for researchers on effect of violations of assumptions. *Psychol Rep* 34：1095-1114, 1974

20) 林智之, 新見直子：厳格化の観点からの多重比較法の整理. 広島大学大学院教育学研究科紀要 第三部 54：189-196, 2005

21) 林智之：順序尺度データにおける多様な多重比較法. 広島大学大学院教育学研究科紀要 第三部 54：197-203, 2005

22) 肥田野直，瀬谷正敏，大川信明：心理教育統計学．培風館，1961
23) Hoel PG（浅井晃，村上正康 訳）：入門数理統計学．培風館，1978
24) Huck SW, Cormier WH, Bounds WG Jr.：*Reading Statistics and Research*, HarperCollins, New York, 1974
25) 生沢雅夫：実験計画．社会科学・行動科学のための数学入門 7．新曜社，1977
26) 池田央：行動科学の方法．東京大学出版会，1971
27) 一石賢：道具としての統計解析．日本実業出版社，2004
28) 岩原信九朗：教育と心理のための推計学，第 8 版．日本文化科学社，1985
29) 岩本隆茂，川俣甲子夫：シングル・ケース研究法—新しい実験計画法とその応用．勁草書房，1990
30) 海保博之（編）：心理・教育データの解析法 10 講　基礎編．福村出版，1985
31) 海保博之（編）：心理・教育データの解析法 10 講　応用編．福村出版，1986
32) Keppel G, Wickens TD：*Design and Analysis；A Researcher's Handbook*, 4th ed. Prentice Hall, New Jersey, 2004
33) Kirk RE：*Experimental Design；Procedures for the Behavioral Sciences*, 4th ed. SAGE, California, 2012
34) 桑原洋一，斉藤俊弘，稲垣義明：検者内および検者間の Reliability（再現性，信頼性）の検討．呼と循 41：945-952，1993
35) Lix LM, Keselman JC, Keselman HJ：Consequences of assumption violations revisited；A quantitative review of alternatives to the one-way analysis of variance F test. *Rev Educ Res* 66：579-619, 1996
36) Mertens DM, McLaughlin JA（中野善達，佐藤至英 編訳）：障害児教育の研究法．田研出版，1995
37) 森敏昭，吉田寿夫：心理学のためのデータ解析テクニカルブック．北大路書房，1990
38) 武藤眞介：統計解析ハンドブック．朝倉書店，1995
39) 村上秀俊：ノンパラメトリック法．朝倉書店，2015
40) 永田靖：統計的方法のしくみ—正しく理解するための 30 の急所．日科技連出版社，1996
41) 永田靖，吉田道弘：統計的多重比較法の基礎．サイエンティスト社，1997
42) 永田靖：サンプルサイズの決め方．朝倉書店，2003
43) 能登洋：日常診療にすぐに使える臨床統計学．羊土社，2005
44) 岡本安晴：データ分析のための統計学入門—統計学の考え方．おうふう，2009
45) 岡田涼，小野寺孝義（編）：実践的メタ分析入門—戦略的・包括的理解のために．ナカニシヤ出版，2018
46) 奥野忠一，芳賀敏郎：実験計画法．新統計学シリーズ 2．培風館，1969
47) Portney LG, Watkins MP：*Foundation of Clinical Research；Applications to Practice*. Appleton & Lange, Connecticut, 1993
48) Posten HO：The robustness of the two-sample t-test over the pearson system. *J Stat Comput Simul* 6：295-311, 1978
49) Posten HO：The robustness of the one-sample t-test over the pearson system. *J Stat Comput Simul* 9：133-149, 1979
50) Rosenthal R, Rosnow RL（池田央 訳）：行動研究法入門—社会・心理学への手引き．新曜社，1976
51) Sawilowsky SS, Blair RC：A more realistic look at the robustness and Type II error properties of the t test to departures from population normality. *Psychol Bull* 111：352-360, 1992
52) 芝祐順，南風原朝和：行動科学における統計解析法．東京大学出版会，1990
53) Shrout PE, Fleiss JL：Intraclass correlations；Uses in assessing rater reliability. *Psychol Bull* 86：420-428, 1979
54) Siegel S, Castellan NJ Jr.：*Nonparametric Statistics for the Behavioral Sciences*, 2nd ed. McGraw Hill, New York, 1988
55) 高橋武則：統計的推測の基礎．文化出版局，1986

56）竹村彰通：現代数理統計学．創文社現代経済学選書 8．創文社，1991
57）武内啓：数理統計学―データ解析の方法，東洋経済新報社，1963
58）宮原英夫，丹後敏郎（編）：医学統計学ハンドブック．朝倉書店，1995
59）東京大学教養学部統計学教室（編）：統計学入門．基礎統計学 I．東京大学出版会，1991
60）上田尚一：統計の誤用・活用．講座〈情報をよむ統計学〉5．朝倉書店，2003
61）安田三郎，海野道郎：社会統計学，改訂 2 版．丸善，1977
62）山田剛史，井上俊哉（編）：メタ分析入門―心理・教育研究の系統的レビューのために．東京大学出版会，2012
63）山内二郎（編）：統計数値表―JSA1972．日本規格協会，1972
64）山内光哉：心理・教育のための分散分析と多重比較―エクセル・SPSS 解説付き．サイエンス社，2008
65）Welch BL：On the comparison of several mean values；An alternative approach. *Biometrica* 38：330-336, 1951

索　引

【欧文】

ANOVA　118
as 集計　171
bs 集計　172
F 検定　98
F 値　98
F 分布　69
ICC　236
p 値　77
Q-Q プロット　71
$r \times c$ クロス集計表　204
$r \times c$ のクロス集計表　247
ROC 曲線　199
t 分布　66
U 検定　87
z 検定　92
κ 統計量　248
Φ（ファイ）係数　244
χ^2（カイ 2 乗）分布　64

【あ】

アンバランス型デザイン　156

【い】

イエーツの補正　179
異質性　269
1 群の事前テスト事後テストデ
　ザイン　4
1 標本　92
1 標本 t 検定　95,102,306
1 標本 z 検定　92
1 要因分散分析　118,124
一様分布　56
一致係数　249
一致率　248
一対比較　117
一般化可能性　25

【い】（右段続き）

因果関係　2,233
因子　115
因子分析　264
陰性的中率　197
陰性尤度比　198

【う】

ウィリアムズの方法　145
ウィルコクソンの順位和検定
　87
ウィルコクソン・マン・ホイッ
　トニー検定　87
ウェルチの t 検定　105,108,
　308
後ろ向き研究　29
打ち切り　259
上側確率　64,94,112

【え】

エラーバー　121

【お】

横断研究　31
オッズ　203
オッズ比　202

【か】

χ^2（カイ 2 乗）分布　64
回帰　215,288
回帰係数　219
回帰効果　6
回帰直線　218
階級値　36
下位検定　153,168
外的（部）妥当性　15,25
カウンターバランス　20
確率分布　56

【か】（右段続き）

確率変数　56
確率密度　57
確率密度関数　57
片側検定　78
カットオフ値　196
κ 統計量　248
カプラン・マイヤー法　259
間隔尺度　34
環境妥当性　26
完全関連　244,248
完全無作為化デザイン　23
観測度数　180
感度　196
関連　244
関連の極限状態　246

【き】

偽陰性　196
偽陰性率　197
幾何平均　38
棄却域　79
擬似相関　232
偽実験デザイン　4
擬似無相関　232
記述研究　1
記述統計　32
基準変数　261
期待値　274
期待度数　180
帰無仮説　76
逆数変換　54
逆正弦変換　56
級間　120
級間偏差平方和　122
球形仮定　127
級内　120
級内相関係数　236
級内偏差平方和　121
球面性の仮定　127
行間偏差平方和　126

偽陽性　196
偽陽性率　197
共分散　217
共分散構造分析　265
共分散分析　258
共変量　259
曲線相関　216,230
寄与率　219,293

【く】

偶然誤差　18
偶然の一致率 P_c　250
区間推定　111
組合せ　271
クラスター分析　264
グラスの Δ　268
クラメールの連関係数　247
グリーンハウス・ゲイザーの修
　正法　127
繰り返しのない2元配置分散分
　析　124
クロスオーバーデザイン　16
クロス集計表　183
クロス表　183
群間　120
群間偏差平方和　129
群内　120

【け】

系統誤差　18
系統抽出法　51
系統的レビュー　267
決定係数　219
検査者間信頼性　238
検査者内信頼性　238
検定統計量　78
検定の頑健性　306
検定の多重性　115
検定力　81

【こ】

効果量　267

交互作用　10,13,147
恒常（定常）誤差　45
公称の α　306
構造方程式モデリング　265
交絡因子　19
コーエンの d　268
コクラン検定　101
コクランの Q 検定　208
誤差　120
誤差の偏差平方和　125
コックス比例ハザードモデル
　259
固定群比較デザイン　7
固定効果モデル　268
固定モデル　236
コホート　30
コルモゴロフ・スミルノフの検
　定　212

【さ】

再検査法　236
最小2乗法　289
最大関連　247
採択域　79
最頻値　37
残差　218,234,293,294
散布図　215
散布度　40
サンプルサイズ　20,36

【し】

シェフェの方法　145
時系列デザイン　17
事後テスト　4
事後テストのみの統制群デザイ
　ン　8
事象　259
指数　270
事前テスト　4
事前比較　146
下側確率　64,94,113
シダックの方法　137
実験計画法　4

実験研究　2
実験者効果　28
実験のデザイン　4
実際の α　306
実測値　294
質的データ　35
質的変数　35
四分位範囲　43
四分位偏差　43
四分点相関係数　244
シャーリー・ウィリアムズの方
　法　145
社会的望ましさ　27
尺度の水準　33,231
シャピロ・ウィルク検定　212
重回帰分析　262
重相関係数　262
従属変数　3
縦断研究　31
自由度　64,69
周辺度数　184
主効果　13,118,147
出版バイアス　28
循環法　20
準実験デザイン　15
順序尺度　34
順列　271
情報の要約（圧縮）　260
剰余変数　3,4
症例対照研究　30
除去法　20
真陰性　196
新奇性効果　28
真の実験デザイン　8
真陽性　196
信頼下限　111
信頼区間　111,252
信頼係数　111
信頼限界　111
信頼上限　111
信頼度　111
信頼率　111

337

【す】

水準　3,115
推測統計　33
推定量　49
数量化理論　262
スチューデント化された範囲 q
　139
スティールの方法　145
スピアマンの順位相関係数
　240

【せ】

正規確率プロット　71
正規性検定　306
正規分布　52,60
正規母集団　62
成熟　5
正準相関分析　262
生存曲線　259
生存分析　259
生存率　259
正の相関　215
絶対誤差　46
切断効果　231
説明変数　261
セルサイズ　156
線形回帰　294
線形変換　52
選択効果　8
尖度　43
尖度の区間推定　310
全偏差平方和　122

【そ】

層化　51
相関　215
相関係数　288
相関研究　1
相関図　215
操作　3
相対度数　36

層別相関　231
層別抽出法　51
測定　33
測定手段　5
測定の信頼性　235
ソロモンの4群デザイン　11

【た】

第1種の誤り　80
第2種の誤り　81
対応のある t 検定　102,306
対応のない t 検定　105,308
待機（遅延）コントロールデザ
　イン　13
対数　270
対数線形モデル　264
対数変換　54
対比　145
対比定数　145
代表値　37
対立仮説　76
多項ロジスティック解析　263
多次元尺度構成法　265
多重比較　163
多重比較法　136
多水準　115
多段抽出法　51
脱落　5
ダネットの多重比較法　145
多変量解析　260
多要因　147
単一被験者実験研究　17
単回帰分析　218
単純主効果　153,161
単純無作為抽出法　51
単純ランダム化　19

【ち】

中央値　37
中心極限定理　64,306
中断効果　28
超過尖度　44
超幾何分布　188

調和平均　38,142
直線補間　297

【つ】

追試　18

【て】

抵抗性　40
適合度　180
適合度の χ^2 検定　180,181,208
テスト効果　4
テューキー・クレーマーの方法
　142
テューキーの q 検定　139
テューキーの方法　139
点推定　111

【と】

統計的回帰　6
統計的統制　24
統制　7,18
同値　76
特異度　196
独立　244
独立性の χ^2 検定　185,190,
　192,202,257
独立性の検定　184
独立変数　2
度数　34,175
度数分布　35

【な】

内的（部）妥当性　8,25
生データ　32

【に】

2×2クロス集計表　183,244,
　246
2元配置分散分析　147
2項検定　175

2項分布　57,275
二重盲検法　28
2標本 t 検定　308
2変量正規分布　244,296
2要因の実験デザイン　147
2要因分散分析　147

【の】

ノンパラメトリック　49,75
ノンパラメトリック検定　306

【は】

パーセンタイル　43
ハートレイ検定　101
バートレット検定　101
パス解析　262
パス図　262
外れ値　37,230
パラメトリック　49
パラメトリック検定　92
パラメトリック検定の仮定　305
範囲　139
反復　18
反復測定分散分析　124
判別分析　263

【ひ】

ピアソンの χ^2　180,185
ピアソンの積率相関係数　216
ピアソンの相関係数　216
非加重平均　157
非実験研究　29
比尺度　34
ヒストグラム　36
非線形変換　54
非等価な統制群デザイン　15
標準化　52
標準誤差　63
標準正規分布　52,60
標準得点　52
標準偏回帰係数　262

標準偏差　41
標本　36,48
標本相関係数　221,232
標本統計量　49
標本統計量の期待値　279
標本比率　194
標本分布　49
標本平均　37,62
標本平均の差の標本分布　106
標本平均の標本分布　62,279
比率　175

【ふ】

Φ（ファイ）係数　244
ファミリーワイズエラー率　116
フィッシャーの直接（正確）確率検定　187,257
フィッシャーの直接確率検定　191,193,202
符号検定　75
符号付順位和検定　82
負の相関　215
不偏推定量　49
不偏標準偏差　50
不偏分散　49
不偏分散の期待値　282
ブラウン・フォーサイス検定　101,254
プラセボ効果　28
フリードマン検定　132
ブロック　21
ブロックランダム化　19
分割表　183
分散　41
分散分析　118,283,309
分布　37
分離標本の事前テスト事後テストデザイン　16

【へ】

平均　37
平均平方　120

平均偏差　40,255
併合不偏分散　106
ベースライン　17
ヘッジスの g　268
ベルヌーイ試行　58
ベルヌーイ分布　59
偏差積和　303
偏差平方和　41,121
変数　33
偏相関　233
偏相関係数　234,301
変動　121
変動係数　46
変動誤差　46
変量効果モデル　268
変量モデル　236

【ほ】

ホイン・フェルトの修正法　127
ホーソン効果　27
母集団　48
母集団妥当性　26
母集団分布の正規性　305
母数　49
母数モデル　236,287
ポストホックテスト　153
母相関係数　221,232
保存法　20
母比率　194
母比率の信頼区間　212
母分散　252
母分散の不偏推定量　277
母平均　37
母平均の不偏推定量　276
ホルムの方法　138
ボンフェローニの不等式　300
ボンフェローニの方法　137

【ま】

前向き研究　29
マクニマー検定　206
マッチング　10

339

マン・ホイットニー検定　87

【む】

無限母集団　48
無作為　50
無作為化　18
無作為抽出　20,50
無作為モデル　236,287
無作為割付　19
無相関　216
無相関検定　223,242

【め】

名義尺度　34
名目の α　306
メタ分析　267
メディアン検定　256

【も】

盲検法　28
モークリーの検定　127
目的変数　261
持ち越し効果　17
モンテカルロシミュレーション
　306

【ゆ】

有意差　76,78
有意水準　77
有意水準調整型多重比較法
　136
有限母集団　48
有病率　197
ユールの連関係数 Q　246

【よ】

要因　115
陽性的中率　197
陽性尤度比　197
予測　260
予測値　218,294
予測変数　261

【ら】

乱塊法　23

【り】

離散分布　56
離散変数　35
リスク比　201
両側検定　78
量的データ　35

量的変数　35
履歴　5
臨界値　85

【る】

累積相対度数　36
累積度数　36
ルート変換　54
ルビン検定　101,254

【れ】

歴史的対照研究　31
列間偏差平方和　125
連関係数　244
連関表　183
レンジ　43
連続分布　57
連続変数　35

【ろ】

ログランク検定　259
ロジスティック回帰分析　263

【わ】

歪度　43
歪度の区間推定　310
割り付け　7

【著者略歴】

関屋 昇（せきや のぼる）

1997 年 4 月　昭和大学医療短期大学理学療法学科助教授
1999 年 3 月　医学博士（昭和大学・リハビリテーション医学）
2002 年 4 月　昭和大学保健医療学部理学療法学科教授
2007 年 4 月　昭和大学大学院保健医療学研究科教授
2021 年 4 月　昭和大学名誉教授

改訂版 真に役立つ研究のデザインと統計処理
―統計学の論理的なストーリーを理解する

発　　行　2010 年 9 月 15 日　第 1 版第 1 刷
　　　　　2012 年 7 月 20 日　第 1 版第 2 刷
　　　　　2024 年 9 月 1 日　改訂版第 1 刷©
著　　者　関屋 昇
発 行 者　青山 智
発 行 所　株式会社三輪書店
　　　　　〒 113-0033 東京都文京区本郷 6-17-9　本郷綱ビル
　　　　　☎ 03-3816-7796　FAX 03-3816-7756
　　　　　https://www.miwapubl.com
印 刷 所　三報社印刷 株式会社

本書の内容の無断複写・複製・転載は，著作権・出版権の侵害となることがありますのでご注意ください．

ISBN 978-4-89590-781-1 C 3047

JCOPY　＜出版者著作権管理機構 委託出版物＞
本書の無断複製は著作権法上での例外を除き禁じられています．複製される場合は，そのつど事前に，
出版者著作権管理機構（電話 03-5244-5088，FAX 03-5244-5089，e-mail: info@jcopy.or.jp）の許諾を得
てください．